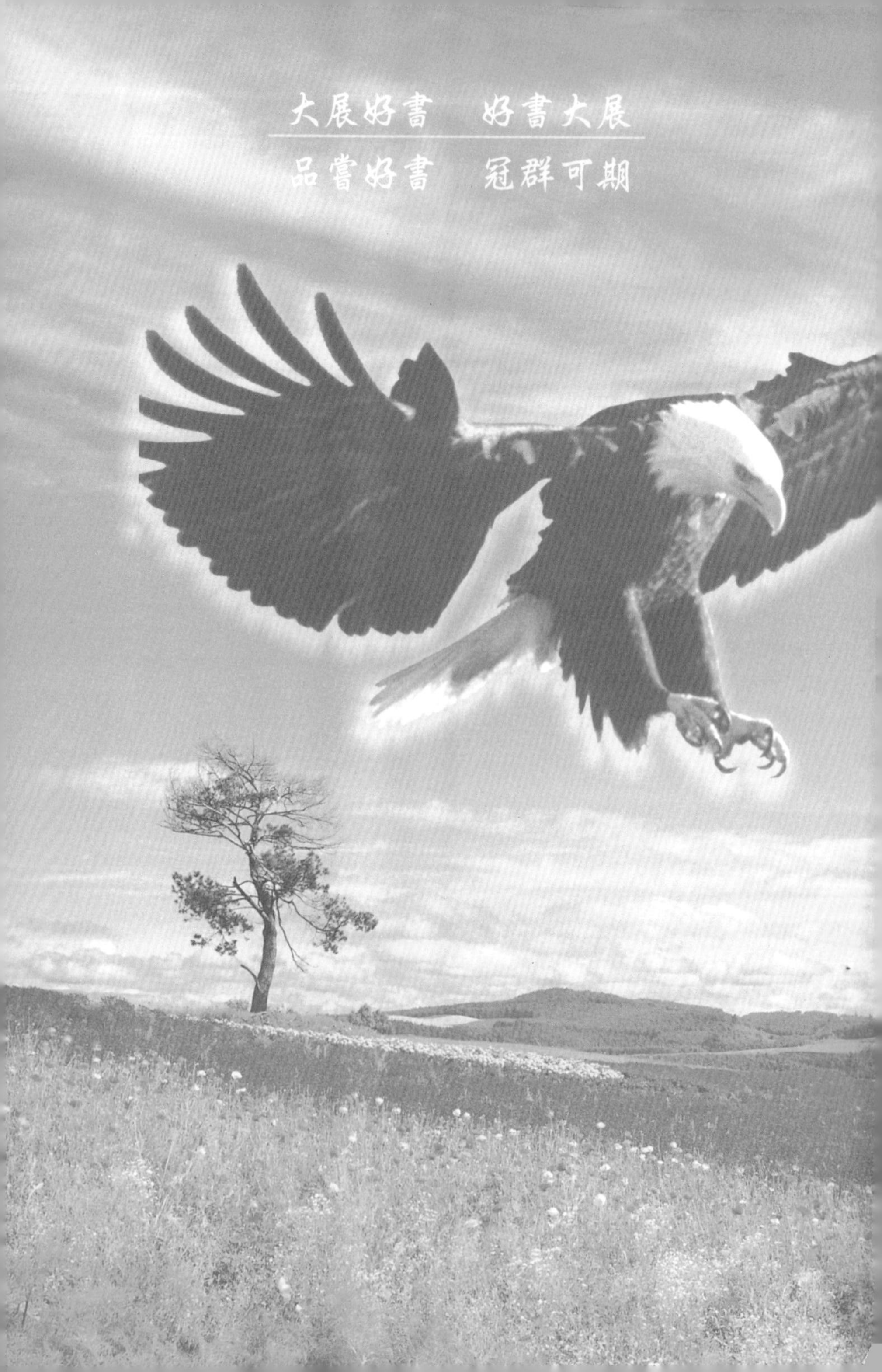

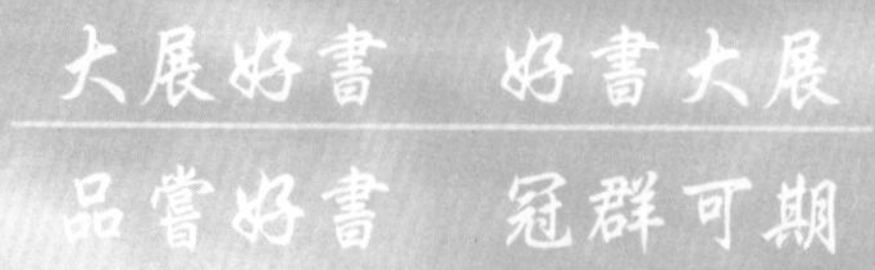
大展好書　好書大展
品嘗好書　冠群可期

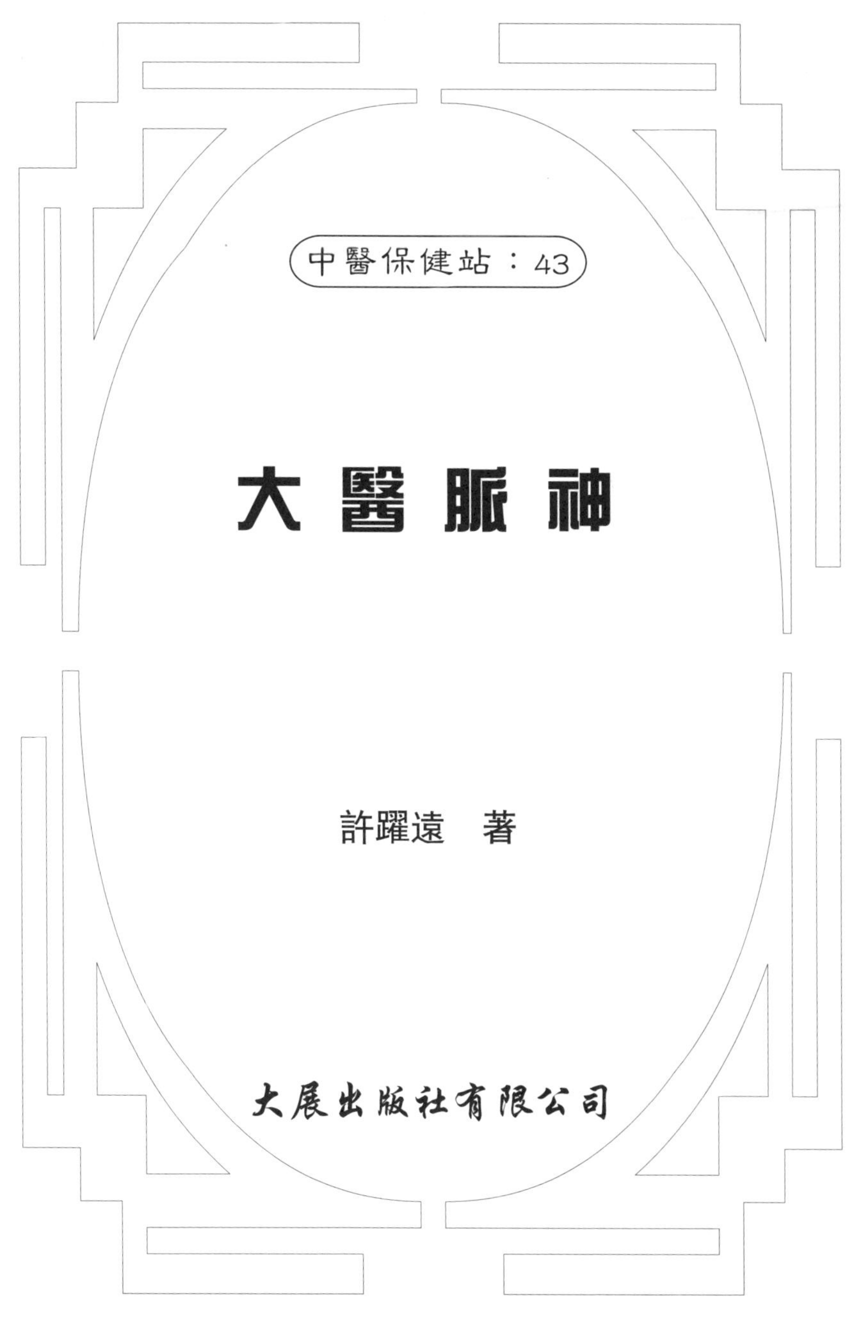

中醫保健站：43

大醫脈神

許躍遠　著

大展出版社有限公司

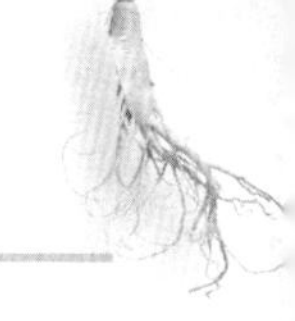

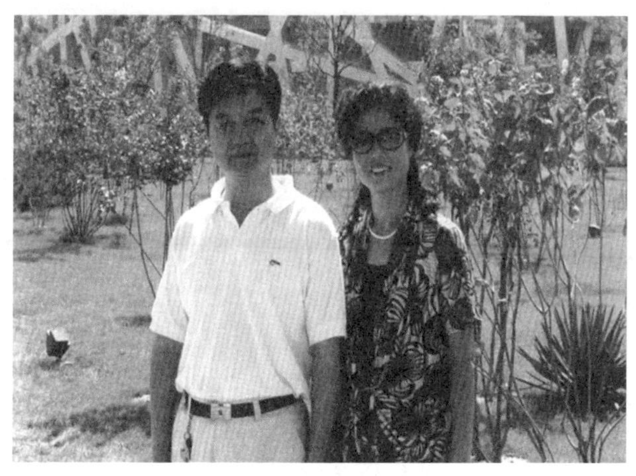

作者與夫人

作者簡介

許躍遠　男，55歲，中醫世家。作者早年學習與研究西醫，曾任某醫院科主任、院長等職。中年後發憤研究中醫及脈診，獨闢蹊徑，首創脈診直接診病特技，臨床上觸脈知病、非常神奇。

作者豐富與拓展了脈診的應用範圍，發現並確立了風脈、邊脈、音脈、濁脈、潮脈、漾脈、脈暈脈等重要脈象。他的《中華脈神》專著受到海內外業內人士的廣泛關注，學習與探討脈診的同仁也日見增多。脈診三分鐘後，芝麻大的結石都能準斷，幾毫米的息肉他能辨別，準確率可替代四診與現代醫學的理、化儀器相媲美。

《大醫脈神》是作者的開天目之作，書中作者將傳統脈學相涵互動於現代醫學科技，納入時代醫學的語境與視野而給以傳統脈學新的詮釋，並對脈學的研究有所創獲。深學之則診脈察病獨具慧眼，疾病臟器全然顯示在指下。

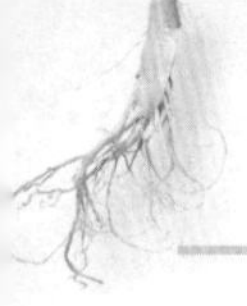

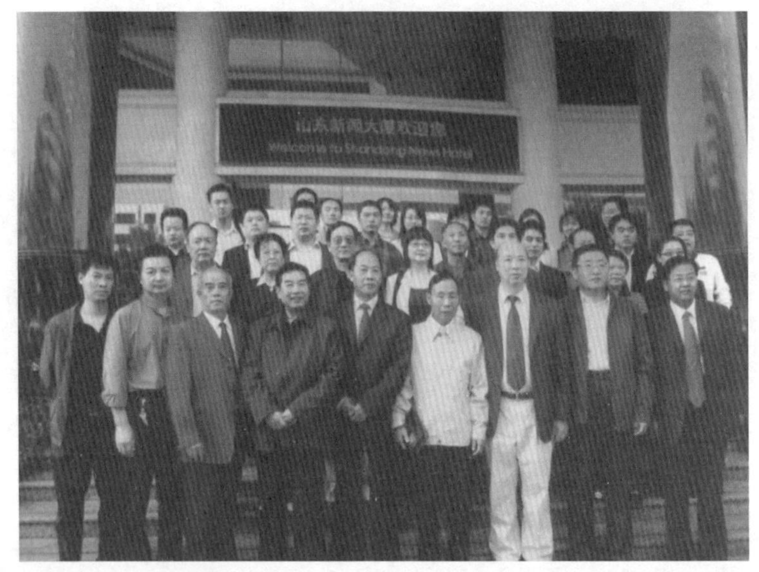

世中聯脈象學分會籌備會在山東濟南召開

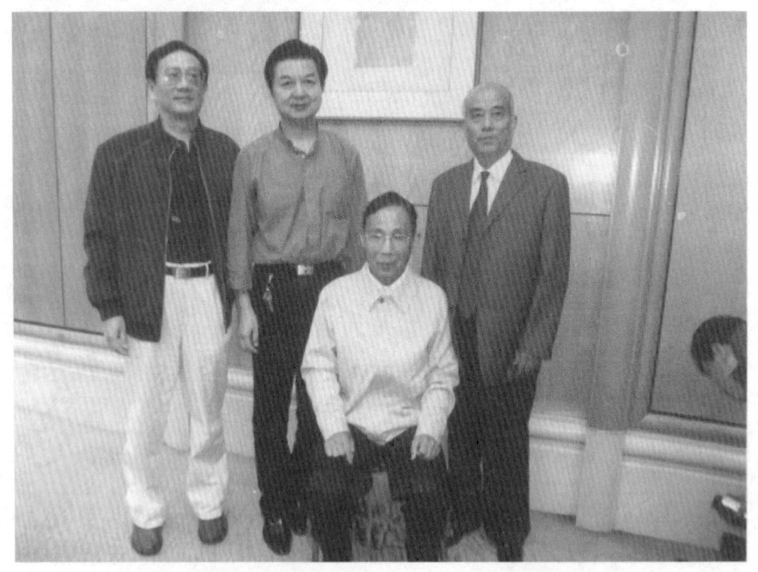

作者與金偉、壽小雲、王光宇留念

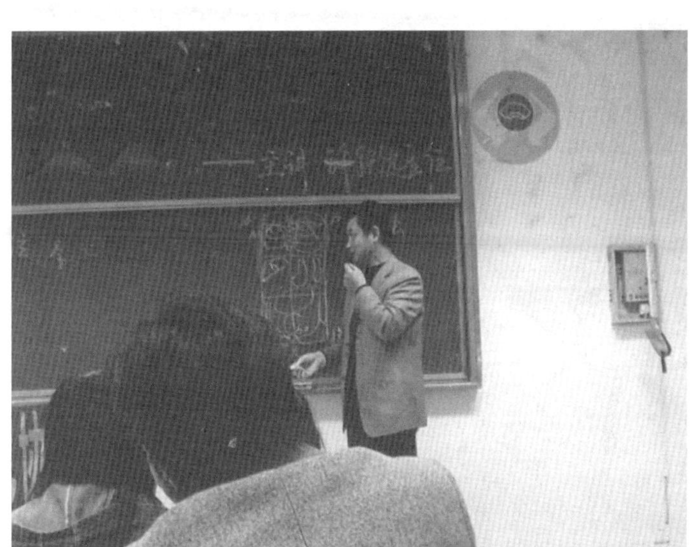

作者在安徽中醫學院講授脈學

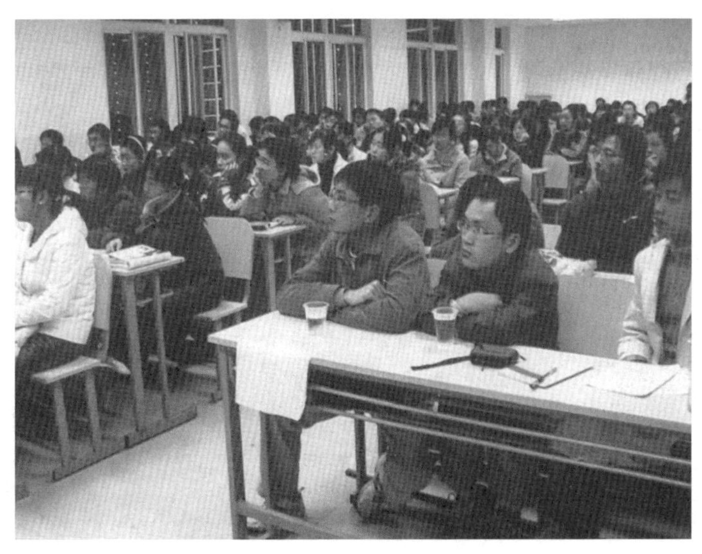

作者在安徽中醫學院講授脈學

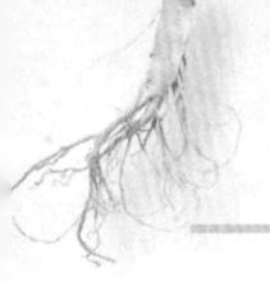

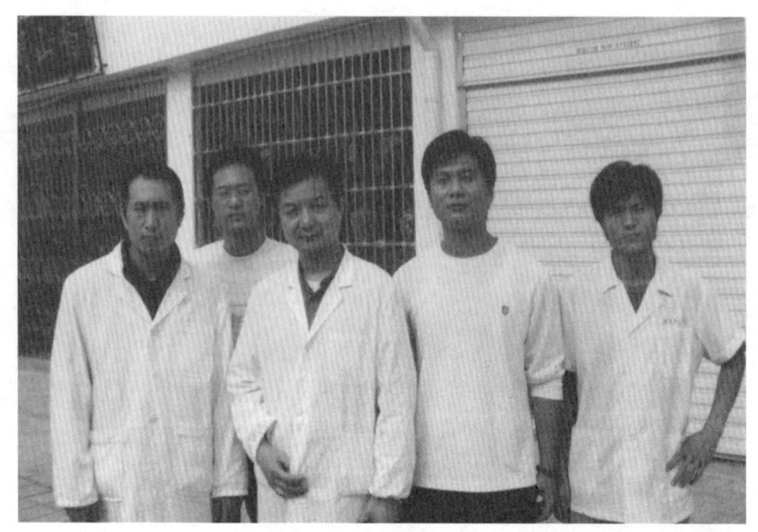

來自全國的學員每半月就有滿意的收穫

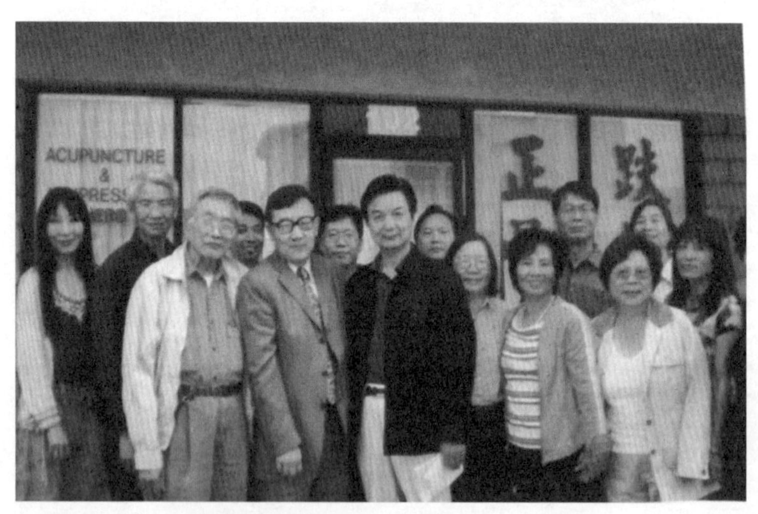

應邀美國加州與中醫同仁交流脈診

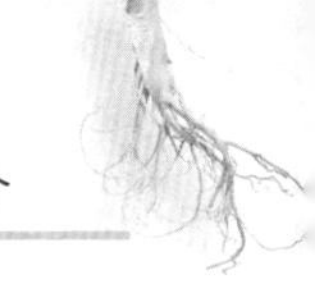

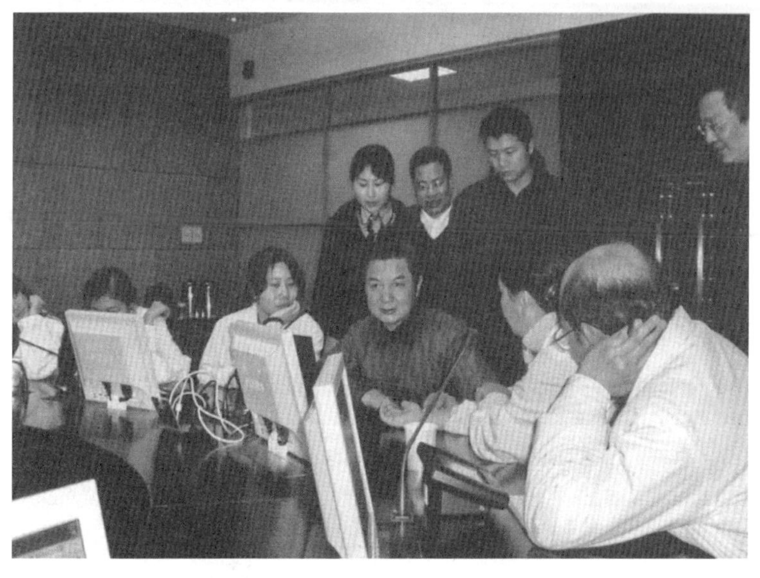

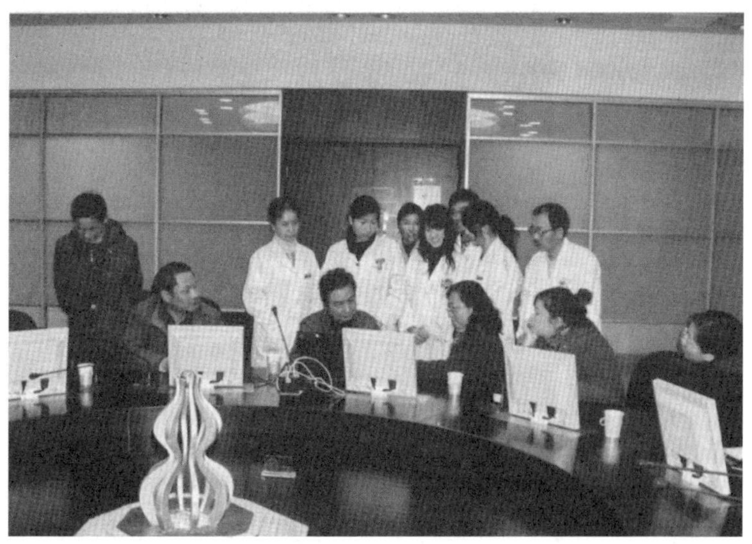

在上海中醫藥大學與診斷系教授及研究生們交流脈學

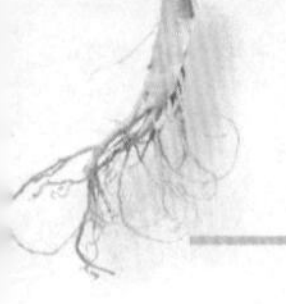

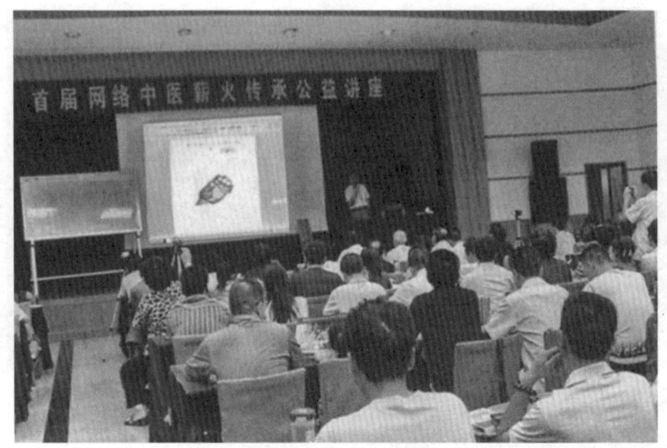

弘揚中醫脈學他忘我地工作

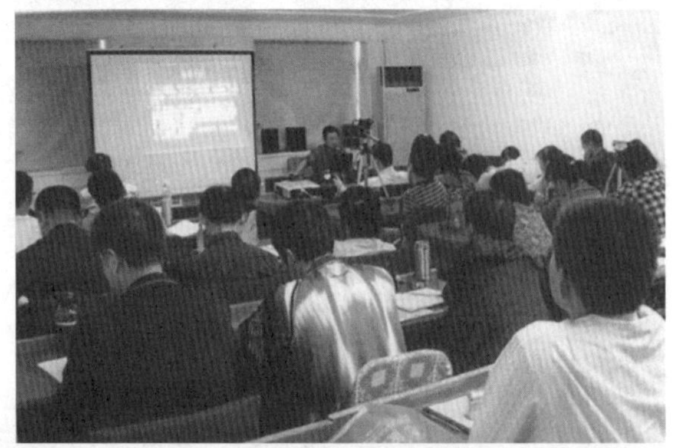

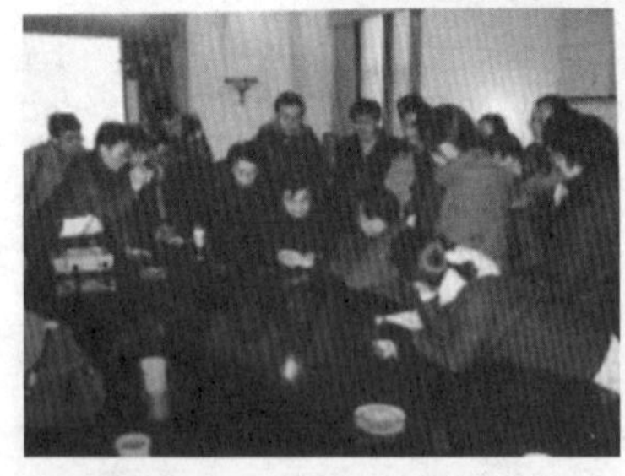

與山東中醫藥大學研究生們探討脈學

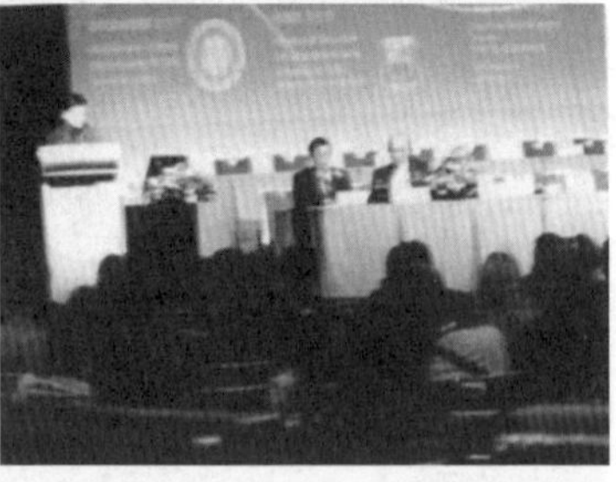

在墨爾本世界六屆中醫藥大會上講演脈學

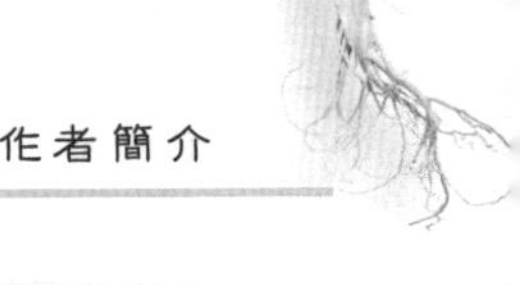

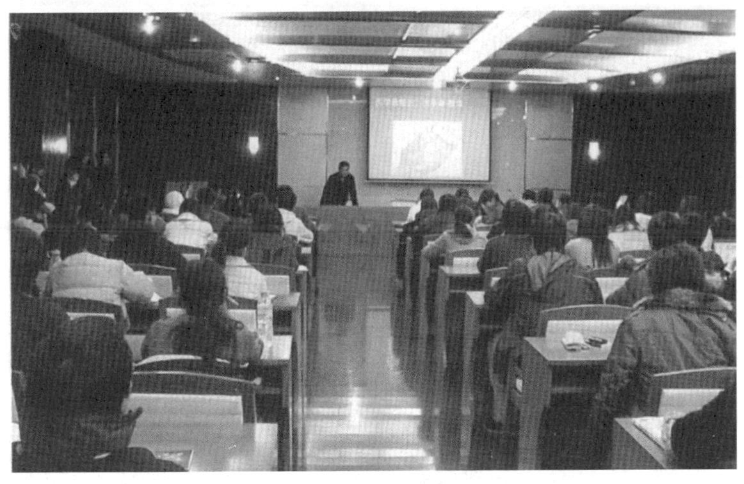

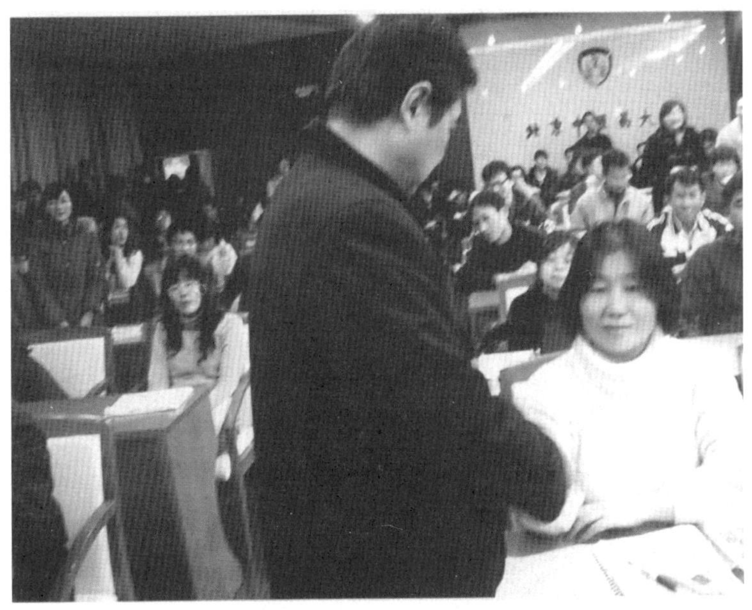

在北京中醫藥大學講授中醫脈學

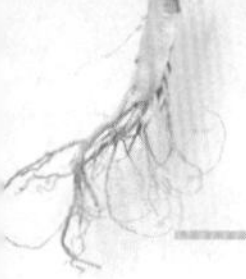

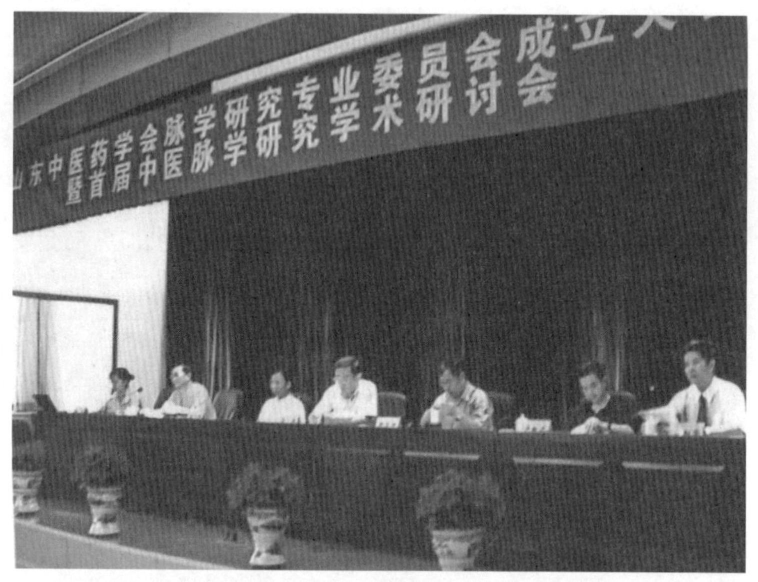

在山東脈學研究專業委員會成立大會上

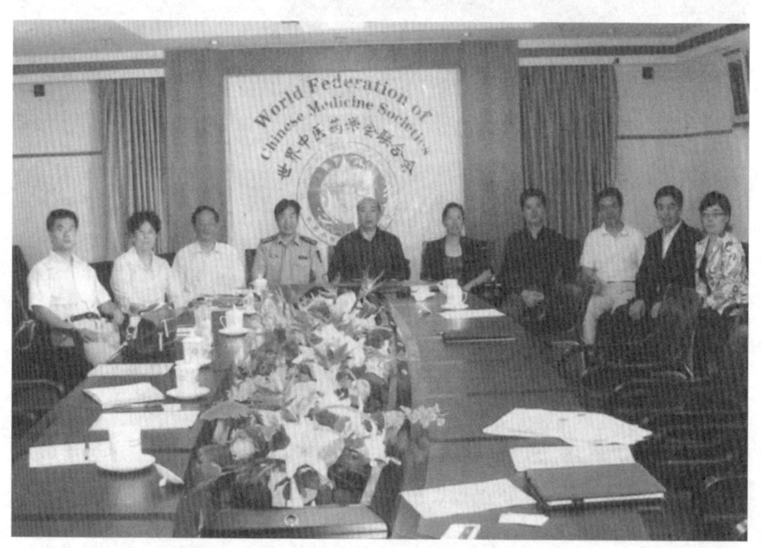

在世中聯領導下成立世界脈學會

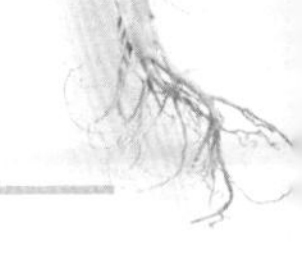

我的脈學探討

筆者出生在中醫世家，家中許多親屬都熟諳醫藥知識，我祖母的醫術在當地頗有聲望，她以百草治病，方圓百里無不知其名聲。那時治病的方式多是醫生被接到病人家中，與病人同吃同住，有時十餘日病人才能康復。採藥的場所多是田間地頭，藥的品種也很單一，如：薄荷、金銀花、吳茱萸、槐花、芡實等等。對高熱病兒祖母知道用手托起患兒的頭，瞭解是否頸軟，從而排除腦部感染。特別是祖母的脈診，三部九候，斷人生死，這些玄妙的記憶一直珍藏在心。我9歲即隨祖母出診尋藥，在鄉間的小道上，我與祖母同坐在獨輪車上，我的身邊還放上二塊土坯配重，小車吱吱呀呀，鳥兒在樹間嘰嘰喳喳，這應當是我童年最快樂的記憶了。

曾記得我8歲時右腳被母狗咬傷，當時農村慣用的方法是咀嚼青草外敷，第二天病灶處紅腫不得下床，伯父用珍珠冰硼散調敷，金銀花清熱，不幾天漸癒。對腹瀉我家的藥方很靈：白扁豆花三兩、水井邊清苔三兩、白頭翁三兩、罌粟殼1枚，每服必癒。1962年我舅舅高熱不退，我父親用雞蛋清拌青蒿推腹一次熱退，等等。

高中畢業後我的職業是煤礦工人，五年的地下550公尺生死煉獄，我當上了採煤師傅，三次重大事故中我僥倖逃生。1977年高考來得突然，沒有準備，1978年考入本局創辦的「淮礦醫科大學」，學制四年，帶薪全脫產，教授

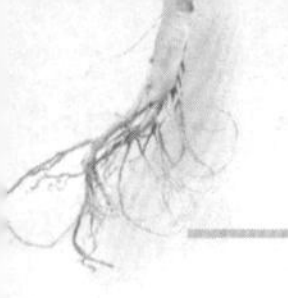

均從蚌埠醫學院及安徽醫學院請來。這種學校對我特別實惠，一是解決了我的生活費用；二是學習特別緊張。幾乎書不離眼，學生們那種迸發的學習熱誠是語言難以述說的。沒想到人體如此奧秘，現代醫學對人體生理、生化、解剖、生物學的研究如此深刻。

35歲時我已經是某醫院的科室主任與院長，遠近雖然有點名聲，但診斷疾病僅是以望、問二診為主要方式，見不明瞭的疾病隨機行理、化檢查，對病情沒有更深刻的認識。把脈診病，更是心中了了，六部茫然，自知浮淺，以問代指。

1988年我帶醫療隊在淮北下鄉支農，有一位40多歲面黃肌瘦婦女來診，丈夫是結核病，她已經是5個孩子的母親。她說：「我小肚子慢慢在長大，有半年時間沒來月經，近幾天出現嘔吐，小便憋不住。」並說：「先生給我號個脈，不要又懷孕了。」脈診的結果是：尺脈細無力，左尺脈澀。未得到診斷結果，請她到市醫院進一步檢查。檢查結果為「子宮癌」，後死於術後化療併發症。

中醫與西醫對疾病的認識方式不盡相同，西醫是透過症狀來看疾病的內在，並發現疾病的臟器源頭。而中醫是把疾病用症狀來化裁，並忽略尋找病臟的存在。因此，單純掌握傳統脈診在臨床上是不能診斷西醫各種病症的。因為西醫的病名中醫資料大多無記載，就是有記載，由於他們的表達方式不同，幾乎一半的西醫疾病中醫無資料可尋。門診來診病人用傳統脈診幾乎得不出診斷結果，中醫要突破這種局面，發揮脈診知病的特色，必須研究每種西醫疾病的脈象，事實上每種西醫疾病都有自己特有的脈

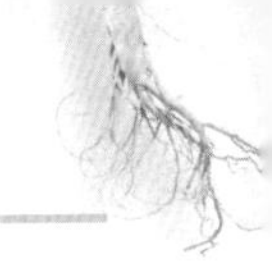

象。脈學家金偉說：「一病一脈。」這話說得非常有道理。

有一天，一位肩周炎患者來診，他的寸口脈有特點：在患側寸脈的外側有一道小弦邊。至此後每位肩周炎患者都有這種脈感。再研究還發現：頸椎病在兩側寸脈的外側也有這種小弦邊，一側頸椎有骨質增生，則同側小弦邊上有堅硬的小結節樣脈氣。這些感覺在前人的脈書中未見記載。

一位膽囊炎患者來診，右寸脈外側也有一道小弦邊，與右肩周炎的脈感沒有區別，但仔細研究「膽囊炎脈象」，還會發現在右關的囊狀脈氣。原來膽囊炎的不適感由右肩區傳導，形成與右肩周炎相同的脈感，這有西醫解剖學原理的理論支持。沿著這種思維，筆者連續對胰腺炎、胃炎、腸炎等內臟疾病進行了深刻的研究與探討，逐漸認識到：內臟有疾病時，疾病資訊會以脈氣團的形式出現在脈道中，內臟疾病見重，反映到體表，則脈象會出現脈氣團加邊脈的形式，同時由邊脈與脈氣團的結合反證內臟疾病的嚴重程度，有觸脈知病的效果。

一天，一位高個、大腹、色暗的病人來診。脈診時發現：雙關脈氣團似大豆般堅硬，印象中是肝硬化伴腹水，勸他到省醫院進一步確診。一月後他又因長期低熱來診。脈診發現：

1. 右關脈氣團仍如大豆，左關外側緣出現一凹坑。

2. 脈虛滑數。我的診斷是：

（1）肝硬化門脈高壓行脾切除術後。

（2）術後虛熱。

病人非常驚訝地說 ：「我開刀你都知道？」後以石膏

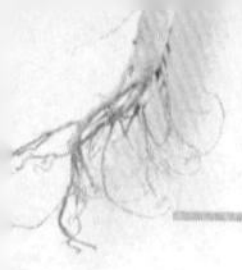

知母東加女貞子五劑病癒。

此時我已經發現：人的脈象是人的縮影，脈道是人體各臟器脈氣的堆磊。脈體與人要吻合，人高脈長、人矮脈短，人的腹大則脈管的中間（關脈）變粗，心與腦供血不足則脈道的手端沉細，臟器腫大，脈道的對應部位隆鼓，臟器萎縮或手術摘除，則脈道對應部位凹陷等等。

所謂候脈，事實上就是摸寸口脈的獨一，同時脈象圖的輪廓在我腦中形成。這也得益於我是全科醫生，各種儀器的操作基本掌握，脈診結果有疑問時隨即行理、化檢測。

我父親生病住安醫高幹病房20床，同室19床的病人張同和，男，60歲。胃癌手術後持續高熱6天不退，外科請內科主任會診不效。病人家屬請我會診：

脈診：脈浮數，左寸，右尺偏實，右寸脈、左關尺脈沉細。

診斷：1. 胃癌術後發熱。

2. 早期右腦梗塞。

【處方】水蛭10克、全蟲9克、寒水石30克、白僵蠶30克、大生地20克、晚蠶沙20克、枸杞子50克。

共六劑。

結果一劑熱退身涼。囑：行腦CT平掃。病人當時是治療癌症，心情不好，拒絕檢查。

2月後，病人來院行第二個療程化療，無病床轉當地旅社暫住，於當日夜間突發右腦梗塞，急診入神經科13床。

患者家屬私邀我再次脈診：雙寸脈暈滑、數、擊，雙

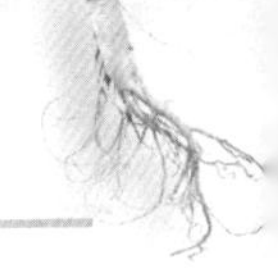

尺脈沉弱。

診斷：「腦橋梗塞伴出血。」

家屬要病人出院到我的診所治療，因考慮醫患風險，婉言推辭：一是病人已經有上級醫院高條件醫治；二是脈理推斷：病情複雜，九死一殘。

此時我萌發從中、西醫角度寫一本候脈書的念頭，想把自己這點脈診經驗介紹給同道。因為我認識到：脈診在中西醫臨床上的初診效果非常準確，有觸脈知病的作用。

業餘時間，書店與圖書館耗去了我大部分時間，大量的脈學資料讓我汗顏，同時也認識到：江河之大、池水之淺，不能一葉障目，學問之事人外有人、天外有天，事實上我掌握的脈診知識也還是皮毛而已。古人傳給我們的候脈方法，在現代醫學高度進步的今天，仍然有現實的臨床意義。

譬如對緊脈手感的研究與陳述：生活中能比擬緊脈的那種感覺很多，如擺動的輸液皮條，孩子們跳繩的繩梢，勒緊的馬韁繩等，但只是文字的比喻，不是指下綳急的那種感覺。恰有一天我給父親打掃衛生，院中的牆壁上掉下一隻壁虎，壁虎的尾巴被我碰掉，壁虎逃去，而壁虎的尾巴仍在原地跳動，急用指切之，恰如緊脈緊而綳急，極不穩定的那種感覺。

實脈如觸「收縮時的蚯蚓」。是在冬天的郊外挖出一條大蚯蚓，觸摸此時的蚯蚓，會有實大弦長的指感。對散脈的認識與描述是在刷牙時思考這一問題，並多擠了牙膏，有意感之則輕觸有邊，重指無力混沌邊。各種脈學書籍中關於散脈的描述太會意，沒有實際操作性，「散似揚

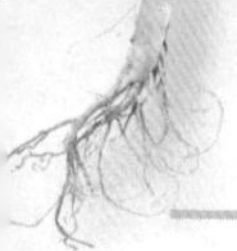

花無定終」是沒有指下感覺的。

臨床工作的繁忙，一個單位的經濟壓力等，都不可缺少的與研究工作並存，我必須每日工作沒有休息，十年如一日的早八點、晚八點的上下班，中午以盒飯充饑。每日應對諸多病人，學習與研究脈象。我帶教了不少學員，他們的脈診水準都很好，有的學員半月時間就能初試身手。我的力量雖然微薄，但我相信春園之草，不見其長，日有所增。把脈可以知病，這「病」應當包括中西醫所有病症，非掌握一門學科所能及。它要求醫生具有全面的醫學知識，對各種疾病的症狀、臨床表現、解剖、生理、病理等瞭若指掌，同時又具備豐富的臨床經驗，否則百學尚不靈。

脈書寫好後，我把稿件給中醫學院的教授與研究生改稿，他們都知道我候脈的神奇，但並不能接受我的觀點，好像沒耐心掌握這些方法。他們把自己的學生介紹給我，不長時間的言傳身教，學生們已經令老師望塵莫及了。

我有痛風病，有膽結石及膽囊炎、腎結石，闌尾已切除。沒事我就自己摸脈，摸準結石的脈暈後，膽囊的形態也漸現指下。有一天我在右尺脈的浮位還摸出了闌尾切除時留下的疤痕脈氣，甚至摸出盲腸端黏連的束帶。帶著這種形態學思維，我把人體疾病器官逐一摸感，發現凡臟器有疾病時，就會把自己的形態顯示在脈道中，這一指感與疾病臟器的病理解剖有相似之處。

一位美國的女醫生來候脈，我發現她的子宮壁有個小凹坑，旁邊靜脈有曲張，子宮的下角長個小肌瘤。我告訴她：子宮做過手術，一根靜脈沒處理好，又長一枚小肌

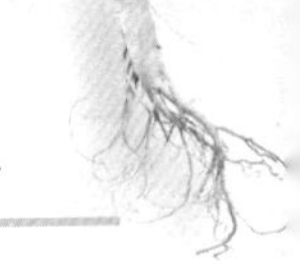

瘤，大小為2公分。她非常驚訝並說：「有機會邀我到美國講學。」

門診工作繁忙而龐雜，醫生的精力有限，不可能對每位來診病人體診如微，這是門診誤診率高的主要原因。一天一位40餘歲的女工作人員來看病，脈診三分鐘後我告訴她體質不太好、易疲勞、便秘、胸骨痛等。她微笑的對我說：「都聽說你的候脈很神，但我的病你沒有診斷出來，我是甲狀腺腫瘤肺部轉移。」我認真而仔細地感應了她的寸脈：發現她的左肺上側有不規則的陰影，範圍2～3公分大小，右肺門2公分大小結節，胸骨旁有損傷。她說：「是的，胸骨旁的損傷是醫生行介入治療時留下的，我行的是甲狀腺同位素治療已經半年。」我內心歎息，驚訝脈診的資訊感如此真確，同時也深感不能對每位來診病人如此體察入微而惋惜，這可能是大醫與平庸醫生的區別。事隔三個月後，該病人再來我門診診脈，我驚喜地告訴她，肺部結節消失了，她會意的微笑，並說磁共振檢查也證實這一結果。再後來她給我介紹了不少患者。

疾病臟器在脈中現身形成大約20餘種脈暈形式，它有直觀的形態學指感，掌握這種候脈方法，可以達到觸脈知病，不要病人開口的水準。當然脈診學習的路很曲折，非下苦功所難能獲得。脈學理論汗牛充棟，說白了就是摸血管、血管的壁、血流等不能出現異常，出現異常就是病脈，異常的部位所對應的臟器就是病臟。

脈診是醫生徒手診病的方法，現代文明之前醫生們都做得很好。中國自扁鵲發明脈診以來，脈學成為中醫文化主旨的理論重心，也是中華最具民族特色的非物質文化遺

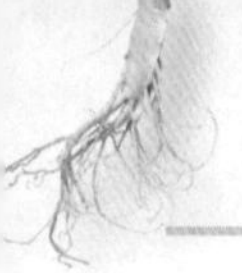

產。部分中醫對脈診的研究非常極致，可以說其是中醫的B超、心電圖、化驗室、X光、CT、磁共振。

筆者的《中華脈神·現代脈診篇》出版以來，受到海內外中、西醫生乃至廣大病人的廣泛關注，探討與學習脈學的良師益友接踵而至，要求以脈診病的病人門庭若市。2008年3月份內曾連續發現11例未出現症狀的腦梗塞病人，其中5例是CT沒能診斷再經腦磁共振而確立。三例七天治癒。三指如此之神，這與各級醫院診斷疾病的方式形成明顯反差，這說明脈診在臨床診病和治未病方面在現代醫學高度進步的今天仍然具有巨大的生命力。

研究脈診以前，作者診治疾病與其他醫生同法，醫患間總有一定的間距。掌握脈診後我的診斷正確率與治療效果明顯提高，對疾病的判斷與認識與過去也不一樣。候脈的感覺好像鑽到病人腹中，三指如同透視機在人體上下體察，脈診三分鐘之後病人的病情瞭若指掌，來診病人也不要他們講述自己的病情，而是倒置的講述給病人。對許多醫案總有自己獨到的看法與療效。脈診三分鐘能診斷出的疾病，在大醫院要花很長時間、很多金錢卻難以辦到。因此，作者認為：以現代醫學的理念，對中醫脈診學進一步研究與發覺有重大臨床意義。

隨著臨床脈診工作的不斷探索，脈診水準也不斷提高，突然有一天我的指下與腦中浮現了疾病臟器的形態與圖像，這好像煉氣功開了天目，疾病的人體、內臟全然顯示在指下、腦中，這與現代醫學的影像學、檢驗學診斷幾乎沒有區別。凡來此學習的醫生也倍感神奇，與他們已經掌握的脈診技巧完全不同，當他們掌握了這套方法後，都

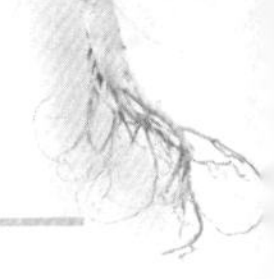

會在自己的天地裡大顯身手。在國內外等同行的交流中獲得首肯。

現代中醫接診的病人多是西醫微觀認識論的疾病，傳統脈象由於其歷史的成因，對西醫所言的病變不能直接診斷，僅能從全身症狀上加以認識，這是中醫整體認識論的結果。近代中醫高等學府的學生們，當他們接受了現代醫學的基礎醫學教育後，對傳統醫學產生厭學的心態，還見全國不少的中醫院甚至中醫名家也不注重脈診的學習與研究，出現了中醫醫生開西醫的理、化報告單，西醫治不了的疾病開中藥的尷尬局面。

中醫需要現代化，但丟棄了自己的特色而選擇與自身無專長的方式去囫圇吞棗，最終將使自己的路越走越窄，畢竟兩種醫學的內涵完全不同。西醫的醫療行為必須以各種理、化報告為依據，在尋證倒置的前提下，各種昂貴的檢測常讓病人不堪重負。中醫以四診為依據，以經驗並採集反覆驗證的中藥處方，事實上西醫發源於解剖，中醫來源於臨床實踐，並以經絡的研究為開端，兩個文化的底蘊不同，交融在一起不倫不類，互不接受。

我每日都在思考同一個問題，脈診的原理是什麼？疾病臟器為什麼能顯現在指下？多年以來作者以現代醫學的理念研究脈診，運用生物學的全息法探討內臟的脈象，發現其脈診結果與現代醫學的病種相吻合，脈診解決了醫生徒手認識現代醫學病種的難題，這種方法應當發揚光大。假如醫生都掌握這種方法，我們的各種醫療行為將變得有標底，全世界高昂的醫療費用將大大減少，而取得的醫療結果更是事半功倍。它的作用不遜色於現代醫學的X光、

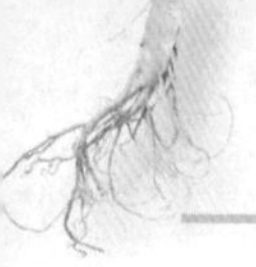

B超、心電圖、化學檢驗。

我在脈診研究中，發現了邊、濁、風、漾、奇、潮、音脈、脈暈點等脈象。特別是風脈對腦中風的早期診斷、預後，邊脈的臟腑定位，脈暈點辨別內臟疾病的病性，都具有重大臨床意義。

筆者寫出該書的目的是召喚脈學新理念，將傳統脈學相涵互動於現代醫學科技，納入時代醫學的語境與視野而給以新的詮釋，並爭取對脈象的研究有所創獲。脈診成為中、西醫生徒手診病的工具才是作者真正的夙願。脈診診斷現代醫學疾病非常精準，其方便、準確、廉價的程度是任何設備也難以達到。作者要用畢生精力推廣這一方法。相信不久的將來，這一醫學診斷新模式將被醫學界廣泛認知與使用。

由於本人學識淺薄，書中不足之處在所難免，也有不少診脈的手法是立足於本人的經驗，甚至與傳統脈學大相徑庭，還有不少關於脈象產生原理的探討純屬個人看法。煩請各位師長批評指正，有道是仁者見仁，智者見智，期望讀者鑒別在臨床，求證於實踐。脈學之浩瀚，博大而精粹，不才冒昧，以蠡測海，若伴君於案旁肘後實是奢望。然千萬痼疾四溢塵世，故斗膽置褒貶淺陋於腦後。

許躍遠

戊子年於合肥　琥珀山莊

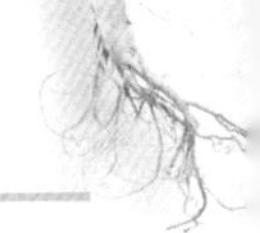

目 錄

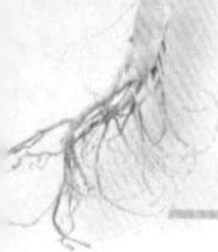

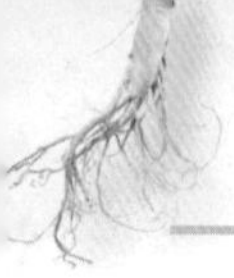

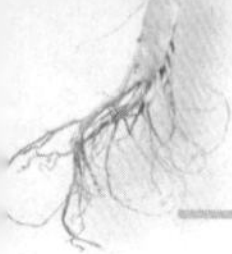

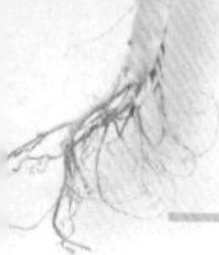

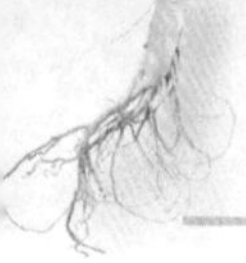

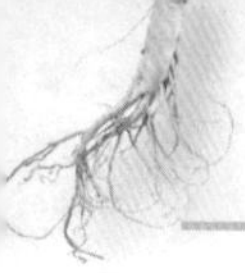

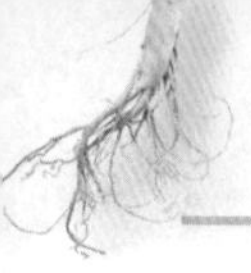

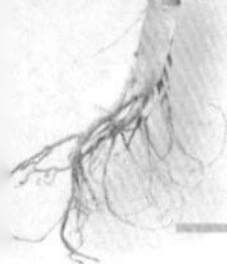

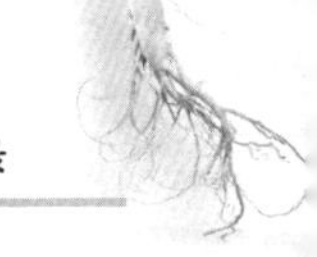

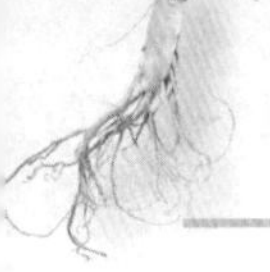

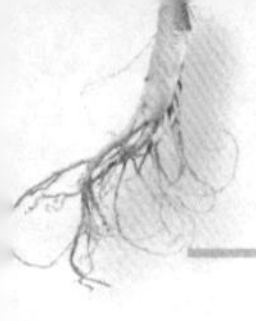

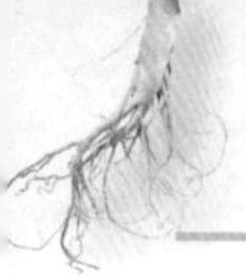

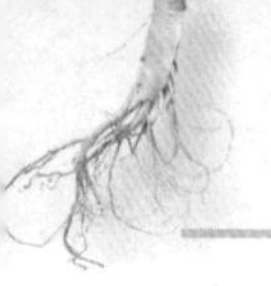

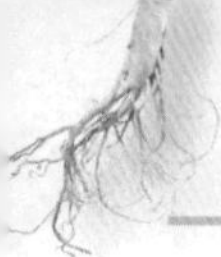

第一章
脈象原理的探討

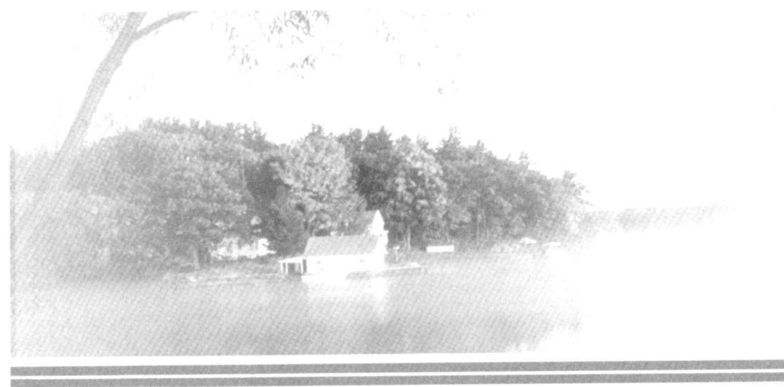

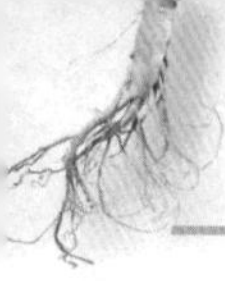

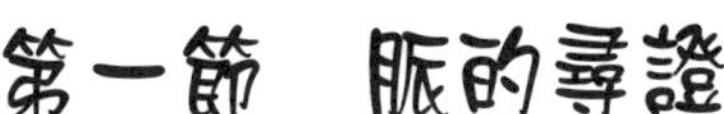

第一節 脈的尋證

脈診診斷疾病在中國已經有幾千年的歷程，爲什麼脈診的高手能候脈知病，它的原理是什麼？作者經過數十年的臨床研究認爲：臟器在疾病的早期就會發出脈象資訊，形成內臟疾病時特有的資訊形態；疾病的後期機體作出反應，並形成整體脈（傳統脈）的變化。脈診的高手僅是訓練了敏感的手指，達到了候脈知病的境地。

研究認爲：中醫成功的脈診高人也僅能獲得疾病後脈診的整體變化態勢，即傳統脈象28脈的指感形象，而獲得內臟影像般脈感的指感態勢，目前全國尙屈指可數。

上工治未病，治未病必須掌握內臟影像般脈感，它是脈診的高境界，是徒手診病替代現代儀器的有效手段。

一、脈的尋證

研究古今脈學資料，讓我們驚訝與感歎前人的聰明與智慧；中醫以天人合一的整體觀念認識人體，以三指候脈，並由脈診瞭解人體的機能狀態，取大自然原生態植物調理人體，這是何等的科技前衛，這是醫學的高境界與醫學發展的趨勢。

中醫談脈象主病時說：寸主頭胸，關主腹中，尺主下元。《難經・十八難》提出的「上部法天，主胸以上至頭之有疾也；中部法人，主膈以下至臍之有疾也；下部法

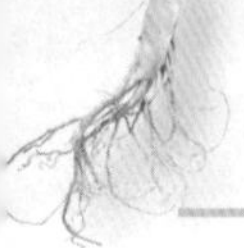

地，主臍以下至足之有疾也。」

它的道理是什麼呢？依據何在？見圖1-1。

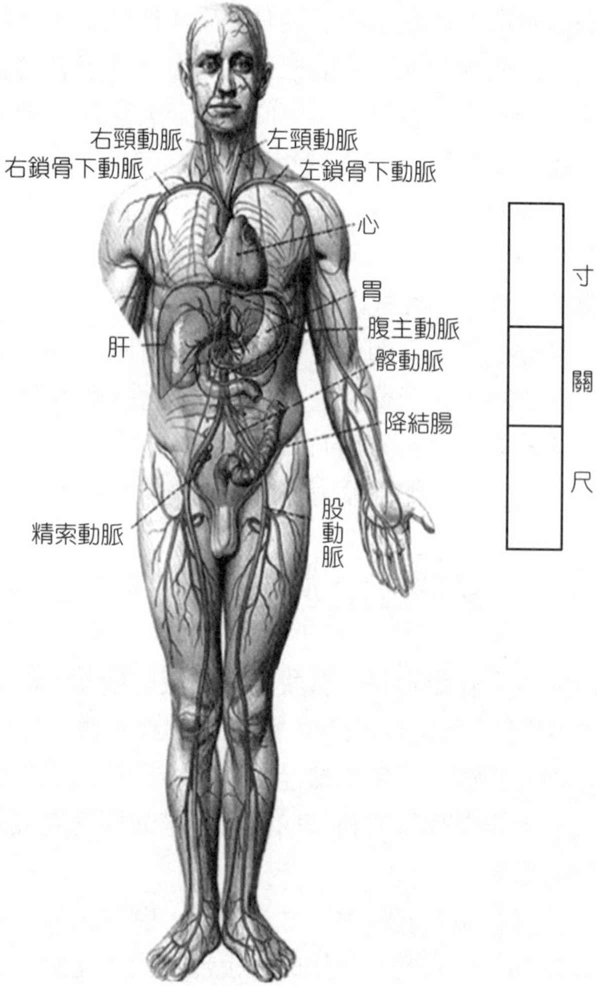

右頸動脈
左頸動脈
右鎖骨下動脈
左鎖骨下動脈
心
胃
腹主動脈
肝
髂動脈
降結腸
精索動脈
股動脈
寸
關
尺

圖1-1　人體全身動脈分佈圖

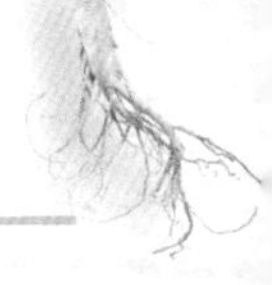

寸口脈與人體對應，可以知道人體臟器與寸口脈的對應關係。

讓我們解剖人體， 瞭解人體的動脈分佈，不難發現；

1. 寸脈的感應範圍是主動脈弓血供的範圍，它的分屬器官是頭、頸、胸及其臟器。

2. 關脈感應範圍是腹腔臟器，它是上腹部腹腔動脈的血管分屬範圍。

3. 尺脈感應範圍是髂動脈的分屬範圍，爲盆腔臟器及肚臍以下器官。

人體的血液供應分爲三個水平段，那麼觸摸人體上下血管，它們的資訊一定是不一樣的，就血管內外的張力等因素也各不相同，這就產生了脈象。《內經》記載的「遍診法」，就是手觸全身上下的血管，感應它們間的差異，從而瞭解各臟器的氣血變化。寸口脈法同樣具有如此道理。這一道理由於古人沒能闡述清楚，致使脈診這一醫學奇葩仍然擱淺在模糊的概念中。雖然每一時期總有脈診的高人出現，但只是隻言片語而沒成氣候。

「遍診法」是手觸全身上下的血管，以感應不同血管、神經司理的內部臟器的脈氣資訊，因爲其很直接，這讓我們很容易理解。這也如同西醫四診中的叩診一樣，臟器因形態、質地、位置等的不同，會發出不同的資訊。

所謂脈診高手也只是長期訓練了接收資訊的手指而已。殊不知心臟每時每刻都在叩擊全身的臟器，在血管內鼓蕩著各種臟器疾病時的資訊，我們只要訓練手指的敏感度就能成爲脈診高手，火車的機修工用鐵錘敲擊機車的螺絲，就可以知道螺絲的鬆緊。

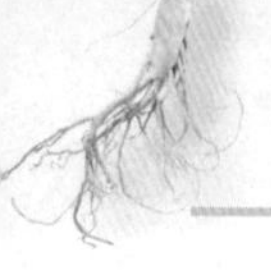

當脈象發展到「寸口」脈法時，若直觀地理解脈象，常讓人們匪夷所思，許多人認爲候脈知病不可能，甚至認爲是僞科學，還有人認爲非常神秘。但當他們真正理解脈診原理時——診脈知病的科學性，將讓每一位人信服，沒有一位有成就的中、西醫學家反對中醫學，這是因爲他們在業內有見識。

(一) 血流變說

就脈的壓力來說，人的主動脈弓壓力最高，中腹部次之，髂動脈脈壓較弱。中醫把寸、關、尺三部脈勢與人體的血液供應三段面相對應，由手觸脈管的感覺來判斷它們間的改變是有一定道理的。

醫生手觸橈動脈候脈，三指在橈動脈上分近心端（寸脈）、遠心端（尺脈），二者之間（關脈）能感應人體主動脈分屬（寸脈），腹腔動脈分屬（關脈），髂動脈分屬（尺脈），感應它們九大脈素的異同，從而瞭解各分屬器官的氣血差異，即各臟器的功能狀態將有觸管（寸口脈）知病的作用。參看人體動脈分佈圖1-2。

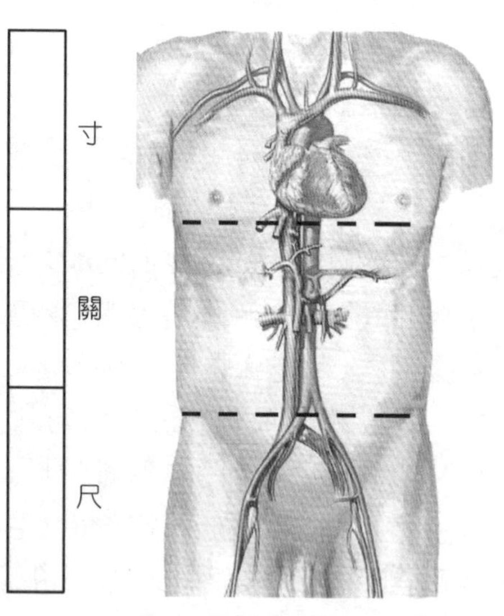

圖1-2

在正常情況下，心臟向全身各器官供

血，臟器的血管與心臟的縮舒狀態相協調。即心臟收縮而臟器的滯後性血管擴張，心臟舒張則臟器的血管滯後性收縮，這種共振的態勢，使脈搏振幅不得減。這種協調關係自胚胎發育時建立，直至人生的結束。在協調狀態下，寸口脈管上是沒有病脈可尋的。

臟器在疾病狀態下，血管口徑發生變化（炎症早期血管可以擴張，淤血：它可使臟器血管通而不暢，腫瘤可使局部血供增加，組織壞死可使血管不通。事實上人體任何疾病其臟器的病理改變均是如此）。

臟器與心臟血液供應的協調關係被打破，於是在脈道中就會出現臟器的疾病資訊，經過長期訓練的醫生可以做到觸脈知病。

例如：二級心臟病的雜音在寸口脈上就能感應出音脈。微小的膽囊息肉其資訊可以明顯的顯示在寸口脈上。

脈象研究證明：

1. 寸脈出現病理資訊時，常常表達出人體頭、頸、胸各臟器的疾病資訊。

2. 關脈出現病理資訊時，常常表達出人體腹部各臟器的疾病資訊。

3. 尺脈出現病理資訊時，常常表達出人體肚臍以下各臟器的疾病資訊。

心臟搏動出的血流，其前端必須克服脈管的阻力，中端、末端次之，這是因爲脈管是彈性回縮的膜性管道。就心肌的收縮力來說，心臟的收縮早期肌力最大，收縮的中期肌力次之，收縮的末期肌力較小。

血流也帶有一定的勢能，勢能的最前端脈勢最強，

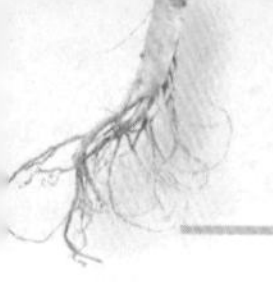

中、末漸次之。如此勢能的差別與匹配將共同組成人體氣血的範疇。人體血液供應三分屬，內臟神經分佈的三分屬及寸、關、尺三分屬，它們間的有機結合將是中醫脈勢、脈氣的本質。

橈動脈的血流在進入手部時，手部動、靜脈的通暢情況直接影響到橈動脈管內的壓力，測量橈動脈的九大脈象要素的改變，即可了解手的血液供應情況，同時也可比擬人體和各器官的氣血情況。如果把右手橈動脈在手魚際處阻斷，則右寸脈的脈力增強就是這一道理。這是因爲橈動脈前方遇到了阻力。若手部長了腫瘤，此時橈動脈前端的脈力也會增強，寸脈的脈力也增強。

就人體發育的先後來說，胚胎第四週，上肢動脈開始發育，此時人體的心臟、頭、頸、胸各器官已經在發育。因而我們的寸脈感應區域（上肢芽的前端）當感應頭頸胸部，我們把這種現象稱爲資訊燒錄。也就是說，接受主動脈弓血液供應器官的資訊在胚胎第四週時已經逐漸記錄在寸脈上了（燒錄的順序應當相同於神經系統的發育順序）。其次，隨著胚胎的發育，中腹部器官的脈氣燒錄在關脈，盆腔及下肢的脈氣燒錄在尺脈。臨床上慢性膽囊炎，其資訊會以囊狀的脈暈燒錄在關脈，不同部位的結石也會以結石暈井然有序地顯示在寸口。

人體解剖學讓我們知道：人體的右手動脈與右頸總動脈同時開口於主動脈弓的右側，左手動脈與左頸總動脈相鄰開口於主動脈弓的左側。人體左側腦部出現病變時（腦部腫瘤占位性病變、腦梗塞、炎症等），人體左寸脈力一定也增高。同理，人體右側腦部占位性病變，右寸脈的脈力也增強。壓迫一側頸總動脈，則同側寸脈的脈力增強。這是因爲心臟的搏力不變，上臂動脈的內壓增高，微循環不能及時有效地調節，在接近臟器的前端（在手爲寸脈部）會出現脈力增強的脈暈，見示意圖1–3。

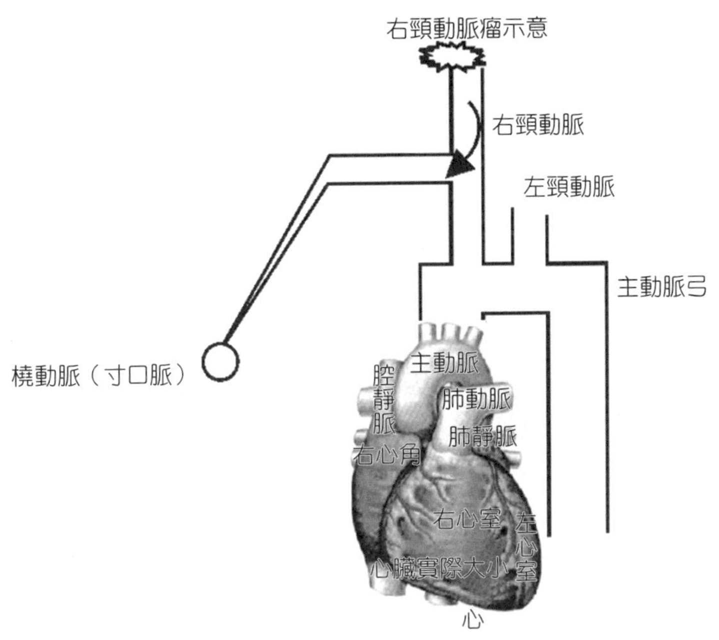

圖1–3

反之，一側寸脈的脈力減弱，在排除心臟疾病的前提下，我們有理由認爲，其同側腦組織血供不足，或微循環的血液供應不足。特別是寸脈的遠心端脈力不足，多提示同側的腦血供不足，或微循環的血液供應不足。

人體寸口脈的關脈主要感應中腹部器官的脈氣，主要是消化系統。這部分臟器在解剖學上都有一個共同的特

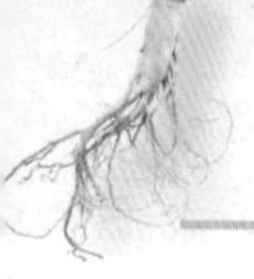

點：動靜脈短粗，血流通過快。除了其自身的生理、生化功能外，可有效地降低動脈內的壓力。

當關脈出現弦、緊，脈力增強，或出現脈力增強的「脈暈」時，微循環可以不暢，部分人體的血壓可升高，這是因爲腹主動脈的脈壓升高，主動脈弓及其分支的脈壓也增高。臨床上一部分中醫認爲的「肝火旺盛」的病人，其血壓升高就有這種道理。

事實上，這部分病人的血壓只是不穩定，並非都是高血壓，充其量也只是繼發性高血壓。臨床上僅瀉中焦，血壓即可穩定。

真正的遺傳性高血壓爲弦力脈。這可能與其支配神經的高度興奮，血行受阻，或腎素血管緊張素系統的機制有關，而有效的西醫降壓藥就是從這種機制中獲益的。

相對於人體遠端臟器，中腹部器官有調節血壓作用。相對於寸脈，其關脈的血運對它有很大影響。這種宏觀——微觀的全息現象也是脈象研究的著眼點。

尺脈主泌尿、生殖、部分腸及四肢。當血流到達四肢及腸道時，血管內壓已經經過近心端各臟器的減壓，因而瞭解尺脈九大脈素的改變，可以比擬人體四肢、泌尿、生殖及腸管的氣血狀態。尺部脈弱則四肢不溫，腸功能不好，甚至影響月經及生育、性功能等，這應是中醫「腎陽虛」的解剖學基礎。

中醫強調寸、關、尺脈氣的均等。這也喻義人體的氣血旺盛，血氣平衡，心搏渾厚有力與持久，還說明人體血管的彈性阻力與心臟的功能相匹配，醫生診脈就是透過對脈管的感覺來體驗這種區別。反之，如果脈象某部出現了

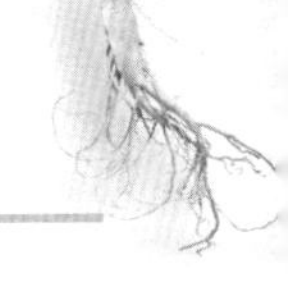

異常，也一定提示人體某部存在問題。

心血管對臟器的供血，是由血管一級一級地分支，直至由微循環完成的。因此，某臟器如果除了血管把其他組織都忽略的話，這一內臟事實上只是個血球或血網，而每一個血球或血網對心臟來說都是一個阻力器官。當心臟做功由血流對內臟供血時，內臟的血管縮舒狀態必須與心臟的縮舒狀態相匹配，只有匹配時才能有平脈的出現，在疾病情況下，血管、神經等功能異常，因而脈象中出現病脈資訊。

我們驚訝祖先的聰明。西方醫學在屍體上解剖了幾千年，而我們的先人知道用三個手指在二千多年前由對橈動脈脈氣的九大脈素的異常與否來研究人體的健康狀態，這是偉大的發明。這一發明應當得到、也一定會得到世界醫學的認同。

（二）神經說

寸口脈是橈動脈的脈象資訊。該血管的支配神經是內臟植物神經。植物神經不但支配血管，而且還支配皮膚的汗腺、皮脂腺、立毛肌，也就是中醫所指的腠理範疇。植物神經還主要支配內臟的運動與感覺。這種感覺與運動不受人體意識的支配，具有自主性。植物神經對臟器的壓迫，膨脹、牽拉最爲敏感，這是植物神經的知覺。

人體脊髓頸節及第1～5胸節段植物神經的側角節前纖維更換神經元後，其節後纖維支配頭、頸、胸各器官，如頭、面、頸的血管、皮膚的腠理、心肺、氣管、淋巴、甲狀腺食道、縱膈等器官。中醫認爲「寸脈主頭胸」。可以認爲：人體脊髓頸節及1～5胸節段所支配的區域爲中醫寸

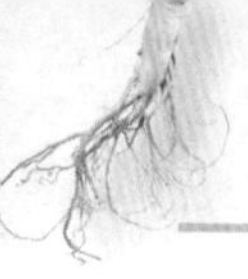

脈感應範圍。因此，當人體頭、頸、胸腔的臟器有疾病時，其疾病的資訊可以在寸脈上知覺。

脊髓5～12胸節段側角細胞的節前纖維更換神經元後，其節後纖維支配上、中腹的血管、皮膚、乳房及腹腔內實質性臟器和結腸左曲以上的消化管，如肝、膽、脾、胃、胰、雙腎、十二指腸、腸系膜、盲腸、升結腸、橫結腸，空、回腸，腸系膜、淋巴結等器官。中醫認爲「關主腹中」。可以認爲此區域相當於中醫的關脈。而中腹部各臟器疾病狀態下的脈資訊在關脈知覺。

脊髓腰上部節段側角細胞的節前纖維更換神經元後，其節後纖維支配盆腔臟器，結腸左曲以下的消化管、下肢，例如輸尿管、膀胱、子宮、附件、前列腺、乙狀結腸、直腸、臍以下腹壁、下肢等，即中醫的尺脈感應範圍。臍以下各臟器的脈資訊在尺脈知覺。

從植物神經頸、胸、腰節段的不同分佈，感應區域的不同來分析，符合中醫的寸、關、尺脈氣的感應區域。當然植物神經的傳導最終是由脊神經來完成的。臨床上偏癱的病人偏癱側的脈力明顯弱於健側，就足以證明脈象的產生與植物神經及脊神經相關聯。支配橈動脈的神經來源於頸叢、頸椎病、肩周炎、頸叢神經受到刺激，這種刺激可傳遞到橈動脈壁。內臟的牽涉痛常常反映在體表，並以邊脈的形式出現，臨床候脈時我們常常能感應到這種特徵脈象。這更說明神經與脈象有直接的聯繫，事實上候脈也只是對表淺動脈血管的觸摸而已。

人體植物神經在脊柱二側呈對稱分佈（圖1-4、圖1-5）。左右、上下臟器之間有廣泛的交通支相互聯繫。

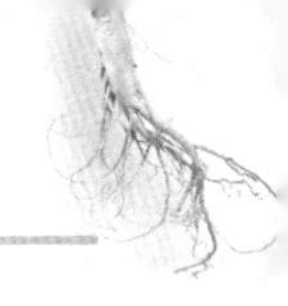

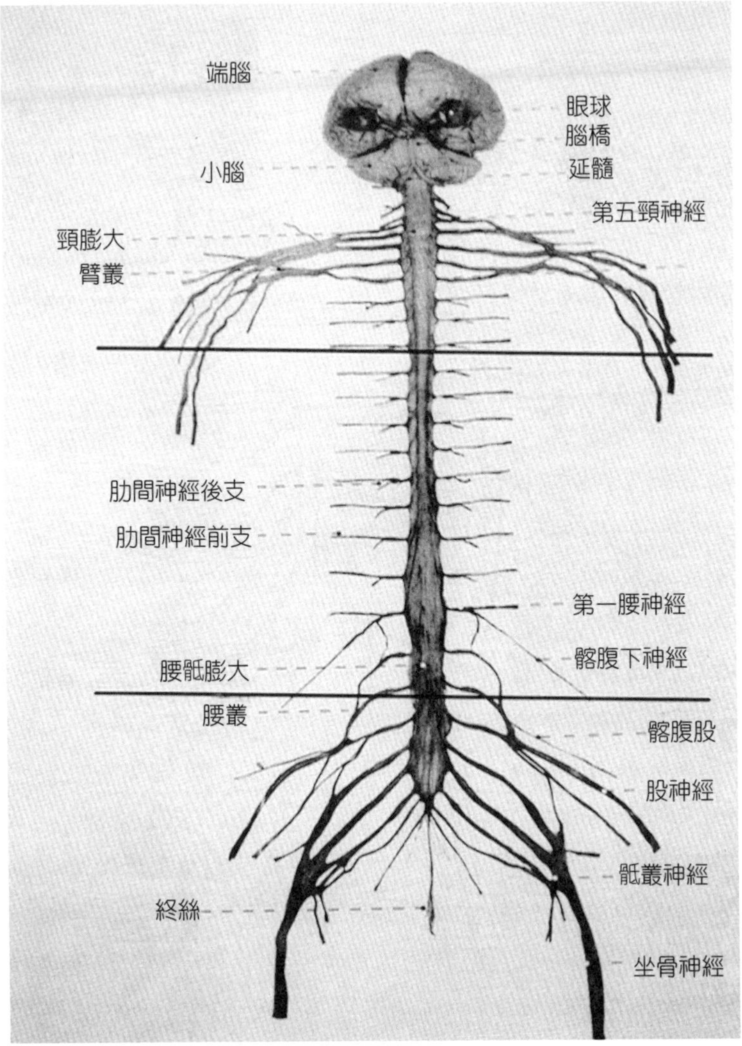

端腦
眼球
腦橋
小腦
延髓
第五頸神經
頸膨大
臂叢
肋間神經後支
肋間神經前支
第一腰神經
髂腹下神經
腰骶膨大
腰叢
髂腹股
股神經
骶叢神經
終絲
坐骨神經

圖1-4　神經系統

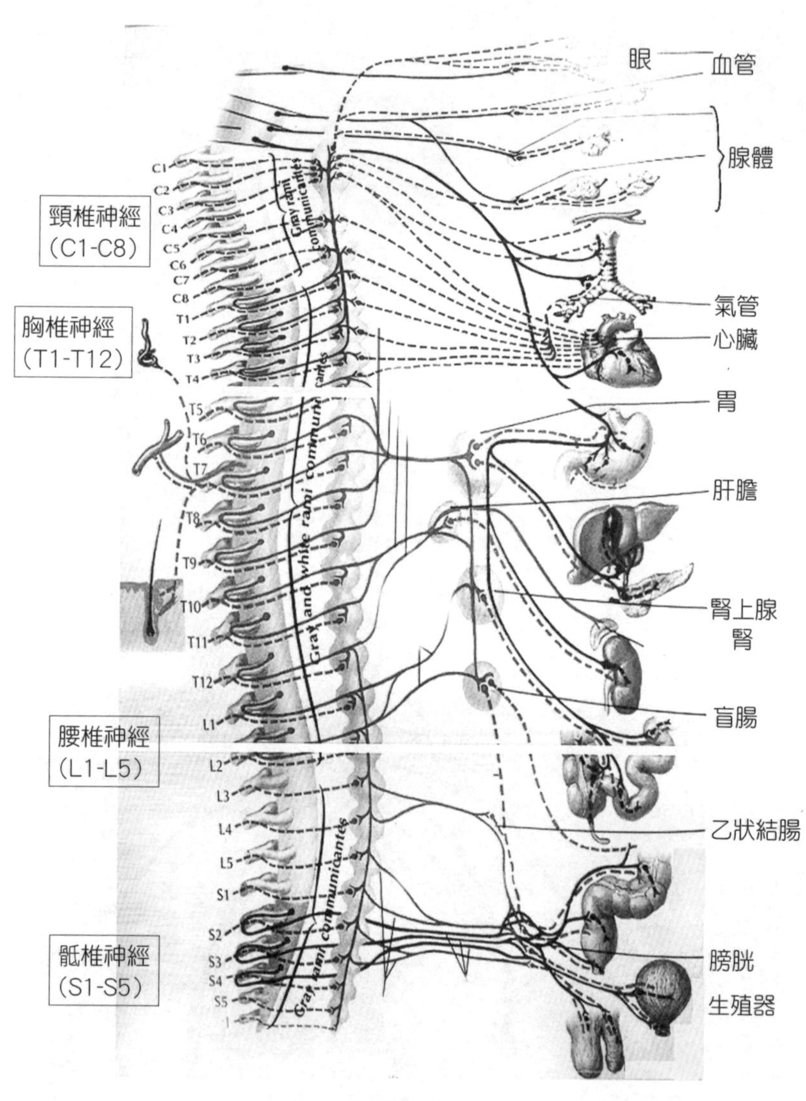
眼
血管
腺體
氣管
心臟
胃
肝膽
腎上腺
腎
盲腸
乙狀結腸
膀胱
生殖器
頸椎神經
(C1-C8)
胸椎神經
(T1-T12)
腰椎神經
(L1-L5)
骶椎神經
(S1-S5)
C1
C2
C3
C4
C5
C6
C7
C8
T1
T2
T3
T4
T5
T6
T7
T8
T9
T10
T11
T12
L1
L2
L3
L4
L5
S1
S2
S3
S4
S5
Gray rami communicantes
Gray and white rami communicantes
Gray rami communicantes

圖1-5

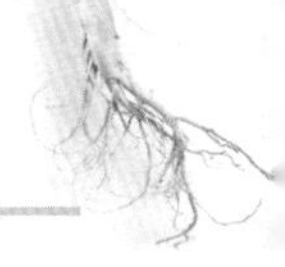

對於感覺的傳導，它們存在著同側同區域的優勢傳導，也存在相鄰臟器的非優勢感應，這一功能與其廣泛的交通支分不開。所以許多內臟疾病的病人有時不能準確地指出自己的病患所在。這也是脈象出現左右模糊感覺的原因之一。事實上，人體上腹部如肝、脾、胃、膽等臟器，植物神經共同隸屬於腹腔大神經節。節內神經左右交錯，其脈氣難以區分左右。這也是中醫脈診肝、膽、脾、胃寸口脈分屬於現代醫學肝、膽、脾、胃左右不一的原因之一。

總之，寸口脈象的寸、關、尺分屬，按人體內臟植物神經的節段性分區是科學的。

(三) 寸、關、尺感應分區

1. 寸脈感應區域為頸節、胸1～5節段分區。

2. 關脈感應區域為胸5～12節段分區。

3. 尺脈感應分區為腰骶節段區域。

(四) 內臟各器官對應寸口脈的狀態

臨床實踐證明：

1. 內臟實質性臟器疾病狀態下由內臟植物神經傳感的脈象資訊分屬在寸口脈上多呈現點、團的脈感。這與臟器的形態分不開，內臟的形態是圓團，在寸口脈上的脈氣是圓形脈暈。

2. 內臟及肌肉的形態是條索樣，寸口脈暈的形態呈線樣。

3. 空腔臟器在疾病姿態下的脈象寸口分屬多呈脈浮、沉、強、弱的脈感。

植物神經進入內臟後將逐級地分支，直至每個細胞壁都被網路，如果某一內臟除去神經組織之外，把其他所有

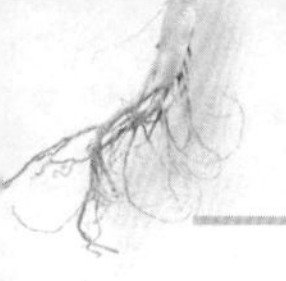

細胞及組織都忽略的話，可以想像這一內臟將變成一個神經網、點及團。大腦是透過植物神經對這些神經點、團、網來完成對內臟感知的。所以說脈象是機體的一種司外揣內的窗口。

(五) 臟器的形態不同，神經團的形態不同，脈象感覺也不同

臨床實踐進一步證明：臟器的形態不同，神經團的形態不同，脈象的感覺也不同。

1. 實質性臟器在脈象上的投影是脈點或脈團。

2. 空腔臟器在脈象上的投影多見浮起的脈暈或沉暈。

3. 軀表的肌肉、筋膜在脈象的投影是線，並顯示在脈道的邊緣。

4. 內臟病變的傳導與軀表神經在脊髓平面相鄰則脈象出現有點有邊的脈感現象。

(六) 內臟的脈感將隨其形態、大小、位置不同而不同

經驗也告訴我們：內臟的脈感將隨其形態、大小、位置的不同而不同。

1. 臟器的體積大，則在脈象的投影範圍也大，寸口對應的脈暈點也大。

2. 臟器的體積小，則脈象的投影範圍也小，寸口脈暈點也小。

臟器在軀體的位置不同，在脈象的位置與其相對應。

1. 臟器的位置在膈肌以上，則投影在寸口脈的位置爲寸脈。

（1）人的頭部則投影在寸脈的遠心端。

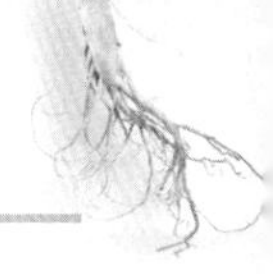

（2）人的頸部則投影在寸脈的中部。

（3）人的胸腔及其臟器投影在寸脈的下端。

2. 腹腔臟器的位置在軀體的中部，其投影在寸口的位置爲關脈。

（1）肝、膽、脾、胃、胰等臟器投影在關脈的近心端。

（2）雙腎及腎上腺等投影在關脈的遠心端。

3. 臟器的位置在盆腔，則其投影在寸口的位置爲尺脈。

4. 人體的軀表則投影在脈的邊緣。

（1）橈側緣（4）：分屬人體側面及後背軀表的軟組織等。

（2）尺側緣（5）：分屬人體腹前各組織等。

（七）臟器的品質、質地不同，其脈位、脈力也不同

1. 質性臟器的脈位多沉，病變時其脈力多強。

2. 空腔臟器脈位多浮、多虛。

3. 當脈位沉、無力或無脈，多提示臟器的功能減弱、體積的縮小，或手術摘除等。

4. 脈力的增強、脈暈點的增大，多提示臟器的體積增大、器官的實變、硬化、炎症、腫瘤的存在等。

軀體神經傳感的資訊在脈象上的投影多是線、邊的脈感，並常出現在脈道的某側邊緣，我們把這一脈感現象稱之爲邊脈。這種邊脈在脈管上的位置與軀體的病變位置相吻合。邊脈產生的原理：

一是內臟的病變其疼痛牽涉到體表時，內臟、體表的傳導神經相鄰於同一脊髓平面。

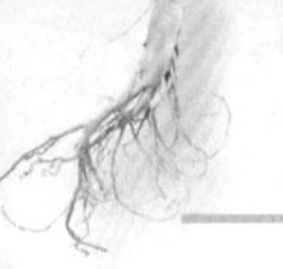

二是但凡胸腔臟器或腹腔臟器、盆腔臟器的病變刺激到胸膜，或腹膜的壁層時，病人局部多出現明顯的疼痛。這種疼痛的資訊將沿著其相應的感覺神經即脊神經傳導到中樞神經系統，脈象上將出現脈暈點合併邊脈的特異脈

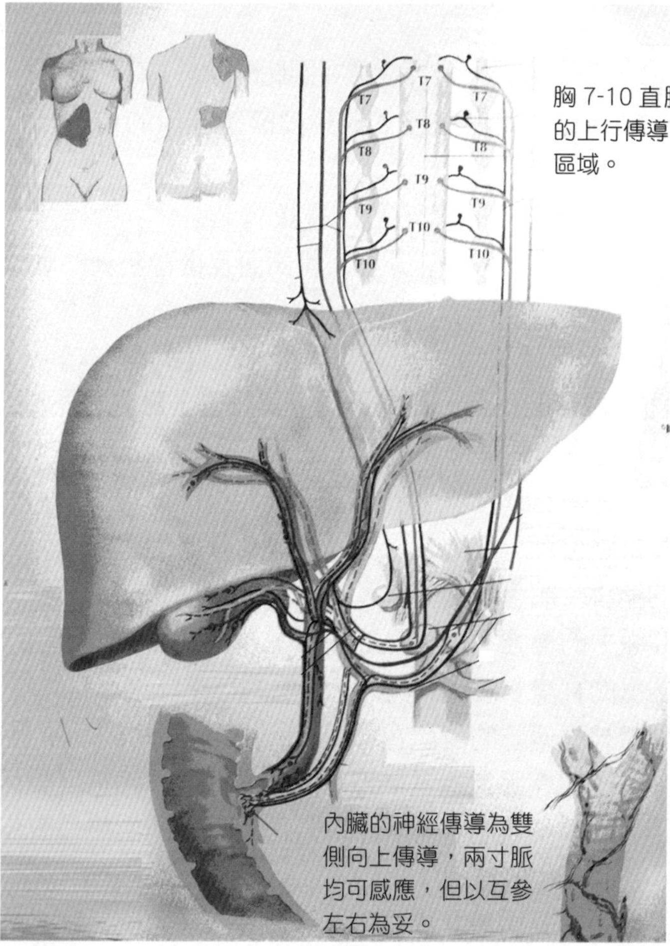

胸7-10直腸神經的上行傳導，肝膽區域。
T7
T8
T9
T10
內臟的神經傳導為雙側向上傳導，兩寸脈均可感應，但以互參左右為妥。

圖1-6

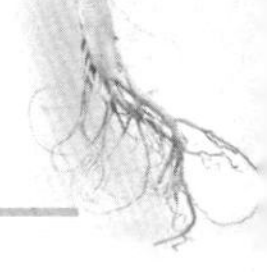

感，這一特異脈感與臟器在寸口脈的分屬相吻合。見圖1–6、圖1–7。

邊脈與邊脈合併脈暈點脈象的發現非常重要，它將導引我們由脈診確定疾病的臟器，對脈診的直接診病、尋病有重要意義。

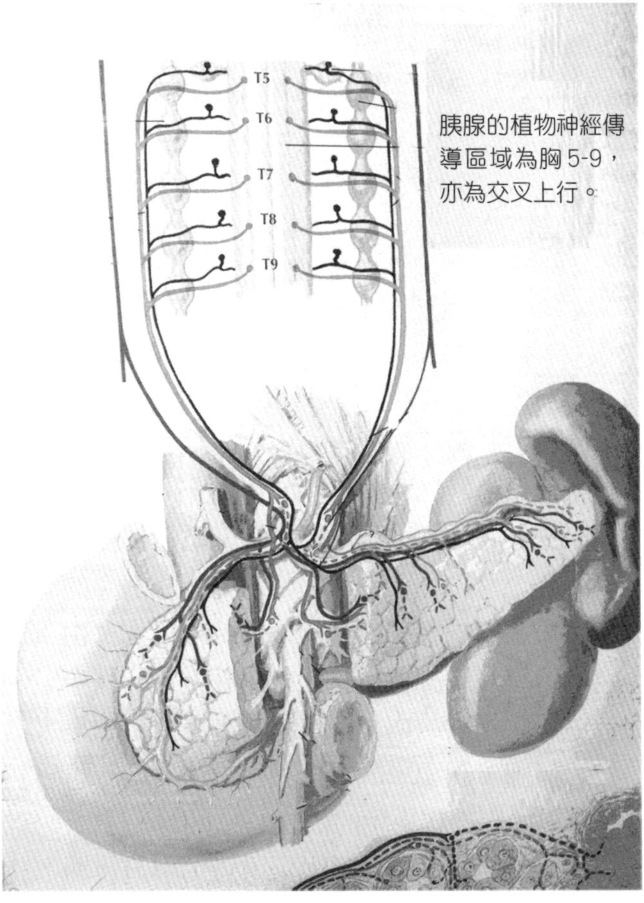

T5
T6
T7
T8
T9

胰腺的植物神經傳導區域為胸5-9，亦為交叉上行。

圖1–7

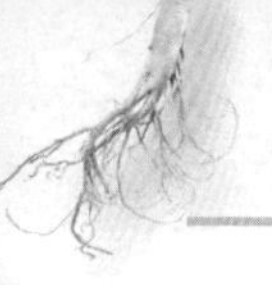

【例一】膽囊炎出現右肩胛疼痛，脈道的右關脈出現膽暈合併右寸關邊脈，見圖1-8、圖1-9。

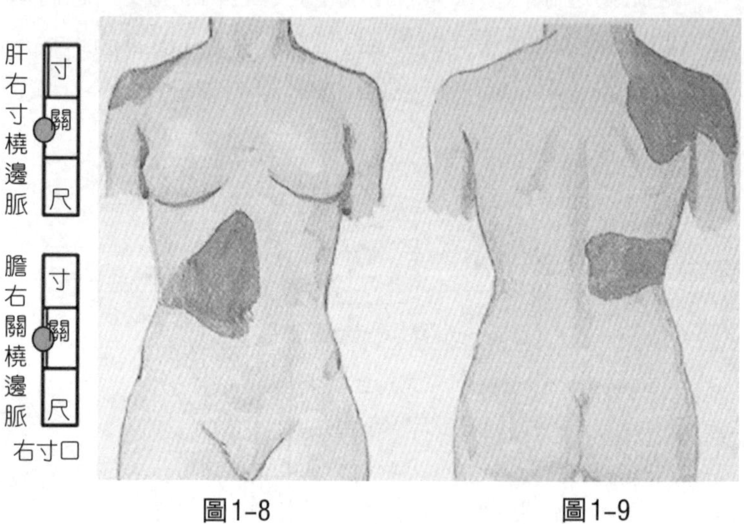

圖1-8　圖1-9

【例二】肝臟疾病出現右肩胛疼痛，脈道的右寸出現右寸脈脈暈點合併右寸橈側邊脈。見圖1-10、圖1-11。

【例三】胰腺炎出現雙關脈脈暈點合併雙關橈側邊脈的特異脈感，寸口脈象這種與臟器分屬相對應的有點有邊的特異脈象，是內臟牽涉性疼痛的特異形式，由這種特異脈象能指示出病變臟器。臨床上邊脈提供的脈象定位，脈暈點合併邊脈提供的內臟牽涉痛，是脈象學的重大發現。這一發現打破了脈象學的傳統識脈方法，同時也爲脈象原理的尋求提供出神經學說的依據。

神經被壓迫的早期，脈力可增強，壓迫後期則其對應的臟器脈氣將減弱，這與神經功能的損傷有關。

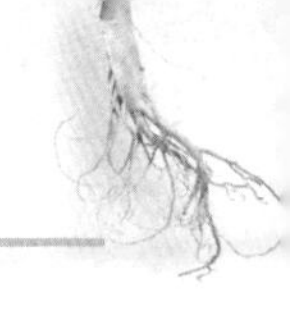

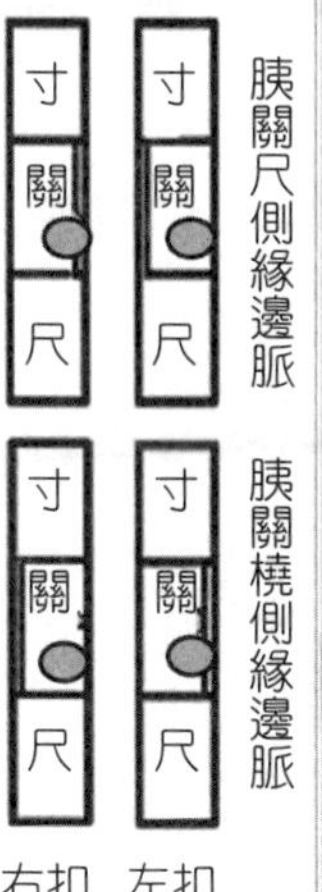

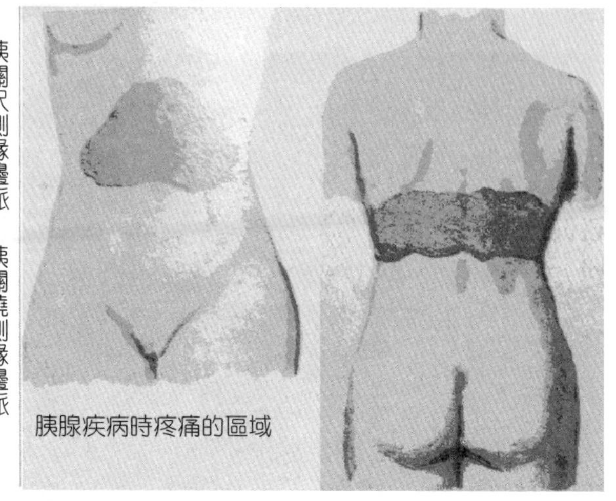

圖1–10　　圖1–11

例如椎間盤突出症就是如此。早期脊神經被壓迫，其同側的關尺脈實，後期則脈氣減弱明顯。

腦中風時，癱瘓側的肢體，其關尺脈的明顯變化和疾病側的寸脈特異性改變，進一步證明脈象受控於神經。特別是風脈的重要發現，更確立脈象原理的神經說。

人體在胚胎時、心臟與神經是首先發育的。胚胎第6週時，人的皮節即節段已經分辨得很清楚，頭、頸、胸、骶各段分辨明顯，見圖1–12。

這一生理現象也說明人體的一切機能皆來源於神經的支配，見圖1–13。

人體體表的動脈都存在脈象資訊，選擇手腕部橈動脈，這是因爲橈動脈在手這一器官的前端，瞭解該動脈氣血的變化，可以內視手的供血、靜脈的回流、神經的管理等。事實上，脈象的產生是複合性因素，不是某種單一的

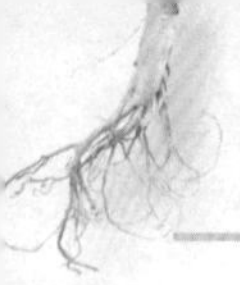

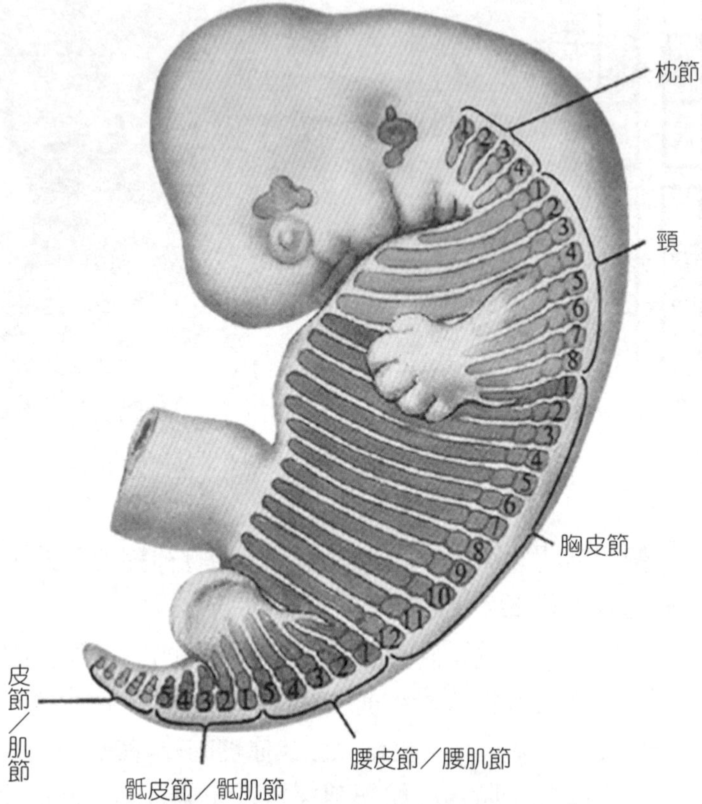

圖1-12　6週胚皮或肌節的節段性分布

因素，見圖1-13。

神經及氣血說是諸多因素中的主要因素。例如右側腦出血，並出現左偏癱的病人，他的脈象將出現右寸脈遠端有一枚大如黃豆的脈暈或右寸脈的沉、無力，右關、尺脈象改變不大（如是高血壓則右關、尺脈的脈力增強），左寸口脈的脈力除寸脈以外，關、尺脈明顯減弱甚至無脈，

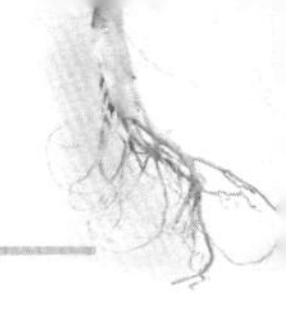

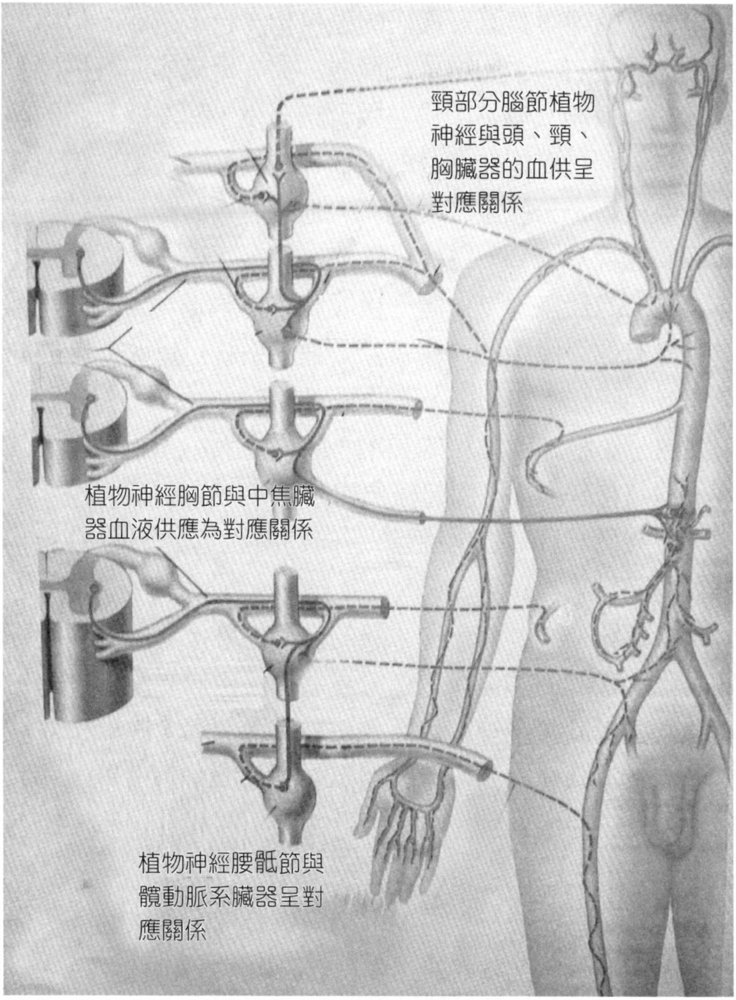

頸部分腦節植物神經與頭、頸、胸臟器的血供呈對應關係

植物神經胸節與中焦臟器血液供應為對應關係

植物神經腰骶節與髖動脈系臟器呈對應關係

圖1-13 植物神經與人體血管呈三個平面示意圖

右寸脈出現獨異的脈暈是因爲右腦的病變、導致右腦組織和血行通過障礙，則同側頸動脈的脈壓增高，而右手微循環不能及時的調節，出現右手寸脈的獨異。

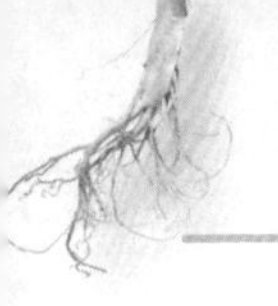

左寸脈則與其原發疾病的脈象相吻合，左關、尺脈則明顯減弱。右寸脈的增強或減弱，與腦組織的血液供應有關，左寸脈無改變是因爲左腦暫無病變，而左關尺脈的明顯減弱，則是支配左半身的中樞神經發生了病變，但左寸脈不改變。這一脈象改變也有力地說明人體脈象受控於神經與心血管系統。

脈象的存在，以人體的機能狀態爲基礎，人體九大系統都具有改變脈象的作用，諸如運動系統可以改變脈象的頻率，動時脈率的加快，靜時脈率的減緩。

內分泌將影響脈象的頻率、管徑、大小、脈力等。就連人的精神狀態都可引起脈象的改變等。

研究脈象僅在於由脈象逆向判斷人體的即時機能狀態，並發現某些異常。

由於肝、膽、脾、胃、胰的血液供應，共同來源於腹腔動脈，它們的脈氣難以區分左右，又由於支配它們的神經共同隸屬於腹腔神經節，並左右交叉傳導，脈氣也左右難分。在這兩種主要原因作用下，肝、膽、脾、胃、胰的脈氣難以由脈象區別左右。因此臨床上在候肝、脾、胃、胰之脈時應左右合參。

研究發現：將左候肝膽改爲右候肝膽，右候脾胃改爲左候脾胃，合參左右候胰腺更接近於臨床診斷。

臨床上大部分肝膽疾病放射性疼痛在右肩，胰腺疾病疼痛部位在中腹及後腰部。在外科臨床中，切除乳房、膽、胃、脾臟、腎，術後其對應脈暈點由強變弱甚至消失，即爲有力的佐證。

邊脈的發現可以糾正古脈學寸口脈分屬的不足，同時

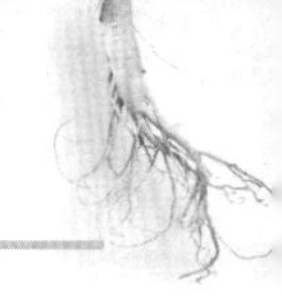

也進一步證明新寸口分屬的正確性。

脈象學者一定知道，正常人左尺脈始終弱於右尺脈，考其原因我們發現：這與人體臟器的血供範圍及神經分佈範圍有關。右關、尺脈分屬的臟器是腸系膜上動脈分支器官，即空腸、回腸、結腸左曲以上的結腸等。門靜脈的血行走向亦趨右勢。而左尺脈分屬僅是結腸左曲以下的結腸及泌尿、生殖等。

研究還發現：關、尺脈同強，則此人的性功能強。因人性器官的血液供應是由腹主動脈及髂動脈分支雙重供養，所以關、尺脈任何一部的減弱都會出現性功能的減退。

寸口脈分屬似沉睡的嬰兒，脈管壁就是人的軀表，一側寸口脈就是其人的半個身軀。他的頭、中腹部稍發達，有四肢，有內臟，四肢與肚臍以下器官相重疊。各臟器基本按現代人體解剖學井然有序地排列在脈道中，而且是三維立體的。因此，候脈就是「摸脈人」，見圖1–14。

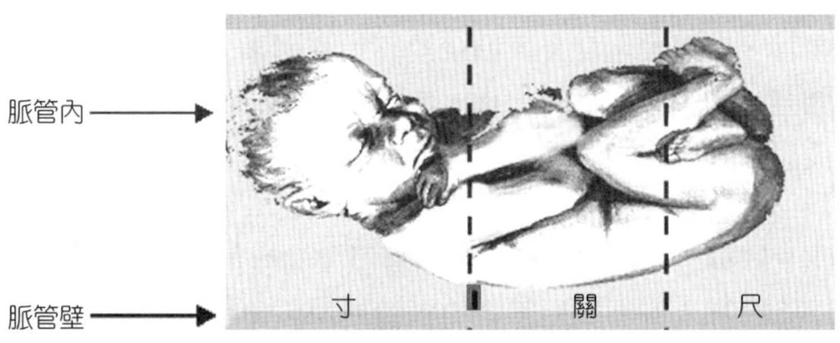

圖1–14

「 摸脈人」不同於我們已知的臟腑寸口分屬，它是脈象學新的體系。 在這種候脈思想指導下，我們將徹底從舊

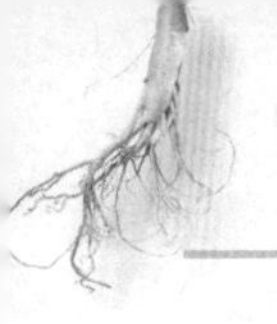

的脈學思想的桎梏中走出，達到候脈知病、內窺人體的境地。

(八)脈象的全息

現代研究認爲：脈象是人體的體徵形式，候脈的實質是全息的感應血管乃至血流、心臟、影響因素等綜合的資訊變化，並專指橈動脈應指的全息態勢。

選擇橈動脈研究脈象：一是因爲它應手方便，這是因爲手是裸露的器官，而橈動脈是它的門動脈。二是手同全身各器官一樣都有動脈的供血、靜脈的回流。人體各器官與手的血液供應和神經分佈都是按照一種模式發育；解剖人體的手、頭、肝、脾、子宮等臟器就可得到證明。

可以這樣說，切取橈動脈的脈象就可以全息地瞭解全身其他臟器的脈象資訊，寸口脈象既是全身的脈象，也是各臟器的脈象。但選擇全息法感知手部的脈象資訊要比觸摸全身其他器官要方便得多。

就寸口脈象來說，影響脈象的因素很多，如：心臟、血管、血流及全身九大系統及其代謝因素。心臟有心搏的強弱、頻率、節律等變化。血管有粗細、飽滿度、位置、長短、管壁張力等改變。血流有流利度、容質與容量的不同。手在這裡主要視其爲終端臟器，其有通暢度即阻力問題。同時自然力又在時刻左右著脈象的變化。

瞭解上述因素對脈象的影響或由脈象反證人體和各臟器的氣血變化都是脈診的意義。因此說脈象是人的體徵形式。掌握脈象變化的規律，從而瞭解與診斷人體疾病將具有重大臨床意義。

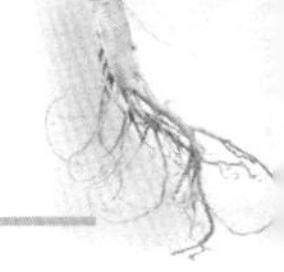

(九) 以現代人體解剖、生理、生化的角度來理解脈象

研究認為：脈象要素有六要點，當然各要素間總是有機聯繫，在相互制約中形成全息體。由

1. 心臟因素；
2. 血管因素；
3. 血液因素；
4. 微循環因素；
5. 神經因素；
6. 脈暈。

概括地講也只是三方面，心血管系統、神經系統、臟象觀。

（1）心臟因素：它是脈動的起源

1）心率因素（每分鐘脈動的次數）

① 快：數脈、動脈、促脈；

② 慢：遲脈、緩脈。

2）節律因素（心跳規律與否）

① 在心率快的基礎上發生的節律不整：促脈；

② 在心率慢的基礎上發生的 節律不整：結脈；

③ 節律與脈率不均等綜合因素：代脈。

3）心肌收縮力

① 強：實脈、長脈、洪脈；

② 弱：沉脈、細脈、弱脈、微脈、濡脈、短脈；

③ 心肌病變：潮脈、漾脈。

4）瓣膜、室間隔缺孔病變

① 狹窄性病變：收縮期（脈來時）音脈；

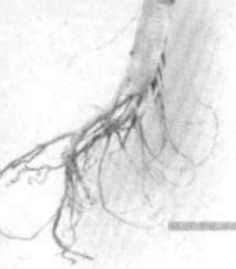

② 關閉不全：舒張期（脈去時）音脈、漾脈；

③ 心包膜炎：部分見音脈心包積液：漾脈。

5）與呼吸關係不協調：吸氣時脈減弱：奇脈。

（2）血管的第一個因素

1）主動脈弓彈性降低： 脈壓差增大，收縮壓增高。表現爲：脈來時脈力的增高，去時則脈力減退。

2）管壁張力

① 增加：弦脈；

② 減弱：散脈；

③ 張力不等：例如，出現邊脈。

（3）血管的第二個因素

1）血管粗細

① 粗：實脈、濁脈；

② 細：濡脈、細脈、微脈、弱脈。

2）血管長短

① 血管顯露長：長脈；

② 短：短脈。

3）管壁的脂質化程度：高則管壁硬化出現硬脈。

4）管道的壓迫、狹窄、贅生物附著：擊脈。

5）血管的振幅

① 振幅大：緊脈；

② 振幅小：漾脈。

6）空間位置（非解剖意義）

① 浮：浮脈、虛脈、芤脈、濡脈、革脈；

② 中：遲、緩、數、潮、風、滑、澀、擊、奇、細、微、弦、緊、漾、代、結、促、動、長、短脈等脈；

③ 沉：沉脈、伏脈、牢脈、弱脈。

（4）血液因素

1）容量因素

① 充盈：實脈、長脈；

② 不充盈：短脈、微脈、弱脈、芤脈、虛脈等。

2）溶質（有形成分）

① 黏滯度高：濁脈；

② 黏滯性低：滑脈、虛脈。

（5）微循環因素

1）阻力大：澀脈；

2）阻力小：滑脈。

（6）神經因素

1）神經中樞的局灶性病變：風脈；

2）腦出血：雙寸擊暈，脈滑；

3）神經根的早期壓迫：分部的脈實；

4）神經根的晚期壓迫：脈沉細無力；

5）神經的炎症刺激：邊脈；

6）交感神經興奮：弦脈、脈數；

7）副交感神經興奮：脈張力低、脈緩；

8）迷走神經興奮：脈緩。

（7）臟象脈脈暈（常出現在有內臟疾病的病人脈中）

1）脈暈點脈力大：對應臟器血管阻力增高；

2）脈暈點脈力小：對應臟器血管阻力低。

（8）全息觀脈

1）全息觀人：傳統脈加發現新脈；

2）全息觀臟器：脈暈。

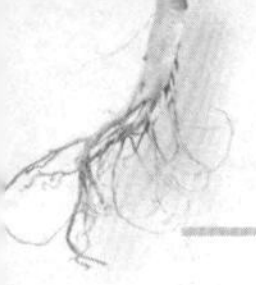

以上的脈素分析對脈象產生原理的理解有一定意義，對體察疾病有一定幫助。

(十)古今脈學脈象剖析

中醫脈學歷史悠久，研究脈象要素必須對古今脈學文獻加以剖析，脈象的紛紜變化不外乎脈位、脈力、長短、頻率、節律、粗細、流利度、張力、獨異九個方面的疊加與組合。

1. **脈位**：是指橈動脈非解剖意義上的深淺（不能理解為橈動脈解剖位置的深淺改變，必須明白機體無論什麼疾病，橈動脈都不會發生解剖意義上的位置變化）。

脈動表淺為浮脈，深沉的為沉脈。可以瞭解心搏的力度、血容量的盈虧、人體皮下脂肪的多寡、人體水液的平衡與否等。還可以判斷疾病的輕重緩急和病程。尚可根據分部瞭解對應臟器的功能狀態。

2. **脈力**：是指脈搏的強弱。它有二個因素：一是脈充盈度的高低；其次是脈管張力的大小。脈力增強多表示心搏有力，血容量充足，微血管有阻力。反之脈力弱為心搏無力，血容量不足，微血管阻力小。脈力強多提示機體抵抗力強。疾病狀態下有二面性：一是機體抗病力強；一是致病因數的致病力強。反之，脈力的減弱則人體抵抗力下降，並提示疾病的遷延等。

脈力還與人體的體力有正比例關係。根據脈力還可以瞭解臟器的體積大小、氣血狀態等。

3. **張力**：多是指脈管壁的收縮力或緊張狀態。可以瞭解血管的彈性阻力變化。脈管壁的張力大小則與氣候、體內分泌激素的量、肝臟的代謝功能、管壁的脂質化程度等

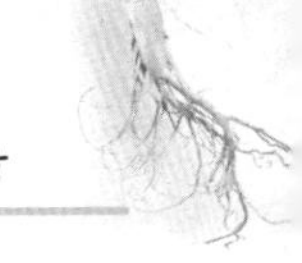

有關。管壁張力的或大或小均是疾病狀態。

4. 長短：是指脈體或脈勢的長短。脈長有二種：一是脈體的長；二是脈勢的長。而脈短則多是指脈勢的短。脈體的長多見：心血管的亢奮狀態、高血壓、血管壁硬化、微循環阻力大等。脈短則反之。

5. 頻率：是指心臟搏動的快慢。以每分鐘18次呼吸計算，每息脈動4～5至為正常。快或慢均見病態。

6. 節律：是指心動的節律性和規律性。例如脈力的大小是否一致，間歇是否規律，或綜合變化等等。發生脈象節律的變化多見病態。

7. 粗細：是指脈管徑的寬度。它能瞭解人體的機能狀態及臟器的供血情況，甚至能瞭解人體的體力狀態，推導人的職業性質。在疾病狀態下還能判斷人體正邪的消長。

8. 流利度：是指脈流的通暢程度。例如澀脈與濁脈均提示脈的流暢度不高，滑脈則提示脈的高度流暢。

9. 獨異：是指脈象的上述八個因素及其脈外的綜合性、特徵性改變。脈的獨異有三：

（1）整獨：脈象的脈位、脈力、張力、長短、頻率、節律、管徑、流利度的變化。它僅是指脈體的獨，或諸脈間的兼脈變化。

（2）寸口分部之獨：即寸、關、尺各部的獨處變化。或一部之獨、或二部之獨、各部之獨、兩寸口間的不同、部與脈位的合獨與分獨等。

（3）脈暈之獨：指脈暈的出現。脈暈與脈暈之間、與各部之間、脈位之間、脈象之間的獨異變化或組合與共振等。

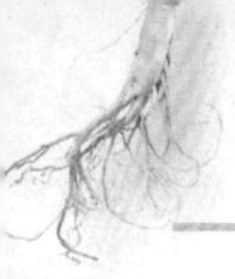

實踐證明，僅瞭解脈象的八個脈素及其相互間（兼脈）變化而否定了脈的獨異是不能正確認識脈象的，至少說不能正確理解寸口脈的分屬、臟器脈象等。翻開脈象學著作的長頁，前人多是厚了脈象的整體變化，薄了脈象學的獨處。

就對脈診的認識深度來說：僅認識整體脈象，這只是脈診認識的第一層次，掌握這一層次的脈法（傳統脈）對人體整體的機能狀態有瞭解。

認識脈的兼脈爲知脈的第二層次，他讓我們瞭解脈的組成與形成因素。

寸口分部之獨及脈暈點（微觀脈）的認識爲第三層次，掌握這一層次的脈診，可以瞭解人體內臟疾病的脈氣。

脈象、兼脈、寸口分部、脈暈點間的綜合變化爲第四層次。

指下有「脈人」時爲第五層次，這一層次是脈診的開天目階段（臟器可以在腦中及指下成像），我們再認真掌握疾病的特異症狀，做到脈症的互參，想達到「不要病家開口，便知疾病八九」這種出神入化的水準，已經是水到渠成了。

自學與研究脈診需要幾年的磨鍊，有老師指點則3月內可以速成。

李萊田教授在《全息醫學大全》中用全息論闡述了脈全息，我們也由多年的臨床脈象研究發現了脈中的脈人。這一發現是對李萊田教授脈全息內容的填充及擴展。

這是因爲脈人是該人的縮影，他從身材到體質，從情緒到內涵，基本與其人相一致。所謂的候脈，就是摸脈人。

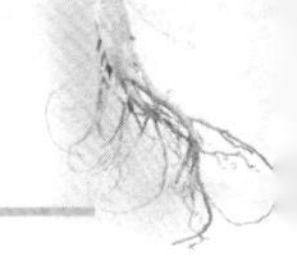

就臟器來說，人手也是一器官。他同全身器官一樣都存在著動脈供血、靜脈回流。橈動脈進入腕關節後與其他臟器的供血形式一樣出現逐級分支，最終完成對該器官的血液供應。觸摸腕部橈動脈一定能夠了解手部的供血情況。譬如，橈動脈虛、細、弱、濡、沉、微，則表示手部的血供不足，同理全身臟器的氣血也在出現異常。這是候脈知病的秘密所在。

手腕部皮膚薄的人，肚皮不會太厚。手腕細的人不會很胖。感知脈象便能瞭解全身氣血情況，他提示醫生候脈不單純是摸血管，而應該把手腕部組織軀幹化，腕部皮膚對應腹壁，脈管的脈位對應臟器的脈位，手腕與軀幹對應，脈與人對應，多方思維，把脈象人性化比擬。

當然病脈的產生並非上述一種量的改變，疾病是錯綜複雜的過程。當全身或局部患病，體內植物神經的自主性傳感、臟器的血流改變、資訊的、男女有別的、全息的、血液及血管壁的、血液質與量的、內外分泌物的、細胞膜電位的、心臟的等諸多因素異常，並產生了某種合力，它們共同完成對正常脈象的突破，病脈開始出現。

另一方面，候脈不只是手摸血管就能說出病來，他需要臨床醫生豐富的醫學知識及臨床經驗，而掌握一種好的方法，則是通暢於目標的捷徑。

根據全息理論，結合對脈象學的體會，現把人全息與寸口脈象的對立關係列表，爲同道提供臨床參考，見表1–1。

人體器官是由各種功能相同的細胞組合而成，排除次要因素，它們的功能代謝都完全依賴於神經及血供的支持。在形態學方面，神經與血管也是臟器的最重要組織形

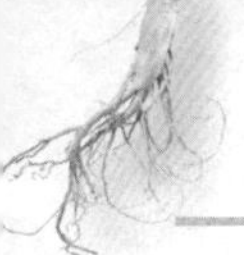

表1-1　人體全息與寸口脈象的對應關係表

	寸	關	尺
人體	頭、頸、胸	中腹部	臍以下及下肢
心臟收縮模式	收縮早期	收縮中期	收縮後期
對應的血循環	主動脈分支	腹腔動脈分支	髂動脈分支

態。將人體等同於橈動脈脈搏的長短，則人體各臟器也僅是一枚小點而已。

脈暈點的體積與臟器的體積相對應。脈位與臟器的位置、脈暈點在寸口脈的位置與人體臟器在機體的位置相吻合。

臨床研究發現：以全息的思維來研究脈象，常常有驚喜的收穫。例如：

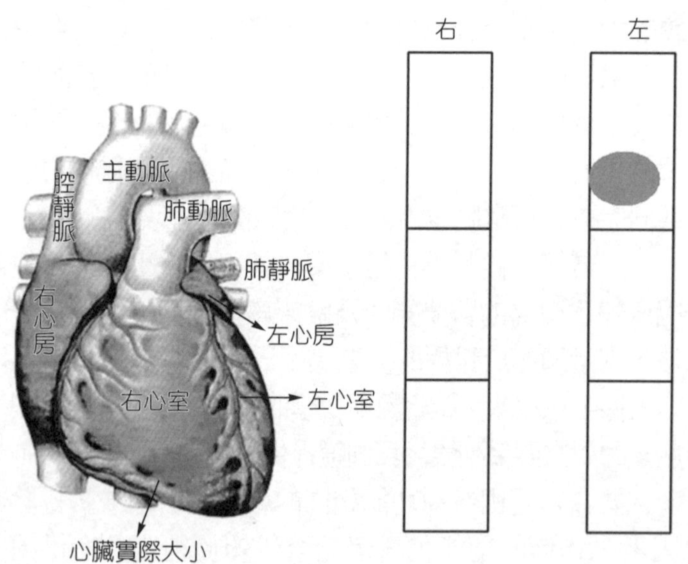

圖1-15

1. 心臟大則左寸脈下端出現靴形脈暈，見圖1–15。

2. 肝臟腫大則關脈上端出現肝形脈暈（這種脈暈質地硬，範圍大），如果是脂肪肝，則指下的脈感若「雜糧饅頭」，圖1–16。

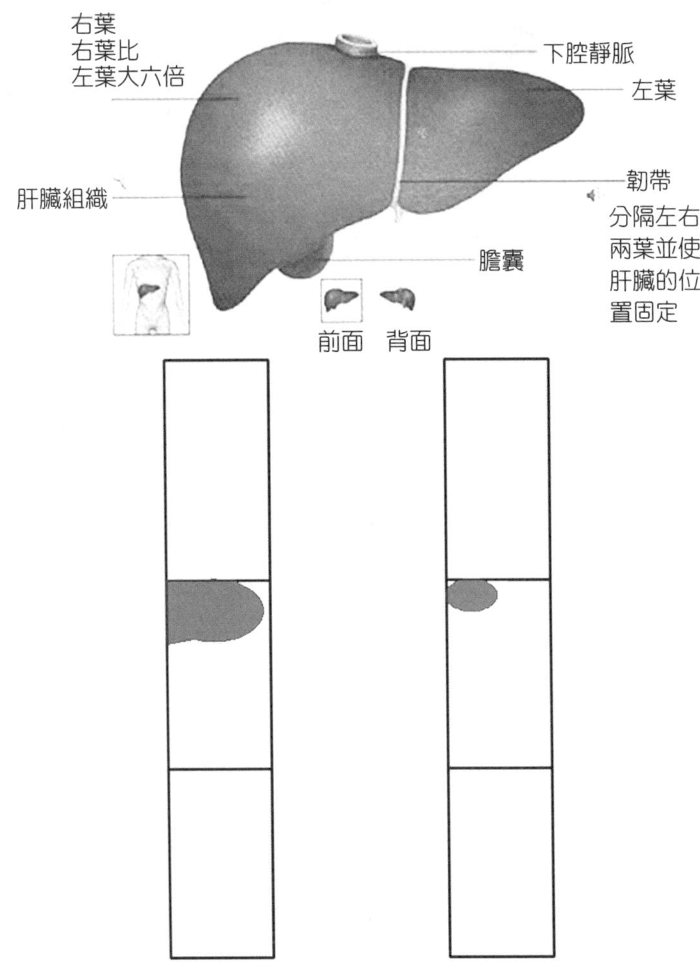

圖1–16

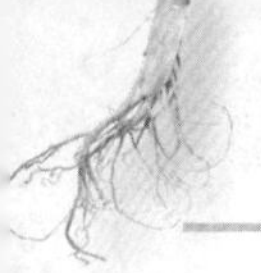

3. 膽囊炎件結石：關脈出現結石暈及囊狀膽暈，見圖1-17。

運動系統在機體的外表，它的組織學形態是肌肉、神經、肌筋等，其形態特點是條索樣，是顯示在脈道邊的邊

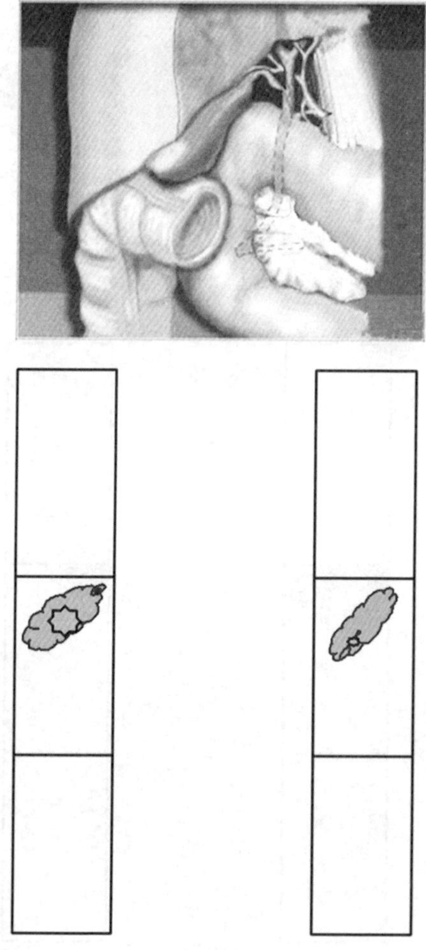

圖1-17

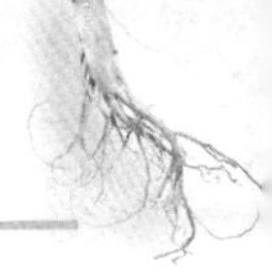

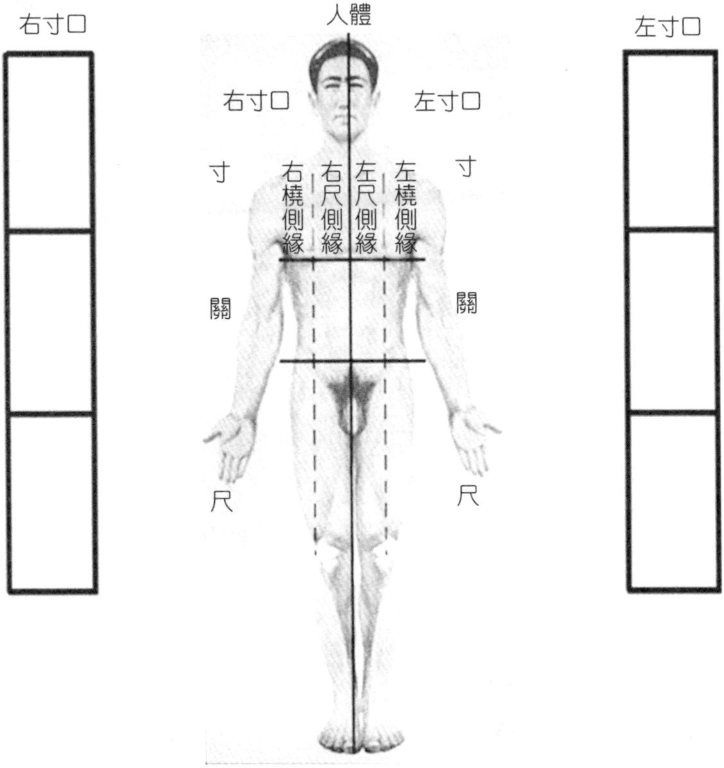

右寸口
人體
左寸口
右寸口
左寸口
寸
右橈側緣
右尺側緣
左尺側緣
左橈側緣
寸
關
關
尺
尺

脈暈感應臟器

前
脈暈
邊脈
後

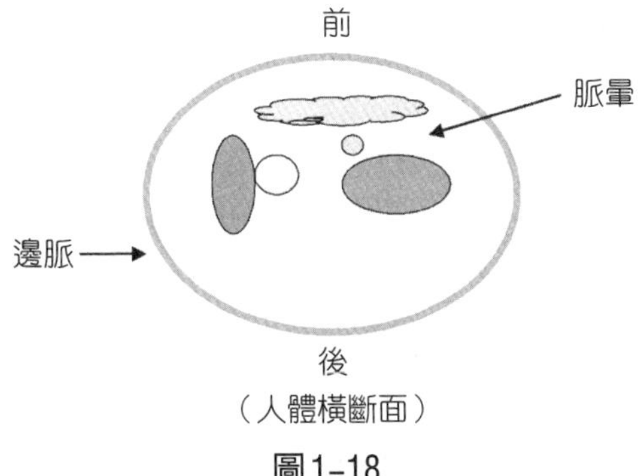

（人體橫斷面）

圖1-18

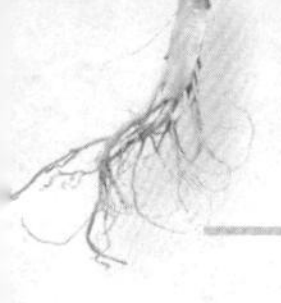

脈。人體軀表肌肉、肌筋等軟組織病變的部位，與邊脈在脈道上的分佈呈現相對應的態勢。

常人一般沒有病脈，也不會出現脈暈點。脈象中出現了病脈或脈暈點，一定是亞健康狀態或有疾病。根據脈象的性質辨別人體的狀態，根據脈暈點的寸口位置，尋找人體對應的疾病狀態下的臟器，這就是候脈知病，內視人體的奧妙所在。

傳統脈的出現是疾病的一種整體反應，例如：發熱時出現數脈，月經期出現滑脈，早期感冒時出現浮脈（嚴格的說是：寸脈的浮）。疾病發展到引起全身的變化，醫生才知道機體的疾病，這顯得有點延誤，西醫的科技進步只是因為他們發明了許多儀器，敘明他們早期診斷出臟器的疾病。

現在我們發現了臟器疾病的早期脈象形式——脈暈，在一定程度上解決了徒手早期診病的難題。如圖 1–18 所示：寸口脈感應人體。

第二節　寸口脈的分屬

醫學科學技術高度發展的今天，特別是現代醫學的解剖學教育，使醫務人員很難理解與遵循傳統的寸口分屬方法。漢代的張仲景則主張以脈辨證，並不主張將寸口脈加以分屬。明代的張三錫則認為：「強分部位，起於王叔和……立論背經，遺害後世。」李時珍在四百多年前對寸口分屬也掩飾過其不足。其曰：「兩手六部皆肺經之脈，特取此以候五臟六腑之氣耳，非五臟六腑所居之處也。」

當代任應秋先生在《脈學研究十講》中也言「上不宗《內經》，下不符科學」，是「憑空臆說」。寸口脈氣代表人體臟腑之氣，寸口脈既然能候五臟六腑之氣，脈氣何不按人體內臟的位置順序分屬於寸口，而是左右上下倒置的脈氣順序。

脈氣的現代醫學原理是什麼？中醫一貫的候脈原則爲「左候左脈、右候右脈、上候上脈、下候下脈」，與寸口分屬又存在著明顯的矛盾。左寸口既然候的是人體左側的臟器脈氣，那麼，人體的肝膽不在左側呀？小腸沒有和心臟黏在一起呀？肺與大腸也沒有長在一塊呀……近代顏之亨等對古今著名醫案進行分析，發現疾病與原寸口脈的分屬符合率僅在10%上下。

關於寸口脈的分屬問題，歷史的爭論和分歧一直貫穿著古今。古脈學的分屬依據多宗《內經》「尺主腹中」，而把小腸歸屬於尺脈。宗「肺與大腸相表裡，心與小腸相表裡」之說，把大腸分屬於右寸，把小腸分屬於左寸。不管怎樣的分屬，都不能令歷代百家滿意，最終以李時珍「肺經之脈，非五臟六腑所居」爲總結。

筆者認爲：寸口脈的分屬是中醫脈學文化的主流，疾病與寸口分屬不符合，其主要的錯誤不在寸口分屬這一方法。錯誤之一主要在於古人對人體臟器位置的解剖和生理有誤，是隔皮識貨、「司外」、「揣內」，盲人摸象的緣由。其二，還在於後人對脈象的曲解。《內經》、《難經》、《脈經》給後人帶來的是臨床徒手診斷疾病的方法，後人的怎樣舍取與完善或賦予其科學的內涵，這才是

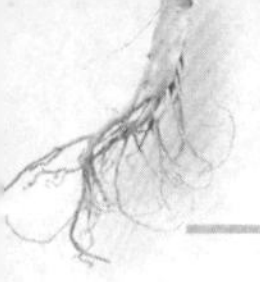

每一時代的任務，任何一種偏廢都是對脈診學的褻瀆。寸口脈廢棄了寸口分屬，就失去了脈診的內容和精華，就等於人體沒有了內臟。

醫學科技發展到今天，用現代醫學的內涵賦予脈診新的內容，這是當代脈學研究的任務。

能不能找到匯通於現代醫學的脈氣寸口分屬，把經驗醫學科學化，找到有關證據加以證明，並進行大量的臨床實踐加以論證，使博大精深的中醫勵精圖治，這是現代醫學的任務。

我們已經基本具備用現代方法研究脈學的條件，但脈學的現代化研究在中國進展緩慢，需要大踏步地前進。今人可以驚喜地看到「中醫診斷學」關於寸口脈的分屬已經與歷代的不同，它代表現階段諸多中醫學家對脈象寸口分屬新的認識。我們還發現「現代中醫脈診學」出現了現代研究成分。

脈象學是中醫的國粹，在中國幾千年經久不衰，沒有生命力的東西不可能延續至今。世界醫學不能普遍接受，這是因爲人們不能夠理解脈診的原理，很大的原因：

一是因爲傳統脈學籠罩了大量的唯心的保護層，五行學說是分析病症時的辨證方法，十二經絡、七經、八脈均是針灸時的尋經線路，將它牽強附會地加在脈象上，這是流弊與蛇足。

二是將脈診神秘化，只能言傳身教而難以自學與普及。

三是脈診的形象和指感特徵性描述過於會意，取物與自然的比擬與脈診有牛口馬嘴之別。

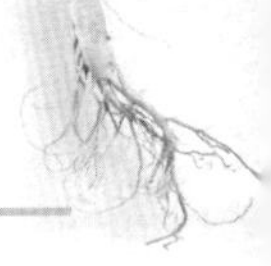

要讓脈象學走向世界，必須加以整理、歸納、揚棄與匯通。否則就若中藥的煎藥機器那樣，是外國進口的。

當風脈、邊脈、脈暈點、濁脈的發現，和筆者在觀察外科臨床，將乳房、脾臟、膽囊、子宮等手術切除後的脈象變化，結合人體的生理、病理、解剖等對脈象的影響，都清晰地發現寸口脈的分屬已經不同於歷代的脈象寸口分屬形式了。需要重新審視寸口脈的分屬問題。

當然，筆者的審視方法將是以現代醫學的理念爲視窗，並仍採取寸口脈法，又經過數年的反覆考證。

一、關於左候肝膽，右候脾胃

現代醫學解剖學位置與傳統脈法在中焦臟器的左右位置不同，這是古人對解剖學位置的理解與西方人的差異。現代醫學解剖學的肝膽在右，脾胃在左側。而中醫候脈是倒置的候其脈氣。

筆者研究認爲：中醫候脈多是右手候脈，病人在醫生的右側，面對醫生。將中焦脈氣的記錄也就倒置了，他是以醫生爲方位的，如圖1-19。事實上，醫生說的右側脈則是病人的左側脈。因爲那時中醫尚沒有西醫解剖學方位上的規範。

採用左手候脈可以改變這種候脈模式。個別情況下脈象的左右其脈氣相反，考其原因可能與它們的神經傳遞異常有關。我們提倡右候肝膽、左候脾胃，一是提高了臨床診斷率；二是有利於中西互通；三是有利於現代人的接受；四是由其血管、神經所組成的脈氣所決定的。

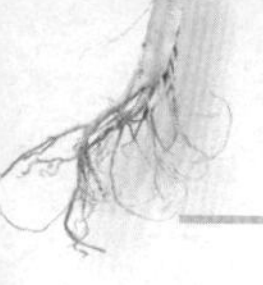

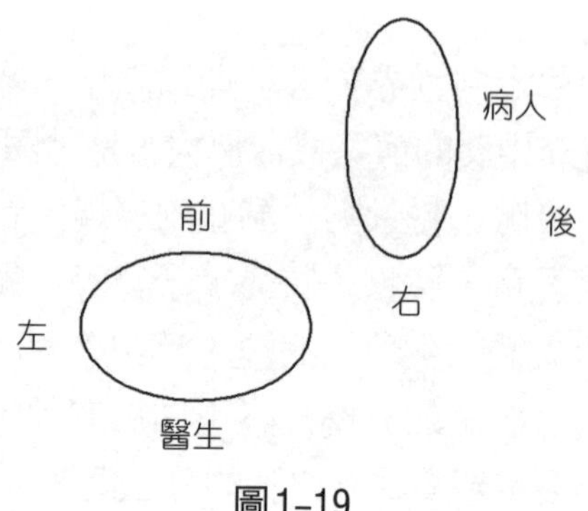

圖1-19

二、寸、關、尺分屬的原理

血流的源頭是心臟，尾端是微循環。中醫將寸口脈三分屬，把心臟、大腦、肺分屬在寸脈，把中焦內臟分屬於關脈，肚臍以下為尺脈，它的道理是根據血流到達臟器的先後來劃分，疾病臟器的資訊會按寸——關——尺的順序顯示在寸口。

第三節　發現脈象圖

嬰兒在母腹中的樣子是頭大大的，四肢偏弱並屈曲。雙手肘部屈置於胸前。臟腑新定位的方法，也是採用嬰兒未落地前的姿勢。這一姿勢的選擇是經過反覆的臨床論證確立的。

人體以標準解剖學姿勢站立（或平臥），面向前（或向上），雙上肢肘關節屈曲，放於胸前。雙前臂相平行，見圖1–20。

圖1–20中人體的雙手橈動脈的位置與方向同人體長軸一致。雙寸脈指向頭端，雙尺脈指向下肢。在空間思維上將寸口脈（橈動脈）打開、放大，平面、立體地投影在人體上，見圖1–21。

把圖1–21的胸、腹壁打開，結合人體植物神經血液分區和筆者對臟器脈象的體會，繪製出脈氣圖，即寸口脈象圖見圖1–22。

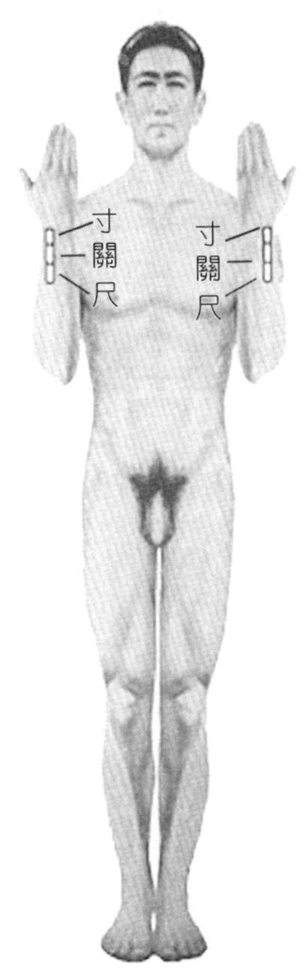

圖1–20

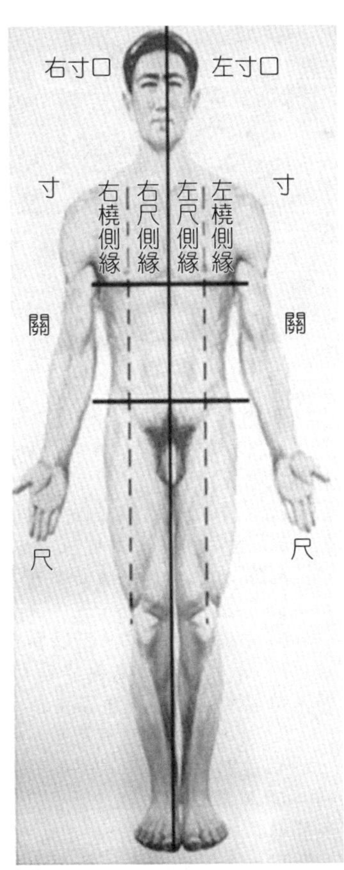

圖1–21 人體寸口分屬圖

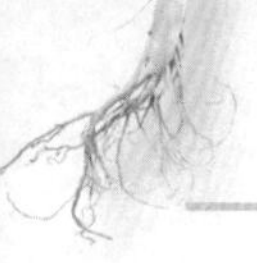

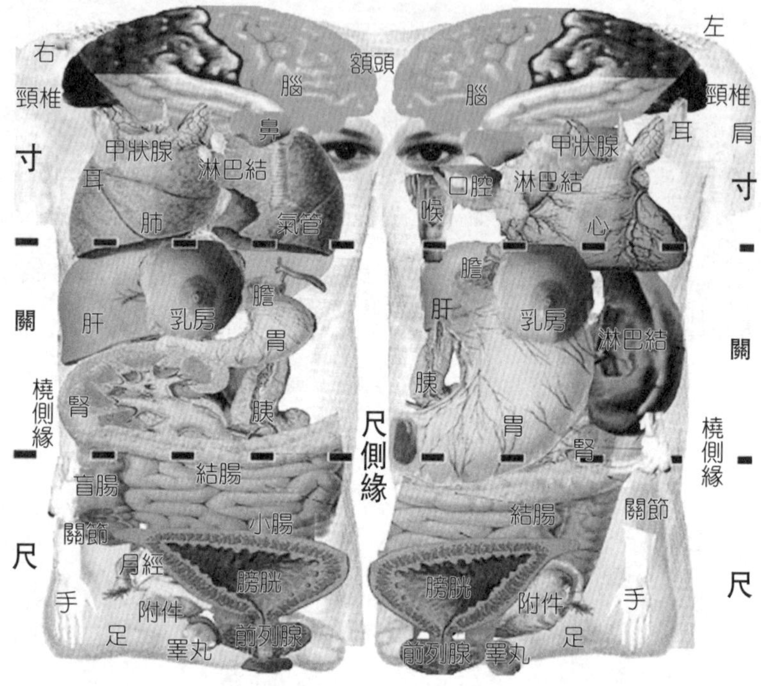

圖1-22　寸口脈象圖

說明：

1. 頭顱在寸頂端（寸脈的遠端），耳與顱中相重疊，眼、鼻與前額脈位相重疊。

2. 寸中爲甲狀腺脈位，有時可與扁桃體、頸淋巴結脈位相重疊。

3.左寸以咽、心的脈位爲主，右寸以肺、氣管的脈位爲主。

4. 頸椎及枕後組織脈氣在雙寸脈的橈側緣。

5. 關脈爲肝、膽、胰、胃、脾、腎、腸的脈位，重疊多見。

6. 左爲脾胃、右爲肝膽脈位、雙腎在關的下區。

7. 關、尺接壤處爲腸區脈位。右手脈感應結腸右半及空腸、回腸、結腸左曲。直腸脈位在左。

8. 雙上下肢脈位與尺脈區相重疊。

9. 盆腔臟器在尺脈的最下區，見表1-2。

10.直腸的脈位在左尺脈下端，生殖脈位在左、右尺端。泌尿及前列腺脈位在雙尺下端。

11. 中醫認爲，「肝開竅於目」。觀察此脈象我們發現：右關肝位浮而有力的暈多會出現眼疾。

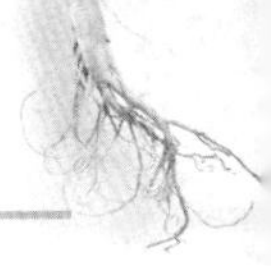

表1-2 寸口脈臟器分屬表

		右	左
寸	上	右前額、右顱腦、右枕部、右小腦、右耳、右鼻、右眼、口腔、左腮腺。	左前額、左顱腦、左枕部、左小腦、左耳、左鼻、左眼、口腔、左腮腺。
	中	右頸椎、右頸頂部軟組織、甲狀腺右側、氣管、右側扁桃體、肺。	左頸椎、左頸頂部軟組織、甲狀腺左側、左側扁桃體、咽、舌、心。
	下	右胸肋、肺、食道、縱膈、氣管、右肩周肩胛。	左胸肋、心、食道、縱膈、氣管、左肩周肩胛、咽。
關	上	右乳房、肝、（眼）膽、胰、右背部肩胛下軟組織及肋神經。	左乳房、胃、脾、胰、左背部肩胛下軟組織及肋神經。
	下	腰椎右側、右腎、腎上腺、胰、空回腸、升橫結腸及腸淋巴。	腰椎左側、左腎腎上腺、胰。
尺	上	右上肢遠端、右臀髂部、腸道、右輸尿管。	左上肢遠端、左臀髂部、腸道、結腸左曲、左輸尿管。
	下	膀胱、子宮、右卵巢、睪丸、陰道、直腸、前列腺、右下肢。	膀胱、左卵巢、陰道、前列腺、左下肢、睪丸、直腸。

表1-2說明：

（1）左代表左寸口脈，右代表右寸口脈。

（2）右寸為肺，左寸為心。

（3）肝、膽、胰居右，脾、胃居左。

（4）右關、尺脈感應範圍最廣，月經在右關、尺脈感應。

脈象圖的發現使候脈有了依據。候脈時我們將做到胸中有人，脈中有人，指下有人，人脈相應。候脈就是摸脈人。

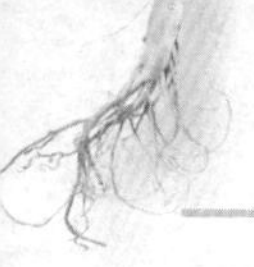

在人體器官脈點陣圖中，人體的腸管、上下肢在尺脈區，一是根據植物神經節段範圍及上、下肢脈氣的指感所分；二是以胚胎發育的先後爲依據，並經臨床十年的反覆確認。

至今爲止，人類已經發現了耳圖、臉像圖、結膜像圖、鼻像圖、舌像圖、手和足像圖等圖譜。但它們都只是平面靜止的圖譜。而脈象的（寸口分屬圖）則是三維立體，且呈動態的變化。它完全不同於王叔和的脈圖，是脈象學史上的重大發現。

脈象圖是脈診的臟器圖，當脈診水準達到一定高度時，該圖會自動浮現在你的指下。

第四節　三維脈位

僅瞭解第三節中人體器官的寸口脈象圖是不夠的，因爲那只是一個平面。事實上人體是一圓柱體，橈動脈也是圓形管道。相對一個器官來說，它有上下、左右、前後、內外，成三維立體。脈學的先聖早在幾千年前就已經從脈位上認識到了這一點。

用三維立體的方式觀察脈象，歸納起來有三點：

一、器官在人體內的位置

人體姿勢仍採用標準解剖學平臥位，分別以腋前線、腋中線、腋後線水平平分人體爲三份，見圖1–23。

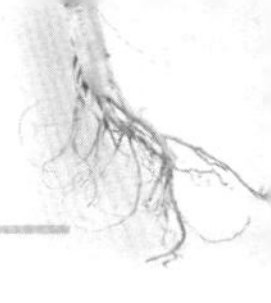

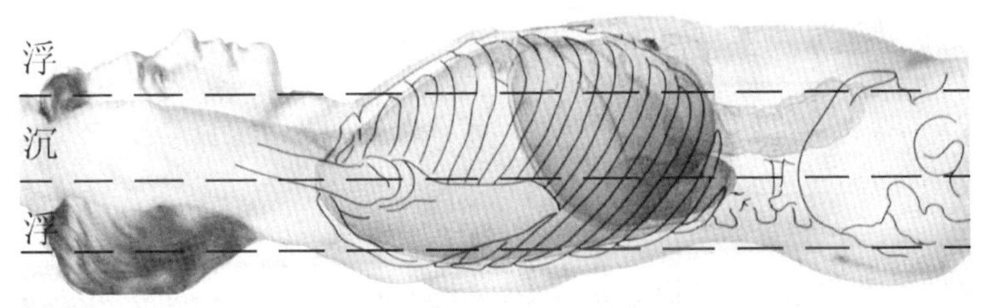

圖1–23

人體各器官在軀體空間中有位置（脈位）上的不同，也就是它們有深淺（浮沉）之分、左右之分、上下之分、內外之分。就深淺來說，先賢以脈位論之，以浮、中、沉三位來衡量。

1. 心、咽、眼、額、乳房、胃、膽、腸、膀胱等空腔臟器在腋前線水平居浮位，故而上述器官應稱浮位器官，其脈位也在浮位，候其脈時可輕舉即得。

2. 而腋中淺水平的器官多是些實質性器官。如肝、脾、胰、雙腎、脊柱、前列腺、子宮、卵巢等爲沉位器官，候其脈時可沉取方應。

3. 後背組織的脈象是一種特殊邊脈，顯示在脈的兩側緣，也居浮位，這是因爲人體是圓柱形的，相對沉位來說，浮位是它的四周，沉位則是圓的中心。如果我們把脈管放大同於軀幹，此時我們一定能夠理解各器官在寸口脈上的浮、沉含意見圖1–24。

人體的頭、頸、胸爲上，中腹部爲中，肚臍以下爲下。

注：左右之分，又有幾個側面：

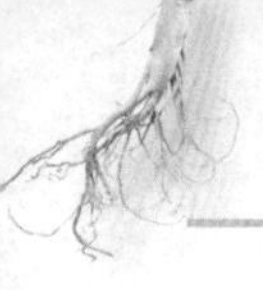

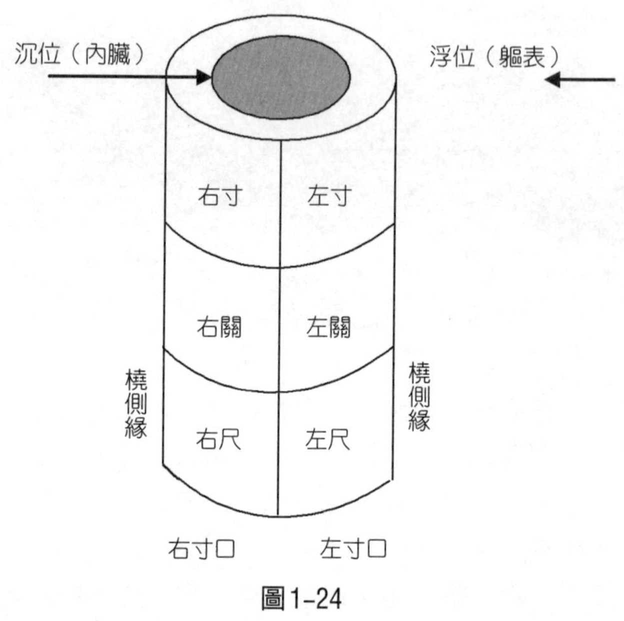

圖1-24

（1）器官的左右之分，如肝膽居右、脾胃在左。

（2）左右寸口脈，並於一側寸口脈上又分尺側緣和橈側緣。

從圖1-24中可以理解：兩側橈動脈的尺側緣合參可感應人體接近中線位的器官，橈動脈的橈側緣可感應人體兩側和後背的脈氣。例如，人體背部的軟組織，脊柱、神經、筋膜的病變。而人體中線部位的器官，候此脈時應雙手合參在尺側緣。

候脈時，左手脈候左半身脈氣、右手脈候右半身脈氣。脈管的一側（尺側緣）候腹前、橈側緣候人體側面和背後軟組織，以及人體牽涉性疼痛性病變脈氣。

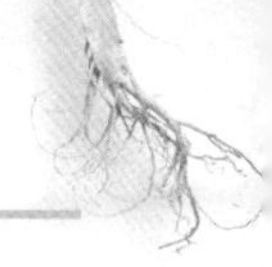

二、寸口脈在腕腹中的脈位

寸口脈脈管在腕腹部脈位也是中醫所指的浮中沉脈位。在脈象中，脈位趨浮的有浮脈、濡脈、洪脈、革脈、芤脈、散脈、濁脈、實脈等。脈位沉的脈象見沉脈、伏脈、牢脈、弱脈等。在傳統脈法中，脈位主要是指脈管在腕腹中的深淺位置。

人體在正常情況下，氣血旺盛，脈道不浮不沉。皮膚腠理充盈飽滿，各組織代謝正常。脈管爲腕部組織供應了血液，腕部組織充盈托起了脈管。它們之間有相互依存的關係。

疾病前，或炎症早期，整體機能及抵抗力尚沒有嚴重受損，人體代謝的增強，腕腹的飽滿，脈道的充盈與通暢或通透性增加，將脈管托起呈浮脈的脈感。脈雖浮但浮而暢通，用力按時則有虛感。所以，浮脈輕舉即得，但按之無力。

在久病的情況下，脈管本身充盈度不夠，腕腹組織缺血缺水，心臟功能狀態不佳，皮膚、組織收斂，脈管連同腕部組織乾癟與塌陷。因而脈管只能透過沉按才能感覺到它的搏動。所以，沉脈輕取不應，重按始得，也說明病情趨重等。

有時疾病的晚期，脈象出現了虛浮，個別情況下見於迴光返照。也有在疾病的早期出現沉脈，多提示病情來勢較重。如果在治療中沉脈漸浮，浮脈漸中均說明病情向緩。不論空腔臟器，還是實質性臟器，它們的體積縮小、

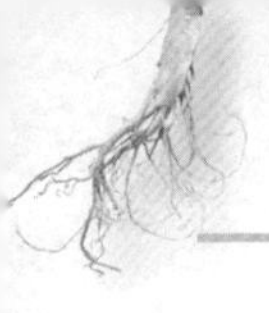

缺如、功能減弱、慢性炎症等還可以造成脈道變細、脈位變沉、脈力減弱等。

至於肝臟疾病狀態下的弦脈，可能是植物神經受刺激過量，腎上腺素或腎素血管緊張素過多，肝臟又不能有效滅活的原因。

腎上腺素和血管緊張素有強烈的血管收縮作用，可造成小動脈及微循環的痙攣，脈細而弦。妊娠時的滑脈與經前期的滑脈一樣是體內黃體酮，性激素分泌量高的原因。機體在這二種或更多種激素的作用下，血管擴張，微血管舒張，因而血流加速，形成滑脈等。

三、器官在脈象中的脈位

是指臟器的脈暈回蕩在寸口的位置。一般空腔臟器的脈位較浮，實質器官脈位較沉，有時呈豆暈樣的脈感。空腔臟器在炎症的早期脈暈爲浮，例如充血期、部分水腫期這樣。而水腫期、增生期、壞死期、膿腫、腫瘤等脈暈轉沉。實質性臟器炎症的早期（充血期），脈暈也可浮，但感其脈多有力。

若是腫瘤、實變，則出現黃豆樣脈暈點力搏指下。腰背部肌肉、筋膜、神經的無菌性炎症脈象呈脈外加邊的脈形，並在浮位。脊柱的脈感也是邊脈，但在沉位。

應當清楚地認識到：筆者的候脈方法已經與歷代醫家所主張的候脈法則有所不同，寸口脈所主臟器也不是歷代醫家所描述的臟腑寸、關、尺分屬了，而是囊括了人體。

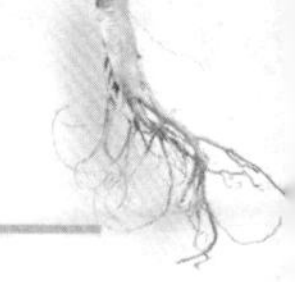

第五節 臟象脈

臟器疾病時，脈象上就會出現該臟器的資訊，這種資訊是內臟疾病的脈象表達，它是脈象的現代認識理念，與傳統脈象相輔相成。

《淮南子》載：「有充於內而 成象於外。」

《內經》曰：「藏於內而象於外」、「有諸內必有形諸外」。《素問・刺熱論》說：「肝病熱者，左頰先赤；心病熱者，顏先赤；脾病熱者，鼻先赤；肺病熱者，右頰先赤；腎病熱者，頤先赤。」從而建立了五色體竅主病的診斷方法。

《內經》藏象學說，是在天人相應的心理指導下建構起來的。《內經》認爲，「有諸內必形諸外」，人體臟腑、氣血、經絡深藏於體內，但可顯像於外，可以由已知的自然現象去推知隱蔽的內臟功能。所謂「藏象」即指藏於內、象於外。根據外在的「象」可以推測內在的臟腑功能、氣血活動、經脈長短。

臨床上膽囊炎症感染是最常見的病症，脈象可以出現滑數等，這是傳統脈象的認識。認真研究該脈象時我們發現：膽囊炎症早期並不是脈的滑數，而只是右關脈暈點的綜合變化。膽囊炎症加重並出現右肩下放射痛時，脈象可以出現右關邊脈。

炎症加重並出現全身症狀時脈象才會出現滑數脈，這是脈象的整體變化。就脈象的認識層次上說，此時的滑數

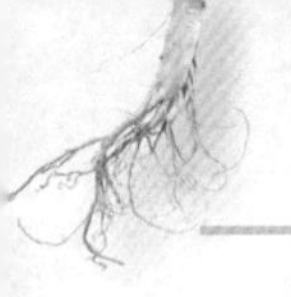

脈只是膽囊炎症的後期脈象形式。

這裡還有一種脈象漸進的量變關係：膽囊炎出現膽囊的脈暈——加重出現邊脈——再加重出現脈的滑數。

研究脈的微觀時：當發現膽囊的特異脈暈時，即可知道膽囊有炎症損害。發現膽囊脈暈及邊脈，即可知道膽囊炎症的加重，炎症的範圍已經侵犯到壁層腹膜，這更說明膽囊炎症進一步加重（根據邊脈的長短還可知道疾病的時間與程度），發現脈的滑數即知膽囊炎症已經影響全身代謝，出現全身中毒症狀。

病人出現右上腹疼痛，西醫的B超可以早期診斷出膽囊炎，脈診同樣也能早期作出診斷。

我們把研究脈象的注意力僅放在整體脈象的變化，忽略對脈象的微觀資訊的研究與認識，就脈象診斷疾病的層次而言。僅停止在人體機能性疾病出現之後，而難以早期發現臟器早期疾病。這種滯後將使我們的治療方案被動，其結果是喪失對臟器疾病早期的治療。

西醫的各種理化檢查，其目的就是找到疾病的原發器官而對其進行根治。一種疾病已經嚴重到全身症狀的出現，傳統醫生才知道用脈診斷，而不是選擇早期的理化檢查，就有延誤病情的風險。

如果研究脈的臟象，對脈暈點的判斷非常準確，則早期發現臟器的原發病不是難事。因爲脈暈點是臟器疾病之初的局部脈象。

近代中醫醫生開理化檢測單多被認爲是偏離傳統，現在又在接診西醫診斷下的疑難病，傳統脈象的教育又難以細化到每一臟器，這是近代中醫的困惑。也見部分中醫甚至名家多沉迷於自身的點滴成就，不再接受新生事物，事實上正確的東西是有時空的，不前進就意味著落後。不可否認在部分疾病的治療效果上中醫有一定優勢，事實上現代醫學的進步可以讓所有人垂青。

可喜的是，近代中醫的傳統醫學教育已經在與時俱進，學院教學的課程中已經有了現代醫學的份額，但脈學的教育滯後，研究脈象的微觀資訊是脈診的新路，也是中醫走出困境，重建輝煌的契機。

臨床中上呼吸道感染性頭痛與鼻竇炎性頭疼的脈暈點位置不同，一側乳房脹痛與胃痛的脈暈點的脈位也不同，肝膽疾病時它們的脈位更不同，種種臨床現象表明，寸口脈必須再分屬，這就是研究脈的微觀。只有把寸口脈再分屬臨床中，才能達到觸脈知病的效果。

根據人體神經及血管的分部，結合作者的臨床體會，現把寸口脈再分屬，分屬的最小單位就是脈暈點，此法在臨床使用上簡明扼要，標的明確，容易掌握。

一般按臟象脈候脈，可候出全身各器官的脈氣、脈位、脈性。

在候脈的方法上則仍然採取上候上脈（寸候頭、頸、胸）；下候下脈（尺候臍下及下肢、前臂及手）；中候中脈（關脈候中腹部臟器脈象）；左候左脈（左手寸、關、尺候左半身脈）；右候右脈（右手寸、關、尺候右半身脈）；雙手合參候中間臟器（即人體正中線投影的臟器）；兩手脈的外緣（橈側緣）候人體二側及後背。如此候脈，既可以候器官之氣，又可以候器官之位。

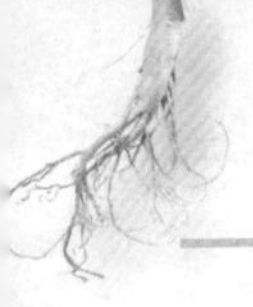

第六節　關於寸口脈的合候

根據臨床體會，單純瞭解一側手部的脈暈變化是不能全面體察疾病的，必須掌握寸口脈暈的合候方法，才能知病於初。現將人體寸口脈暈的合候列於表1–3：

表1–3　人體寸口脈暈合候表

右候	雙手合參	左候	
右頭，右耳，右眼，右面，三叉神經右邊牙痛，右上頜竇，右腮腺、鼻咽，右甲狀腺，右肩，右肺及氣管，右心房、心耳，右胸壁層。	全頭痛，額，篩竇，食道，咽，膈。	左頭，左耳，左眼，左面，三叉神經左邊牙痛，左上頜竇，左腮腺，鼻咽，舌，左甲狀腺，左肩，左肺及氣管，左心房、心室，左胸壁層。	寸
右乳房，肝膽（眼），右腎腎上腺，右輸尿管，右腰腰椎，空、回腸，升結腸，盲腸闌尾。	肝膽，胃，胰，十二指腸空、回腸，横結腸，盲腸闌尾。	脾、淋巴結、左腎腎上腺，左輸尿管，空、回腸，降結腸。	關
右臀、上下肢，右附件、右睾丸、精索，右輸尿管、痔瘡。	膀胱，子宮，直腸，前列腺。	乙狀結腸，左輸尿管，左臀、上下肢，左睾丸、精索、痔瘡。	尺
右	合參左右	左	

表中雙手合參的部分，是指在候脈時採取雙寸口脈象比較的候脈形式來候脈，需要雙手候脈的臟器以空腔臟器爲主。這是因爲絕大部分內臟的神經與血液供應均是雙側

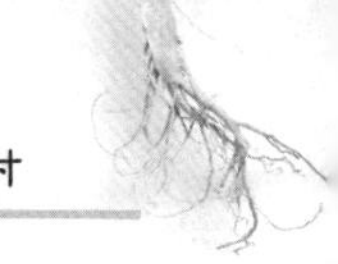

及交叉的形式。候脈應兩手比較，尋其獨處，獨處是指脈暈的出現與否。

第七節　脈的胃、神、根

就診的病人中很少脈象正常，健康人可有病脈，疾病的人可脈象正常。這說明萬事萬物不是絕無變數，因人而異、因時而異，順應人的生理及自然規律才能真正掌握脈診。

事實上，脈象是不斷變化的量，臨床候脈一般每百人總有幾位病人不適應用脈象診斷疾病。事實上，現代儀器也尚有診斷準確率問題。

具有胃氣、有神、有根的脈象爲正常脈象。雖有疾病，但不影響生命。少有胃、神、根的脈象爲病脈，無救治希望的脈象稱死脈。

脈象有胃、神、根，是歷代醫家無不關注的脈象要素。程中齡強調說：「脈有要訣，胃、神、根三字而已。」所謂胃、神、根，從現代醫學的角度來說，主要是指機體的機能狀態，正氣如何，是否是臟器的器質性損壞或功能性暫時受罹。具有胃、神、根的脈象是機體抵抗力強、機能狀態佳良，正氣尚旺盛的象徵。少有胃、神、根的脈象，可能是臟器的非器質性病變，應稱病脈，它包含功能性病變。器質性損害性疾病的脈象，應稱死脈。

古人在病脈與死脈之間沒有界定什麼區別。我們把功能性損害而出現的少量胃、神、根的脈象稱爲異常脈象，

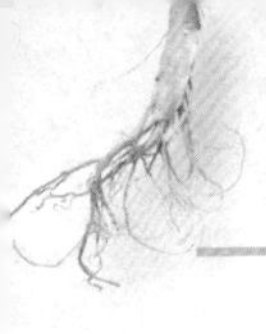

即病脈。人有病不等於就死。把器質性損害，無胃、神、根的脈象稱爲死脈，一般指無救治希望的疾病。

胃氣之脈：「胃」又稱胃氣，爲人的後天之本，氣血生化之源。民以食爲天，人沒有了正常飲食是不會有好身體的。少有胃氣的脈象也說明機體系疾病狀態。《素問·平人氣象論》指出：「人以水穀爲本，故人絕水穀則死，脈無胃氣亦死。」說明人的脈象必須有胃氣，有胃氣的脈則代表人的胃腸運化功能良好，氣血旺盛，營養狀態佳，就是小有疾病也無大礙。反之，則處於疾病狀態，甚至是病情危重。

什麼脈象爲正常呢？綜合歷代脈學家及著作的經驗，我們認爲：脈道與人同形，這一圓形管道要充盈適度，不得有凹陷與凸起，脈流中不得有異常的脈暈。具體表現如下：

1. 沒有脈位的改變（浮、洪、濡、散、芤、革、濁、實脈或沉、伏、牢、弱脈），取中位爲正常。

2. 沒有脈象頻率的改變（數、疾、促、動脈或遲、澀、結、遲緩脈），取每息4～5至爲正常。

3 . 沒有脈象節律的改變，參差不齊（促、代、奇、潮、十怪脈等），取節律一致爲正常。

4. 沒有脈勢的過極（虛、微、細、散、代、短脈或弦、洪、緊、革、實、長、滑脈），取清虛爲正常。

5. 沒有脈管粗細的不同（洪、實、濁脈或濡、細、弱脈），取中等（3～4毫米）爲正常。

6. 沒有脈象長短的變化（長、實、牢脈或短、動脈），按人體身高的協調性比例（1：35），一般擬在4～

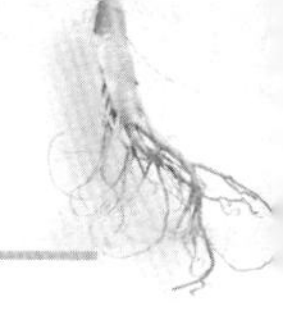

5公分左右的長度。

7. 沒有脈道緊張度的異常（弦、緊、革脈或虛、濡、弱、微脈），取脈道緊張度適中，清虛爲正常。

8. 沒有脈象流利度的異常（滑脈或澀、濁脈），取其適中，尤以清虛爲妙。

9. 沒有寸口的獨異（脈暈點或兩寸口的差異及邊脈的出現），取脈口的平均，雙寸口無明顯差異爲妙。

戴起宗關於胃氣有：「意思欣欣難以名狀。」其意是說，具有胃氣之脈，有時是筆墨難以描述的。健康無病之人的脈象自有胃氣，疾病之人其脈胃氣自當減少，危重病人自然是沒有胃氣，而死人定是無脈。近代研究從脈象構成的因素上對胃氣之脈加以剖析，爲其指感特徵，以及表述都拓寬了視野。

清朝人周學海在《脈學簡摩》中言：「人之稟賦各有不同，而脈應之，如氣血盛則脈盛；血氣衰則脈衰。血氣熱則脈數；血氣寒則脈遲。血氣微則脈微，血氣平則脈和。人長脈長，短人脈短。性急人脈急，性緩人脈緩。肥人脈沉，瘦人脈浮，寡婦、室女脈濡弱，嬰兒、稚子脈滑數，老人脈弱，壯人脈強，男子寸強尺弱，女子尺強寸弱。又有六脈細小同等，謂之六陰；洪大等同，謂之六陽。至於酒後脈數大，飯後脈洪緩，久饑脈空，遠行脈疾，臨診者皆須詳察。」

脈位上應不浮不沉，在脈率上應不快不慢、從容和緩。在脈的節律上，脈來應有規律，也不能出現節律伴脈力的不等。在脈管的粗細上不能過寬過細，脈寬要適中，如芤脈寬大而中空，濡脈浮起而柔細，均是少有胃氣之

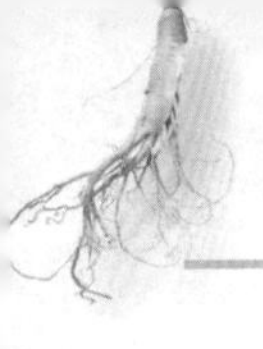

脈。脈勢及脈力應均等，不能過強過弱。脈管的緊張度過緊或過於鬆弛，如弦、緊、革、牢脈爲脈管壁的痙攣。脈管過於鬆弛見散、微、虛、濡、緩、弱脈。脈來應指流暢度發生了異常也是少有胃氣之脈。如滑、動脈二脈是過於流暢，而流暢度差的脈象如澀脈、濁脈。出現脈暈點的脈象及雙手脈象的不均等也是病脈。

另一方面，胃氣過旺也是無胃氣之脈，這是脈的太過。例如：高血脂的濁脈，糖尿病、痛風的脈暈點脈象等，多是飲食不節等而出現疾病的脈象。以古人對脈象胃氣的認識，濁脈脈象最符合傳統脈象「胃氣」的要求，但從現代脈象學的要求來說，濁脈仍是病脈。脈管上有許多不均衡的脈暈，它提示人體相應臟器出現疾病，二手脈道有明顯的差異也提示爲病脈，脈上有邊也是病脈。總之，脈象必須均衡清虛方爲正常。

必須強調的是：脈象小有偏差，不能以無胃氣相論。人體有一定的代償力，不能稍有疾病就以死而論。若嚴格地把脈，均以無胃氣而論，那是沒有脈學道理的，也是荒唐的。

臨床上常常遇到一種現象，病人沒有異常感覺但持有病脈，這並非是脈診學的不科學，而是人體機體無時無刻不在修復自己，一有不妥則人的代償功能即被啓動，短時間機體不會出現大的異常。而脈象則能迅速檢測機體內部情況的變化，機體小有異常脈象立即出現相應改變，脈象先行於病。

例如，風脈可先行於腦中風數月至2年，病人可無任何主觀感覺。正常人偶患風寒，脈象浮數。一天不吃飯，

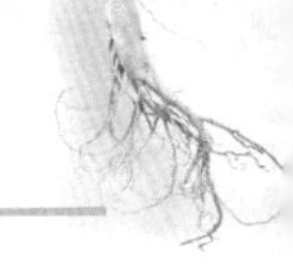

脈力減弱。知識份子寸脈浮、尺脈沉。女人月經期脈象滑數等等。此時的脈象不能以無胃氣論。脈雖稍有偏差，但從容和緩，胃、神、根自在。

另外，胃氣之脈在一年四季中也有季節的改變；春弦、夏洪、秋毛、冬石，這仍然不失胃、神、根。

有根之脈是何指感呢？根：顧名思義，是根莖之意，樹無根則死，人脈無根則病。《難經》曰：「上部無脈、下部有脈，雖困無能爲害。脈之有根，猶樹之有根，枝葉雖枯槁，根本將自生。」根寓意人正氣、人之氣血旺盛。正氣是生命之根，也是脈根。

研究證明：尺脈的脈壓與人體的血壓（動脈壓）接近。人體沒有了血壓，生命一定垂危。從脈學的角度來說，《難經》此語也有不妥，上部無脈即寸部無脈，寸脈主人之頭胸，人無頭胸哪有生命。當然《難經》此語的上部無脈是指寸脈的沉、弱、細、虛等脈氣的變化，絕非爲寸部無脈。事實上寸脈的脈壓也寓意臟器的血液灌注量即微循環血量，對於臟器來說一個也不能少。尺部有脈，關、寸二部也會有脈，只是強弱、粗細、浮沉的差別而已。因爲尺脈是血的來處，寸脈是血的去處，有來處也有去處，無去處也無來處。

尋脈根時應先按寸、關二部，無名指感應尺脈（左手候脈法），尺脈尚有力爲有根之脈，它的現代醫學原理是血壓有沒有下降。也可沉取尺脈，尺脈如尚有力而從容和緩謂有根之脈。尺脈又寓意人的先天，中醫稱之爲腎氣。腎氣爲先天之本，有了先天之本，生命才可昇華。《脈訣》曰：「寸口雖無，尺猶不絕，如此之流，何憂殞滅。」若脈

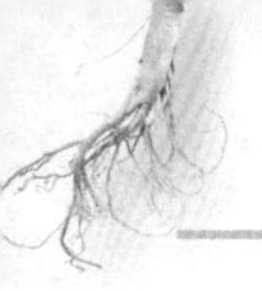

無根，則腎氣已改，病情危篤。從現代脈學的角度認識脈根：脈根應當指人的血壓。沉觸寸、關、尺，不管哪部尙有力，即爲有脈根。尺脈有力的「力」一定是無過極的力，即和緩之力，否則仍然是病脈。

「神」是指有胃氣的脈。《靈樞・平人絕穀篇》曰：「故神者，水穀之精氣也。」水穀之精氣，是指胃氣。「補土派」的代表人物李杲曰：「脈中有力，即有神矣。」當然這種力並不是病脈的力，而是和緩從容之力。即如李杲所曰：「無病之脈不求其神而神無不在也。」中醫認爲，心主血而藏神，只有氣血充盈，心神健旺，百脈從容和緩，脈象方爲有神。有神之脈忌太過，按之脈力適中。脈象中只要脈力從容和緩，就是尙有脈神，太素脈的清脈應是脈神的標準，也是正常脈象的標準。

在正常脈象的陳述中，我們多次講到脈的清虛，此語出自太素脈法。清代醫家張璐對太素脈法有相當的研究，他認爲：「清脈者輕清緩滑，流利有神，似小弱而非微細之形，不似虛脈之不勝尋按，微脈之軟弱依稀，緩脈之阿阿遲縱，弱脈之沉細軟弱也。清爲氣血平調之候，經云：受氣者清。平人脈清虛和緩，生無險阻之虞。」古代研究清脈是出於占卜的需要，但清脈應是正常脈的標準。

總之，人體的胃、神、根是三位一體、互爲因果的。首先必有胃氣，有了胃氣脈才能有根。脈有胃氣、有根則必有神。神是正常脈象的尺規。臨床上，人有神，脈才能有神，人已無神，脈神何來，脈已見死，人則多生命垂危。

另外，脈象的胃、神、根在男、女、小兒之間也有一

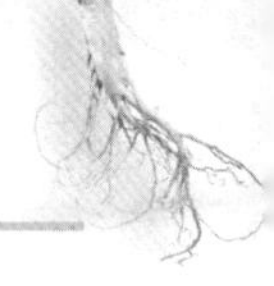

定區別。《四診抉微》中說：「診男者先左，診婦者先右，男以氣成胎則氣爲之主，婦挾血成胎則以血爲主。男子病右脈充於左者、爲胃氣也，病雖重可治，反此者虛之甚也。」

根據古訓，男病人右脈充盈和緩從容爲有胃氣，臨床上雖然男病人出現了危重病情，但只要右脈充盈，不失胃、神、根，可視爲有治。

女病人以左脈充盈和緩爲有胃氣。雖然女病人病情危重，但只要左脈有胃氣也應視爲有治。

男病人右脈，女病人左脈失去了胃氣，則視之爲病情危重。

當然這只是古人的視脈識病經驗。對於今人來說，判斷人的生死是有嚴格的理化指標可供參考的。更何況現代醫院ICU的條件又那麼先進。當然男右女左的氣血變化也是理化指標變化在寸口脈上的反映，在一定程度上借鑒古人的經驗是有裨益於臨床的。

女子在妊娠時觀察左寸脈、右尺脈有特殊臨床意義（見後章）。一般男子以體力勞動爲多，心肺的功能非常重要。觀察右手可衡量男人的肺活量。其脈正常，其人肺活量必正常。其脈細、弱、虛等，肺功能多不正常，臨床上肺源性心臟病患者右寸脈多不正常。

小兒的脈多是寸脈突起，尺脈沉弱，脈數、短於成人。這是小兒生理發育所特有的脈象，不應以病脈論。這是因爲小兒的神經系統發育較快，身體的發育順序爲頭、胸、腹、下肢。因此，脈象出現寸脈爲大，其次爲關、尺的現象。老人的脈象特點也是寸脈的凸起，尺脈的減弱，

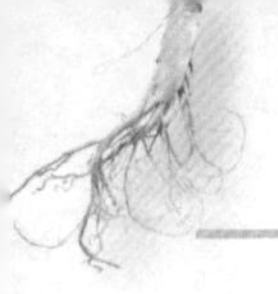

而老人的衰退首先從下肢、腸道開始。

正常脈象到底是什麼樣？難以言狀，直觀地說：脈道的管壁、脈的流象均必須有健康人的標識。

總之，脈道是圓管，管壁軟硬不得出現異常。管體不得乾癟與鼓脹，在空間位置上要居中。脈流中不得有異常的暈氣。不得出現九大脈素。脈求胃氣，求神韻。有之則爲正常範圍，無之則屬病脈，人也在疾病狀態。

第八節　構成脈象的因素

清代醫學家周學海在《脈簡補義·診法直解》中說：「蓋求明脈理者，須將位、數、形、勢四字講的真切。便於百脈無所不賅，不必立二十八脈可也。」他告誡人們，觀脈重在明確脈理，應以不同的角度觀察與研究脈象，不必刻板於模式。近代醫學研究認爲：構成脈象的主要因素爲八個方面：

1. 對脈位的研究，多是指脈管在腕部的深淺位置的變化，借此可以判斷與瞭解病情的輕重，對疾病的預後有一定意義。

2. 對脈率的研究，瞭解心臟跳動的次數及人體代謝的快慢，甚至由該項研究辨別脈性之寒熱。

3. 對脈象強弱的研究，並由對脈力強弱的感知瞭解人體體質、體力、病程及疾病病氣的強弱等。

4. 研究脈象及脈管的粗細，來瞭解病人的氣血狀態，脈絡的寬窄，組織的供血，脈性的陰陽等改變。

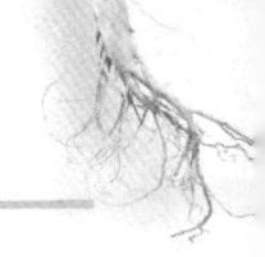

5. 由研究脈象的長短，也可瞭解人體氣血狀態，用於脈象的實虛辨證。

6. 脈的節律，藉以瞭解心臟的搏動節律。對於研究心臟的傳導，心臟乃至心肌的病變等有重要意義。

7. 透過對脈管緊張度的研究，來瞭解心血管的功能狀態，脈管口徑的改變及脈管管壁的硬化程度等。

8. 流利度：對脈象流利程度的研究，即指血流的流速及流利度。

由上述脈象的八個不同角度爭取較全面的瞭解人體氣血及其功能狀態。如果全面的研究脈象，觀脈還應該強調：

（1）血液質的不同，指血液成分的改變。

（2）脈暈點的出現與否，以及脈暈點間、脈暈點與脈象之間存在的辨證關係。

（3）跨越上述脈素之外的神經系統脈象的研究，如風脈、邊脈等可望全面瞭解脈象。

(一) 脈象的浮、沉變化

由對脈象浮、沉的研究，辨證疾病的病脈輕重，時間的長短，預後的佳與不良，並提示不浮不沉之脈為正常脈。在27脈中，脈位居浮位的有：浮脈、洪脈、濡脈、芤脈、革脈等。居沉位的脈象有：沉脈、牢脈、弱脈等。絕大部分人的左尺脈弱於右尺脈，特別是女性。40歲後大多數人尺脈偏沉，這也應屬正常脈象。

一般情況下，寸脈的沉、關脈的沉、尺脈的浮多見病脈。

必須指出的是：所謂脈位僅只是腕部軟組織及其脈道

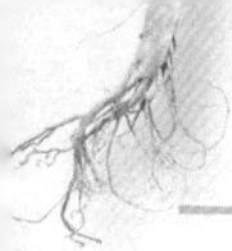

表1-4 脈位表

脈位		
浮位——浮、虛、散、濡、芤、革。	實洪大	濁脈類
中位——遲、緩、數、潮、風、滑、澀、擊、奇、細、微、弦、緊、漾、代、結、促、動、長、短、邊、音。		
沉——沉、牢、伏、弱。		

的充盈情況，並不是脈道發生了解剖學意義上 的改變。詳見脈位表，見表1-4。

(二)心跳的頻率

正常人一息4～5至。快於少於4～5至均爲病脈。在脈象中，快於4～5至的脈象有：數脈、促脈、疾脈、動脈等。少於4至的脈象有：遲脈、遲緩脈、澀脈、結脈等。

一般體格健壯的年輕人及中年人脈象稍緩，例如運動員、體力勞動者等。而女性，特別是女性在月經期和妊娠期脈象可滑數。小兒脈象多數。這均爲正常生理狀態。脈率也常受到季節、環境、心理、情感等多方面的影響，候脈時應加注意。

(三)節　律

節律是指脈搏跳動的規律性，它應當包括二種概念：一是節律不整，例如促脈、結脈、代脈。二是節律脈力、形態的不同，例如澀脈、散脈、奇脈、潮脈、代脈及十怪脈和脈暈點脈象。

在個別情況下，由於情緒緊張、恐懼過度也會出現脈跳的加速，不應視其爲病脈。有時青年人在呼吸時出現個別的早搏，或呼氣時脈的輕減弱、吸氣時脈的輕增強，也應屬正常的生理差異，不應視爲病脈。

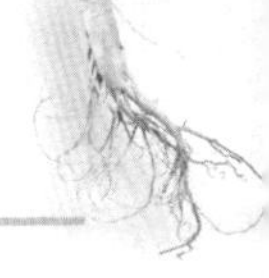

(四)脈管的粗細

是指脈管的應指寬度。平脈應指不寬不細,脈的寬大是病脈,例如洪脈、實脈、濁脈等。細脈也是病脈:如濡脈、微脈、弱脈、細脈,應指很細。一般體力勞動者、體格健壯者、個頭大者,脈象多應寬大。而腦力勞動者或女性、小個和小兒脈象多偏細。若勞動人脈細則其人必定四肢無力,文人脈粗則多見血脂的增高。診脈不應形而上學,要因人而異。

(五)脈 勢

是指脈搏應指的強弱。應指有力,應指無力皆爲病脈。例如實脈、洪脈、長脈、濁脈、弦脈、緊脈、動脈應指有力,而濡脈、弱脈、漾脈、微脈應指無力而軟。應指浮大中空、無根和應指有力,脈勢強、應指無力、脈勢弱也是病脈,如虛脈、散脈、芤脈、革脈或實脈、虛脈等。一般體力勞動者、體育工作者、身高體壯者脈多有力而實。腦力勞動者、婦女、兒童脈勢多偏弱。兒童脈象的最大特點是寸脈大,尺脈沉而脈數。

(六)脈的長短

是指脈體的長度或長或短。如果是平脈,應當寸、關、尺三部皆有脈。脈體過長者爲脈長。例如弦脈、長脈、牢脈、洪脈、實脈、(濁脈也有脈長的特徵)。

脈短者爲不及寸、尺,或寸短,或尺短,或寸、尺均短。在正常情況下,個頭大則脈長,個頭小或女性脈多偏短,此短亦應三分脈象。

(七)脈的緊張度

是指脈道的舒縮狀態或管壁的彈性。脈的緊張度過

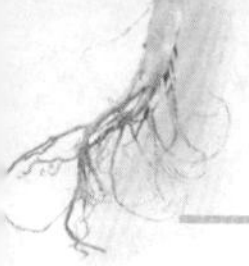

高、過低均是病脈。緊張度過高的脈：例如弦脈、緊脈、牢脈、革脈、邊脈、緊張度過高，往往是脈管的痙攣及脈管管壁的硬化等。脈管張力過於弛緩：例如散脈、微脈、虛脈、濡脈、弱脈等也是病脈。

(八) 流利度

是指脈流過手的流暢程度。過於流暢，如滑脈、動脈、洪脈等。脈失流暢的有澀脈、濁脈等均屬病脈。濁脈是血液有形成分的改變，使血流利度的改變，微血管由受限而出現的特異脈象。它不僅僅只是血液黏稠度的增加，血液黏稠度的增加，多伴有紅血球的增多或缺水、缺氧，而出現脈位、管徑、脈力的改變。而濁脈在管徑上形如實脈，但含有虛感，脈感的渾濁，脈形的寬大從容而緩，是現代人高血脂的特異脈象。勞動人的脈形寬大洪盛，脈動增強騰湧滿指是《太素》脈法中的濁脈與本濁脈不同。嚴格說來，濁脈也屬於脈象流利度的異常。

(九) 脈暈點

脈上出現脈暈點是脈的不均衡現象。其中有脈位、脈勢、脈寬、脈力等綜合改變。例如，動脈就是典型的脈暈點脈象。脈暈點的出現，往往是多枚互動，常常是二枚及二枚以上形成共振關係。脈暈點多伴行於病脈的產生，有時多枚病脈點與多種病脈同時出現在脈口，形成複雜的共振關係。研究脈暈點脈象，有助於引導脈象學趨向於一病一脈的新的候脈理念。

(十) 對風脈、邊脈、潮脈、奇脈、漾脈、擊脈、十怪脈等脈的研究

由對上述脈象的研究，使臨床候脈相函互動於現代醫

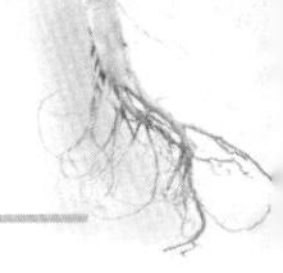

學科技，在傳統脈象學的基礎上撥開束縛，展開思維空間，光大脈象學的現代化。風脈、邊脈、潮脈、奇脈、擊脈、漾脈的存在也告訴醫務工作者：脈象要素的組成隨時隨地地制約於神經與心血管的功能狀態。

第九節 脈象的差異

生活中正常人多於有病人，在臨床工作中異常脈象多於正常脈象。這種差異，使我們質疑脈象學。事實上，脈象與人體的機能狀態、生理變化、環境的改變、季節的不同、地理的差異、運動與靜止的、年齡的、性別的、情致的、勞逸的、飲食的、體位的等不同因素都有廣泛的內、外關係。一方面我們必須肯定脈象診斷疾病的準確性及重要性。另一方面不可否認的是，脈象在診病過程中存在著這樣與那樣的差異。

古人在脈象研究中，提出了「順逆從舍、四時兼象」等重要理論，時至今日仍然是判斷與研究脈象的重要工具和解決脈象差異的有效方法。如果把正常脈象規定在胃、神、根的範疇，那麼稍偏離這一軌道應視爲基本正常，偏離過遠則爲病脈、死脈。只有客觀的理解脈象，方能真正的知脈懂脈。

在脈象的陰陽分類中，陽性脈的過極、太過，陰性脈的不及爲病脈、死脈。而陰性脈及陽性脈中存在胃、神、根的脈象爲異常脈象即病脈。脈象中浮、洪、芤、革、數、滑、動、促、疾、實、緊、弦、長、濁、邊、擊、風

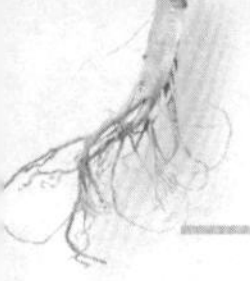

脈的寸脈等脈爲過極和太過多是危重脈象。而陰性脈的不及和太過：例如虛、短、弱、代、遲、結、沉、漾、奇、潮、風脈的關尺脈等，必將導致重要臟器的嚴重缺血、凝血或功能受損。就脈位來說，如果把人的正常脈象規定以水平面爲正常的話，在上或在下均爲不正常。

一、陽性脈的太過

(一) 浮　脈

腦力勞動者寸脈多浮，神經衰弱的早期寸脈多浮，婦女左寸、右尺脈多浮滑。一般疾病的早期脈象多浮，疾病的恢復期其脈多浮滑。若浮脈出現了浮而有力，浮而無力，則病人的病情多見危重，此爲浮脈不及（例如：浮無力、浮遲、虛、濡、浮漾、浮芤等）太過（例如：浮有力、浮數、浮滑、洪、實、濁等）。

(二) 洪　脈

在正常情況下，健康老人尺部脈洪，正常人飲酒後脈洪，夏日在陽光下活動脈洪，這是正常生理現象，不能以病脈、死脈論之。而脈洪有力，滔滔似洪水四溢，則有內熱、血湧，有邪盛之危。若久病而脈洪有力，或新病脈洪無力皆爲正氣衰竭，而出現危象。

(三) 芤　脈

芤脈主血少，多見於失血。但該脈在高血壓病人用降壓藥過量、血淤病、營養不良性貧血、再障性貧血、高熱導致的體液消耗、劇烈嘔吐、瀉泄、大汗或慢性消耗性疾病的體液不足，均可出現芤脈。

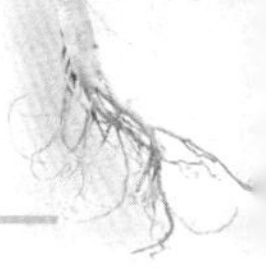

(四)革　脈

該脈為弦急而中空，輕取弦急的脈勢，主失血、失精、半產、漏下之重症脈象。但臨床中也偶見於肋間神經痛、腰酸痛、遺精、早洩、食慾減退、消化不良等疾病，不應全以危重脈象的角度審視之。

(五)數　脈

主虛、主熱。如見數而有力、無力而數均為危重脈象。臨床上也見於咽炎、喉炎、聲帶炎、鼻炎、鼻竇炎、鼻衄、結腸炎、貧血、神經衰弱、淺表性胃炎、神經衰弱性失眠、維生素B_1缺乏症、腳氣感染、前列腺炎、老年性骨質疏鬆症、女性內分泌失調、壞血病、癔病、大腦皮層功能紊亂、過度消瘦、骨蒸、過度疲勞、精神緊張、植物神經功能紊亂、長期低熱、慢性消耗性疾病、藥物作用，以及酒、煙無度等皆會出現數脈。但脈數在大多數情況下，不失其胃、神、根，不應以死脈統觀數脈。

一般滑數、洪數、實數、風數等為數脈的太過。虛數、芤數、細數、濡數等為數脈的不及。

(六)滑　脈

主實熱、痰飲、宿食。若脈滑有力則為滑實脈，多見於各種心臟疾病、糖尿病、甲亢、各種胃腸腫瘤等重病。脈滑無力、脈虛而滑多見於呼吸疾病、心臟病、妊娠流產、先兆子癇、宮外妊娠等重病。而滑脈中存在胃、神、根者多為營衛沖和的正常脈象。女性在月經前期、中期、後期、排卵期，午休後多有滑脈。這是正常的生理現象。

滑脈也見於消化不良，胃神經官能症，淺表性胃炎，神經性嘔吐，眩暈症，胃腸型感冒，肋間神經痛，食道痙

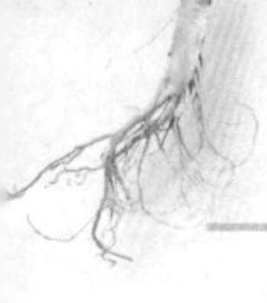

攣，女子內分泌失調，神經衰弱，盆腔炎症，附件炎，外陰炎症，子宮內膜炎症，慢性咽炎，中耳炎，咽鼓管炎，鼓膜增厚，骨迷路炎，暈車船，上呼吸道感染，低血糖等。一般此等疾病多無生命危險，脈雖滑但不失胃、神、根，不應以死脈稱之。

(七)動　脈

主痛與驚，爲氣血衝動所致。若動而有力或尺部無根，則見於重患。如腦血管疾病，血液病，結締組織病，結核病，腫瘤，肝硬化，婦科出血等。若動脈不失胃、神、根則不應以病脈、死脈論。例如植物神經紊亂，陰虛陽盛之遺精，性慾亢進等。

臨床上還見於腰肌勞損，骨質增生，神經性嘔吐，神經衰弱，精囊炎，前列腺炎，月經不規則等疾病。

(八)促　脈

主實熱，元氣虛衰，痰飲，宿食等。若促洪有力多見於流行性傳染性疾病，重症感染，癌症後期，精神分裂症等重患。若促而動，多見於腦血栓形成，腦缺氧，外周循環衰竭，中毒性心肌炎等重病，多爲死脈之屬。

而促脈中尚存胃、神、根者，例如噯腐反酸，腹痛腹瀉，慢性咽炎，癔病，更年期綜合徵，風濕，尿路感染，維生素缺乏症，胃炎，胃潰瘍，息肉，前列腺增生等也可有此促脈，不應以死脈論之。

(九)實　脈

三部脈寬大而長，爲邪正之氣皆盛，氣血旺盛而至。若實而弦力，多見於危重疾病。例如各種嚴重感染、菌血症、白血症、破傷風、腦膜炎、菌痢、腦炎、腦性瘧疾、

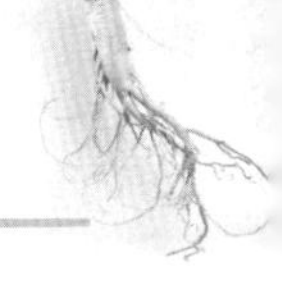

內臟腫瘤；傳染性疾病：猩紅熱、斑疹傷寒、流行性出血熱、肺炎等。

實脈中若尚存胃、神、根者，例如：口舌生瘡，心熱煩躁、咽喉腫瘤，各種口炎，口腔潰瘍，頭痛頭暈，大便秘結，小便赤澀，下肢腫痛，咳嗽胸悶，經閉、帶多等症候，多爲異常脈範疇。

(十) 緊　脈

主實寒、劇痛、宿食。其脈繃急彈手，來往有力。臨床見於破傷風，癲癇病，哮喘，慢性支氣管炎，肺氣腫，胸膜炎，生殖系結核，風濕病等重病。而不失胃、神、根之緊脈，多見於頭痛、胸悶、腹痛、肋脹、小便不利、男女不孕症、上呼吸道感染、流感、胃炎、胃神經官能症等。

(十一) 弦　脈

脈直彈手，如按琴弦。若勁急如新弓、如刀刃則爲死脈。病見肝膽系統疾病。例如肝硬化腹水，肝癌，B肝三陽和內臟腫瘤，惡性瘧疾，先兆流產，子宮出血，異位妊娠，血液疾病，高血壓疾病，甲亢等重病。若弦而緩多是胃氣之脈見於春暖之日。諸如貧血性頭痛、癔病、偏頭痛、盜汗、神經衰弱、胃炎、小兒維生素D缺乏症、不孕症等。乳汁缺乏症，內分泌失調，甲狀腺腫，腎上腺皮質功能不全等，肋間神經痛等病也常見於弦脈，但此脈弦而緩，不失胃、神、根。

(十二) 長　脈

主實熱。若脈長而有力者爲邪熱。臨床上肝、膽、膽道感染、高血壓、腦血管疾病、感染性疾病的中後期和血

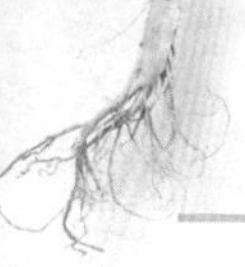

液病，例如白血病、部分精神分裂症多持有此脈。

而脈長而緩且四時兼象，則爲平脈。咽炎、心火、相火上炎、身體虛弱、自汗、神經官能症等，雖脈長但不失胃、神、根。

(十三) 風　脈

寸脈的增強多見腦部血管的梗阻、出血、炎症、腫瘤、靜脈的淤血等。若寸脈的脈暈點脈力過強，則疾病多見危重。

二、陰性脈的不及

陰性脈中，虛、短、弱、微、代、遲、結、沉、風脈的關、尺脈弱等脈不得太過、不及。太過和不及將失胃、神、根而危及生命。

(一) 虛　脈

主氣血兩虛。脈寬大浮軟，按之空虛。若該脈過虛無力，則失去胃、神、根。例如晚期腫瘤的慢性耗竭，慢性胃腸疾病導致的消化吸收障礙，慢性炎性疾病或寄生蟲的侵害，肺萎縮，肺不張，心臟供血不良，風濕性心臟病，冠心病，營養不良及貧血性心臟病，慢性失血，胎盤殘留，肝及胰腺的慢性炎症，均有危及生命的危險。而脈象上多可呈現太過的虛脈。

若虛脈中存有胃、神、根多爲可治之病症。例如某些臟器或人體機能的下降、免疫力的減低，部分貧血、納差、無力、失眠、多夢、神經衰弱等。慢性胃腸疾病，月經不正常。骨關節疾病，肌纖維病變，神經炎，筋膜炎

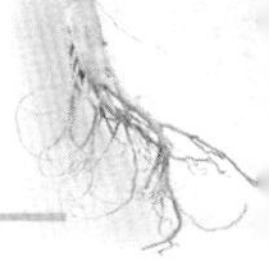

等。均可經過治療而康復。

(二)短　脈

脈體短縮不滿三指所部，主氣鬱氣虛。若脈過力則氣鬱、脈無力則氣虛。臨床上再生障礙性貧血、腫瘤、膿瘍、慢性肝膽疾病、腦血管疾病、休克、心力衰竭、循環衰竭、哮喘等疾病，多見該脈象。

短脈短而緩，不失胃、神、根，則臨床上多以氣虛爲常見。如酒後的脈象短滑、神經衰弱、消化功能障礙、缺鐵性貧血、營養不良性貧血、腎虛、下肢功能減弱、心肺功能偏弱、記憶力下降、聽力減退等。

(三)弱　脈

氣血不足，脈道失於充盈而有此脈。脈過於弱則成死脈。臨床上見於心腦血管疾病，如腦血栓形成等重病。也見於食道腫瘤，賁門痙攣，重癥結核，膽管疾病，破傷風，肺氣腫，肺心病，纖維素性胸膜炎，產後出血等疾病。若脈雖弱，但胃、神、根尚在，則多無生命之危。

例如：神經衰弱、賁門痙攣、食道弛緩綜合徵、癔病、肋間神經痛、內分泌紊亂、食慾不振、維生素缺乏症、經期水腫、陽虛遺尿等。醫者臨診，應辨病於輕重緩急，睹物思人，物以類別。

(四)微　脈

脈極細軟，似有似無、氣血陰陽皆虛甚。若過極見新病陽氣暴脫，久病正氣將絕，例如各種休克、風濕性心臟病、貧血性心臟病、老慢支（慢性支氣管炎）肺心病、腎病綜合徵、糖尿病、各種感染性疾病的後期危重脈象。微脈的取名有生命將微的預意。

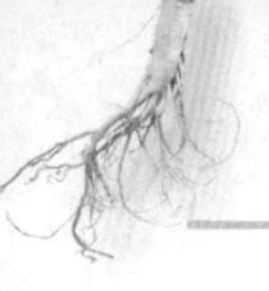

若微脈尚存胃、神、根，則亦無生命之危。例如上呼吸道感染、肋間神經炎及疼痛、陽痿、早洩、性功能減退、遺精等。當然如長期持有此脈，人體機能不能發揮，生命的品質也不會太高。

（五）代　脈

有定數止歇，主臟氣衰微。該脈所見重患見於心力衰竭，冠心病、心瓣膜病變、心源性休克、心肌梗塞、肺源性心臟病、心腦血管疾病，例如腦血栓形成、蛛網膜下腔出血。腸道傳染病：例如菌痢、霍亂、副霍亂、急性胃腸炎、胸膜炎症、腎性水腫等病，多是生死相參。

當然代脈若胃、神、根不失，也見於營養不良，消化機能不佳，植物神經紊亂，神經官能症，跌打損傷，各種疼痛、緊張、驚嚇及個別妊娠婦女。有時是短暫的出現代脈，多無生死之憂。對於經久而有臨床症狀的代脈，多是眉火積薪之危。結生代死之古訓還是刻骨銘心的好。

（六）遲緩脈

脈來怠慢，爲脾胃虛弱，濕病之脈。過緩無力則多見於貧血、慢性消耗性疾病、肝膽系統疾病，例如肝、脾腫大、膽石症、慢性萎縮性膽囊炎、凝血機制障礙、子宮出血、胎盤剝離不全、胎盤殘留、食道占位、食道狹窄、痙攣、腸結核等病患。若脈緩而從容平和、不疾不躁、順應四時之兼象，爲正常脈象。

臨床上也見脈寬大而緩之脈，例如濁脈，也是病脈。脈濡而緩可見於末梢神經炎、維生素缺乏症、腳氣病。脈弱緩見於腸炎、消化吸收障礙、泌尿生殖系炎症、便秘。脈浮緩可見於上呼吸道感染、神經衰弱、風濕熱、腸傷寒。

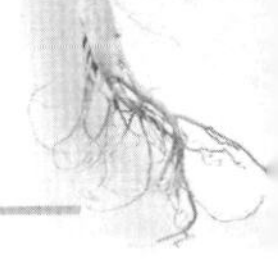

脈細而緩，胃部慢性炎症、胃下垂、胃瀦留等多爲有胃、神、根之緩脈。臨診時應區別對待。

(七)遲 脈

脈慢一息三至，主寒。有力爲寒實，無力爲虛寒。見於腦外傷綜合徵、腦溢血、顱內壓增高、冠心病、動脈粥樣硬化性心臟病、消化道腫瘤、風濕、類風濕、關節炎、心肌炎、慢性肝膽疾病、腸結核、胃十二指腸病變。

還見各種貧血，例如：溶血性貧血、巨細胞性貧血、再生障礙性貧血、妊娠、腫瘤等。若脈遲不失胃、神、根，可見於經久參加體育鍛鍊的健康者，也見於健康人午夜沉睡時。

一部分病人例如植物神經紊亂、內分泌失調、迷走神經興奮性增高、慢性腸炎、曲張性靜脈炎、血栓性脈管炎、高熱汗後熱退時、甲狀腺機能減退等。臨診應審證得法，才能用藥得當。

若輕重不辨，亂施湯丸則必醫患糾紛比肩接踵。

(八)結 脈

主虛，脈緩時止，重病見於元氣衰微。臨床上見於嚴重的心臟病，呼吸系統疾病，消化系統惡性腫瘤，肝膽系統疾病等。若脈結不失胃、神、根，則可見於精神病、消化系統炎症、貧血、腎炎、氣管炎、咽炎等病患。

正常人迷走神經興奮性增高，過度疲勞，極度精神緊張也可出現此脈，這是人體的正常機能狀態，不應混爲一談，醫者應圓機活法，不可蹈常襲故。

(九)沉 脈

脈位深在，重按始得。多見實邪內郁，或陽虛氣陷，

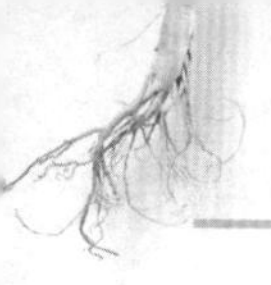

臨床見於嚴重的病原微生物的感染，菌血症，敗血症，心、肺疾病，泌尿系結石，炎症，腫瘤，各種原因引起的水腫，風濕病，骨質增生，心腦血管疾病，肝、膽、胰腺的慢性炎症，糖尿病等疾病。若新病脈沉則實邪內盛，必見於重病。若久病脈沉則陽氣已陷，機體無力抵抗疾病，病情必見重。

沉脈也見於正常人，例如冬天氣溫低下，成年人尺脈與肥胖人脈多趨沉。臨床上沉脈不失胃、神、根，常見於慢性腸道炎症，骨骼病變，神經衰弱，貧血，慢性泌尿、生殖、盆腔炎症等。

（十）潮　脈

見心肌的嚴重受損，若潮脈合併有代脈則是危症。

（十一）風脈關、尺脈過弱

多提示癱瘓側肢體功能的嚴重受損。根據其脈力能準確判斷癱瘓側肢體功能的受損程度。

總之，陽性脈的太過則臟器損害，陰性脈的不及則臟器失其功能，均是病性危重的脈象。一方面疾病的輕重、脈間的變化與其相順應，另一方面正常脈、異常脈在一定條件下相互轉化，與疾病互成因果。

作爲醫生應殫思竭慮，措置裕如，方能應對疾病與人體瞬息萬變的局面，稍大意則失之毫釐，謬之千里。脈象的過極和不足，臨症之時應當審症施法。

醫者：生命在手，玩命於反掌之間，不遜色於二軍對壘。若暴虎憑河，略識之無，或驚慌失措亂了方寸，或蝸行牛步、錯失良機，皆爲草菅人命。

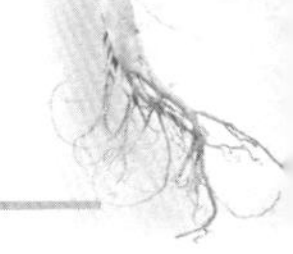

第十節 婦女、兒童的脈象特徵

男、女、兒童脈象各有其特點，如果把男性脈象視爲一種脈象模式的話，女子、兒童的脈象總有其與之不同的地方。

一、女性脈象的特徵

宏觀上女子一生中有月經前期、經期、絕經期之分，而具有生育年齡（月經的建立）的婦女在一月中脈象又有經前期、經期、經後期、排卵期之別。另有妊娠、分娩、哺乳等生理上的改變。因此，脈象也會發生與其相適應的變化。

女子在未建立月經以前，她們的脈象與男孩沒有什麼區別。要說細微的區別也只有脈象稍細數的不同了。她們在青春期前，尺脈、關脈在脈位上偏沉，在脈力上偏弱，在進入青春期時，尺脈、關脈漸漸轉強。

一般在12～14歲左右月經來潮。她們的脈象於經期前、後、中期，左寸脈、右尺脈、右關脈的脈位多浮、脈力增強而滑數。排卵期的脈象基本相同於月經期的脈象，只是滑而偏有力而已。

絕經期女性尺脈轉弱。體質好的女性50歲後關脈仍強，體質弱的女性關脈偏弱，而雙寸脈趨浮。

女子在生育年齡段，右尺、左寸脈稍強的原因可能與

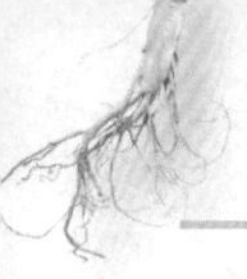

其內分泌的調節及其自身的理化代謝有關。經期，女子在雌激素、孕激素、促性腺激素的作用下，微血管開放，血流加速，同時水鈉瀦留，心臟的活動必增強（部分女孩青春期便秘就是水鈉吸收能力增強的表現形式）。體內的各種代謝也加強，因而會出現滑數的脈象。

又由於子宮供血增加，宮體的充血，內膜的剝脫，右尺脈必浮強。胃腸的充血，門靜脈回流的增加，肝臟代謝的增強等綜合因素，導致右關脈增強。代謝的增加必然導致心搏出量的增加而出現左寸脈增強的脈象。

而月經後期，體內激素水準下降，失血、血黏稠度降低，則脈象會出現脈力減弱，脈象仍滑數的改變。此時如觀察女子的末梢循環，如瞼結膜的血管網、甲床、口唇會發現輕度貧血。由脈滑及末梢血供情況可區別月經前後，或經期或排卵期。

女子在月經建立到絕經期前，或妊娠、哺乳期，正常情況下關脈會增強。這與關脈脈氣的組成成分有關。前文中我們陳述過關脈是乳房、肝、膽、脾、胃、腎、胰的脈氣堆疊而成。經前期，妊娠時女人的食量，鈉、水攝入及代謝增加，乳房脹滿，而妊娠及哺乳期更是如此。個別女性妊娠出現消化道反應，關脈可減弱，而早孕反應後，關脈的增強是主要的。若哺乳期關脈偏弱，女性奶汁分泌一般多會困難，有時見缺乳。

另外，女性在二次月經的中期（排卵期）脈象多滑數，這可能與排卵期內分泌有關。女性排卵期體內促性腺激素達到峰值、子宮充血，又由於雌孕激素短期大量分泌，子宮及內膜血供增強，為受精卵著床做準備，同時女

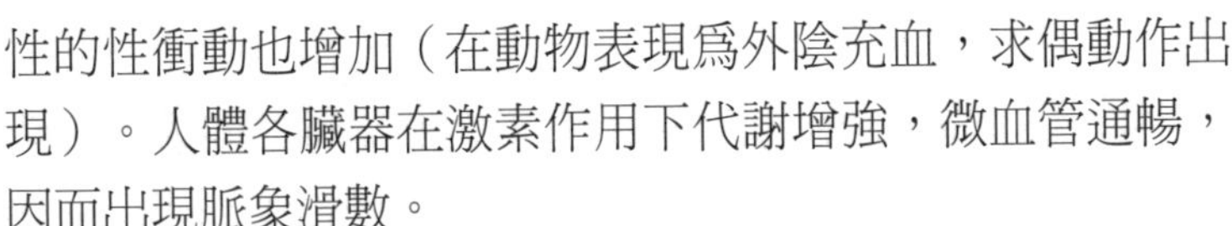

性的性衝動也增加（在動物表現爲外陰充血，求偶動作出現）。人體各臟器在激素作用下代謝增強，微血管通暢，因而出現脈象滑數。

另外，中醫長期的脈象觀察發現：妊娠脈象觀察嬰兒性別也是有一定科學道理的，女人妊娠時的脈象是左寸、右尺脈的滑數，而比較嬰兒的性別，多採取比較雙寸脈的方法；左寸脈大、滑、疾強於右寸爲男嬰，右寸脈的大、滑、疾強於左寸爲女嬰。這是因爲懷男嬰，母體內男性激素增加，男性激素可以加速心血管的活動。懷女嬰，則母體內女性激素增加，人體肺內的雌激素受體占50%，因而右寸的脈強（右寸主肺）。

總之，女子的脈象受其自身生理因素的影響而出現與男子不同的脈象，當我們瞭解女子生理特點，就能理解其獨特的脈象。

但生理狀態下的子宮變化有時脈象難以體察，這是因爲病脈的出現是因爲血流變學的改變而出現。病變改變了臟器固有的氣血狀態，造成臟器與心臟的供血不協調，病脈脈氣回蕩在脈道，透過長期的訓練與體會，醫生才能摸得出脈暈，才能摸得準疾病。

妊娠時人體的代謝增強、血管的擴張，由此出現脈數而滑。但認真觀察妊娠現象，還是能找出變化與規律來：

一般情況如下：

1. 經前10天，脈象開始滑，雙關脈浮漸增脈力。

2. 月經前1～2天，脈象滑數明顯，左寸、雙關、右尺脈力增強明顯，末梢血供紅潤，如甲床、瞼結膜紅潤等。

3. 月經期同上，但脈力減弱趨緩，末梢血供不見紅

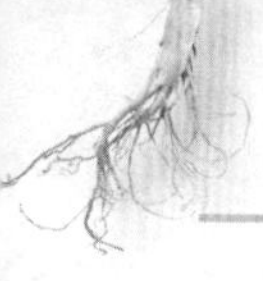

潤。

4. 月經期後，脈仍滑，但左寸、雙關、右尺脈浮力趨弱。同時末梢血供呈輕度貧血貌。

5. 二次月經中期，脈滑加劇，左寸、右關、右尺脈浮、滑、數，但晨起體溫相對爲低，多爲排卵的體徵。

6. 脈洪、大、滑、數——月經提前，量多。

7. 脈沉、細、弱、遲，經後期、量少、色暗。

8. 脈沉、細、弱、虛、澀、弦——月經量少，或推遲，可見於不孕症。

9. 脈細、弱、遲——月經延期，見紅不止，同時有貧血貌，也可見於不孕症。

10. 脈芤無力：血崩不止。

11. 左寸脈尙調和，尺脈沉弱——月經多不調。

12. 脈沉、沉澀——月經不調或閉經。

13. 雙關脈力增強，左寸右尺脈見滑動，多見乳腺增生。

14. 月經前雙關脈浮而有力，見乳腺增生。

15. 脈虛細澀——體虛閉經。

16. 左尺脈滑、擊、脈暈點出現、脈力的增強，均提示該女有婦科疾病。

17. 妊娠——停經、脈滑數有力，一般左寸、右尺脈數滑超過關位。妊娠月份越大，關脈脈力越強。

18. 妊娠時尺脈的沉、弱、虛、澀、細，有先兆流產的可能。

19. 關脈的浮而有力的暈點加雙寸脈暈點應排除乳腺癌。

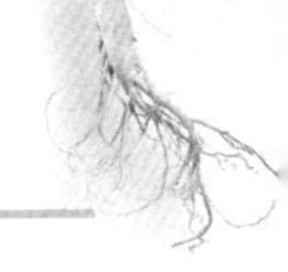

20. 妊娠期——脈洪，胎兒正常發育。若雙尺、左寸脈洪大可能是雙胞胎。

21. 臨產——脈極滑而緊，中指動脈搏動明顯。

22. 左寸脈浮滑——右尺脈弦、脈沉弦有時也見妊娠。

23. 雙寸口脈弦滑——妊娠期高血壓。

24. 男性胎兒——左寸關脈大、滑、實，或強於右寸關脈，反之是女胎。

25. 尺脈弱——多見月經不正常，腸道功能不佳（腹瀉或便乾），腰酸、下肢關節病變、天冷四肢寒、下肢脫鈣、小便自解等。

26. 關脈細、弱——多見缺乳、消瘦、心情不舒暢、胃腸功能不佳等。

27. 關脈強的生理情況下，乳房大、乳量大、胃口好、體胖、人豪爽。病理情況下，肝脾腫大、脂肪肝、眼充血、脾氣大等。

二、小兒脈象的特點

小兒由於正在發育期，許多器官尚未長成熟，因而脈象也有其特點。首先是寸脈接近成人化，這是相對於尺、關脈來說的。這說明小兒的腦部活動已經很接近成人。關、尺脈特別是尺脈偏弱，這也說明小兒腎氣弱、四肢及內臟尚待發育。所以候小兒脈時一指總候三部即可。一般中候有力即爲腎氣充肺、發育正常。

若5～6歲一息六至爲正常，八九至爲數，四五至爲

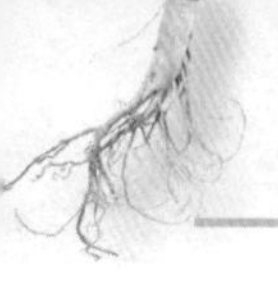

遲，三歲以下八至爲平，小兒脈無需細辨脈感，只需瞭解浮沉、遲數、緩急、強弱等脈之大意即可。習慣三指候小兒脈，需密佈指，多能得到正確診斷。

小兒的脈象多爲寸脈明顯，關位、尺位合一，由於小兒有時多不能正確地陳訴病史，所以掌握他們的脈象規律對於小兒臨床有一定意義。一般情況下：

1. 浮數，爲陽，沉遲爲陰。

2. 強弱表示虛實，緩急測試正邪。

3. 脈數爲熱，脈遲爲寒。

4. 脈沉滑爲宿食。

5. 脈沉弦多腹痛。

6. 雙關脈尺側緣邊脈，見上腹部疼痛。

7. 一側關脈尺側緣邊脈，見對側上腹部疼痛。

8. 雙尺脈尺側緣邊脈，見小腹疼痛。

9. 一側尺脈尺側緣邊脈：見對側小腹疼痛或疝氣。

10. 尺脈橈側緣邊脈：多見下肢疼痛。

11. 一側尺脈橈側緣邊脈：見於同側下肢疼痛。

12. 脈浮弦：爲痰飲。

13. 脈浮滑：爲風痰。

14. 雙寸脈中有豆點樣脈暈點、左關脈強，並伴有脈滑數多見扁桃體炎。14歲後人體免疫功能健全，有此脈象應檢查血象，排除血液疾病，網織內皮系統疾病等。

15. 脈緊：主寒，脈弦緊見於風寒。

16. 脈緩：見於濕。

17. 脈虛澀：爲驚嚇。

18. 單純左關脈強，多見於頸淋巴結腫大或脾臟的腫

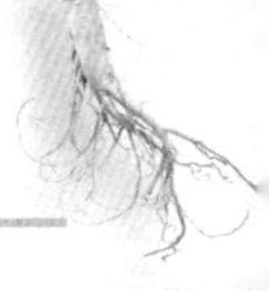

大等。

19. 左關脈強伴雙尺脈病脈點：脈數洪應排除腸系膜淋巴結炎。

第十一節 脈象的兼脈、命名原則

凡由兩種或兩種以上的單一脈素複合成的脈象稱相兼脈或複合脈。這是因爲疾病是一個複雜的病理過程，有時多種致病因素互爲因果，機體在與疾病鬥爭時會出現不同的即時狀態，脈象也會出現不同的即時變化，常常形成複合脈。

例如二合脈，三合脈，四合脈，甚至五合脈。就是分別由2種、3種、4種、5種的脈象要素複合而成。

在27脈中有許多脈象本身就是複合脈，例如濡脈，弱脈，牢脈，實脈等（見病脈章）。

當翻開脈學史冊的長頁時，我們發現許多脈學著作中有關脈象的兼脈及兼脈的命名存在著這樣和那樣的不規範，我們已經無力改變我們先人的表達方式，但我們必須擬訂一種方案來解決這一問題。儘管這一問題比較棘手。

一、脈象兼脈的基本原則

1. 具有脈位性質的兼脈

（1）浮脈類可以同中位脈兼脈，例如浮緊脈等。

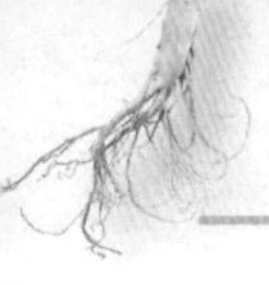

（2）中位脈可以同沉位脈兼脈，例如沉遲脈等。

（3）浮位脈不能同沉脈類兼脈，例如浮沉脈。

（4）浮、中、沉三類脈可以同時兼脈，例如實、濁、洪脈等。

（5）中位脈之間可以兼脈，例如滑數脈等。

（6）浮脈類之間不兼脈，例如浮芤脈。

（7）沉脈類之間不兼脈，例如沉牢脈等。

（8）風脈、邊脈、脈暈點脈不受上述約束。

總之，具有脈位性質的對舉脈可共存，但不兼脈。

2. 具有頻率性質的兼脈

（1）原則上不兼脈。

（2）特別情況下緩、遲脈間可以兼脈。例如脈的緩遲；是指脈動在45～63次範圍。

總之，具有頻率性質的對舉脈一般不兼脈。

3. 具有節律性質的兼脈：原則上不兼脈，但可先後出現在同一寸口，如結代脈的先後間斷出現。

4. 具有脈勢性質的兼脈：對舉脈不兼脈，例如虛實脈。

5. 長、短性質的兼脈：不兼脈。例如長短脈，但雙寸口可以分別出現。

6. 脈管緊張度性質的兼脈：不兼脈。例如緊脈與緩脈不兼脈。

7. 脈流利度性質的兼脈：不兼脈，例如滑、澀脈。

8. 相似脈一般不兼脈，例如:

（1）沉、伏、牢脈。

（2）虛、芤、散脈。

（3）細、濡、弱、微。
（4）動、短脈。
（5）弦、緊脈不兼脈，但可以和長脈兼脈。
（6）實、洪脈。
（7）芤、革脈。
（8）促、結脈均不應兼脈。

9. **寄生脈必須兼脈**：如邊脈、風脈、動脈、脈暈點脈象等。因爲它們必須以兼脈的形式存在。

總之，對舉脈不兼脈，相似脈不應兼脈，脈的基本要素可以兼脈，寄生脈必須以兼脈的形式出現。

二、兼脈時以基本脈素爲依據

兼脈在各脈素間進行，但不是脈素間的排列組合。現推薦脈素分類法：

脈位：浮、沉、伏。

幅度：洪、細、漾。

力度：虛、芤、濡、弱、微。

流利度：滑、澀、濁、擊。

頻率：數、遲。

節律：促、結、代、十怪脈。

形狀：弦、緊、實、長、短、革、牢、動、散、奇、潮。

寄生脈：邊、風、脈暈點。

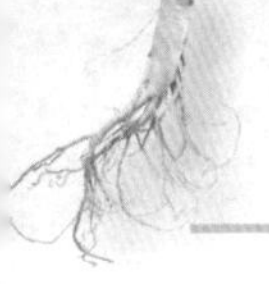

三、兼脈的命名原則

提倡脈位命名法：

1. **具有浮脈脈素兼脈的命名：**脈名第一字以浮脈類爲首字，第二位爲中位脈，如浮脈與滑脈的兼脈，稱浮滑脈。

2. **具有沉位脈素兼脈的命名：**脈名第一字爲沉位脈爲首字，第二位爲中位脈，如沉滑脈。

3. **大脈類兼脈的命名：**大脈類爲脈名的首字，如洪數脈。

4. **中位脈間兼脈的命名：**以前後的順序爲列，前一字爲名的首字。中位脈的排列順序如下：

中位──動、弦、長、微、細、緊、短、潮、奇、漾、結、代、促、風、邊、滑、澀、擊、數、遲、音。

說明：按表中的順序，凡中位脈間的兼脈，其脈名以左爲脈名的首字。如弦長脈而不稱長弦脈，或脈細而弦改爲脈弦細。

5. **浮、沉脈類同大脈類兼脈：**兼脈名的第一字是浮、沉脈。多起到側重脈位成分的作用。脈理上一般不主張它們間兼脈，但古脈著作常見。脈即稱大則必滿三位，側重脈素的成分也有一定意義，完全偏廢又亂了古法。

上述脈象的命名法則尚不完全具備規範性與科學性，但在脈名這一棘手問題沒有徹底解決以前，該命名法則又有匯通古今的生命力。

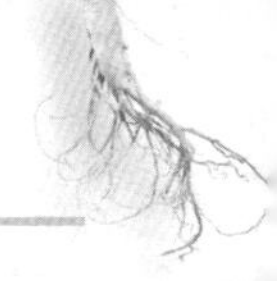

事實上已經存在的脈名是形象性、會意性命名。若採取脈素性命名法則揚棄已有的脈名，來一次大的變革，這將是一種系統工程。沒有百家共鳴，任何隻言片語其力量還是單薄的。以上僅供參考。

爲便於記憶，如圖1–25表示。

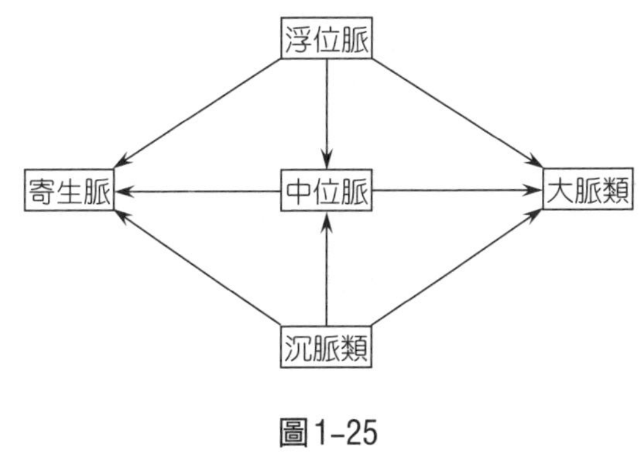

圖1–25

第十二節　脈症順逆從捨

所謂脈症順、逆，是指疾病與脈象的相應性。一般脈症是相順應的，但有時脈症也會出現不相順應的情況，甚至還會出現相反的特殊現象。

一般功能不足的疾病，會出現陰性脈，如沉、細、弱、微、漾、結、澀、短、遲、緩脈等脈象。功能亢進的疾病會出現陽性脈，如：浮、洪、數、大、長、寬、濁、實脈等脈象。

功能亢進的疾病出現了陽性脈象，功能不足的疾病出

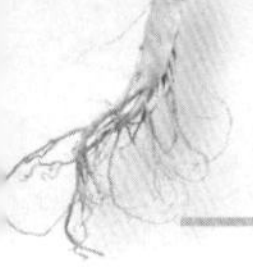

現了陰性脈象，這是脈症相順。功能不足的疾病出現了陽性脈象，功能亢進的疾病出現了陰性脈象，均爲脈症不相順，甚至是脈症相逆。

根據臨床經驗，脈症相逆的脈象是存在臨床風險的脈象，是病脈、死脈。例如：上呼吸道感染，早期病人出現發熱、怕冷、頭痛、鼻涕、咽痛、咳嗽、脈見浮數，是以寸脈爲主的浮數脈，這說明脈症相順。雖然邪盛而正氣未衰，預後尚良好。

若脈沉、細、虛、弱爲脈症不相順，多是病進、久病、重病、難醫之病。又例如：慢性胰腺炎患者，脈象出現沉、細、虛、弱爲脈症相順，它提示由於疾病的慢性折磨，人體的機能下降，病程趨緩慢，人體機能在下降，但短期內病人無生命危險，若脈洪、數、浮、實，則脈症相逆，表示正氣已竭而邪更盛，多是慢性胰腺炎的急性發作，或併發其他疾病的到來，也預示生命危險的來臨。

再如，大葉性肺炎早、中期，或流行性疾病的早、中期。脈象出現浮、洪、數、實爲順，說明疾病來勢兇猛，而機體抵抗力也強，正邪相搏、脈洪實有力，這是脈證相順，多能給臨床醫生提供正確的參考意見，處理起來手段也較單一明確。若脈沉、弱、細、微，則說明病情危重，機體抵抗力低下，病邪的力量壓倒了人體正氣而出現不良後果。這是脈症相逆之相，臨床上多會出現風險，處理起來也多棘手。

若脈有餘而症不足，若症有餘而脈不足，皆爲相逆，輕者疾病遷延，重者病情沉篤，或爲不治之症。

一般情況下：

1. 功能不足的疾病——出現陰性脈，如沉、細、弱、微、漾、結、澀、短、遲、緩脈等脈象，這是脈症相順的情況。

2. 功能亢進的疾病——出現陽性脈，如：浮、洪、數、大、長、寬、濁、實脈等脈象，爲脈症相順。

3. 功能不足的疾病——出現了陽性脈象，爲脈症不相順應。

4. 功能亢進的疾病——出現了陰性脈象，也是脈症不順。

5. 浮脈——沉——新病見重、病進。

——久病、病情遷延、難治。

6. 沉脈——浮——病向癒。

——久病加重或出現併發症。

7. 遲脈——緩脈——病近癒或亞臨床狀態。

新病見脈遲，病遷延，久病相順，但病亦可遷延。

8. 數脈——脈緩——感染性疾病早期見重、病進。

——積極治療後，病向癒。

9. 緊脈——脈緩——病向癒。

——脈弦——加重。

10. 短浮——細弱脈——新病見重、病進。

——久病、病情遷延、難治。

11. 實脈——新病爲順，久病見之危象。

數、洪、長、滑脈相同。

12. 虛脈——見胃氣病癒。

——見芤病進。

13. 擊脈——滑——病向癒。

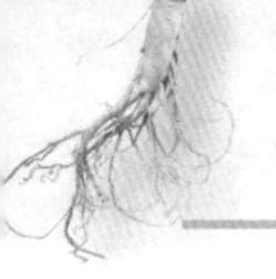

14. 濁脈——清虛——病向癒。

15. 代脈——結脈——病向癒。

——潮脈病進。

脈症的順逆，只是針對就一般情況而言的，少數情況下也見脈症相順，但病人病情危重現象。當然脈症相逆部分也見。這說明臨床工作中脈症的順逆是相對的，並非絕對不變。脈與症的順應不等於疾病輕，容易治療，預後良好，有時反而病情危重。

這裡的脈症順逆多表示該病的病機較明確，辨證較明，易於臨床對症處理而已。例如，部分久病臥床的病人，慢性消耗性疾病晚期，嚴重疾病晚期，其脈象出現沉、細、微、弱脈象為順。如果病人出現末梢循環衰竭，慢性血管內凝血，脈道也是沉、細、微、弱，脈象與病程相順應，如果此時誤把此脈認為是脈症相順、有治，則必失去快速搶救的機會。

同理，脈症相逆並不都是病性危重、預後不良的徵兆，而只是病機較複雜，一時難以辨證，難以肯定地對病下藥而已。

脈症的順逆，有時尚需考慮許多脈外因素，例如季節、地理、環境、男、女、老、弱等情況，畢竟脈象是一種動態的存在形勢，古人關於脈象的「四時兼象」也是出於這種考慮。

既然臨床上脈症有順逆，作為醫生是決定取脈捨症，還是取症捨脈，這是候脈診病的常見問題。對脈症的判斷上必須從疾病的本質下手，抓住本質，捨棄假象。

就疾病本質來說，一種疾病有其自身存在的規律。中

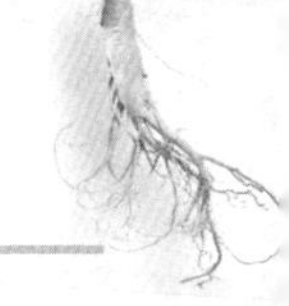

醫講病機，西醫談病理。疾病的病機、病理過程就是脈症出現的基礎與本質。醫生不但應瞭解疾病的不同階段出現不同的脈象形式，還應瞭解它的正常脈象（相順脈象）應當什麼樣，只有知道正常才能體察不正常。

所謂捨脈從症或捨症從脈，是在脈症不相順，疾病的機理複雜不易掌握的情況下，醫生經過綜合分析所採取的取捨而已。臨床工作中捨與取是相對的，往往是二者結合，捨中有取，取中有捨。是疾病發展的不同階段而採取不同的辨證側重方法。在一定程度上它還取決於臨床醫生的診斷水準及臨床經驗。

古人提出脈症合參就是告誡我們診病辨證要綜合分析病情，脈與症要互參，要去僞存真、治病求本。

關於脈症從捨的具體方法，可以借鑒張景岳的精闢論述：

「凡治病之法，有當捨症從脈者，有當捨脈從症者，何也？蓋症有眞假，脈亦有眞假，凡見脈症有不相合者，則必有一眞一假隱於其中矣。故有以陽症見陰脈者，有以陰證見陽脈者，有以虛症見實脈者，有以實證見虛脈者，此陰彼陽，此虛彼實，將何從手？病而遇此，最難下手，最易差錯，不有眞見，必致殺人。

矧今人只知見在，不識隱微，凡遇症之實而脈之虛者，必直攻其症而忘其脈之眞虛也。或遇脈之弦大而症之虛者，亦必直攻其脈而忘其症之無實也。此其故正以似虛似實，疑本難明，當捨當從，孰知其要？醫有迷途，莫此為甚。余嘗熟察之矣，大都症實脈虛者，必其症為假實也；脈實證虛者，必其脈為假實也，何以見之？如外雖煩

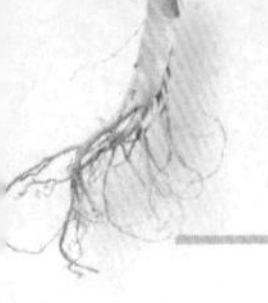

熱而脈見微弱者，必大虛也；腹雖脹滿而脈微弱者，必胃虛也。虛火虛脹其堪攻乎？此宜從脈之虛不從症之實也。其有本無煩熱而脈見洪數者，非火邪也；本無脹滯而脈見弦強者，非內實也。無熱無脹，甚堪瀉乎？此宜從症從虛，不從脈之實也。

凡此之類，但言假實，不言假虛，果何意也？蓋實有假實，虛無假虛。假實者病多變幻，此其所以有假也；假虛者虧損既露，此其所以無假也。

大凡脈症不合者，中必有奸，必察其虛實以求根本。庶乎無誤，此誠不易之要法也。眞實假虛之候，非曰必無，如寒邪內傷，或食停氣滯而心腹急痛，以致脈道沉伏，或促或結一症，此以邪閉經絡而然，脈雖若虛，而必有痛脹等症可據者，是誠假虛之脈，非本虛也。又若四肢厥逆，或惡風怯寒而脈見滑數一症，此由熱極生寒，外雖若虛而內有煩熱便結等症可據者，是誠假虛之病，非本虛也。大抵假虛之症，只此二條。若有是實脈而無是實證，即實脈也；有是實證而無是實脈，即假實證也。知假知眞，即知所從捨矣。

近見有治傷寒者，每以陰脈作伏脈，不知伏脈之體，雖細雖沉，亦必隱隱有力，亦必明明有症，豈容任意胡猜以草菅人命哉！仁者必不然也。又有從脈從症之法，乃以病有輕重為言也。如病本輕淺別無危候者，但因見在以治其標，自無不可，此從症也。若病關臟氣，稍見疑難，則必須詳辨虛實，憑脈下藥，方為切當。所以輕者從症十惟一二，重者從脈十當八九，此脈之關係非淺也。雖曰脈有眞假，而實由人見之不眞耳，脈亦何從假哉！」

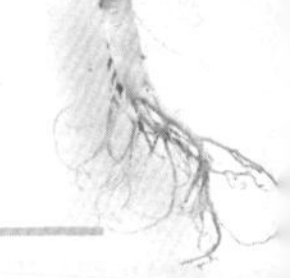

一、合參有利於區分病、症

症狀是機體病理變化的外在表現，是症候的基本要素。抓住這一要素對區別病、症有重要意義。脈診是「四診」的主診，是內窺人體的潛望鏡。脈、症的有機結合將對病、症的鑒別有主導作用。

例如，某病人的症狀是頭痛：

頭痛伴形寒身冷，得溫而減，遇寒加重，頭部緊束，脈象浮緊或寸脈浮緊則可診斷爲風寒性頭痛。在這裡頭痛是主症，溫減寒重、頭緊束爲兼症，風寒性頭疼是一種病型並通過脈浮緊而診斷。

一般因寒冷、受涼而導致的上呼吸道感染，或機體抵抗力不足而導致的感冒多見上述症狀及脈象。如果僅以頭痛、溫減寒重、頭緊束或僅以脈浮緊而定風寒性感冒那就過於草率了。例如女人經期也可出現頭痛並且溫減寒重。不過，其脈象可見左寸脈浮滑、右尺脈滑數等。過敏性鼻炎、過敏性咽鼓管炎、慢性咽炎等也可出現寸脈的浮緊，但它們的臨床症狀與頭痛不同。

頭痛而脹，面紅目赤、遇熱加重，發熱怕風，咽喉腫痛，口渴欲飲，舌尖紅，脈象浮數，爲風熱性頭痛。上呼吸道感染、急性咽炎、扁桃體炎導致的發熱，常見上述證候。症狀上我們很難把它們區別開來，但脈象上咽炎、上呼吸道感染、扁桃體炎是可以區別的。

脈象浮數是一種感染脈象，寸脈的浮數常是上呼吸道感染，急性咽炎的脈象常是左寸脈浮數、雙寸尺側緣爲明

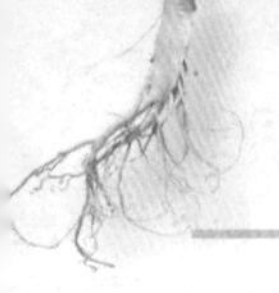

顯。扁桃體炎的脈象常是脈象浮數、左關脈、雙寸脈中段出現特定的脈暈點。

症狀出現在不同的部位、脈象也有特定的指向，對病、症的鑒別有重要意義。例如甲狀腺機能亢進、頸淋巴結炎，症狀都是頸部包塊。體徵也是頸部包塊。脈象滑數是它們的共同特點。

但事實上甲狀腺機能亢進的脈象特點是脈滑數、雙寸脈中段沉位出現兩枚滑動的脈暈點，頸淋巴結炎的脈象特點是脈滑數、左關脈、雙寸脈中段各出現一枚脈暈點。由脈、症的合參，我們可以很方便地把病、症區別開來。

二、合參有利於認識疾病的機理

中醫認爲疾病是人體內部陰陽失去平衡的一系列反應。疾病的過程是正邪交爭的過程。疾病的機理是貫穿著疾病的內涵而始終不停地變化，它是一種不斷變化的量。在臨床診治工作中，如果不能由某種內窺的視窗，或外露的蛛絲馬跡，就不可能正確的加以認識。就認識疾病的深度而言，疾病的機理較症狀更深刻。另一方面，症狀、脈診、疾病機理間又存在著廣泛的深層次的辯證關係。脈症的合參可以視其外而知其內，知其表而揣其裡，這是醫家慣用的知病途徑。正如《靈樞·本臟篇》所說：「視其外應，以知其內臟，則知所病矣。」

一些情況下，疾病的機理、症狀、脈診間將存在著一種順應的關係，它們所反映的機制內涵都較直接和明顯，對於疾病的診斷大都有直接的意義。

例如，病人畏寒，怕冷，無汗，頭身疼痛，鼻塞流涕，脈浮緊。我們很容易診斷為外感風寒。疾病的機理是風寒襲表、衛陽被鬱所致。

現代醫學的特異性症狀就是疾病的機制與症狀相順應的關係，我們可以由一種疾病的特異性症狀，對疾病做出診斷，這也說明特異性症狀的機制明瞭。

若特異性症狀與特異性脈象相結合，對疾病的診斷更具有明確診斷的作用。例如，尿頻症狀。將其分為膀胱濕熱尿頻、腎陰虧虛尿頻、腎氣不固尿頻、脾肺氣虛尿頻等。膀胱濕熱尿頻症狀：小便頻數龜黃，尿急尿痛，尿道灼熱、刺痛，腹脹、大便乾，也見發熱，舌紅咽乾，苔黃膩，脈象滑數，或雙尺脈浮數，尺脈常會出現小黃豆樣脈暈點。

現代醫學認為的因泌尿系統病原微生物感染而出現的膀胱刺激症狀與膀胱濕熱尿頻證候相似。膀胱濕熱尿頻與腎陰虧虛尿頻均為泌尿系統感染症狀，前者為實證，後者為虛症。

腎陰虧虛尿頻症狀見尿頻而短黃，口咽乾燥，面紅唇赤，眩暈耳鳴，五心煩熱，骨蒸勞熱，盜汗，大便硬結，舌紅苔少，脈細而數，或雙尺脈細數；腎陰虧虛證候相當於現代醫學的泌尿系統結核性感染等。

腎氣不固尿頻症狀：見尿頻清長，憋不住小便，活動、大笑時小便自下。患者頭昏目眩，耳鳴耳聾，氣短虛喘，面色萎白，腰膝酸軟，四肢不溫，舌胖色淡，苔薄白，脈沉細弱，或雙尺脈沉，或雙尺脈沉細。

現代醫學的精神性多尿與腎陰虧虛尿頻證候相似，多

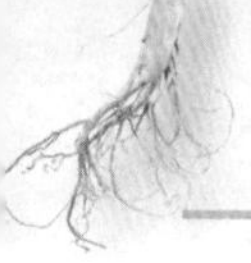

見絕經期婦女及長期不鍛鍊的中老年人等。脾肺氣虛尿頻：尿頻清長，也見尿失禁或遺尿，頭眩氣短，咳吐痰涎，納減便溏，舌淡苔白，脈虛弱，或雙尺脈虛弱。該證候與現代醫學的慢性胃腸疾病、慢性肺部疾病等導致的慢性營養不良、神經性尿頻相似。由特異症狀及特異脈象的互參，我們很容易認識疾病的機理，同時對疾病的診斷也具有極大的幫助。

事實上，許多症狀及疾病的機理都是多元化的，並沒有明顯的單一模式。非特異症狀就具有廣泛性或普遍性，症狀與症狀之間並沒有明顯的區別標誌，它們錯綜複雜、相互交織，症狀與病的機理間的關係也更複雜，甚至相互矛盾不易揣摩。

當我們從症狀與四診的綜合判斷上找出某種具有代表性的要素即「典型症狀」或「典型脈象」，並把它們有機地結合起來，就能識別複雜的疾病現象，剖析疾病的機理，明辨疾病的症候。

另一方面，在紛紜變幻的臨床實踐中，醫者自身水準的提高和經驗的不斷積累始終是重要的。

三、合參有利於認識病理

人類大多數疾病都有明顯的形態結構變化，機能及代謝的異常，三者之間的變化又是密切相關和不可分割的。我們在研究疾病病理時，必須借助某些深入疾病內部的工具，方能對疾病病理加以認識，症狀僅是疾病最確切的外在表現，而脈診是揣測疾病內部形態結構的變化、機能及

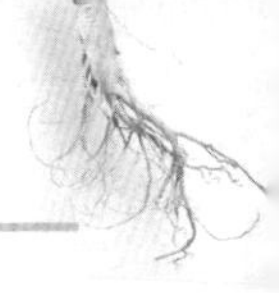

代謝異常的有力武器，症狀與脈診的互參對認識疾病及其病理有內外互揣，由表及裡，表裡結合的作用。

例如，休克病人的症狀是血壓下降；當脈象細微、澀，或脈細微合併寸脈遠心端出現脈暈點時（當微血管痙攣時，寸脈的前端血流受阻，會出現脈暈點），即可診斷爲微血管痙攣期。

在休克的早期認識上，人們普遍認爲休克是小血管的擴張而導致的血壓下降。事實上休克的最終認識是微血管的痙攣，如果脈症合參，則休克的病理應該被早期正確認識。再例如，外傷性大出血，心輸出量減少和動脈血壓下降，脈象爲芤脈。這是因爲血液突然喪失過多，血管來不及收縮的原因。

此時的臨床症狀只是血壓下降，心率加快等。而當血壓進一步下降，反射性地使交感神經興奮，皮膚、內臟的微動脈和小靜脈收縮，此時的脈象是脈細、脈微。出血的臟器也可在寸口脈上投影出病臟的脈暈點。

這時的臨床症狀是血壓進一步下降，四肢變涼，意識模糊等。若疾病進一步發展，組織由於缺血、缺氧，毛細血管大量開放，大量血液淤積在毛細血管及微靜脈中。其結果是回心血量銳減，心輸出量進一步減少，動脈壓進一步降低，組織缺血、缺氧更嚴重，這樣可造成生命危險。此時的脈象則出現微澀或無脈的「死脈」。而臨床症狀可見四肢冰涼，血壓測不出，意識喪失等。

急、慢性右腰椎間盤突出症，早期右腰或右下肢酸痛，脈象見右關尺脈實，提示右腰神經根被壓迫，關尺脈實爲急性右椎間盤突出症的特異脈象。

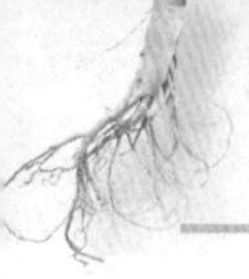

晚期右關尺脈力明顯下降或脈細，或出現邊脈等，但此脈象並不是右椎間盤突出症的特異脈象，因而不能立即得到明確的診斷。而進行拇趾背伸試驗，其陽性者即可診斷為慢性右椎間盤突出症。這是因為右下肢神經幹的長期被壓迫、神經的脫髓鞘、支配右下肢的神經出現了功能性障礙，因而拇趾背伸肌張力下降。這都是脈證合參認識病理的範例。

四、脈症合參有利於對疾病的診斷

脈象是捕獲體徵的一種方式方法，而症狀與體徵的有機結合，則是醫生診病的有力武器。

以咳血為例：咳血是一種臨床症狀，單以此症難以定奪是呼吸系統哪一種疾病，而脈症的合參可以以極快的方式做出診斷。

1. 痰血，寸脈浮數可診斷為外感咳血。

2. 痰血，奇脈可診斷為肺動脈瓣狹窄。

3. 粉紅泡沫痰，潮脈可診斷為左心衰。

4. 乾咳少痰或咯鮮紅血，午後低熱夜間盜汗，雙寸脈細數可診斷為肺結核。

以嘔吐為例：

（1）嘔吐，雙寸脈浮滑可診斷為暈車、船。

（2）噴吐，風脈則多為腦中風。

（3）嘔吐，雙寸脈豆樣脈暈點可診斷為頭痛。

（4）腹痛、嘔吐、大便閉、雙尺脈尺側緣邊滑脈，可診斷為腸梗阻等等。

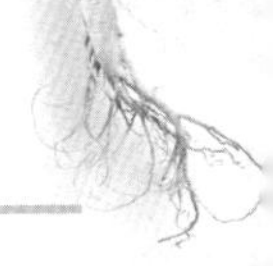

第十三節 脈診的作用及意義

中醫就人體脈象的研究長達幾千年歷程，其中不乏大量仁人志士的嘔心瀝血，把僅容指之橈動脈研究得淋漓盡致。由脈診可以瞭解人體氣、血虛實，陰、陽之盛衰；可以瞭解臟器的功能強弱和正邪力量的消長，對疾病的治療、預後都有十分重要的意義。歸納起來，脈診有辨別病情，判斷證候，對病臟定位，對疾病定性功能，有闡述病機，指導臨床治療、用藥及推斷預後的功能，部分有替代現代理、化診斷手段的功能。

一、辨別病情、判斷證候

脈診在一定程度上能反映出疾病和病理特點，例如：數脈表示體內有熱。遲脈表示身寒、代謝低下。細脈表示人體機能低下。脈滑、脈寬、脈實爲實證。脈小爲虛症。脈之結、代、促表示嚴重的心律失常。浮脈主表、沉脈主裡等。糖尿病的脈象爲動脈加左尺脈出現脈暈點。根據左尺脈脈暈點的力度、大小基本可以推斷糖尿病的血糖高低和用藥治療效果。痛風病的脈象相似於糖尿病脈象。

根據左關脈脈暈點及脈力的大小，基本可以判斷痛風病的尿酸高低和用藥治療效果。在排除心臟疾病的情況下，瞭解脈動次數可以推判體溫的高低。

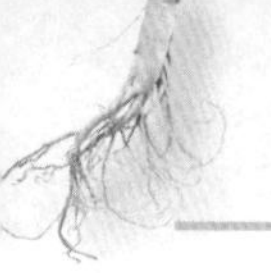

根據脈搏的力度，也基本可以準確推斷血壓的高低，有時其結果與血壓表測量相差不多於0.67kPa（5mmHg）（當然候脈測血壓有時是有難度的，特別是遺傳性高血壓的弦脈）。也可根據濁脈的程度瞭解血脂的高低。因此，透過脈象可部分替代檢驗儀器與繁瑣的抽血等。

二、脈診與臟器定位

脈診的感應範圍涉及全身，由對植物神經和人體血供分屬的研究，重新認識寸口脈臟器的分屬。按新寸口分屬候脈可準確地感應出疾病臟器的所在。在一定程度上不遜色於X光機攝片、B超、CT、核磁共振功能。

例如：脈濁、右關脈沉，爲脂肪肝。脈弦、左右關脈沉，力如蠶豆，多爲肝硬化，肝脾腫大。關、尺脈的獨實、有力，爲同側椎間盤突出症。雙寸脈邊脈爲頸椎病。單側寸邊脈爲同側脈肩周炎等等。在一定程度上，脈象有替代現代化診療儀器的作用。但就方便程度來說，由候脈可以內窺人體，感應人體的上下、左右、前後、內外，這是現代化儀器難以相比的。

三、闡述病機

由對脈象的推斷，可以瞭解疾病的病機。例如，《傷寒論・脈法》就有由脈象來瞭解病機的提法。其曰：「脈浮而緊，浮爲風，緊爲寒，風則傷衛，寒則傷榮，榮衛俱病，骨節煩疼。」即是由脈象浮緊形成的原理來反證骨節

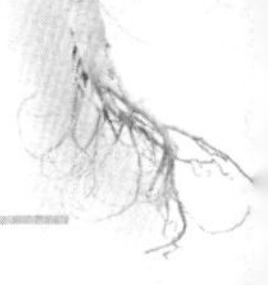

煩疼的病機。

提出骨關節的疼痛是由風邪襲表、上呼吸道、扁桃體炎症，直至榮衛俱病、免疫紊亂而致病。

四、指導治療

中醫診病用藥，脈象起決定性作用，特別是在臨床症狀一時難以清楚的病況下，以脈斷病非常重要。脈症合參更是前賢所宣導的方法。由脈症合參，我們能明辨病機，確立治療原則，選擇合適有效的方劑和藥物，達到最大療效。例如張景岳所言：「如外雖煩熱而脈見微弱也，必大虛也；腹雖脹滿而脈微弱者，必胃虛也。」表面上病人外觀煩熱，這是表面現象，而真正的病因在於虛。表面上病人腹部脹滿煩躁不安，但從脈上分析，是消化不良，是胃的機能減弱，爲胃虛。由溫胃調理，則二病皆得到有效治療。

現代醫學的「胃腸型感冒」與此類似。

有時我們可根據新寸口脈臟器定位，一步到位做出診斷，迅速把藥物用到病人體內，使病人得到更快的治療。例如：脈數、雙寸脈出現滑動的脈暈點，左關脈強，爲扁桃體炎，迅速抗炎治療，病情立刻緩解。脈滑數左關脈如黃豆，多見淋巴結炎，可進一步檢查及治療等。

再如甲狀腺亢進疾病，病人多有心慌、易怒、易餓症狀，一時許多醫生難以診斷。由候脈，病人出現雙寸脈中段二枚脈暈點滑動、脈數，立即做T3、T4、TSH檢驗並確診，給予抗甲藥物治療。當雙寸二枚脈暈點減弱爲病情好

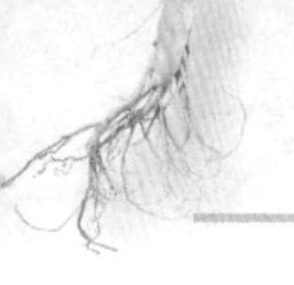

轉，雙寸二枚脈暈點消失，則甲亢病治癒。

五、脈診與臟器病理

一般來說，臟器的充血、初期炎症，脈象為浮。臟器的水腫、纖維化、腫瘤、壞死，脈象為沉而有力。空腔臟器脈氣居浮，實質性臟器脈位趨沉。臟器的體積變大，脈暈點趨大。臟器的縮小，功能減退，其相應的脈暈點變小，脈象也趨細弱。如果臟器缺如，或手術切除，則其對應的寸口脈位沉而無力甚至無脈。結石、腫瘤或小實質性臟器的脈暈點如豆粒。

六、推斷、預後

《景岳全書·脈神章》曰：「欲察病之吉凶者，但當比胃氣為主。察之之法，如今日尚和緩，明日更弦急，知邪氣之愈進，邪愈進，則病癒甚矣。今日之弦急，明日稍和緩，知胃氣之漸至，胃氣至，則病漸輕矣。即如頃刻之間，初急後緩者，胃氣之來也。初緩後急者，胃氣之去也。此察邪正進退之法也。」

由脈象能判斷疾病的輕重、吉凶，並能觀察治療的效果。如新病脈浮，轉滑轉緩為病漸癒，久病脈力漸緩和是胃氣漸至，病退而自癒。若新病脈沉或脈虛數為病進。若久病脈虛浮大則多為正衰邪盛，病情向危重的方向發展。

當然，關於疾病的預後尚應脈癥結合，綜合參考方能正確地推斷預後。另一方面，隨著現代醫學科技的發展，

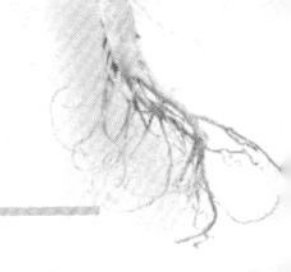

對一種疾病的生理、生化、病理的研究，將逐漸認識其規律性及必然性，採取脈象與臨床工作的互參，更具有跨時代意義。

《醫宗金鑒・四診心法》將病脈的順逆編成四言歌訣，較有影響。選擇如下供臨床參考。

脈之主病，有宜不宜；陰陽順逆，吉凶可推。
中風之脈，卻喜浮遲；堅大急疾，其凶可知。
傷寒熱病，脈喜洪浮；沉微澀小，證反必凶。
汗後脈靜，身涼則安；汗後脈躁，勢盛必難。
陽症見陰，命必危殆；陰證見陽，雖困無害。
勞倦傷脾，脈當虛弱；自汗脈躁，死不可卻。
瘧脈自弦，弦遲多寒，弦數多熱，代散多難。
泄瀉下痢，沉小滑弱；實大浮數，發熱則惡。
嘔吐反胃，浮滑則昌；沉數細澀，結代者亡。
霍亂之候，脈代勿訝；舌捲囊收，厥伏可嗟。
咳急抬肩，浮滑是順；沉澀肢寒，切爲逆證。
火熱之證，洪數爲宜；微弱無神，根本脫離。
骨蒸發熱，脈數而虛；熱而澀小，必損其軀。
勞極諸虛，浮軟微弱；土敗雙弦，火炎細數。
失血諸症，脈必見芤；緩小可喜，數大堪憂。
蓄血在中，牢大卻宜；沉澀而微，速癒者稀。
三消之脈，數大者生；細微短澀，應手堪驚。
小便淋閉，鼻色必黃；實大可療，澀小知亡。
癲乃重陰，狂乃重陽；浮洪吉象，沉急凶殃。
癇宜浮緩，沉小急實；但弦無胃，必死不失。
心腹之痛，其類有九；細遲速癒，浮大延久。

疝屬肝病，脈必弦急；牢急者生，弱急者死。
黃疸濕熱，洪數便宜；不妨浮大，微澀難醫。
腫脹之脈，浮大洪實；細而沉浮，岐黃無術。
五臟爲積，六腑爲聚；實強可生，沉細難癒。
中惡腹脹，緊細乃生；浮大爲何？邪氣已深。
癰疽未潰，洪大脈宜；及其已潰，洪大最忌。
肺癰已成，寸數而實；肺痿之症，數而無力。
癰痿色白，脈宜短澀；數大相逢，氣損血失。
腸癰實熱，滑數相宜；沉細無根，其死可期。
婦人有子，陰搏陽別；少陰動甚，其胎已結。
滑疾而散，胎必三月；按之不散，五月可別。

第十四節　怎樣候脈

歷代醫學、脈學家對於怎樣候脈多有不同見解，耳聽記問之年常是聆聽師長的教誨。但由長期的學習和臨床實踐，每人都會漸漸形成自己的候脈風格和方法。不管何法，只要更適應正確候脈就是好的方法。但掌握必要的規範和技巧還是需要的，一種好的風格可以增加候脈的敏感性，並有效地排除脈外干擾。

候脈並不是簡單地把手指放在脈管上，就可以把疾病感應出來，它需要醫生經過艱苦的訓練，反覆的體會才能有所感知。要做到心手相應、運用自如，實踐證明，至少需要5年的潛心鑽研。

著名醫學家李東垣言：「夫診候之道，醫者之難精也，

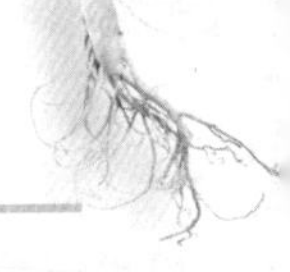

若非燈下苦辛，勤於記誦，參師訪友，晝夜不遑，造次巔沛，寤寐俯仰，存心於此，安能知神聖之妙哉。」

有些脈象，門診一時難以見到，經常到病房去候一些危重病人的脈象，可迅速提高候脈技藝。如果能經常與同仁們相互切磋、交流與學習，快速進步是必然的。

一、排除脈外干擾

(一) 溫度對脈的干擾

人生活在自然界，人的生命運動與自然環境的改變有著密切的關聯。一年四季的氣溫變化，必定會對人體產生一定影響，因爲人體總是不斷地進行自身生理的調節來適應外部環境的變化，脈象自然受到影響。

低等動物及冷血生物在寒冷時需要蟄伏，藉以應對寒冷的冬季。人體可收縮毛孔、皮膚、汗腺，外加保暖衣服。天熱時人體皮膚腠理開放、出汗、心跳加快，借此來散熱。由於外界環境的改變，影響到人體的生理。因此，脈象也會發生變化。觀察疾病必須排除這些干擾，才能真正內窺人體。

人與氣候的關係主要是溫度的因素，外界溫度高，人體體溫在失調的情況下也高，外界溫度低，人體體溫也相對降低。一般體溫每升高1度，則心跳增加10次，脈象自然也數。反之，脈跳趨緩。

古人經過長期的臨床經驗總結，提出脈象變化緊隨四時，順應四季的變化而變化。春弦、夏洪、秋毛、冬石的脈象兼像是人體適應四時的脈象規則，也是正常脈象的一

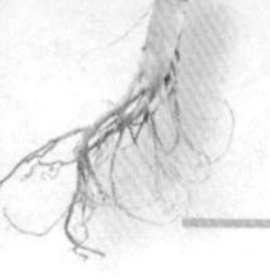

種存在形式。現在由於室內人工環境的建立越來越多，這部分人的脈象另當別論。同時，隨著全球氣溫的變暖，脈象也會順應其變化而發生相應改變，這些都是候脈時應該兼顧的。

(二)地理環境的影響

不同地理環境生活著的人，其脈象多不一樣。我國江南人和大西北人的脈象就有差異。這是由於江南的平均氣溫高、氣壓低、空氣濕潤、人體皮膚腠理舒緩，脈象稍微細軟等。西北地方人肌膚腠理收縮，脈沉而關脈突。這是因爲西北地方高寒，空氣乾燥，北方人普遍食量大，脾胃功能強，愛食辛辣等。同理，赤道國家天氣炎熱，那兒的居民脈寬稍數洪。冰島人地處寒冷，脈多實沉。

人的突然遷居、行距過遠，由於地球磁場等差異，也會給人體造成一定的不適，脈象就會發生相應的變化。例如，內地人突然飛到青藏高原，會出現頭昏、心慌、胸悶、脈數等。人種的不同，脈象也有變化。例如俄羅斯中年婦女的脈象與上海姑娘的脈象一定區別很大。這是因爲俄羅斯中年婦女多發胖，乳房也大，所以脈較沉而關脈強。上海姑娘多節食而纖細，關脈多弱。

(三)體格的差異

人種有別，同種人又有高矮胖瘦、體質強弱之分，脈象均不相同。就體高來說，脈道（手腕部的橈動脈）的長短與人的高矮胖瘦成正比。人高脈應長，人矮脈亦短。黃種人脈道相對白種人爲短、細、弱，而白種人的脈象相對爲沉、長、寬、軟、大。黑種人的脈長、浮而有力。這是因爲黑人的皮下脂肪少、體質強壯、肌紅蛋白多、氣血旺

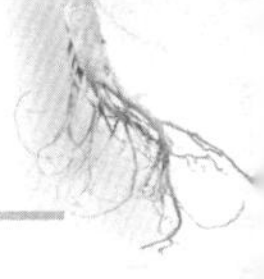

盛，因而脈象充實有力。

從體質上講，體質強、氣血旺盛的人脈象充盈有力。而貧血、體質弱、久病、非體力勞動者脈象趨弱無力。胖人皮下脂肪多而多脈沉實，瘦人肌膚薄而脈浮長。肌肉豐滿的人和腹大腰圓的人關脈強。乳房大的女性及產、乳期女性關脈也強。瘦高個人脈長而浮，關脈稍弱。個小而胖的人脈沉而短等等。

(四) 勞逸結合

體力勞動者脈象強於非體力勞動者。尺脈及關脈也強。腦力勞動者寸脈強於非腦力勞動者。經常勞作及體育鍛鍊的人脈象常奔湧，安靜時爲寬緩。而非體力勞動者脈象多濡弱或稍數。

人的晝夜之間脈象也有改變。夜間脈象寬緩，白天脈象則強於夜間。急速運動脈可疾促。大量運動後脈可洪湧。中午午休後脈見寬滑。吃飯後關脈強，吃飯時脈體寬，節食時關脈弱。

(五) 年　齡

年齡不同，氣血盛衰不同，脈象也不一樣。小兒脈數，年齡越小，脈搏越快，嬰兒的脈跳可達120～140次/分，5～6歲的幼兒脈跳90～110次/分。年齡越長，脈象越緩。青少年脈多滑，寸脈多強。壯年人脈多充盈有力，關、尺脈偏強。老年人尺脈多弱。老人若尺脈洪滑，多見長壽，若老人尺脈出現豆粒狀脈暈點，則多見前列腺增生。

(六) 性　別

成年女性的脈較成年男性脈爲弱且稍快。個小的女性有時脈象難容三指。因此，凡小個（一般身長在155m以

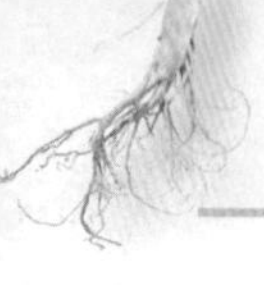

下）女性不容三指的脈，也應三等分。應分出寸、關、尺脈，而不應以尺脈弱或尺脈短論之。有生育能力的婦女，左寸脈和右尺脈多見滑浮。特別是在月經前後，排卵期或妊娠時，稍胖的女性、雙乳房又大的女性，雙尺脈趨沉，而雙關脈浮強。

男子脈較女性脈稍緩，而脈力稍強，同時脈體亦寬大。男子尺脈多沉，應沉取。正常情況下，男性脈比女性脈慢，在70次/分左右。

（七）脈隨情志

一過性精神刺激，激動，大怒，驚嚇，恐懼都會引起脈象的短暫改變。例如，過度恐懼，心跳加快，冷汗出，脈可數、弦、細等，也應視爲生理性反應而不應視爲病脈。若長期的憂傷、生悶氣，則關脈可沉細。長期思考問題，用腦過多，作家、教師、會計、醫生、文秘等，他們的寸脈常較關、尺脈爲膨大而浮，但多見尺脈沉。

古人觀察脈象常常與人的情致相關聯。例如，《醫學入門》說：「喜傷心，脈虛，甚則心臟反沉。思傷脾，脈結，甚則脾脈反弦。憂傷，肺脈澀，甚則肺脈反洪。恐傷腎，脈沉，甚則腎脈反濡。」另外，尙有驚則氣亂而脈動，怒則傷肝而脈多弦，喜則傷心而脈緩等說法。

（八）飲　食

人在饑餓時脈稍緩而無力，特別是左關脈。飯後脈稍數寬有力。酒後脈洪數甚者大而洪。長期飲食厚膩的人脈寬而濁，甚者寬濁而力。雙關脈有力寬大而實的人多見食欲旺盛，胃口好，消化好，吸收也好。有些高血壓患者服降壓藥過量，或服擴血管藥物過量，脈寬大而芤。

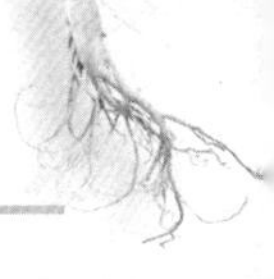

有時病人可因食入某種食物而出現脈象的改變。例如，過食冷飲脈趨緩；過食熱食寸脈浮、脈寬；長期吸菸的人右脈浮；長期食辛辣的人左寸脈浮；長期便秘的年輕人左尺脈實。

老年人左尺脈短、沉、細等，多見腸功能的紊亂。減肥的女性，關脈多弱，同時脈力也弱。

（九）寸口不等

雙寸口脈常不相同。在脈寬上，右手脈寬於左手脈。在脈力上，右手脈大於左手脈。這是因為上肢動脈在主動脈分支時的角度大小不一樣而導致。左手脈因腋動脈分支角度小，動脈內壓力小於右脈。正常情況下，右脈大於左脈 1.33kPa（10mmHg）。一般左寸脈強於右寸脈，右尺脈強於左尺脈。

有時一側上肢動脈脈道上出現病變，則該側脈力明顯改變。例如左腋動脈瘤，脈管炎可導致左寸口脈減弱和消失，我們稱其為無脈症；有人橈動脈分支早可以出現雙寸脈；也有人的橈動脈長在腕背面為反關脈；有時還見脈體的過長等。這都是正常的解剖變異，不應以病脈視之。

（十）醫生的狀態

候脈時醫生的心靜非常重要，不管什麼環境，保持清醒的頭腦，避免外界干擾。對每人的候脈強調要麼不候，候則必斷，斷則必準。

二、樹脈風

養成良好的候脈風格，一是可以體現醫生的素質和修

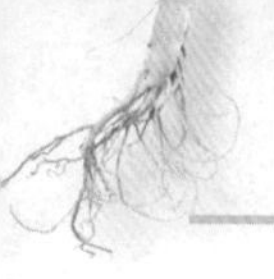

養；二是可以增加病人對醫生的敬仰和信任。候脈時應態度認真、靜心靜慮，視精明、察五色、聽聲音、按寸尺、問所苦。

由望診及切診，門診絕大部分病人可獲得滿意的診斷。若醫生切脈所獲的資料不滿意，可由問診與病人交流。交流的語句應言簡意賅，乾脆俐落。聽醫生認爲與其疾病有關的陳述，引導及順應病人，道出其疾苦。

對病人做出診斷應深思熟慮，不可輕言論病。更不能口若懸河，誇誇其談，唾沫飛濺，甚至七上八下、前後不能照應。應恭祥處治，忠言詳告，舉止優雅端莊。

對於一時難以明斷的疾病，語言要留有餘地，爭取病人按醫生的要求去進行進一步的理、化檢查。那種候脈操作時衣帽不整，袖口及指甲漆黑，與病人交談時左顧右盼、擠鼻弄眼或與叼煙嚼食，心猿意馬或油頭滑腦，動作輕浮皆有遊醫之嫌。

李東垣言：「輕談言笑，亂說是非，左右瞻望，舉止忽略，此庸醫也。」

如望診及切脈仍對疾病不得明瞭時，可再行體格檢查。體格檢查可借鑒觸、叩、聽診之法。採用望、切、問、觸、叩、聽六診的相互參考，取長補短，補偏救弊，藉以完成正確的診斷任務是我們提倡的。當然在六診中，切脈是首要的方法。

三、候脈方法

一般在清晨未進食和活動前候脈爲最佳。因爲此時病

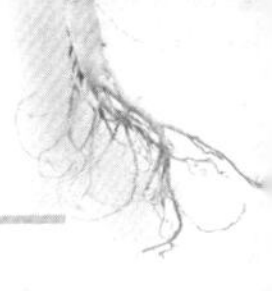

人的內環境沒有受到干擾。如無此條件，可讓來診病人休息3～5分鐘再候脈，如果有的病人劇烈運動或緊張，可讓病人多休息一段時間方可候脈。寒冷及危重病人可臥床，待保暖後或安靜時候脈。候脈時室內應安靜，避免對病人心理影響及分散醫生的注意力。當然在特殊條件下，醫生應不拘泥於條件的限制去候脈，如病人休克、外傷及其他緊急狀態。

如果採取坐位候脈，醫患之間均應端坐。病人的上肢外展大於60度為佳。手放的高度與心臟平高。手背放在脈枕上要自然，腕腹部不要繃緊。

繃緊後將增加對濡脈及虛、細脈等脈的候診難度。肩關節不能內收，上肢應舒展、放鬆，總之，上肢動脈不能受到壓迫為好。

如果採取臥位。上臂亦外展，自然放鬆，病人面朝上，手腕下亦可放鬆軟的脈枕。醫生也可以右手端起病人左手候脈。

醫生如果能養成一手候脈的習慣還是應當提倡的。經常訓練一隻手候脈，可專一地找出那種感覺，增加敏感性。比如醫生如果養成左手候脈，右手寫病歷，開處方是較合理的安排。左手平時做事比較少，皮膚細膩、敏感性也強。圖1-26為寸口脈的位置（這是左手候脈的方法）。

醫生的布指也是有講究的。人的指目最敏感，候脈應當把指目接觸在脈管上。一般中指指目先放在橈骨莖突斜坡的位置為關脈，關脈設定在橈骨莖實的鐘坡處，把莖實高點放在食指、中指之間，可以有效地減少高骨導致關脈突起的干擾，見圖1-26。

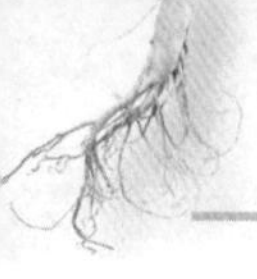

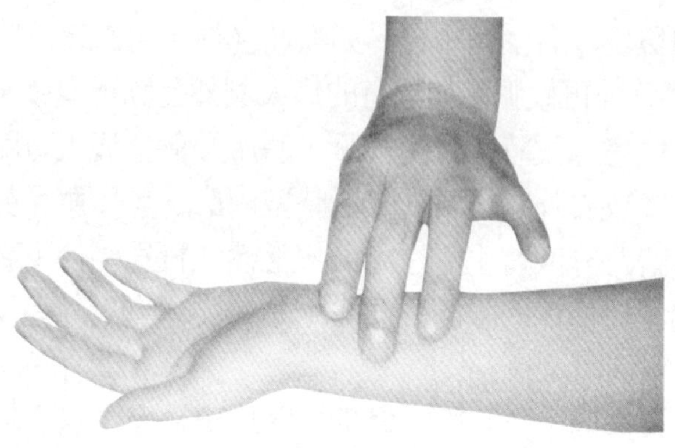

圖1-26

緊接食指候寸脈，無名指候尺脈。醫者三指指端應平齊，同在一個水平面上。布指的密度應根據病人的高矮適當調整手指的間距，病人高大則疏布指，病人矮小應密佈指，見圖1-27。

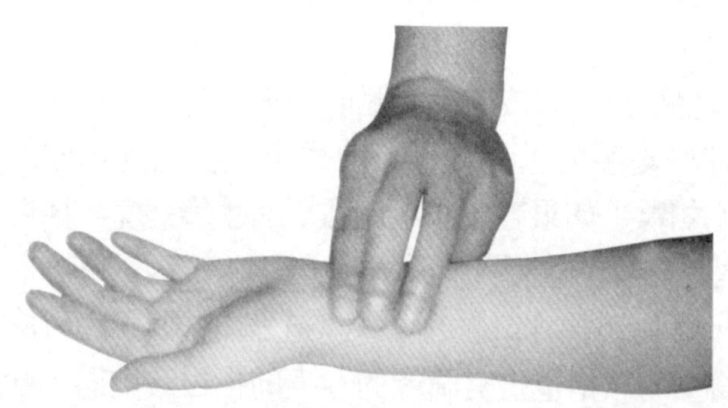

圖1-27

拇指應自然放於病人手腕的背側，在感覺脈位時不是用三指直接地下按，而是食指、中指、無名指與拇指的對指，這種按法較直接下按準確，特別是在感應脈力上非常重要，因爲脈枕是柔軟的，容易造成誤診，如圖1-28。

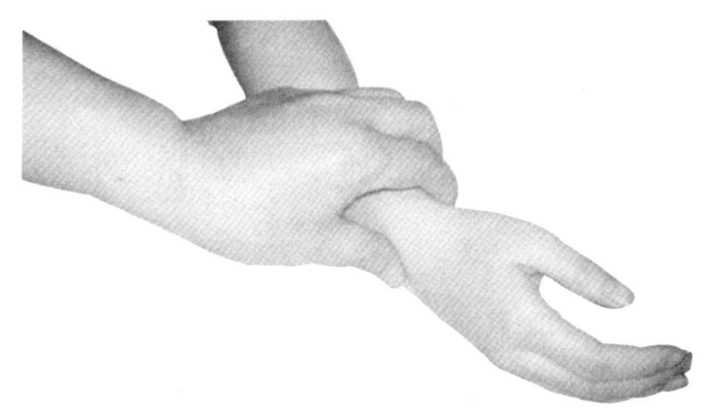

圖1-28

三指與拇指同時對指稱總按。三指分別與拇指對指爲單按。總按、單按各有意義；總按可感應人體氣血的總體狀態，可感應出寸、關、尺三部的脈力、脈位之差，還能感應脈的節律、緊張度、均勻度、脈位、脈率、脈力、節律、寬度，並可進行三部的比較。單按可獨視人體各臟器並比較、推斷疾病臟器之所在。單按是對總按的進一步求證，單按更適應於脈暈點脈法。

候脈五法即：舉、按、尋、推、摳。舉、按、尋是前人的教誨。

舉爲輕循之或是輕按而後抬指藉以感應脈管對手指的浮力，舉也可稱輕取。

1. **按**：重手下按，亦稱重取。

不輕不重而取之爲尋，亦稱中取。舉、按、尋基本可候出脈的九個脈素。即：脈勢、節律、脈率、脈位、粗

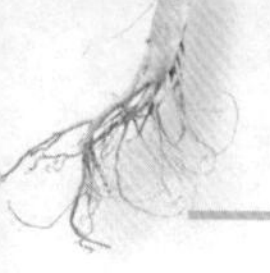

細、脈緊張度、脈的長短、脈流利度和血液的成分改變，脈暈點及雙手脈的異同。當然上述脈感只是脈的順向脈感。脈的橫向脈感可通過搵、推二法得之，如果是邊脈更應掌握搵、推二法。

2. 推：

即醫生用手指把脈管前推，以感應脈的外越力量，及脈管的縱向抗力。

3. 搵：

是用手指把脈管往醫生方拉回，也可感應脈管的外越力。此二手法對診斷弦脈、芤脈、緊脈、邊脈有一定的意義。特別是邊脈及芤脈的感應更需要此二法。

若重點體會某部的脈感，也可用一指單按某部，其他二指同時抬起，例如，雙寸脈與關脈的感應。若尺脈沉，可同時將寸脈、關脈按下，然後無名指才下按。

臨床上候脈時需要各指的相互配合，總按、單按、總尋、單尋、總舉、單舉、總搵、單搵、總推、單推。各法相互切換，靈活使用。若診小兒寸口脈可一指總攬三關，不必贅分。誠然有時小兒的脈象也同成人一樣的豐富多彩。

候脈應堅持一定的時間，大約1～3分鐘，古人稱50動。要求醫生心中一定要數脈搏50次，最好60次以上。其臨床意義在於候脈時間過短，可致許多脈象的漏診，例如代、結、促脈及十怪脈常因候脈時間短而漏診。候脈時間略長也可免去草率從事之嫌。

(一) 意候與微候

中國山水畫有大寫意與工筆之分，候脈其實也是門藝

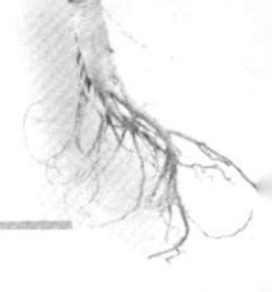

術。怎樣候脈這是歷代醫家普遍求索的難題，意候、微候事實上也還是脈診的常見方法。

1. **意候**：這裡的意思是大意、會意，整體候脈之意。傳統脈法27脈，主要是意候，這是中醫整體觀人的脈診方法。取脈體及脈勢之大體，瞭解脈象整體的變化，來應對人體整體氣血及生理改變。

該法對研究人體疾病的性質，判斷證候，闡述病機，疾病的預後有重要意義。但它也存在著診病滯後的不足。還存在著指病泛泛不能具體到病種，一種脈象多種疾病，幾種疾病一種脈感。傳統脈法的病、症與現代醫學的語言也需要匯通，等等。

事實上歷代候脈名家及名醫都認爲將脈象抽象到某一病及某一症是對脈象的曲解，但翻開歷代醫學著作，每一位醫家都在嘗試這方面的工作。當然在西醫沒有來中國以前，我們對疾病的認識方式僅停留在望外揣內的黑箱理論上，因而對脈象的探討方式上，臟象脈的探討僅是鳳毛麟角。

當然傳統脈法臨床應用幾千年，傳遍世界各地，肯定有其自身的生命力，筆者這點脈技也羽化於該學。如果沒有傳統脈學這一母學，也不可能演化出「脈神」這個子孫。傳統脈法雖取大意，但她是我們學脈的基礎。只有打好這門基礎，候脈才能有更深的創意。27脈如同英語字母，沒有A、B、C，就難有西方語言文明。同理，沒有傳統脈學這一母學，我們就難找到脈中的小人。

意候的方法，也就是傳統脈法的候脈方法，除27脈，十怪脈之外，也加邊脈、濁脈、擊脈、風脈、奇脈、漾

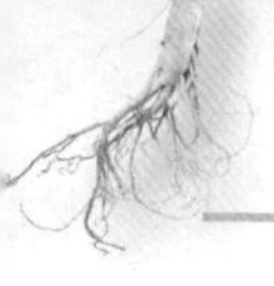

脈、潮脈、音脈等。

2. **微候**：微候應包括二個部分。第一部分也就是傳統脈象中的寸、關、尺的分部候脈法則，詳見病脈章及歷代脈學著作。

微候的第二部分是指將每一脈分割成6乘28份來進行候脈的一種脈法。更精確地說，是把寸口脈在浮、中、沉三個不同平面（脈位）再各二分形成六層位，各層面再分28個把點來精確地候脈。如此候法可精確到某個臟器的脈象。形象點來說，把脈中的小人從頭到四肢，從腹前到後背，從內臟到外表，三維立體的觸摸，這就是臟象脈候脈法則。

在該候脈法中，大體脈作爲人體大環境並加以辨證，脈暈點作爲尋找疾病臟腑的標誌。如此候脈既能立即診斷出什麼臟器有疾病，同時又能瞭解這一臟器的疾病對全身有什麼影響，這就是意候與微候的精髓。

不過這裡浮、中、沉的概念並不完全等同於中醫脈診的浮、中、沉。《心照脈學》的候脈法則是全息脈法。

把浮位看成是圓的邊，候脈時在脈的邊緣瞭解機體的軀表和浮位器官，以及疾病的初級階段。

把沉位看成是圓心，在沉位尋覓實質性臟器和疾病的嚴重狀態。把中位看成是疾病的恢復期或亞臨床狀態。

實踐證明，這種脈法一般情況下都能準確地指出疾病的臟器所在，能具體說出什麼病、在什麼位置、是哪一臟器。如果是多種疾病同時出現，尚可分出疾病的主次，也能立即識別疾病對全身的影響，當然這需要長期的候脈經驗總結。

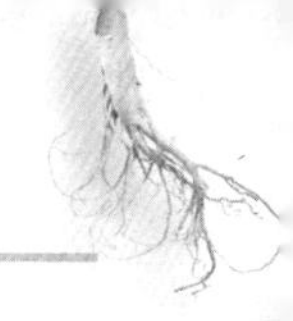

微候的方法：一段橈動脈，長不過5cm，粗不足5mm。要分成6乘28份簡直是天方夜譚。就是分成了這麼多份，三個手指要把它們的脈象感應出來聽起來也像是不可能的。這需要我們醫生詳於其功能而略於其形體，不斷地挖掘自身的潛能，通過一定時間和方法的訓練，還是很輕鬆的。只要我們經常鍛鍊，不斷提高，就可熟能生巧，舉一反三，物以類推。

(二) 心中有圖

微候脈必須把「寸口脈器官分區表」及層把點、把位牢記在心中，方可清楚寸口脈上各臟器的具體位置。候脈時當指觸到各臟器的脈位，感覺出現了與整體脈象的不同，例如，脈力的增強、減弱，脈管的粗細不等，脈位的沉浮有別，脈的緊張度異常，脈的流利度有獨等皆爲相應臟器有疾病的可能，見表1–6。

在全息論脈的思維模式下，臟器在疾病狀態下，它的形體會以脈暈的形式顯現在脈道中，根據脈暈點的形態和性質，可以對疾病臟器進行正確診斷。

「寸口脈器官分區表」是對寸口脈的進一步分區，看上去複雜，如果此表人格化，記憶起來並不困難。表1–6說明：

(1) 表中左右內側爲人體面，頸、胸、腰、會陰的正面投影區域。其脈感在雙寸口脈的尺側緣。如面部、頸前、胸前壁、肺、心、乳房、膽囊、胃、腸道、膀胱等均在此層，其脈位見浮，感應此脈輕手即得。

(2) 左右寸口脈的中位是人體內部器官的脈氣，如顱內、鼻竇、甲狀腺、肺部腫塊、肝、脾、胰、子宮、前

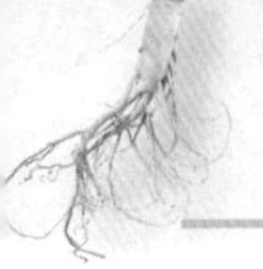

表1-6　寸口脈器官分區表

	浮	沉	浮	浮	沉	浮	
寸	枕後軟組織	顱內	額面	額面	顱內	枕後軟組織	寸
	頸後	頸中頸椎	頸前	頸前	頸中頸椎	頸後	
	後背軟組織	胸中胸椎	前胸	前胸	胸中頸椎	後背軟組織	
關	後胸軟組織	右上腹內胸椎	上腹前	上腹前	左上腹內胸椎	後胸軟組織	關
	腰部軟組織	右中腹內腰椎	中腹前	中腹前	左中腹內腰椎	腰椎部軟組織	
尺	上下肢近端軟組織	髂內骶椎	小腹前	小腹前	髂內骶椎	上下肢近端軟組織	尺
	上下肢遠端軟組織	下肢	會陰前	會陰前	下肢	上下肢遠端軟組織	

右手脈　　左手脈

橈側緣　　橈側緣

右寸口　　左寸口

寸　　寸

關　　關

橈側緣　尺　尺側緣　尺　橈側緣

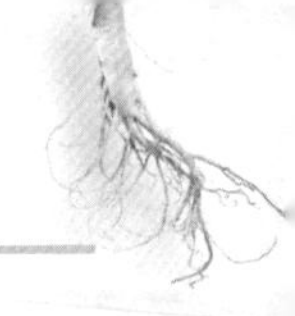

列腺及腸道氣位情病變，脈位於沉，感應時應按而得之。

（3）人體側面及後背軟組織病變，其脈氣常常顯示在脈道的橈側緣，居浮位，感應其脈感則輕手即得，並需雙手合參。

爲方便臨床使用和記憶，特擬寸口對應器官表，見表1-7僅供參考。

表1-7 寸口對應器官表

額面	前額、五官、鼻咽、眼、三叉神經、牙周、舌、副鼻竇、印堂穴區、人中區。
顳內	耳、顳中、耳大神經、腮腺、頭維穴及運動區。
枕後	小腦、頭皮、風池穴區。
頸中	甲狀腺、扁桃體、咽部、喉、聲帶、頸前淋巴結、甲狀旁腺、主動脈竇、氣管、扶突穴區。
項後	頸部軟組織區、頸椎、肩周、肩井穴區。
前胸	左咽、右氣管、左心、肺、縱膈、食道。
腋胸	右肺、左心、心包、胸膜、腋淋巴結。
後背	肩周、肩甲區、頸椎、後背肌肉筋膜。
上腹部（浮）	左：胃、膽、左乳房、左胸肌、腹肌；右：膽、膽道、胃、右乳房、右胸肌、腹肌。
右上腹內（沉）	肝、肝內膽管、淋巴、胸右側肋神經、胰頭部、門靜脈、側6～12胸椎、右腎、腎上腺。
左上腹內（沉）	脾、脾門、淋巴、肝左葉、左側6～12胸椎、左腎、腎上腺、腎。
右後胸區	右側腋胸後背部肌肉腱膜及神經無菌性炎症。
左後胸區	左側腋胸後背部肌肉腱膜及神經無菌性炎症。

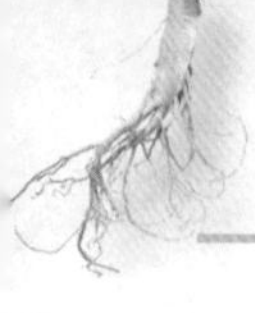

續表

右腹前（浮）	胃小彎、胰腺、十二指腸、腸。
右中腹內（沉）	升結腸、回盲部、腸系膜淋巴結、結腸右曲、橫結腸、右腎、右腎上腺及腰椎。
左中腹內（沉）	乙狀結腸、肛門、盆腔、左腎及左腎上腺腰椎、左輸尿管。
右腰	右側腰背部肌肉腱膜及神經無菌性炎症。
左腰	左側腰背部肌肉腱膜及神經無菌性炎症。
小腹會陰	泌尿、膀胱、腸。
髂部	髂、臀部病變。
上下肢遠端	上下肢遠端、足、手病變、直腸、生殖、附件。

需要說明的是：

1. 一般左頸中及胸前區同時浮數，多咽部疾病，右頸中及胸前同時浮起爲氣管病變。

2. 心區一般範圍多較大，並覆蓋左頸中、項、胸前、腋前。

3. 膽及胃部病變應左右手合參。

4. 肝居右上腹，脾居左上腹，其浮位是兩則乳房。

5. 左尺下多見肛門、直腸、泌尿病患，右尺下多主生殖系統病變。

6. 邊脈，浮爲軟組織病變，沉爲脊柱病變。弦緊，弦如刀刃則病重，細弦、弦虛趨輕。發生在一側爲同側病變，兩側同時出現爲頸椎、脊柱病變。發生在一側的尺緣及另一側的橈緣爲橈緣同側的病變。若單側尺緣出現邊脈

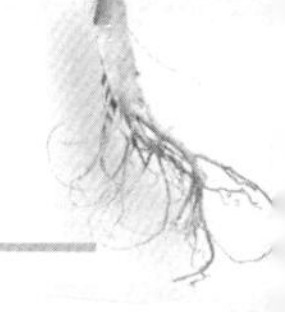

也見於鎖骨，胸骨柄區神經及腹部軟組織病變。

7. 下肢與尺脈爲同區。尺上區爲上下肢近端、尺下區爲上下肢遠端。筆者認爲：尺脈雖然是近心端，也是血來之處，但就脈氣來說，是人體脈氣的遠端。人心臟的射血力量來自於心肌收縮力，當心肌初始收縮時的力量最大，它順應主動脈弓及其分支的血供資訊，只有這種功能狀態，血流才能克服脈管阻力、疏通微循環。心肌收縮中間階段順應人體的腹腔動脈供血區域的脈氣。

(三) 一指多候

人的手指以中指敏感，而手指的指目區最敏感，指腹指感稍次之。候脈時應把食指、中指、無名指的指目對準寸、關、尺相應部位的中間，行大體的感應，微觀脈用指目更好。

候脈時一指多用，左手候脈這只是筆者的候脈習慣，讀者也可自我取法，不可拘泥於一招一式。

初用此法候脈時，有時你會有脈象並非像（寸口器官分區表）那樣明碼標價。例如，上呼吸道感染一病：表現爲雙寸關脈浮數，但若經過長期的細緻感應，慢慢地就會分辨出頭、鼻、咽、氣管的脈氣了。比如說：上感是雙寸脈浮，合併有頭痛時是雙寸脈浮的基礎上，寸脈的遠端出現二枚豆樣搏動的脈暈點。

若一側寸脈遠端出現該脈暈點，則爲同側偏頭痛。合併鼻竇炎時與偏頭痛的脈感不易區分，但多伴脈滑數。咽炎多見雙寸脈的浮，合併雙寸尺側緣脈力的增強。有咽炎及氣管炎的病人，特別是氣管炎的病人，以咳爲主，這需要脈症的合參。

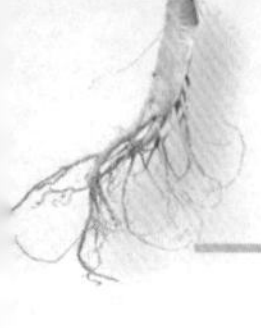

如一時難以感應，取其會意也是可取的，經驗可慢慢總結。

(四) 點脈結合

點脈結合，是指由對脈暈點的感知，當清楚疾病的臟器所在以後，結合35脈來完成對疾病的最後診斷。點即脈暈點；脈即35脈。點脈結合的點有定點、定部位的作用，而傳統脈有定病性、病機、病理、病程、預後等作用。

例如：

1. 左耳區脈暈點減力（局部脈力減退），脈象細、虛、澀、遲，診斷爲聽力下降、耳鳴、耳聾、鼓膜內陷、中耳炎等。

2. 左耳區脈暈點無脈：脈澀、虛，診斷爲耳聾。

3. 左耳區脈脈點增強，脈象細、弱、虛、濡，診斷爲耳鳴。若脈暈點搏指，伴脈澀、脈牢，應排除腦腫瘤。

4. 雙前額面區脈暈點增強，脈象細、弱、虛、濡，診斷爲神經衰弱，失眠多夢等。

5. 雙前額面區脈暈點增強，脈象促、澀，左寸橈邊脈，診斷爲上感、頭痛等。脈弦、弦細等應排除精神性疾病。

6. 一側額面區脈暈點增強，脈滑或正常、偏頭痛、鼻竇炎、眼炎，也見同側牙齦炎。

7. 一側額面區脈暈點增強，脈澀、神經痛、偏頭痛。

8. 雙額額區脈暈點增強：脈濁、脈弦、緊，診斷爲高血壓頭昏，老人腦血管動脈硬化、腦供血下降。

9. 雙額顳區脈暈點增強，雙寸脈浮、滑，診斷爲暈車、暈船、嘔吐，嚴重者關、尺脈細弱。

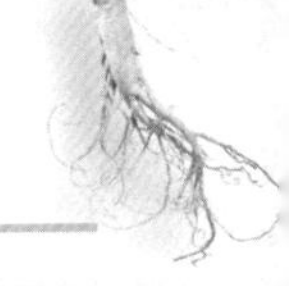

10. 左寸脈暈點增強，合併橈邊脈，脈象、弦緊、結、代促、澀、漾，診斷為心肌梗塞等。

11. 左寸脈暈點沉弱，脈象濁、弦、緊，診斷為冠心病、動脈硬化。

12. 左寸脈暈點沉弱：脈象遲、緩，診斷為心臟傳導阻滯，心肌供血下降。S–T改變，T波改變。先天性心臟病，如室間隔缺損等，若病人出現杵狀指，則以先天性心臟病為主。

13. 左寸脈暈點沉弱：脈象澀、促、奇，診斷為心包炎、先天性心臟病。

14. 雙寸脈暈點沉弱：脈象結、澀、濁，診斷為腦供血不良，記憶力下降，聽力減退或耳鳴、胸悶等病症。參考病脈點歌訣，這裡限於篇幅不一一贅述。須知點脈結合診斷疾病，尚需大量的臨床研究與探索，筆者的工作只是拋磚引玉，喚起後學。

(五) 剝蔥與開抽屜

候脈應心脈相照，脈人結合，脈象既然從寸脈到尺脈分成若干區域，在候脈時也應採取相應的手法。如從頭區到尺下區水平方向共分為6層區域，在脈象的縱向候脈時，應採取開抽屜的方式和方法。每個抽屜（區域）相互比較其脈象組成要素的不同，比較區與區之間，區與部（三部）之間，部與部之間的異同。

脈象既然有前後、內外之分，又有浮、中、沉之分。那麼在候脈時我們可採用剝蔥皮的形象比喻。按脈位分前後，把臟器脈解剖開來，我們的先人曾提出六位脈法，或更多的脈位分解法，也詔示後人候脈應層層剝皮，借此發

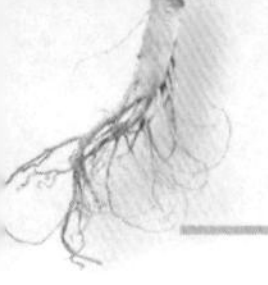

現病臟所在。一般寸脈僅分浮、沉二脈位，即可比較頭、面、頸部的病患，而關、尺脈，則應分浮、中、沉三位。

例如關脈：在女性浮位候乳房、胃、膽、腸；沉位候肝、脾、腎、脊柱。出現關脈上的邊脈，爲胸、腰部病變爲多。關邊脈爲浮位，則表示爲腰背部軟組織病變（背部皮膚的、肌肉的、筋膜的、神經的）。若脈位於沉，則此邊脈是脊柱的增生性病變。

若尺脈：尺脈在浮位上可候及腹壁、腸管、膀胱等病變。在沉位上可候出腹腔腫瘤，生殖炎症，還可推斷人體下肢的功能狀態。

脈象還需從左到右或從外側到內的候脈。例如邊脈出現在左寸橈側，爲左肩周炎。

邊脈出現在雙寸脈的橈側爲頸椎病。邊脈出現在左寸脈的橈側，同時右寸脈的尺側緣也出現邊脈，則提示患者左後背軟組織有病變。若單純寸脈一側尺側緣的邊脈則是胸前、上腹壁軟組織病變。

一般脈象的橈側緣爲人體後背及軀幹兩側組織脈氣，有時內臟的牽涉性疼痛也在該區域。尺側緣爲人體胸、腹前臟器的脈氣區域。

總之，剝蔥皮、開抽屜候脈法只是橫向及縱向剖析脈象的方法，更主要的是候脈應三維思維，以人體比脈象，人性化脈象。

（六）脈人合參，脈症合參，雙手合參

正常情況下，候脈除脈症合參以外，在獲取脈象的方法上，雙手合參脈象非常重要。一般說來，人體左、右寸口脈力、脈位等九大要素是基本相同的（其解剖學上的脈

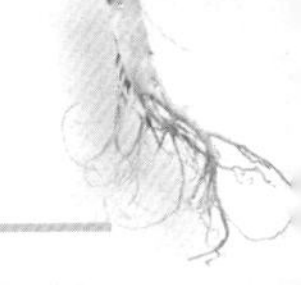

力，管徑差異爲右大於左，但這點差異臨床上可忽略不記，視爲均等）。而病脈往往就存在於脈象要素的差異中。

一般雙手合參，主要應瞭解兩手脈象的尺側緣（寸口脈器官分區表）的差異，寸、關、尺各部間的差異，兩手脈象橈側緣的差異。差異的內容爲九種脈素的異同。

1. 雙手合參尺緣脈

脈象的尺側緣是指兩手脈的內側（尺緣）部分，不是指尺脈。雙手合參尺緣候脈主要應合參左右寸口尺緣的九大要素脈感。

脈象的雙尺緣主要感應人體額面、頸前、胸前、腹前諸多臟器，也就是人體空腔臟器的脈氣。一般寸脈尺側緣多爲前額區、面部、頸前、前胸各臟器的脈氣所在。關脈尺側緣多爲上、中腹部臟器的脈氣所在。尺脈尺側緣爲小腹、會陰、下肢內側組織的脈氣所在。

咽炎與氣管炎，肺部腫瘤與心臟、頸淋巴結、甲亢、甲減、扁桃體炎症的鑒別，由脈暈點出現的位置，脈象的脈力、脈寬、脈勢等不同進行鑒別。

一般寸脈的脈位僅限於浮、沉。浮、沉或二手不等，脈力過強、過弱，兩寸不等脈、不等寬，流利度不等，緊張度不同，長短不一等均爲寸脈應對器官的疾病脈象。例如：左寸脈的尺緣脈浮於右寸尺緣，或兩寸尺緣均浮起，多見以咽炎病爲主。若脈數見於急性咽炎，若右寸尺緣脈浮，多爲氣管炎病變。

2. 關脈，雙手合參尺緣脈更為重要

借雙手合參可以區別腹部空腔臟器的疾病所在（一般

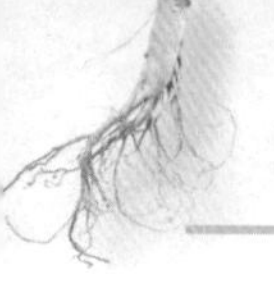

實質性臟器的脈象較易區別，而空臟臟器的脈象較難鑒別）。例如膽囊、胃二臟器，脈位在浮，部位於左、右關，它們相互爲鄰，其臨床症狀相仿，有時二個臟器的病變相互影響，互爲因果。慢性膽囊炎可導致慢性胃炎，慢性胃炎也可影響膽的功能。合參雙手之脈，要求我們從脈象的九大要素上鑒別出兩脈與整體脈象的異同，若明顯差異者，即爲病臟所在。

慢性功能性減弱性病變，若左關沉陷明顯異於整條脈管應是胃患，若是右關減脈力，明顯於整條脈管，則膽患的可能性爲大。特別是右寸關脈邊脈合併右關脈綠豆樣脈暈點對膽囊疾病的診斷有特殊意義。臨床上也多見右寸關脈橈邊脈、左寸關尺側緣邊脈同時出現，或該部的浮位出現脈暈點。

凡是功能亢進性疾病，急性炎症病變，右關脈位的浮，脈力的強，出現流利度、緊張度、脈的長短、脈的寬窄，明顯異於脈管則多見膽囊病變，否則爲胃部疾病。這裡還應該特別注意的是女性，雙關脈浮應首先考慮爲乳房疾病，特別是月經前。

就尺脈來說，尺脈的尺側緣多爲腸、膀胱、子宮、前列腺、直腸的脈氣。若急性炎症表現爲脈的浮起。若慢性增生、腫瘤、水腫則脈力多增強，若流利度的改變伴脈力的增強要注意鑒別占位性病變的存在。

正常情況下，男女左尺脈均偏沉、弱。若左尺脈的脈氣特異均應行左腰、左腹、乙狀結腸、直腸、左臀、附件、盆腔等部位的詳細檢查，而女性則以左附件或婦科病爲多見，若左尺脈擊多見婦科炎症或泌尿系炎症等。

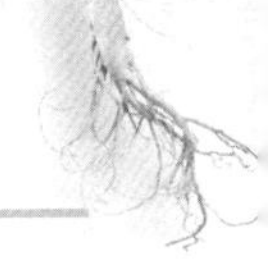

3. 關於寸、關、尺部的脈象差異

事實上古人對此種差異已經研究的比較透徹，只是在臟腑的分屬上與筆者的經驗脈法有異。我們殷切的希望各位同仁在候脈時要時刻將寸口脈與植物神經分佈範圍和動脈供血範圍相聯繫，理解氣、血的本質，理解寸、關、尺脈氣分部的實質。

4. 關於雙手合參候橈緣

脈的橈緣是人體兩側面各組織的脈氣。比較兩手橈緣的異同，對鑒別後背組織的病變所在和人體側面組織的病變所在，以及內臟牽涉性疼痛性病變有十分重要意義，甚至有立斷疾病所在的效果。

5. 關於合參雙脈的內容

（1）脈力：

由對雙手脈力的比較，尋找疾病的所在，是較簡單的候脈手法。就脈力來說，雙手脈總體有明顯區別時，脈力過小與過大爲病變所在。例如一側腦占位、出血導致一側肢體的功能障礙（半癱）。脈象會出現患側的脈力明顯減弱，而其脈的寸頂端額、顳、枕區相對正常。

例如，左腰椎間盤突出症的脈象表現爲：早期左關尺脈的橈緣或難分橈緣的脈力明顯增強於對側（同時左拇趾背伸力減弱），這是神經受壓迫後神經的刺激現象，而慢性的腰椎間盤突出症則以關尺脈的減弱爲主。又例如，右寸脈橈緣的脈力明顯減弱，診斷爲右耳聽力下降、聾鳴、耳膜內陷等等。多提示由於兩手脈力的不同而對應某處的疾病所在。

一般雙手脈各部的脈力最強、最弱處爲疾病之所在。

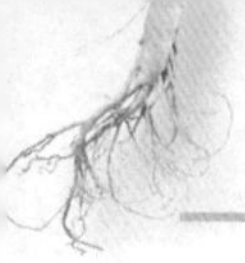

（2）脈位：

由雙寸口脈位的異同尋找疾病之所在。若一側脈位過浮、過沉或一側脈的寸、關、尺某部脈的浮、沉異常，均提示疾病之所在。

例如，右關脈沉於左關脈，同時整體脈象濁實，可診斷為脂肪肝。

例如，婦女左關脈明顯浮於右關脈，月經前期可診斷為左乳腺增生，而月經期的脈象又為右尺脈的浮滑，左寸脈的浮滑也是脈位的差異。

例如，左尺脈的沉、弱，有慢性結腸炎的可能，或大便不規律的現象，還見左膝關節功能的不足。右寸脈的明顯沉、弱，有慢性支氣管炎，支氣管哮喘，慢性肺功能減退疾病的可能，甚至有右耳聽力下降、耳鳴、耳聾的存在等。

（3）脈勢：

雙側脈勢的不同，異處為病。有時脈的來勢或脈的去勢不同也提示疾病所在。

例如，右尺脈獨洪或浮洪，提示泌尿系炎症。左寸脈去勢中有條索狀槍擊感，為左頭血管性頭痛，古時又稱「寸上擊」，而雙寸的擊脈應排除頸部大血管狹窄的可能。

（4）雙脈合參較管徑：

正常情況下雙手脈管徑是基本等同的，若獨粗、獨細、獨膨大均為疾病所在。

例如，左寸脈額面膨大，為左額偏頭痛，若左寸部膨大，則尚應考慮有心臟病的存在。左關脈獨細為慢性胃

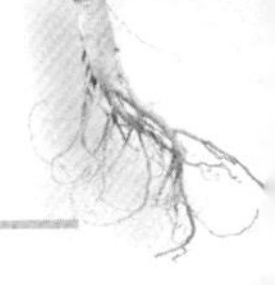

炎，免疫力低下等。左尺脈橈緣邊細脈爲左下肢酸軟、麻木無力，多見坐骨神經病變。

一般兩隻手脈管管徑粗細的比較：

例如，雙寸口比：比較兩寸口脈管的粗細，過粗過細爲病側。雙寸口比應按部來比：應寸比寸脈、關比關脈、尺比尺脈，或寸、關脈比對側寸關，關、尺脈比對側關、尺脈等。

（5）雙手合參較長短：

正常情況下，雙手脈象是等長的，若一側脈象的獨長、獨短皆爲病脈所在。或左寸長，或右寸長，或左寸短，或右寸短，或左尺長，或左尺短，或右尺長，或右尺短等等均是病脈所在。脈長爲熱、爲實。脈短爲虛爲鬱，長、短殊於何處，何處有病，何臟有病。如左寸脈短：多見心供血不佳，左耳聽力下降，若合併右關尺脈的明顯減弱，則多見右偏癱之風脈。

（6）雙手脈合參證比較緊張度：

正常情況下兩寸口脈的緊張度基本相同，異常情況下二脈明顯差異。如左關脈緊：有因肝臟疾病導致胃腸功能障礙，消化機能減退，嘔吐納差等症狀，也見胃腸本身的病變。又如右尺脈的細、弱、濡、虛等低張力脈，在女性多有月經不調，卵巢機能減退，性功能障礙，慢性婦科疾病，不孕症等疾病。

（7）合參雙脈尋獨異：

正常情況下，雙手脈象九大要素基本相同，若一側脈象發生了特殊的改變，均提示相對應部位出現疾病。例如，右關脈出現芝麻點樣脈感，或出現該點伴右關橈邊脈

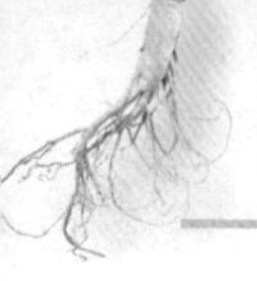

或左關脈尺邊脈，右關脈橈邊脈或出現該點伴左關脈尺邊脈，此幾種情況都應排除膽石症。

關尺脈交界處出現芝麻點樣脈感提示腎輸尿管有結石，有時這種異常的搏動點帶有「彗尾」，更是結石的特異脈感。右寸尺緣及左寸尺緣出現邊脈，提示前胸軟組織或肋神經、軟骨、胸骨疼痛。

右尺脈的獨洪應排除泌尿生殖系炎症、腫瘤等等，均為脈象中出現異於整條脈象的特殊脈感。

總之，雙手合參二側脈管也是候脈診病的重要方法，我們不僅要注重對人體脈象的感應，還應三維立體全面地分析脈象的變化，擴大對脈象研究的視野角度，力爭捕捉到更多的脈象資訊。

（七）診脈的幾點經驗手法

當我們手觸脈管時，脈象上有無限的資訊，怎樣從紛紜變化的資訊中辨別出我們所需要的資料呢？又怎樣在脈象中挑選最主要的疾病加以診治呢？這是徒手診病面臨的重要課題。

古人提出27脈，十怪脈。就是說病脈有27種，這27種脈象是古人從紛紜變化的脈象資訊中提煉出來的脈象精華，只要你觸到此種脈象，就等於找到了病脈。

1. 在陽性脈中抓寸、關脈之過

陽性脈：浮、洪、濁、芤、濡、革、散、數、滑、動、促、疾、實、緊、弦、長、擊、風脈等脈中，應重點在寸、關二脈上尋找突出的暈脈點，凡明顯強於或弱於整條脈管的脈暈點均應視病脈所在。這是因為陽性脈多為陽氣外越性病變的脈象。

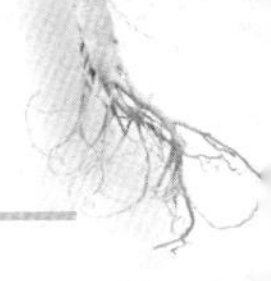

頭、面頸、胸、上腹部皆爲人體生命器官，當人體生命臟器有疾病時出現了陽性脈，多是嚴重狀態。

例如：雙寸脈浮，寸頂端額、顳、枕區出現膨大，如黃豆的脈暈點，可診斷爲上呼吸道感染、頭痛，或頭部病患出現了發熱。此時尺部脈象雖然相對爲沉，但可作爲次要脈象棄之。這是因爲寸、關脈的浮起相對的情況下尺沉。有時病人的尺脈及關脈沉細而寸脈獨浮，可診斷爲胃腸型感冒，這是因爲關、尺脈的沉、細脈素明顯。

例如：病人脈濁、左寸脈沉、右關脈沉及右尺脈沉細，診斷爲高血脂、冠心病、脂肪肝、腦中風前兆、性功能減退、右下肢功能減弱、麻木等。在此脈象中，脂肪肝及性功能減退可次求之而直取冠心病、高血脂及腦中風前兆爲要。

2. 在陰性脈中抓尺、關脈之過

在陰性脈中應重點關注尺脈及關脈的太過。這是因爲關、尺二部爲脈之胃氣，爲脈之根。陰性脈多主人體機能的低下，沒了胃氣，多預示疾病的風險。在陰性脈中，對脈暈點的無力、太沉、太弱、太虛、太細等皆爲病患所在。

3. 多枚脈暈點共振求其大

許多脈暈點同時存在時，應注意較大的脈暈點，而捨棄體積較小的脈暈點。例如，病人的雙關脈中都出現了脈暈點，右關的脈暈點爲大，應檢查肝、膽、胰病患。若左關的脈暈點爲大，應檢查脾臟的大小、胃部占位、頸淋巴結。若出現貧血，還應檢查血小板，排除因脾功能亢進而導致的一系列臨床症狀。

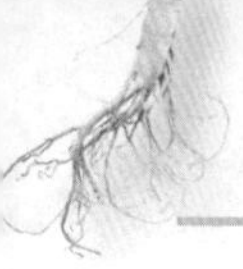

4. 多枚脈暈點挑其強

在眾多脈暈點中，應抓最有力的脈暈點。在許多情況下，脈暈點最有力處爲病處。例如：雙關脈暈點脈力強於整體脈象，同時左尺脈出現一枚強於脈象的脈暈點，如果左關脈暈點最有力應檢查尿酸，排除痛風疾病，並可根據左關脈病脈點的脈力、大小來辨別痛風疾病的輕重。

若左關脈暈點減弱，則痛風病的病情在減輕，如左關脈脈暈點不明顯，則提示痛風病痊癒。

若右關脈暈點脈力強，則重點檢查肝、膽，排除肝膽系統疾病。如重症炎症、占位、肝硬化等。

若左尺脈脈暈點力最強，應重點檢查尿糖、血糖，排除糖尿病，也可根據左尺脈脈暈點的脈力來判斷糖尿病的輕重。

如左尺脈脈暈點增強，則糖尿病較重，若左尺脈脈暈點脈力減退，甚至同於整條脈管脈力，則可認爲糖尿病病情得以控制。在濁脈上尋左尺脈暈點，對糖尿病的診斷有意義。

5. 抓無脈

脈力最弱，甚至無脈的脈暈點往往是疾病之所在。例如：左寸脈暈點的明顯減弱，應檢查左耳的聽力，或CT檢查腦部，排除左腦的缺血，腦組織的軟化等。

左寸脈暈點無脈尚應檢查心臟，排除心臟疾病。例如，心臟的傳導阻滯性疾病、心包炎、心肌缺血、冠心病、先天性心臟病等。

6. 抓獨異

脈的獨異多見病處。例如：寸關脈基本正常而尺脈獨

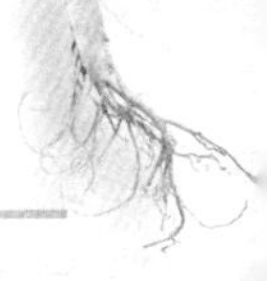

細，應重點檢查胃腸、婦科及下肢關節疾病，特別見於右尺脈。但凡右尺脈細弱者，多有腸道疾病、月經淤滯量少，若是妊娠女性，多有流產、早產的可能，女性40歲以上往往見下肢骨關節酸軟，以及手術切除了子宮、卵巢，或便秘或慢性結腸炎等。

但凡左尺脈獨強者多見泌尿、生殖系統疾病。

若脈象中尺、關二脈正常、寸脈獨粗、獨細，應重點檢查心、肺、五官、腦部疾病。

若寸、尺二脈正常而關脈獨異，應重點檢查肝、脾、膽、胃等疾病。過沉過弱則應排除手術摘除了某器官，特別是實質性臟器。若右關脈的脈力強，應排除結石、占位、硬化等疾病。

7. 多枚脈暈點共振

多枚脈暈點同時出現，常常提示某種病變，如上述的扁桃體炎、淋巴結炎、血液病、代謝性疾病，其脈暈點的顯現常有一定規則，抓住這一規律，認識這種規律，對疾病的診斷可能達到立竿見影的診斷結果。

8. 脈的微觀發現

經過長期脈診的研究，作者發現在疾病的早期，各臟器就會把其疾病的資訊表露在脈道中，疾病臟器的形態與脈中的脈氣相似。也就是說，透過一定時間的訓練，醫生可以直接在脈道中把疾病的人體內臟摸出來，正所謂「開天眼」，例如，結石、息肉、囊腫、腫瘤等，都會清楚地顯示在指下。

總之，對寸口三部中獨沉、獨浮、獨大、小、滑、澀、強、弱、無脈、實、虛、芤、弦、緊、洪、擊、粗、

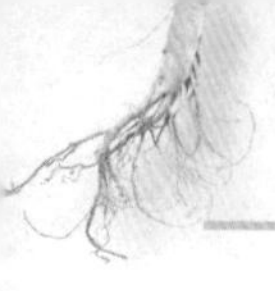

細等等異常脈象均應重點檢查人體相應之臟器，而多數情況是病患之所在。當建立起全息診脈思維後，脈的管壁就是人體的體表，脈中的暈就是人體的內臟，統觀脈體就是人體。

由長期對脈象的研究與體會，脈人會在你指下與腦中現身，這時你的脈診水準就提高了。

四、脈人合一

在脈象產生原理一篇中，我們描述過人手握拳相似於人體。手腕部的組織結構相似於人體腹部及軀幹。《全息醫學大全》中說：「全息醫學中的全息元是一個強調其上存有整體全部資訊的概念，這裡強調的是人體的某一『碎片』（人體的某一局部）的具體形態，這和中醫裡面的其它概念一樣，是詳於功能而略於形體的概念」。

李萊田教授等關於醫學全息元的精闢論述告訴我們，用全息醫學的眼光看待脈象，不是單純強調橈動脈的具體形態，而是應詳於其功能而略於其形態。

從直觀的形態上看不出橈動脈與其他動脈血管有什麼兩樣，但由對橈動脈所表達的脈象上加以研究，我們驚訝地發現它囊括了人體的生命資訊。

在長期及大量的臨床實踐與研究中，我們越來越清楚地認識到，所謂的候脈就是候人，就是在摸我們手腕部的小人。一側寸口脈就是軀體的半身縮影；天與人合一，人與脈合一。這如同觀看三維立體畫一樣，只要你掌握了方法，就能看出畫中之畫。只要你心中有人，知道病人的脈

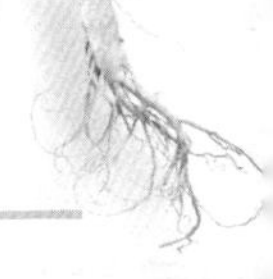

中有人，你的指下也會感應出脈人。

(一) 脈與人形體合一

如果其人的個子很高，手腕部的小人個子也不會太矮（長脈）。如果其人個頭很矮，腕中的小人個頭也不會太高（短脈）。反之，如果其人很高，而脈人個矮或其人個矮而脈人很高，則此人有病。

個頭高而脈人矮則爲短脈，主虛或氣鬱。個矮而脈人長爲長脈，主熱與實。只有脈與人相應，人與脈相順方爲正常。一般正常情況下，腕中小人的個頭長可容三指，在40～50mm左右，約是身長的1/35。女性稍短，矮人稍短，兒童更短。

假如腕中的小人過胖（脈寬）而其人過瘦，或脈人過瘦而其人過胖（脈細），則該人有病。瘦人有了胖（寬）脈，體闊的人有了瘦脈（細），均爲疾病狀態。脈過粗則有熱爲實證。

體闊的人有了細脈一定會胃腸功能不佳，消化機能不良，下肢關節酸痛，或臟器的虛損，出現水腫，或營養不良、貧血，或神經衰弱、頭痛等。

一般橈動脈粗細在3～5mm左右。男性稍粗，女性稍細，非體力勞動者稍細，兒童更細。

若脈中的小人頭大、下肢小（尺脈弱、寸脈強），則其人多見頭昏、頭痛、頭重腳輕，嚴重者腦部腫瘤，或神經衰弱，下肢酸軟，缺鈣、胃腸疾病、生殖功能減退、暈車、暈船，易出現嘔吐性病變等。

如果脈人下肢大而頭小（尺脈強、寸脈弱），則其人多見婦科疾病，泌尿、生殖系統疾病。或盆腔腫瘤，腰椎

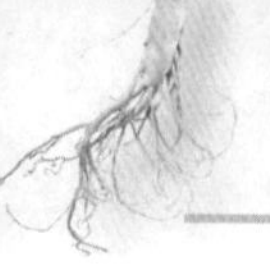

間盤突出症。也可見耳鳴、聽力下降，嚴重者耳聾、心腦供血不良、冠心病、傳導阻滯、先天性心臟病、大腦記憶力下降、胸悶等病症。生理情況下見於兒童和老人。

譬如脈人二頭大中間小（尺脈、寸脈強，關脈弱），一般情況下其人多瘦，腹部也乾癟。多見於慢性胃、腸疾病，肝、膽、慢性炎症，脾及淋巴系統功能減弱，食慾不佳、消化不良，甚至乳房、脾臟、膽囊的切除。還見神經衰弱，生殖、泌尿疾病。

如果脈人的形體像棗（尺脈、寸脈弱，關脈強），表現爲二頭小而中間大，則其人正常情況下一定是腹大腰圓，消化、吸收能力好，力大無窮，肌肉豐滿。異常情況下則多見肝、膽系統炎症，腫瘤、肝硬化、門靜脈高壓症，脾大、淋巴結病、血液病、乳房偏大、乳腺增生、乳房腫塊等等。還見腦血供不足，下肢骨關節病變等。

（二）脈與人的體質合一

如果人體質好，力量強，氣血旺盛，而腕中的小人也一定會充盈飽滿、和緩從容（正常脈）。若脈人虛大無力，或弱、細、短、濡，則其人一定是氣喘吁吁，四肢無力，面色萎黃，無精打采，久病臥床，慢性疾病、營養不良等。若脈弦、脈緊、脈數必有重患。

一般人的體質狀態與其脈人的脈力、脈勢、脈的胃、神、根相吻合。

（三）脈與人情感合一

人的情緒高昂，心情激動，則脈人跳動的速度加快，跳動的力量也偏高。人的情緒低落，脈人的跳數也減少。若其人受到刺激、驚嚇、驚恐，脈人也會出現結、促、澀

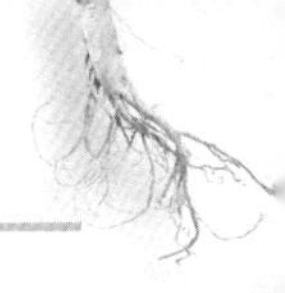

的改變。人體快速運動，脈會增加跳數。人長期勞動及體能鍛鍊，脈人會胖大，脈力也會增加。人發熱，脈人會跳數增加，借脈洪而數幫你散熱。當人受到寒冷，脈人會沉或緊藉以保暖。

總之，脈與人相應，情感合一。關脈的沉、細、弱多見病人的肝氣淤滯，情緒不佳，憂鬱，好生悶氣等。關脈的浮，脈力增強，多出現眼病。

(四) 脈人同病

人有多高多胖，脈人有多寬多長。人有頭、軀幹、四肢，脈也有相應的頭區、軀幹區、四肢區。

當人頭痛、頭昏時，脈人的頭區膨大，脈力增強與滑動。

人有頸椎病時，脈人的頸椎區也會出現相應的邊脈。人的後背軟組織病變，脈人的後背也會出現相應的邊脈，借此告訴你：「我的主人這兒有病。」

其人有高血壓，脈人的力量（脈力）也會增加。

人有高血脂、高血糖，脈人會清楚地告訴你，它也有此病。甚至還像檢驗室那樣，把血糖、血脂高出的範圍、治療效果顯示出來。

(五) 脈人顯現了什麼臟器，什麼臟器就有了疾病

正常脈象中，沒有疾病臟器的資訊，因而沒有脈暈的出現。當異常脈暈出現時，已提示該人有疾病，脈中異常脈象出現的層次與位置，對應於人體各臟器的解剖學位置，並形成脈中「小人」的態勢。

當脈中「小人」顯示了臟器的脈暈，則人體也會對應的出現臟器的疾病。

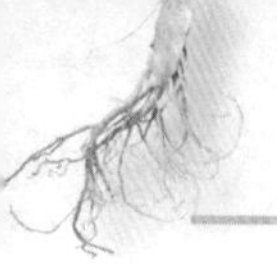

(六) 人中風，脈人也風、脈人早風

腦中風脈象的交錯性改變完全與人體的運動神經分佈有關。臨床觀察證明：風脈可以早出現於腦中風數天或數月甚至二年。

事實上，腦中風從病理角度上來講，它的發生是一個緩慢的過程。因為腦血栓的形成是一個緩慢的過程。當血栓沒有完全地堵塞腦動脈時，病人已經具有臨床症狀，只是病人不能夠主觀地感知或臨床症狀的間斷出現，或中風症狀不典型而已，而脈象則能有效地提前做出診斷。臨床此類病人常見。

總之，脈象基本與人體即時狀態相吻合，人有什麼疾病，脈有對應的變化。通過候脈我們不但能準確地瞭解疾病的所在，而且能知道疾病的性質，以及疾病的病程、治療效果和預後。

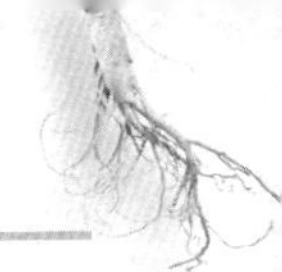

第二章 發現新脈

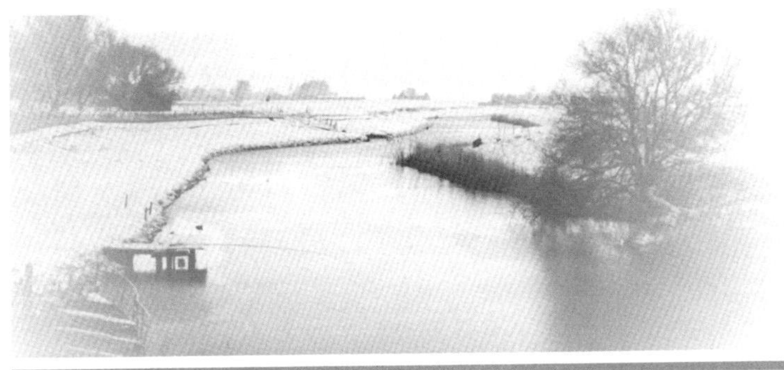

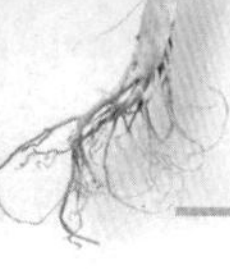

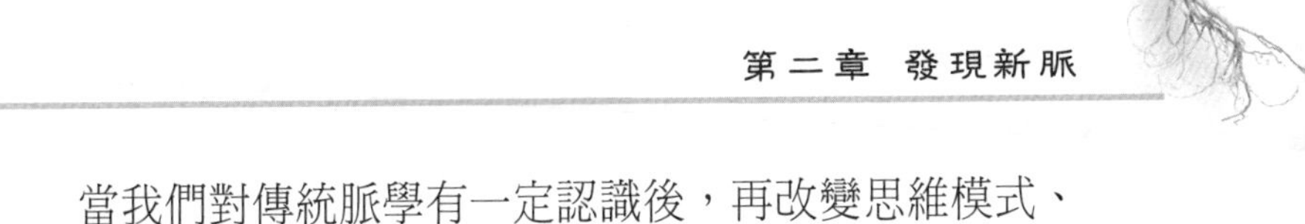

當我們對傳統脈學有一定認識後，再改變思維模式、轉換觀脈的角度，研究脈理但不拘泥傳統法則，我們會有更大的斬獲。

有時整理古人的東西還能寓於新意，例如，濁脈、清脈等 脈象。該脈象源於宋朝，是一種占驗的脈診方法，出現於「太素脈」中。對濁脈進一步研究，並將其名借為今用，對三高症有觸脈知病的診斷作用與意義。

也有部分脈象多是臨床新的發現，並借鑒了現代醫學的知識。但限於篇幅，對許多已經在歷史資料可尋的脈象，這裡不多贅述。

第一節　濁　脈

一、概　述

特指血液有形成分的增加而導致脈氣渾濁的單因素。

二、濁脈的研究

歷代脈學著作中有關濁脈的記載所見不多，宋朝以前基本沒有脈學著作中提及此脈，以後見於「太素脈」中。「太素脈」事實上並不是醫學概念上的脈學，它是一種被用做算命及預言禍福的「占驗」手段，並以脈診為方法。本書以濁脈命名該脈型，實是因為這種脈型用濁脈最合

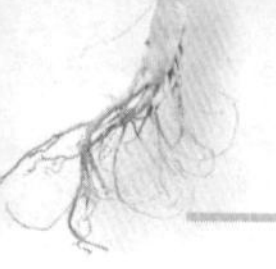

適，又因爲二種濁脈有聯繫，又有區別。宋朝以後有醫家建議將「太素脈」中的濁、清脈納爲醫用，代表人物主要有張介賓、吳昆、張璐等。

明代著名醫學家張介賓認爲：「……人稟天地之氣以生，不能無清濁純駁之殊。稟之清者，血氣清而脈來言清，清則脈形圓淨，至數分明，吾診乎此，但知其主富貴而已，若曰何年登科，何年升授，何年招財，何年得子，吾皆不得而知矣。稟之濁者，血氣濁而脈來亦濁，濁則脈形不清，至數混亂，吾診乎此，但知其主貧賤而已。若曰某時招悔，某時破財，某時損妻，某時克子，吾亦莫得而知矣。」

看來張介賓對「太素脈」頗有研究，對「太素脈」清濁脈的捨取爲後人做出榜樣。在古時，勞力者多貧賤而不富貴，由於勞力者肌肉豐滿，脈道充盈怒張，脈自見濁。而達官貴族肌膚厚膩，無須勞作，行有車，食有魚，脈道自然收縮圓淨，脈自見清。因此，根據脈象的清濁者，可基本判斷人的卑賤、富貴。至於由候脈，得知人的升官發財，損妻克子，非張太素莫如。這裡張介賓就濁脈的描述有三個脈素：一是脈形不清；二是至數模糊；三是氣血濁。這可能與部分脈學著作中的「澀脈」有相似之處，但與本書所指的濁脈有本質的不同。

明代的醫學家吳昆，就「太素脈」法中的濁脈他認爲：「脈形散澀，至數模糊。」他認爲濁脈的脈形是散脈與澀脈的兼脈，與張介賓的「脈形不清」認識上差別不大。這與本書的濁脈也不同。

清代醫家張璐對「太素脈」法有相當的研究，他認

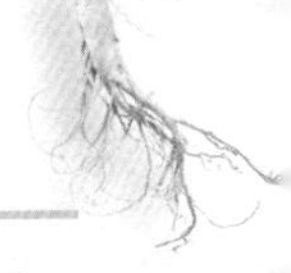

爲：「清脈者輕清緩滑，流利有神，似小弱而非微細之形，不似虛脈之不勝尋按，微脈之軟弱依稀，緩脈之阿阿遲縱，弱脈之沉細軟弱也。清爲氣血平調之候，經云：受氣者清。平人脈清虛和緩，生無險阻之虞，如左手清虛和緩，定主清貴仁慈。若清虛流利者，有剛決權變也。清虛中有一種弦小堅實，其人必機械峻刻。右手脈清虛和緩，定然富厚安閒。若清虛流利，則富而好禮，清虛中有種枯澀少神，其人必不適宜。寸口清虛，洵爲名裔，又主聰慧。尺脈清虛，端獲良嗣，亦爲壽徵。若寸關俱清，而尺中蹇澀，或偏小偏大，皆主晚景不豐，及艱子嗣，似清虛而按之滑盛者，此清中帶濁，外廉內貪之應也。若有病而脈清，雖劇無害，輕虛少神，即宜溫補真元。若其人脈素清虛，雖有客邪壯熱，脈亦不能鼓盛，不可以爲證實脈虛，而失於攻發也。」

在論述濁脈時他認爲：「濁脈者，重濁洪盛，騰湧滿指，浮沉滑實有力，不以洪脈之按之軟闊，實脈之舉之減少，滑脈之往來流利，緊脈之轉索無常也。濁爲稟賦昏濁之象。經云：受穀者濁。平人脈重濁洪盛，垂老不能安閒。如左手重濁，定屬汙下。右手重濁，可卜庸愚。寸口重濁，家世卑微。尺脈重濁，子姓鹵莽。若重濁中有種滑利之象，家道富饒。濁而兼得蹇澀之狀，或偏盛偏衰，不享安康，又主夭枉。似重濁而按之和緩，此濁中兼清，外圓內方之應也。大約力役勞勩之人，動徹勞其筋骨。脈之重濁，勢所必然，至於市井之徒，拱手曳裾，脈之重濁也，此非天性使然歟。若平素不甚重濁，因病鼓盛者，急宜攻發以瀉其邪。若平昔重濁，因病而得澀之脈，此氣血

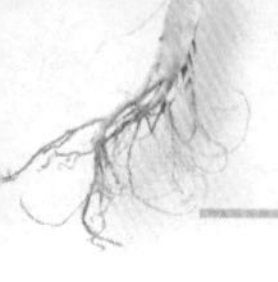

凝滯，痰涎膠固之兆，不當以平時澀濁論也。」

張璐論述的濁脈與《全息脈》中的濁脈有相似之處，但兩者就脈象所主的意義完全不同。我們反對把脈象神化或用於「占驗」，這是糟粕。但臨床上濁脈對於高血脂及其併發症的診斷有特異性，這是事實。

張介賓對「太素脈」之濁脈的認識中有滑脈、緊脈的成分。滑脈的脈理是微血管的開放、血流運行加速。濁脈的脈理是：血流的混濁，通而不暢，他們有本質的不同，他們間只應兼脈。濁脈也可與緊脈相兼，但不應當把濁脈中添加有滑、緊脈的成分。

筆者認爲：臨床上大部分體力勞動者脈象寬大，脈勢奔湧，與張璐所述濁脈有相似之處。如果該類人中年富貴（升官、發財、勞動減少、飲食厚膩），則多出現高血脂的濁脈。近年來高血脂疾病有年輕化的傾向。

濁脈的產生機理，可能與血液中的脂肪含量高，或血液黏稠度過高等有關。脂肪滴導致血管微循環通過障礙，而出現脈形寬大，血液通過緩慢的脈象。如果脂肪沉著於脈管壁，輕者出現濁緊脈，重者出現濁弦脈。臨床研究濁脈時發現：部分不典型腦中風疾病的病因與高血脂有關。

濁脈不應該與滑脈、動脈、細脈、微脈、弱脈、濡脈等相兼脈，這是其脈理所決定的。

臨床上濁脈也與糖尿病人的特異脈象共存。這部分病人以「三高症」居多，即：高血壓、高血脂、高血糖。

張璐不但採錄了從濁脈中辨別人體體質的強弱，並且將「占驗」的內容也納入文中，這是醫家的業外偏愛。

以脈的清濁來辨別體力勞動與腦力勞動，有一定參考

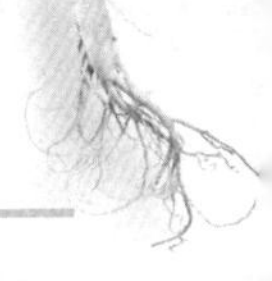

價值。因爲體力勞動者飲食量大，血黏稠度不高，因而脈道粗大，脈力強盛，這樣才能適宜體力勞動的需要。而權貴們勞心，無需持重，行有車，不暴飲暴食，脈象自然清虛。

在舊時勞心者治人，勞力者治於人，自然就有富貴之分。如果以脈象的清濁論富貴貧賤，則學生、機關工作者、女性、文教衛生、藝術界等顯然是此類，而勞動人包括勞動致富的人，工程建築的老闆，酒肉果腹的部分人皆在貧賤之列，顯然這與現實有出入。當然有錢不一定就富貴，「精神貧乏」也是窮人。「太素脈」的濁脈脈形是：脈見洪盛，騰湧滿指，浮、沉、滑、實有力，沒有洪脈的軟闊，沒有弦，不如滑脈的流利。

筆者筆下的濁脈，單指因血液有形成分的增加而產生的脈象表現；脈見浮沉充盈滿指，渾厚有力如漆行脈中，有洪脈之軟闊，但無洪脈之來勢，有實脈之長寬，但無實脈之弦、滑、緊。但濁脈可以同弦脈、滑脈、緊脈甚至同虛脈、芤脈等兼脈。

三、清　脈

張介賓所論之清脈在現實生活常見，特別多見於中學生、大學生、機關工作人員、白領階層等。它是一正常脈的獨立脈型。清虛流利，圓淨有神；不浮不沉，緩中虛於胃氣；管壁軟細，富有彈性。

此脈象多是健康人的脈象形式，作者認爲：清脈應當定爲「平脈」的標準。

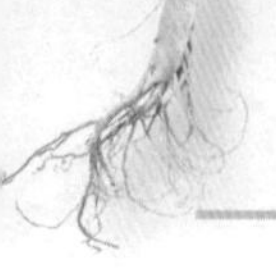

清脈是正常脈型的一種，研究它有助於我們瞭解與理解正常脈象，它的產生機理與人的氣血平調，心平氣和，富裕安閒有一定關係，事實上人的脈象與人的體質、代謝、環境、季節、精神等都有決定的關係，利用它研究人體疾病的發生、發展、轉歸有特定意義，而附加以「占驗」的內涵決非是醫家所爲。

四、濁脈的現代醫學病理解剖學原理

濁脈是血液有形成分的增加，如血脂的增高，血紅蛋白的增加，真性紅細胞增多症，血液黏稠度等原因而導致的血行速度的緩慢，而血行速度緩慢的原因：

一是微循環的通暢度不夠；

二是血管的堵塞；

三是因爲心臟的功能減弱。

五、濁脈的特徵

(一) 濁脈的性質

是血液有形成分的增加，血液黏稠度的增加而導致的脈氣渾濁的單因素。

(二) 濁脈的脈感

浮沉充盈，渾厚有力，如漆行脈道，如觸怒張的大隱靜脈，見圖2–1。

(三) 濁脈的兼脈

濁脈可同虛脈、弦脈、緩脈、緊脈、澀脈、滑脈、數

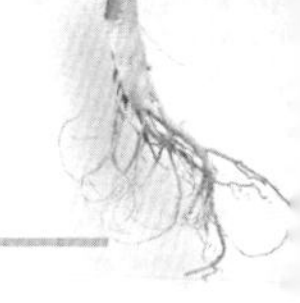

脈、風脈、邊脈、實脈、虛脈、芤脈、促脈、結脈、代脈等兼脈。

六、濁脈的現代臨床意義

脈濁人亦濁。濁脈主要見於高血脂，也見於血紅蛋白增多症，血液黏稠度高等疾病。臨床高血脂多合併高血壓、高脂肪並糖尿病，所謂三高症病人。

濁脈還見於高血壓合併有心臟疾病及腦血管疾病，尤其是合併有寸關脈暈點的更有臨床意義。

七、濁脈三部的臨床意義

濁脈是脈體整體的濁，因而濁脈不應有三部之分。但在濁脈上常常出現一些脈暈點。

根據脈暈點位置，並根據脈暈點的性質可完成對疾病臟器的診斷。詳見脈暈點章。

八、濁脈兼脈的現代臨床意義

(一) 濁虛脈

見於高血脂病人的減肥及服降脂藥期間，也可見部分消耗性疾病的早期，也見氣虛病人。

(二) 濁緩脈

常見於下肢關節的酸痛、功能不良性病變，也見長期不運動人，尚見正常人冬季脈象。

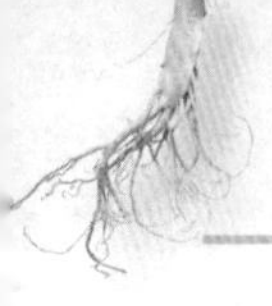

（三）濁緊脈

見於高血壓合併高血脂病人，常以低血壓的增高爲多見。

（四）濁澀脈

見於腦、心血管疾病。

（五）濁數脈

見於部分發熱及心臟病病人。

（六）濁風脈

見於腦中風。

（七）濁邊脈

見於高血脂病人，同時伴有肩背部、肋神經等肌肉、筋膜無菌性炎症病人。

（八）濁實脈

見於神經系統的早期感染性疾病或部分精神病。還見於肥胖合併有腰椎間盤突出症病人。

（九）濁洪脈

見於部分初發高熱病人。

（十）濁芤脈

見於過量口服降壓藥物及減肥病人。

（十一）濁弦脈

見於高血壓、動脈粥樣硬化或糖尿病病人。

（十二）濁結脈

見於早期冠心病，尤以心臟供血不足爲多見。

（十三）濁代脈

見於晚期冠心病。

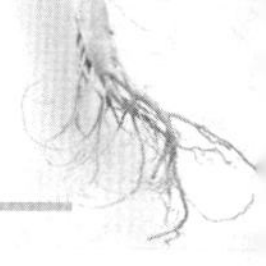

(十四) 濁促脈

見於活動後的隱匿型冠心病。

九、濁脈的鑒別

濁脈屬大脈類，因此，濁脈應當同大脈類鑒別。

1. 濁脈：

脈氣渾濁，如漆流管中，脈濁為血液流利度不高的單脈素。

2. 實脈：

實脈是五脈的兼脈，見於弦、長、浮、沉、強。

3. 洪脈：

脈的來勢強，有波濤洶湧之勢，來盛去衰之韻。

4. 「太素脈」中的濁脈：

該濁脈是實、滑、洪、數的兼脈。

十、傳統醫學對濁脈的認識

《內經》云：「受穀則濁。」其意是說過量飲食則脈濁。看來古人對濁脈早有認識，只是後人沒有進一步認識而已。

十一、濁脈模式圖

見圖2-2。

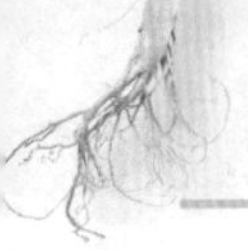

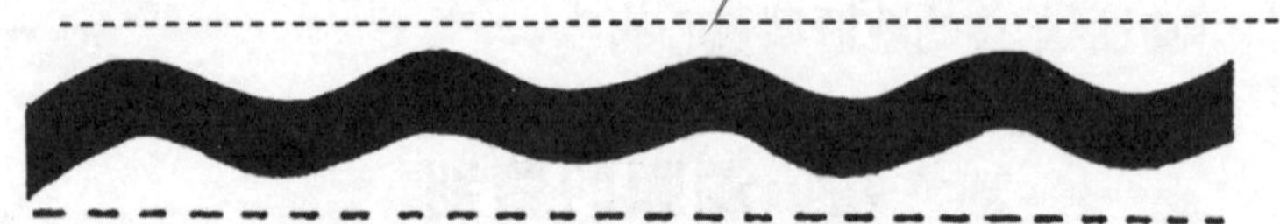

圖2-2　濁脈模式圖

十二、濁脈脈訣歌

濁脈歌

脈濁泥漿管中流，浮沉皆得力渾厚（1）。
貪食厚賦勞作少，三高重症五十愁（2）。
實見浮沉大而長，來盛去盛愊愊強（3）。
實爲正實和盛邪，脈實管勢濁稠血（4）。
血管硬化脈濁緊，高壓卒中和冠心（5）。
脈濁緊伴寸豆圓，低頭出力破腦管（6）。
脈動而濁脈管硬，不是癱人也無神（7）。
脈濁關動血壓高，多動節食壓自小（8）。
高血壓人脈濁弦，十之八九是遺傳（9）。
左寸濁風右肢殘，右寸濁風左身癱（10）。

左寸無力脈濁實，冠心血少胸壓石（11）。
左寸如豆脈濁力，高壓腦病衰心巨（12）。
右關豆暈脈力濁，脂肪肝大眼模糊（13）。
左關豆暈脈力濁，食慾旺盛腰腹粗（14）。

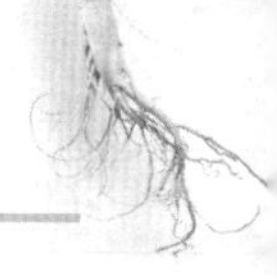

濁緩脈見寸豆圓，頭腦昏昏下肢酸（15）。
濁而結代或數促，心病命短因口福（16）。

【濁脈歌訣注釋】

（1）濁脈爲大脈，浮沉皆得脈力渾厚，似泥漿管中流。

（2）濁脈是血脂高的特異脈象，這與飲食厚膩，消耗少有關，三高症是指血糖、血脂、血壓的升高，一般50歲後病人的併發症加重。

（3）實脈見浮、沉、大、長、弦的兼脈，脈勢來去皆盛。

（4）實脈見於正實邪盛，脈實多殊在管壁上，濁脈是血液黏稠度問題。

（5）血管硬化見脈的濁緊，易患冠心病與腦中風。

（6）脈濁而緊，寸脈如豆樣脈暈，在低頭出力時可以導致腦血管的破裂。

（7）脈濁而動多見腦血管病。

（8）脈濁而關脈動多見血壓不穩定，節食與運動可以緩解。

（9）具有遺傳傾向的高血壓多見脈濁弦。

（10）風脈是寸脈與對側關尺脈的交叉性變化。

（11）脈見濁實而左寸弱多見冠心病，胸悶等。

（12）左寸脈濁力，並出現豆樣脈暈，多見高血壓腦病與心衰（心肥大）。

（13）右關脈濁而力出現豆樣脈暈，多見脂肪肝與眼睛模糊。

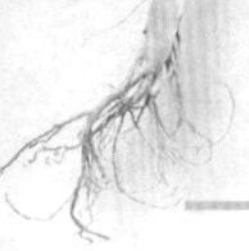

(14) 左關脈濁力或出現豆暈正常情況下食欲好，腹大腰圓。

(15) 脈濁而緩寸暈如豆多見頭昏與下肢酸軟。

(16) 脈濁結、代、促、數多見心血管疾病。

第二節 風 脈

一、概 述

風脈特指腦中風病人所特有的脈象。它的脈理不全是傳統脈學的概念，它是一種特異的複合型脈象。

二、風脈的研究

研究該脈象有利於腦中風的早期診斷、預防和治療，還有助於加深今人對本臟腑寸口分屬的理解，並為全息脈象的原理進一步找到神經學、循環學理論依據。

腦中風的病理基礎是腦組織的缺血、栓塞、出血，並由此而產生一系列中風症候群。由於腦中風的病因很多，其對應的脈象改變也各不相同。因此，研究和掌握風脈對腦中風的診斷及認識其病理、指導臨床治療、預防、預後都具有十分重要的臨床意義。

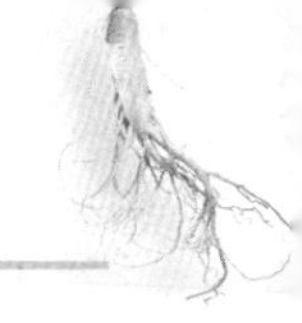

三、風脈產生的原理

患側腦組織病損，導致其支配肢體發生偏癱，寸口脈分屬部位也出現與病因相適應的交叉脈感（表現為患腦側寸脈的減弱、沉澀或脈力增強的脈暈點，對側關尺脈的減弱、沉澀，健腦側的寸脈與患腦側的關、尺脈沒有發生變化）。這是因為體神經是左右交叉傳導的（左腦支配右側肢體，右腦支配左側肢體）。

一側腦組織發生病變時，該側肢體神經出現障礙，臨床上出現該側偏癱的症候群，而健側腦組織正常，其支配的肢體沒有功能障礙。於是人體出現交叉性肢體功能障礙，脈象也出現交叉性改變。

風脈的發現使我們認識到：脈象的全息學現象與人體的生理、生化及其神經學、心血管循環學功能狀態有密切聯繫。

風脈：這種不均等的X形脈象變化說明神經是制約人體脈象的重要因素，而心血管及其循環學與神經學的有機結合，才是認識全息脈學原理的金鑰匙，見圖2-3。

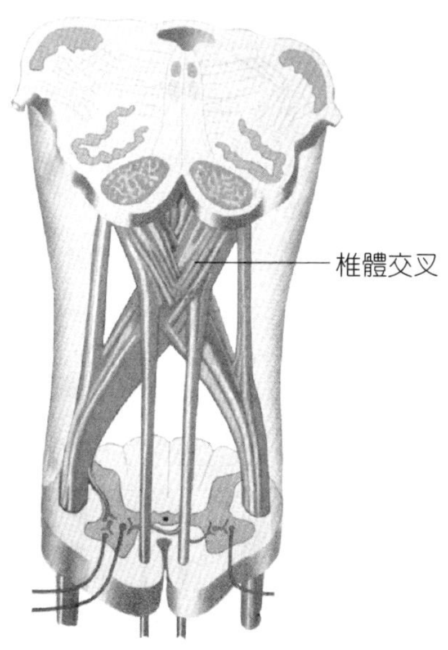

圖2-3

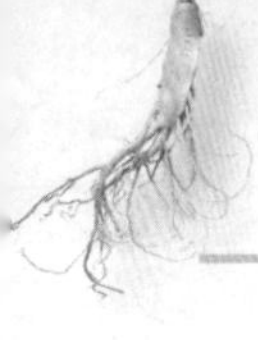

四、風脈的基本脈感

1. 患腦側寸脈出現陰、陽性脈暈點；

2. 患肢關、尺脈發生脈力的減弱、脈管的變細、脈位的變沉、澀等變化；

3. 患肢側寸脈及患腦側關、尺脈保持與病因學相適應的脈象。

腦中風的病因很多，由其而產生的風脈也相應不同，但總結其類型還是可以以陰、陽兩種脈暈點脈象加以總結。

我們把寸脈脈力減弱、脈型細、脈位沉、脈澀等陰性脈類稱陰性風脈。把寸脈脈力增強、脈位的浮、脈型的粗大、脈滑等陽性脈類稱陽性風脈。

陰性風脈多提示腦供血不佳，常見以腦供血不足、心臟疾病及其功能不足、腦萎縮、慢性腦梗塞、栓塞等。

陽性風脈多提示腦組織的充血、占位、大血管的梗阻、腦壓的升高、腦出血、炎症等。

由於腦中風的病因複雜，有時各種病因混合存在，相互依存，互爲因果，臨床醫生很難及時從臨床症狀上認識清楚，而脈象多能準確地加以區別。因此，研究及掌握風脈極具臨床意義。

五、風脈的類別

根據腦中風的病變部位不同，風脈又可分爲右風脈、左風脈、全風脈。

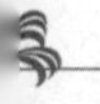

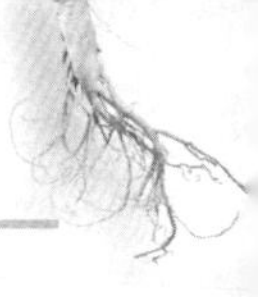

(一) 右風脈

提示右腦組織病變，臨床上出現左側肢體功能障礙（左偏癱）。脈象特點是：右寸脈及左關、尺脈脈力的減弱，沉、細、澀等。左寸脈及右關、尺脈出現與病因相適應的脈象。見右風脈示意圖，見圖2-4。

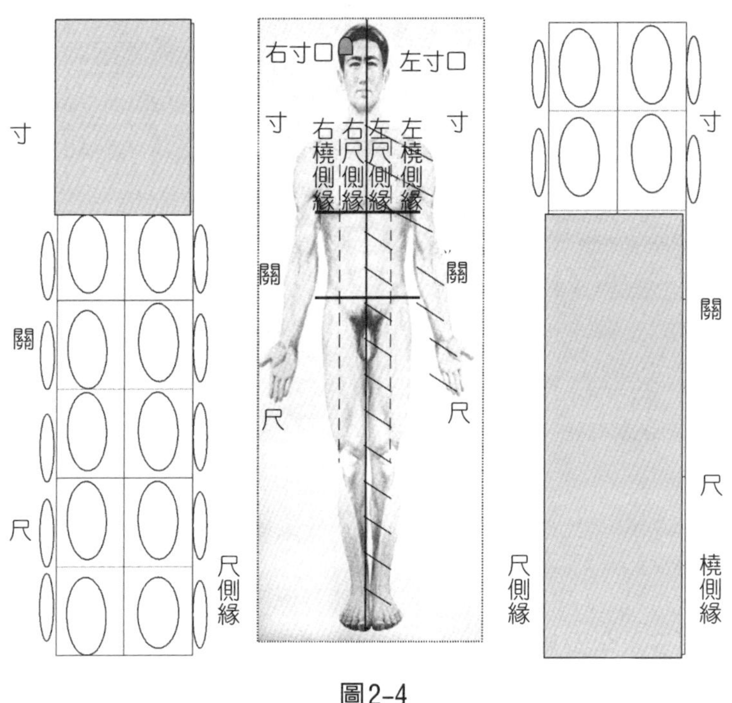

圖2-4

(二) 左風脈

提示左側腦組織病變，臨床上出現右側肢體功能障礙（右偏癱）。脈象特點是：左寸脈出現陰、陽性脈暈點，右關、尺脈脈力的減退、脈沉、脈細、脈澀。右寸脈、左

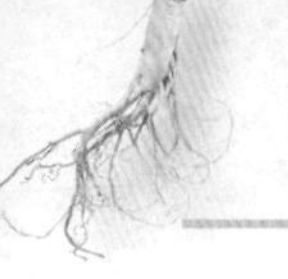

關、尺脈出現與病因相適應的脈象，例如濁脈等，見圖2–5。

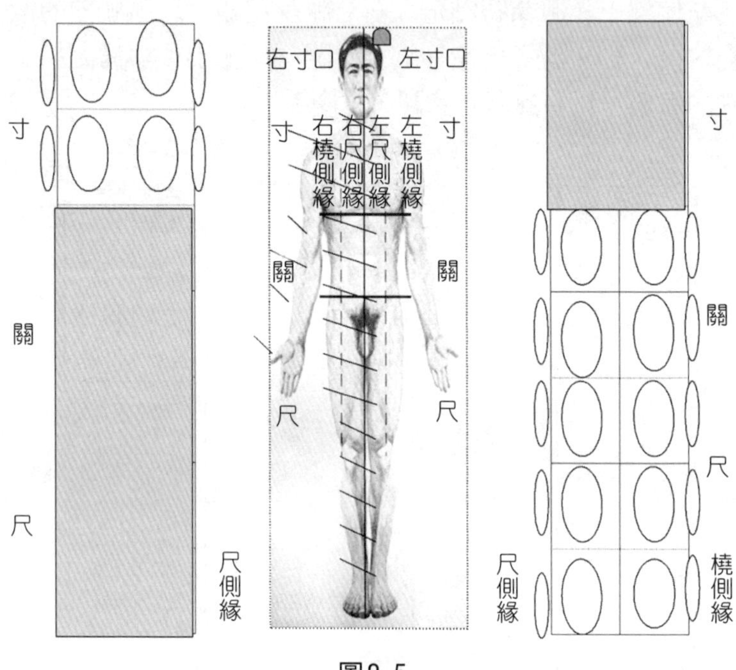

圖2–5

(三)全風脈

多提示中腦或廣泛性對稱性病變。病人多昏迷、全癱或死亡。脈象的特點是：雙寸脈出現滑動陽性脈暈點及雙關、尺脈的脈力的減弱、沉、細、澀等，或出現雙寸脈的無脈及雙關、尺脈的擊脈等。見全風脈示意圖，圖2–6。

人體運動系統的神經傳導是左右交錯的模式，一側大腦的病變將導致對側肢體的功能障礙。脈象上除全風脈雙

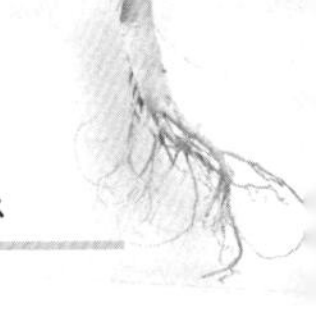

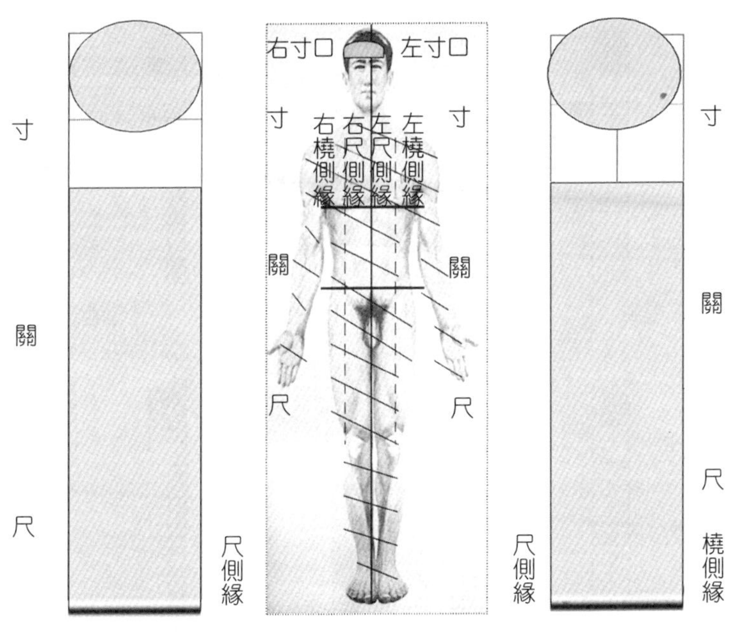

圖2-6

寸口對稱外，一般多呈交叉的脈感。由這種特徵性脈感，多能完成對腦中風的診斷。見各種風脈脈象模式，見圖2-7。

臨床實踐證明：風脈可先行於偏癱，就是說風脈可以在偏癱發生之前出現在寸口脈上。

觀察發現：大多數偏癱病人，其風脈可提前三月甚至二年以上出現。

風脈也可提前在病癒前消失，就是說偏癱病人在康復前，其風脈可以提前消失，最長可提前20天左右。這種風脈的預示性具有重大臨床價值，它對腦中風提前診斷作用及提前預示康復作用是任何現代化儀器無法取代的。

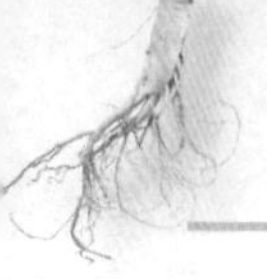

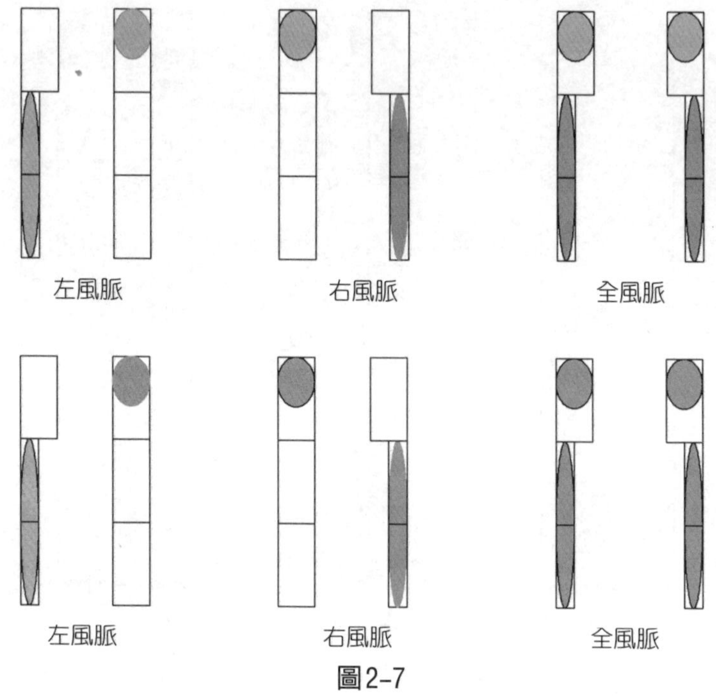

圖2-7

說明：

1. 寸脈的紅點表示陽性脈暈點，黑點表示陰性脈暈點。

2. 全風脈的寸脈陰性脈暈點和關尺脈的陰性脈應注意鑒別於澀、細、微、弱等脈。

六、風脈的臨床意義

脈風人亦風。臨床實踐又證明：

(一) 陰性風脈

其脈力的減弱程度與病人的偏癱程度和腦組織的病變

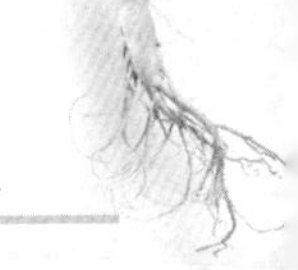

程度成正比，與偏癱的康復成反比。陰性脈暈點多提示腦組織的軟化、萎縮、功能的減退，或病程的遷延。

(二) 陽性風脈

其寸脈脈暈點的脈力強度和大小與腦組織的病變程度（充血、水腫、占位、梗阻）成正比，與疾病的康復成反比。

七、風脈的兼脈

必須指出的是：風脈必須兼象於其他病脈，否則不能成立。這與腦中風的病因分不開。風脈常見的兼象形式主要有：濁風脈、弦風脈、心風脈、血風脈、椎風脈、全風脈等。

(一) 濁風脈

濁風脈：風脈與濁脈的兼脈。其病因主要是血液黏稠度的增加，如血脂的增高並附著在血管壁，形成粥樣血栓，導致腦血供的異常及脫落的脂肪栓的栓塞。

濁脈與風脈的兼脈稱濁風脈。濁風脈產生的病理學基礎主要是：血液有形成分的增加，導致腦血行速度的緩慢，並導致腦組織供氧量的減少及腦組織的功能下降，由於神經的營養發生了障礙，致使其支配的肢體及臟器的功能也發生了障礙。

血液有形成分的增加，首要以高脂蛋白血症最為多見，其次見紅細胞增多症，血小板、白細胞增多症，異常蛋白質血症等。這種腦缺血的現象早期可間斷發生，因而其臨床症狀可出現不典型或很短暫，或間斷出現。但具有

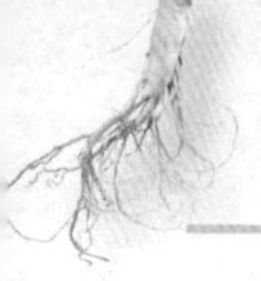

洞察能力的脈象已經明顯於寸口。這種風脈時而有、時而無的臨床現象，則是大多數腦中風的早期脈象表現。

濁風脈是臨床上最爲多見的腦中風的脈象形式，這也說明高脂蛋白血症是腦中風的重要致病因素。因此，早期積極治療高脂蛋白質血症是預防腦中風的重要環節。

濁脈爲脈形寬大，不浮不沉，應手混濁猶如漆行的脈韻。若一側寸脈出現陰陽脈暈點或對側關尺脈脈力明顯減弱或沉、澀、細小，另一側寸脈及患腦側關尺脈濁則爲濁風脈。這種濁脈的交叉型不均等現象與腦神經的交叉傳導相輔相成，即病腦側脈氣減弱，其支配的肢體脈氣也減弱，健腦側脈氣正常，其支配的肢體脈氣也正常。

脈力增強的濁脈是高血壓合併高血脂的脈象，是腦中風最常見的基礎脈象形式。濁脈的脈口上若出現寸脈脈力的增強之脈暈點，則多是腦中風的脈象表現形式之一。若雙關脈或左尺脈各出現一枚脈力增強、暈如黃豆的脈暈點，有這種脈象的病人多爲高血壓、高血脂、高血糖病，也易出現腦中風。該類病人平素多難節食，甚至是暴飲暴食、脾氣暴躁、性格豪放、血壓極不穩定。

血壓不穩定表現爲情緒高昂時血壓的升高，情緒低落及安靜時血壓的下降，因而這類病人極易在情緒高昂及情緒低落時出現腦中風。也有部分病人在低頭出力的情況下發生腦中風。中醫的痰濁中阻，肝陽上亢型腦中風與此相似。

年齡與濁脈的關係有統計學意義。濁脈者一般年齡多在40歲以上，多合併有高血壓、糖尿病、高血脂。

近年來部分過食酒肉的年輕人高血脂的現象多有發

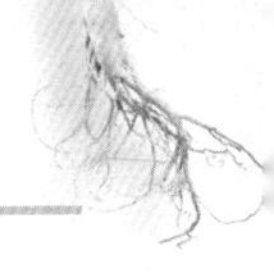

生。體檢時醫生的責任不僅是完成工作，更重要的是教育那些血脂高的病人保持良好的飲食、衛生習慣，預防心、腦血管疾病的發生，這是預防這類疾病高發的有效途徑。

生活的改善及牛奶商的片面宣傳，使消費群體不知如何是好，部分腰腿不好的中老年人一邊吃著降脂藥，一邊喝著牛奶，吃著雞蛋，說是補鈣，他們進入了怪圈。

事實上早在幾千年前我們的先人在營養學方面就已經很科學化。《素問》記載有：「五穀爲養，五畜爲益，五果爲助，五菜爲充。」將人的營養分成四大類，並以「養」、「益」、「助」、「充」來宣導人體營養的價值觀念。穀類是人體生長、發育的主要營養來源；動物食物可以增進穀類主食的價值而有益於人體健康，如果再加上果品的輔助及蔬菜的充實，則不可否認的是完全性營養。

事實上現在的老年人多是上世紀50年代出生的人，他們有著貧寒的過去，機體多保持有「貧寒的因子」，這是中國幾千年國情的產物，不能過於厚補。要丟掉這種因子，必須從小開始嘗試，而他們的下一代可能是適應者。

另一方面，中老年人的活動量減少，機體需要營養的量也少，過多的進補必然導致脂肪的堆積。

當代的中老年人應當保持飲食的清淡，注意微量元素及維生素的補充，適當的體能鍛鍊，這是他們的長壽之道。肌肉不鍛鍊一定會酸軟，這種酸軟的原因主要是：長期不活動，肌肉的酸性代謝產物不能及時地被運走而刺激神經末梢；二是肌肉的廢用性萎縮。

這種酸軟不是由飲食可以治癒的。適宜的體能鍛鍊才是增加肌肉營養的真正秘方，太極拳愛好者最有心得，或

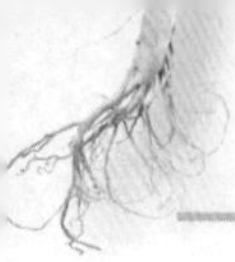

找中醫從腎入手是很好的方法。

疾病在於預防。有病才去就醫，我們的先人在幾千年前就加以批評。《黃帝內經》曰：「…夫病已成而後藥之……譬猶渴而穿井，斗而鑄錐，不亦晚乎。」更有甚者，有些醫生以健康的方式敘明他，甚至告訴他有疾病，他仍然不能改變他固有的生活方式，這將更具有危險性。關於高血脂出現早期濁風脈的治療，筆者的經驗方是：

水蛭10克、地龍10克、三七10克、黃芪50克、決明子15克、大黃9克、川芎10克、五靈脂10克、何首烏10克、山楂15克、桑寄生15克、枳殼6克。

左濁風脈加麝香1克，或併用蘇合香丸。

濁脈既然是高血脂的特異脈象，那麼，合併有冠心病的脈象與濁風脈有相似之處，又怎樣鑒別呢？筆者的經驗是：凡心臟疾病，例如：冠心病、先天性心臟病、心力衰竭、心肌病、心瓣膜疾病、狹窄性心包炎等心臟疾病也可出現以左寸脈脈力減弱或脈位的沉，流速的澀，管徑的細等改變。鑒別的主要思路應當是：

1. 脈體濁（共同特點）。

2. 寸脈沉、細、澀（共同特點）。

3. 風脈不典型（雙手關、尺脈無差異）。

4. 心臟疾病常見有結、代、促、潮、漾等節律、頻率等改變。

5. 心臟疾病常見左寸脈的特異改變。

6. 雙顳、唇、足背動脈左右無明顯差異。

應當指出的是：濁風脈在腦中風的早期及腦中風恢復期尚可出現病腦側寸脈及患肢側脈力的增強，實大的脈象

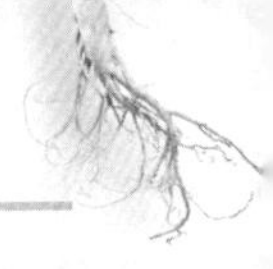

改變。它的病理基礎可能是病灶處腦神經受壓迫而出現的神經早期異常或激惹現象，這可能如同椎間盤突出症的脈理一樣，壓迫的早期，其對應的脈象將出現脈力的增強、實大等，壓迫的後期，脈象出現對應的沉、細、澀或無脈的表現形式。還可能是：患者的血壓沒有得到有效的控制，當患肢的血管失去神經的調控後，短期內其脈管的彈性回縮力喪失，毛細血管床的阻力也將加大，動脈的血流大量灌注在患肢的中動脈管中。

因此，脈力增強的風脈將是一把雙刃劍，它提示腦組織已是亞健康的功能狀態。但凡這種風脈出現時，我們應當做好腦組織的康復工作，實踐證明，此時有效的早期治療是該病康復的有效手段。發病前病人出現這種脈象時，我們應積極的提示病人加以預防。預防的關鍵是：

（1）清淡飲食，減少鹽、水、飯量的供給。那種多飲水，藉以稀釋血液的醫囑是害人的。加強營養來改善患肢功能的護理是錯誤的。

（2）降低血壓、血脂。那種一邊喝著牛奶、吃著雞蛋，一邊吃降脂藥是徒勞的。那種「我胃口好什麼都好」是危險的。

（3）適宜的體能鍛鍊。康復期除病前預防三要素以外，康復的治療方法也非常重要。要知道康復工作應當因人而異，前6小時的積極搶救性治療是關鍵，它可以治癒。21天內仍有治癒的可能，六個月內尚有康復的希望，應當積極施法，半年後任何一種方法僅是輔助方法。

(二) 弦風脈

弦風脈：風脈與弦脈的兼脈。其病因主要是高血壓、

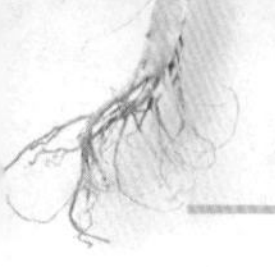

動脈硬化而導致的心腦血管障礙。

弦風脈是弦脈與風脈的兼脈。弦風脈的病理可能是：腦動脈粥樣硬化，高血壓小動脈硬化或血管本身的炎性病變，使腦動脈管腔的狹窄、閉塞或血栓的形成或脫落的栓塞，導致急性腦供血不足，局部腦組織壞死。臨床上出現偏癱、失語和神經功能的障礙。

脈象表現爲：病腦側寸脈及對側關、尺脈無力，脈沉、細、澀。

健腦側寸脈及對側關、尺脈弦。也是一種交叉形脈型。弦風脈按其產生的病理基礎可以認爲是緊脈、弦脈發展的必然結果。高血壓特別是腎性高血壓的患者常常持有緊脈、弦脈。而60歲以上男性老人最爲多見，但也見於老年糖尿病，長期吸菸、紅細胞增多症等病人。

弦風脈患者，其四肢的血供也發生左、右兩側的不同，患肢的血供較健側血供明顯下降。雖然患側脈管的脈力較弦脈的脈力有所下降，表面上看有利於血液的通行，但脈管因失去了神經的營養，其血行的速度將明顯的緩慢，脈管的前阻力也將加大，血管的彈性回縮力也將明顯的減小，脈管內的管徑並沒有明顯的擴大，這是因爲動脈粥樣硬化的脈管壁是一種慢性脂質化過程，也是一種不可逆過程，這些因素均可導致患肢血供的下降。

濁風脈、弦風脈患者一般情況下其意識多很清楚。臨床上凡是靜止狀態下出現了突然的意識不清，常應考慮爲椎-基底動脈系統的栓塞。若爲頸內動脈的栓塞，病灶側單眼可失明，其眼壓也下降，對側足動脈的脈力也將下降，患肢的功能及感覺也出現障礙。

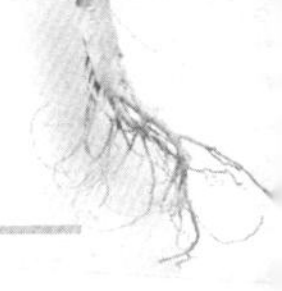

如果僅以面部的感覺及上肢功能障礙為主要症狀，同側顳動脈和上肢橈動脈沉、弱，多提示大腦中動脈的栓塞。若一側上肢的脈搏時有時無，或發生了脈澀等改變，應考慮無名動脈或鎖骨下動脈及主動脈分支動脈的狹窄、閉塞的可能。

頸部大血管的閉塞和粥樣硬化性斑塊的栓塞在狹窄處可出現擊脈。若椎動脈或鎖骨下動脈的栓塞可在鎖骨上窩摸及擊脈。這種脈感就如同聽診器聽二尖瓣狹窄一樣，血流在狹窄的通道中急速通過並出現湍流。

腦動脈粥樣硬化性腦栓塞，臨床上脈象與臨床症狀的結合，對腦中風的診斷有指導意義。

1. 弦風脈靜止時發生，晨起發生較多見，有漸重趨勢。

2. 病人意識多清楚，偏癱、失語等較明顯。

3. 有高血壓、糖尿病等病史。

4. 年齡在40歲以上。

5. 腦脊液正常。

6. 父母有高血壓病。

腦動脈粥樣硬化性腦梗塞及栓塞的弦風脈，臨床上應當同腦出血、腦挫傷、顱內占位性病變的特異脈象進行鑒別。

（1）腦出血

腦出血病人的脈象多為寸脈的滑數或擊脈，其脈暈點多見彗尾。

（2）顱內占位性病變

大部分顱內占位性病變其寸脈的脈暈點多為陽性脈暈

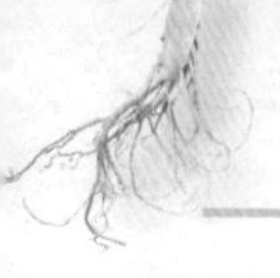

點，該脈暈點較孤立，脈力多強，沒有彗尾。

（3）腦挫傷

脈暈點多是陽性，有外傷史。

（三）心風脈

心風脈：因心臟疾病而導致的腦血供障礙，或因心臟疾病脫落的栓子栓塞了腦血管。

因心臟疾病而導致腦血供障礙，並由此而產生的風脈稱心風脈。因心臟疾病類型較多，因而心風脈也各不相同。心風脈所反映的疾病是心、腦疾病的脈象表現，它提示的腦中風將是由心臟疾病爲誘發因素。

事實上心風脈與風脈的鑒別是很困難的，筆者提出心風脈的目的，僅是引導廣大讀者從複雜的風脈中辨別出腦中風的病因，並服務於臨床。根據心臟疾病種類的不同，心風脈主要見於：

1. 風濕性心臟病、心內膜炎脫落的栓子而導致的腦栓塞，脈象多見左弦風數脈。

2. 冠心病：脈象多見左濁風脈或左弦風脈。

3. 心肌栓塞：脈象多見左邊風脈。

4. 心律失常：多出現風結、風代、風促脈。

5. 心力衰竭及先天性心臟病，陰性左風脈。

臨床經驗告訴我們：所有導致心臟射血功能不足的心臟病，一般均可導致左耳的聽力下降或異常。所以臨床上但凡左風脈合併有左耳聽力下降的病例，首先考慮有心臟供血不良疾病的可能。

總之，當心臟疾病及其脫落的栓子等引起的腦血供障礙，並由此而導致的腦中風，其脈象簡稱爲心風脈。它的

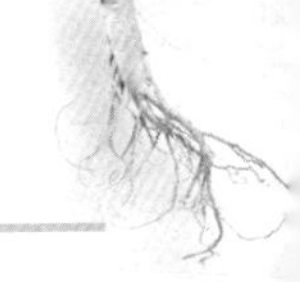

病理基礎首先是心臟疾病，其次是腦組織的血供障礙，結果是腦中風。

至於單純的心臟疾病，也就是說沒有導致腦血供障礙，或者更精確的講沒有腦中風，則此類病人的脈象不屬此列。

當然臨床上單純心臟疾病也可導致左寸脈沉、細、弱的脈象，但這並不是風脈。因爲該類疾病雖然也可導致大腦的短暫缺血，但是尙沒有導致肢體的功能障礙，因而尙不是風脈。

(四) 血風脈

血風脈：其病因主要是腦出血，並由此而產生的特異脈象。這一脈象以陽性風脈爲多。

血風脈是指腦出血或蛛網膜下腔出血性腦中風病人的脈象。它的基本脈象是寸脈上出現脈力增強的特異性脈暈點，這一脈暈點的最大的特點是存在著彗尾，其彗的頭部交叉指向病灶，脈象滑數。早期由於病人多處於意識不清狀態，病灶側所支配的肢體及其脈象不但不減弱，反而出現脈象交叉性增強的現象。這可能與顱內壓增高，神經系統的嚴重壓迫，腦膜刺激症有關。大面積的腦出血的病人一般預後不良。

(五) 椎風脈

椎風脈：因椎動脈的病變而導致的腦中風，並由此而產生的特異脈象。

(六) 頸風脈

頸風脈是指因爲頸動脈的閉塞或梗阻而導致腦中風的脈象。其病理基礎是頸動脈及其周圍組織的占位。

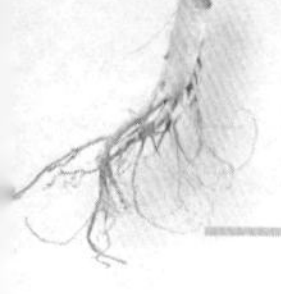

(七) 全風脈

全風脈：其病因主要是腦幹或全腦的病變，並由此產生的特異脈象。多見於腦出血病人。

疤痕攣縮，粥樣硬化性頸動脈梗塞，腦回流靜脈的淤滯等原因而導致的腦供血的緩慢，並因此發生腦供血不佳或腦中風。

它的脈象特點是：一側寸脈出現脈力增強的脈暈點（頸部病變處的同側）對側關、尺脈的沉、細、弱、澀，呈交叉型的脈象。當一側頸動脈尚沒有完全阻塞時，其病灶處尚可出現同側寸口脈擊脈的脈象。

風脈與腰椎間盤突出症脈象的鑒別：

1. 風脈有雙寸脈的不同，椎間盤突出症的寸脈多無明顯差異。

2. 風脈多有原發疾病爲病因。

(八) 風脈模式圖

見圖2–7。

八、風脈模式圖

風脈歌

心腦管病脈早風，關尺與寸交叉同（1）。
預風可前三月外，殘後方尊白衣翁（2）。
濁風寸見陰陽點，關尺脈陰與偏殘（3）。
弦風三高平靜裡，心栓寸陰動後癱（4）。
頸風寸擊病灶擊，血風寸彗關尺減（5）。
諸風皆因無健教，童心動體食不貪（6）。

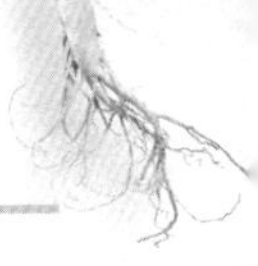

【風脈歌訣注釋】

（1）腦中風是一種緩慢的病理過程，一朝中風的背後多要經歷多年的發展，脈感是：一側關尺脈與對側寸脈的交叉性變化。

（2）腦中風的特異脈象可以在病人中風前幾個月甚至數年出現，許多病人不能聽取有經驗醫生的勸告，只有在發生中風時後悔。

（3）脈濁寸脈見陰或陽性脈暈，關尺陰性脈爲濁風脈。

（4）脈弦而力，多見平靜時出現中風。心臟疾病導致的血栓多在運動後。

（5）頸動脈病變出現中風時寸脈可以觸及擊脈，頸動脈上也可以觸及脈擊。腦出血病人的脈象是雙寸出現彗尾樣脈暈，雙關尺脈弱。

（6）中風的原因是生活方式的不健康，應該適當運動與節食。

第三節 奇 脈

一、概 述

奇脈特指呼氣終了時脈搏增強，吸氣時脈搏減弱的特異脈象。

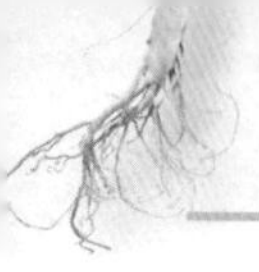

二、奇脈的研究

正常人吸氣時胸腔的負壓增大，體靜脈血液流入右心室及肺的量增加，但肺的功能正常時，其容納血液的量也增加，因而左心室的回心血量無明顯的變化，脈搏無明顯的改變。

但疾病狀態下（尤其是心包病變的嚴重，並伴有靜脈壓增高者），深吸氣時不能使體靜脈的血液回流增加，但肺容納血液的量仍可增加，結果發生了肺的盜血現象，使肺靜脈流入左心室的血液量減少。其結果是左心室搏出的血量也減少，收縮壓降低，脈搏變小或難觸及。

三、奇脈的現代臨床意義

常見急性心包積液，急性心包血液填塞或縮窄性心包炎，也見微循環的衰竭，嚴重肺氣腫，支氣管哮喘等病變。

四、奇脈的特徵

1. **奇脈的性質**：特指呼吸時脈搏的強弱呈反常現象的單因素。

2. **奇脈的指感**：呼氣時脈強，吸氣時減弱，直立時不明顯。

3. **奇脈的兼脈及其臨床意義**：奇脈常見脈節律、頻

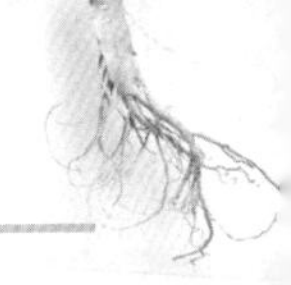

率、脈的管徑、脈暈點的兼脈等。

（1）奇數脈：見感染性心包炎、急性心包炎等。

（2）奇遲脈：見於迷走神經高度刺激情況下。

（3）奇代脈：見於合併嚴重心臟病患者。

（4）奇澀脈：見於微循環的衰竭性病變。

（5）奇平脈：見於急性心包填塞。

（6）奇脈左寸脈沉：見於慢性心包填塞。

（7）奇脈左寸邊脈合併左寸脈暈點如豆：見於粘連性心包炎等。

五、奇脈的鑒別

奇脈應當同潮脈進行鑒別，它們共同的特點是脈勢交替的強弱出現。

1. 奇脈：出現與呼吸有明顯的聯繫，失血及直立時消失。

2. 潮脈：脈的強弱交替出現與呼吸無關聯。

六、奇脈脈歌訣

奇脈歌

呼強吸弱反常奇，肺盜心血脈氣低（1）。
漾為主波小振幅，潮見強弱脈交替（2）。
奇緩迷走受刺激，奇數感染心包覓（3）。
奇代心肌奇澀淤，奇漾填塞心包皮（4）。

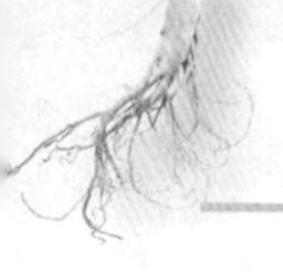

【奇脈脈歌訣注釋】

（1）奇脈是呼氣時脈強，吸氣時脈弱，脈氣較弱，多見於肺的盜血。

（2）漾脈是指脈的振幅小，潮脈是指脈的強弱交替出現。

（3）奇緩脈多見迷走神經的興奮，奇數脈多見心包炎。

（4）奇代脈多見心肌的病變，奇澀脈見於血淤，奇漾脈多見粘連性心包炎。

第四節　漾　脈

一、概　述

漾脈特指脈搏振幅小的單因素。

二、漾脈的研究

脈動的原動力在心臟，心肌收縮力的強弱、心臟瓣膜的良好，有效循環血量的維持，微循環的正常，是脈象維持正常的基石。心肌的收縮力下降，或心臟瓣膜的病變，或有效循環血量的銳減，都是脈搏無力的原因。而導致脈漾的主要原因則首推心臟瓣膜狹窄時心臟壓出的血液量減少，或二尖瓣的狹窄、二尖瓣關閉不全、室間隔缺損等。

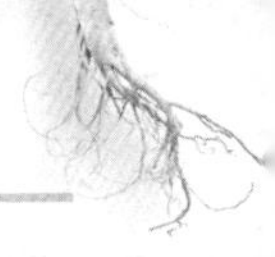

當瓣膜狹窄，也就使脈搏的振幅變小。室間隔缺損，左心室收縮時部分血流將逸出，並進入右心室，從而使心搏出血量減少，同樣可使脈搏的振幅變小。

三、漾脈示意圖

見圖2-8。

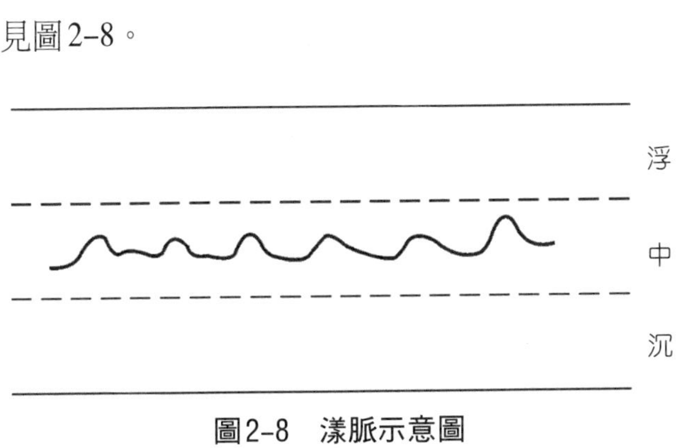

圖2-8　漾脈示意圖

四、漾脈的現代臨床意義

主要見於主動脈瓣的狹窄及二尖瓣的關閉不全、狹窄，室間隔的缺損等。

五、漾脈的特徵

1. **漾脈的性質**：特指脈搏的振幅小，主波平坦的單因素。

2. **漾脈的指感**：脈體平坦且搏動不明顯，搏動出現及消失都緩慢（主波升起緩慢並維持一定時間才消失）。俗喻「無風時的秋水」。

3. 漾脈的兼脈及其臨床意義：漾脈常見有脈節律或頻率的改變，有脈的管徑及脈暈點的出現等。常見代脈、數脈、弱脈的兼脈等。

（1）漾結脈：主動脈瓣狹窄合併有傳導阻滯病人。

（2）漾數脈：見於主動脈狹窄，病人自汗、心衰，中醫陰虛陽越之候。

（3）漾代脈：見於主動脈狹窄及心衰病人。

（4）漾弱脈：見於主動脈狹窄晚期表現。

（5）脈漾左寸脈暈點如豆：見於主動脈狹窄，且心臟肥大病人。

（6）脈漾左寸脈沉：見於主動脈狹窄或心臟本身供血不足病人。

六、漾脈的鑒別診斷

漾脈應同濡遲脈鑒別，這是因爲漾脈的主波升降都相對緩慢，而濡遲脈浮柔細軟，二脈有脈韻的相仿。

1. 濡脈主波明顯、位浮而柔細；

2. 漾脈位中、主波不明顯。

七、漾脈脈訣歌

漾脈歌

脈漾主波振幅減，一江秋水微波漣（1）。

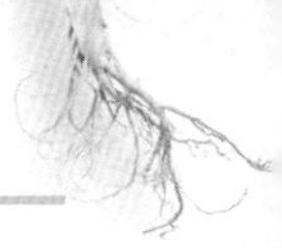

貓喘尋在胸柄上，主瓣狹窄血難前（2）。
左寸如豆心如靴，貓喘尋在左心尖（3）。
劍下貓喘右心大，關上脈音非漾觀（4）。
左寸凹坑心缺血，漾脈室缺心包炎（5）。

【漾脈脈訣注釋】

（1）漾脈是指脈的振幅小。

（2）胸前貓喘多見主動脈的狹窄。

（3）左心大，貓喘在心尖。

（4）劍突下出現貓喘見右心大，有時關脈上可見音脈。

（5）左寸弱多見心缺血，出現漾脈可見室間隔缺損或心包炎。

第五節　潮　脈

一、概　述

潮脈特指脈勢的強弱交替出現，即心搏的強弱交替出現。

二、潮脈的研究

潮脈出現的可能原理是：

1. 左心室的衰竭是以心肌的肥厚，其功能失代償爲主

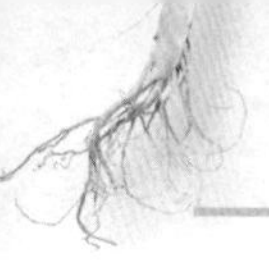

要因素。由於心肌缺血，導致一部分失代償的心肌不應期延長，在一次心動週期中僅是代償期心肌的收縮而失代償的心肌沒有收縮，其結果是心臟搏血量的減少，脈搏變小。在下次心動週期中代償與失代償的心肌同時收縮，其結果是心臟搏血量的增加，脈搏增強。如此強弱交錯，週而復始，形成潮脈。

2. 左心室心肌在一次強收縮後，由於能量、氧的大量消耗和代謝產物的堆積，導致心肌舒張期功能減弱，因而心室充盈度下降，再次收縮時心臟搏血量減少，如此週而復始，因而脈搏出現強弱交替出現的脈型。

三、潮脈示意圖

見圖2-9。

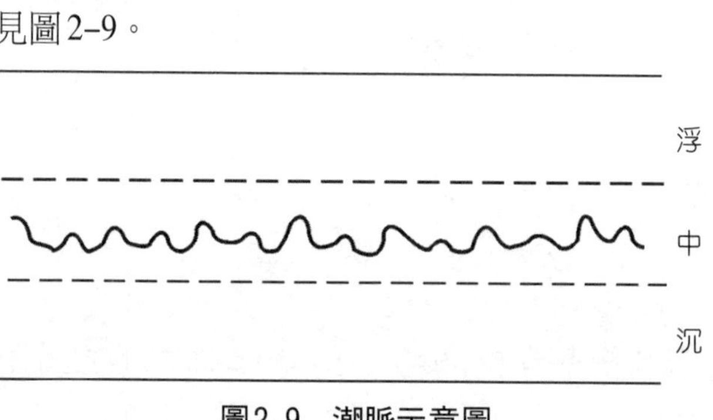

圖2-9　潮脈示意圖

四、潮脈的特徵

1. 潮脈的性質：潮脈特指脈勢強弱交替出現的脈象形式。

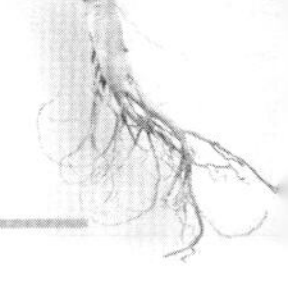

2. 潮脈的指感：脈來一強一弱，週而復始，心臟疾病的緩解，此脈消失。

3. 潮脈的兼脈：多見濁脈、數脈、代脈、弦脈或與脈暈點的兼脈等。

（1）濁潮脈：脈體濁、主波強弱交替。多見高血壓、高血脂、高血糖患者合併心肌的損害。

（2）潮數脈：見於心肌病患者。

（3）潮代脈：見於嚴重的心臟病出現心功能損傷病人。

（4）弦潮脈：見於高血壓、動脈粥樣硬化性心臟病。

（5）潮脈左寸脈暈點沉：多見於冠心病或心肌缺血性損害。

（6）濁潮脈左寸脈暈點如豆：多見於高血壓、心室肥厚合併有心肌損害的病人。

五、潮脈的現代臨床意義

多見原發性心肌病，左室流出通路梗阻性疾病，嚴重的高血壓、冠心病等。

六、潮脈的鑒別

1. 潮脈：脈型是強弱交替出現的形式，即一個強脈接著一個弱脈，重複出現。

2. 代脈：二聯律是代脈的一種形式，與潮脈易混淆。它呈一對對的形式，兩主波峰高相似、間隔較短，每對脈

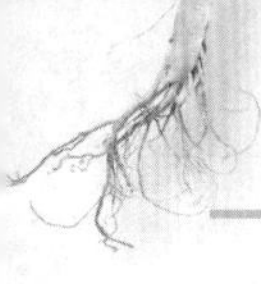

搏的間隔時間相等。

七、潮脈脈訣歌

潮脈歌

潮脈強弱交替，尋病多見心肌（1）。
九死見沉左寸，氣短胸痛胸悶（2）。
濁見肥厚冠心，弦見高壓管硬（3）。
潮代寸澀斃命，潮見脈暈必病（4）。

【潮脈訣注釋】

（1）潮脈是一種強弱交替出現的脈象，多見心肌病。

（2）潮脈伴左寸脈弱多見危重。可以出現氣短、胸悶、胸痛等症。

（3）脈潮而濁多見冠心病、心肌肥厚，脈潮弦多見血壓高與動脈血管硬化。

（4）潮脈是死脈，潮脈見寸澀病情危重，潮脈上見脈暈多爲病脈。

第六節　邊　脈

一、概　述

邊脈是脈外有邊的複合脈。

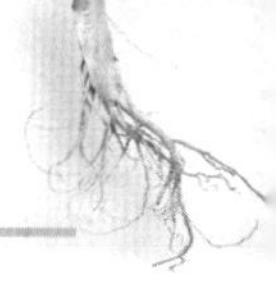

二、邊脈的研究

王叔和在《脈經・平雜病脈》中云：「瘧脈自弦，弦數多熱，弦遲多寒。微則為虛，代散則死。弦為痛痺，偏弦為飲，雙弦則肋下拘急而痛，其人濇濇惡寒。」此語中的偏弦及雙弦即邊脈。邊脈是脈外加邊的複合脈象，這種邊它必須是一種寄生的形式，不能單獨存在，單獨存在則是弦細脈或細脈之屬。它產生的真正原理：

一是橈動脈的支配神經（臂叢神經）受病灶刺激而產生的牽涉性脈象結果；

二是寸口病理資訊的回饋。

邊脈必須是脈的邊緣見邊，是脈管兩側的邊，即寸口脈尺側緣或橈側緣的邊，而不是脈的弦，脈的弦是弦脈及含有弦脈脈素的脈。如實脈或其他弦脈的兼脈等。若脈的上弦則是革脈的脈素。若是「邊實」，即《三指禪》論述的：「實而空者為革，革脈惟旁實，形同按鼓皮」。此是對革脈的錯誤認識，革脈是上弦而中空，不是邊（旁）實而中空。不管怎麼說此語也觸及「邊」的問題。

三、邊脈的特徵

1. **邊脈的性質**：邊脈是脈外有邊的複合脈。

2. **邊脈的指感**：脈道外有一道邊，這種邊有弦邊、細邊等。其脈感如觸指頭甲緣，見圖2-10。

3. **邊脈的兼脈**：邊脈的兼脈很多，但臨床上求其兼脈

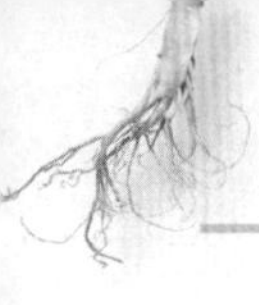

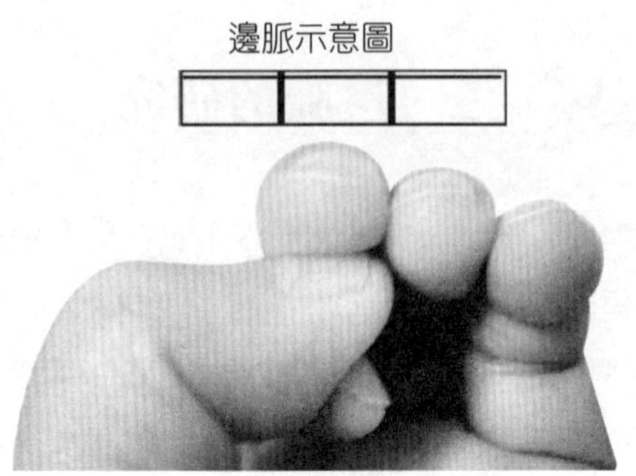

圖2-10　邊脈示意圖

的意義是其次，首要是邊脈的出現就表示相應的部位出現相應的病變。諸如數脈與邊脈的兼脈表示相應部位的疼痛是有感染的可能，遲脈與邊脈的兼脈是因寒冷、受涼的原因。常見邊脈的兼脈有浮脈、沉脈、數脈、遲脈、虛脈、實脈、澀脈、緩脈、濡脈、弱脈、牢脈、促脈、代脈、濁脈、風脈等。

四、邊脈的現代臨床意義

1. 多見各種疼痛、痙攣。

2. 見於肌肉、肌腱、肌膜、神經、神經外膜、骨膜的有菌性炎症性病變或壓迫性病變，也見內臟的牽涉性疼痛、腸道的痙攣性疼痛等，還見於部分肝膽疾病。

3. 邊脈的出現與軀表的皮節、肌肉、肌腱、筋膜、骨膜的有菌、無菌性炎症有直接的關聯，當然不可否認的還關聯於人體內臟的牽涉性疼痛與擴散性疼痛等因素。軀表各組織有菌、無菌性炎症性邊脈，與人體內臟的牽涉性與擴散性疼痛性邊脈，在脈氣上有時難以區別。如臨床上下肢軟組織病變與坐骨神經性病變的尺邊脈其脈感上難以區分。但內臟牽涉性疼痛、擴散性疼痛並由此而產生的邊脈有其顯著的脈象特點：這就是同時出現的同寸口分屬的脈暈點與邊脈。這是脈象鑒別內臟性病變與軀表性病變的有效方法。

關於人體內臟牽涉性疼痛見圖2-11。

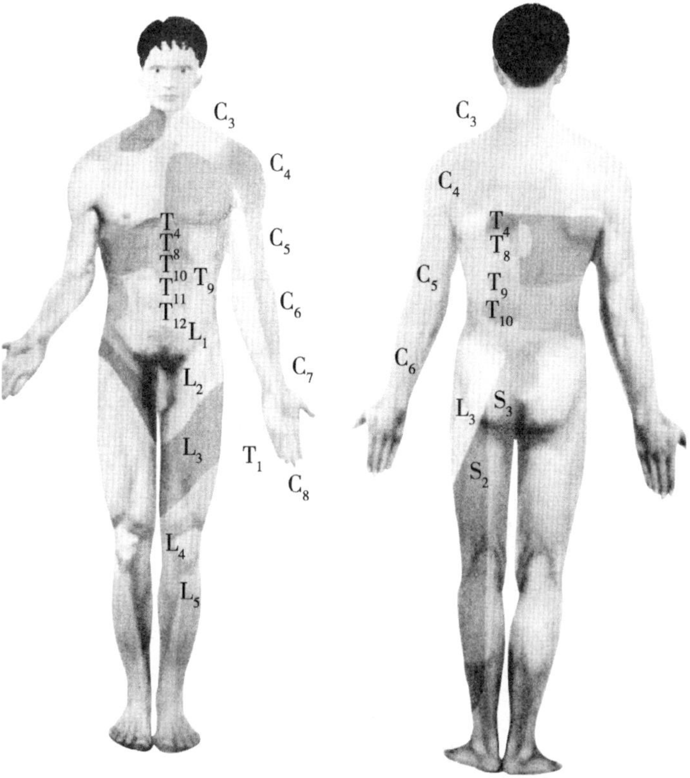

圖2-11　人體內臟牽涉性疼痛

C_1 — C_8 表示頸神經；T_1 — T_2 表示胸神經

L_1 — L5 表示腰神經；S_1 — S_5 表示骶神經

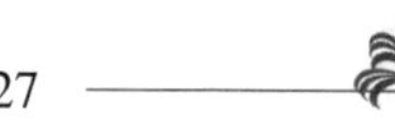

現將人體內臟牽涉性與擴散性疼痛而出現的脈暈點、邊脈脈象見表2–1：

表2–1　人體脈暈點與邊脈表

內臟	病變	體表疼痛部位	脈象
心臟	心絞痛、心肌梗塞、心包炎	心前區、左肩、左上肢	左寸脈暈點加左寸邊脈
胸腔	炎症	胸壁、腋肋	寸橈邊脈合併寸中脈暈點
縱膈	腫瘤	前胸	雙寸尺緣邊脈合併寸中脈暈點、左關脈陽性脈暈點
食道	食道炎	胸骨與左肩前區	雙寸尺側緣邊脈或左寸橈右寸尺側緣邊脈
	食道癌轉移	胸骨與左肩前區	雙寸尺側緣邊脈加右關脈脈暈點或左寸橈右寸尺側緣邊脈加右寸脈脈暈點
胃	炎症、潰瘍、擴張	上腹及肩部	雙關陰性脈暈點加雙關尺側緣邊脈
	腫瘤或淋巴結轉移	上腹及肩部	雙關陽性脈暈點加雙關尺側緣邊脈
肝	肝炎	右上腹、右肩	亞臨床狀態：右寸關邊弦脈。 重症：雙寸口脈弦如刀刃或雙寸口橈邊弦脈。 肝萎縮：合併陰性脈暈點。 肝大：合併陽性脈暈點。
	腫瘤	右上腹、右肩	雙寸關陽性脈暈點合併右寸關橈邊脈

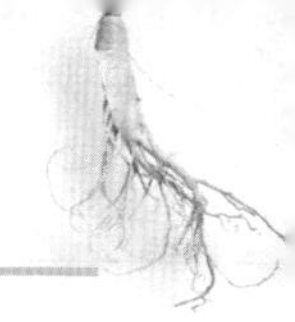

續表

內臟	病變	體表疼痛部位	脈象
	結石	右上腹、右肩	右寸關邊弦脈合併右關芝麻樣脈暈點
膽囊	炎症	右上腹、右肩胛	右關橈邊脈。 重症脈數
	結石、膽道炎	右上腹、右肩胛	右關橈邊脈合併綠豆樣脈暈點。急性化膿性膽管炎合併脈數。
胰腺	炎症	中腹部、腰及後腰帶狀環繞	雙關尺側緣邊脈，急性重症脈數。
	腫瘤	中腹部、腰及後腰	雙關尺側緣邊脈合併右關陽性脈暈點。也見雙關橈邊脈雙關陽性脈暈點。
腎臟	炎症	腹部、腹股溝區	關尺尺側緣邊脈及雙關下尺上陽性脈暈點。
	結石	腹部、腹股溝區	關尺尺側緣邊脈及雙關下尺上芝麻樣脈暈點。
	腫瘤	腹部、腹股溝區	雙寸左關陽性脈暈點、患側關尺尺側緣邊脈。
輸尿管	結石、絞痛、擴張	小腹部、會陰區	尺部尺緣邊脈、結石見芝麻樣脈暈點。
闌尾	炎症	轉移性右下腹部、臍眼痛	雙尺尺側緣邊數脈。
結腸	左曲以上炎症	右下腹部	右尺橈緣左尺尺緣邊脈。

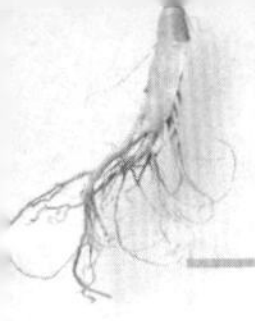

續表

內臟	病變	體表疼痛部位	脈象
	結石	右上腹、右肩	右寸關邊弦脈合併右關芝麻樣脈暈點
	左曲以下炎症	左下腹部	左尺橈緣右尺尺緣邊脈。
	左曲以上腫瘤	右下腹部	右尺橈緣左尺尺緣邊脈、右尺脈陽性脈暈點，轉移則左關陽性脈暈點。
	左曲以下腫瘤	左下腹部	左尺橈緣右尺尺緣邊脈、左尺脈陽性脈暈點，轉移則左關陽性脈暈點。
小腸	炎症	臍區	雙關尺尺側緣邊數浮脈。
腸系膜淋巴結	炎症	臍區	雙關尺尺側緣邊數浮脈合併雙寸左關陽性脈暈點。
子宮 前列腺 盆腔	炎症	會陰	雙尺尺緣脈暈點。
附件	炎症	小腹	尺擊脈
	腫瘤	會陰	雙尺尺緣脈暈點合併雙寸左關陽性脈暈點。
膀胱	炎症	會陰	雙尺脈浮數，若小腹疼痛則尺脈雙尺緣邊浮脈，重者可見尺擊脈。
	結石	會陰	雙尺浮散伴芝麻樣脈暈點。
直腸	腫瘤	會陰	左尺邊虛脈右尺陽性脈暈點。腫瘤轉移者合併雙寸左關陽性脈暈點。
臀部	有菌無菌炎症	會陰	患側尺橈邊數脈合併尺陽性脈暈點。

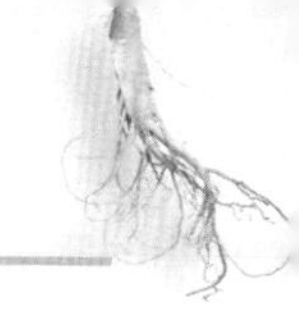

現代醫學認為：內臟疾病牽涉性或擴散性軀表疼痛，是內臟器官的感覺傳入神經纖維其後根進入脊髓而上行傳導時，與同節段脊髓接受的軀體感覺神經相接近，或會聚或易化，而導致人體的誤感。其脈象上的資訊則是相應寸口脈上出現邊脈與脈暈點的兼脈，臨床上多見臟器的壁層胸、腹膜受罹及。

脈象的資訊均源自於人體與臟器，將人體以全息意義上的縮小，則人體軀表的脈資訊是脈外的邊，人體內臟的脈資訊是脈內的脈暈點。

必須指出的是：脈象雖然對疾病有診斷、辨證、預後、指導診療等作用，但脈象在許多情況下僅是臨床症狀意義上的脈指標，不是病理學意義上的指標。

例如，腰椎間盤突出症，脈象的特異診斷是：同側的關尺脈實。

經過保守治療後病人的臨床症狀、體徵都消失，脈象也轉為正常，但這只是臨床治癒，不代表病理學意義上的康復，CT檢查該病仍然存在。

許多情況下，臟器的手術切除其對應的臟器脈氣明顯減弱甚至消失，但一般二年後各臟器的脈氣可復舊。骨骼一般無脈氣。

五、邊脈兼脈的現代臨床意義

1. **浮邊脈**：見於急性肩部軟組織的炎症性病變，也見頸部、胸骨無菌性炎性病變。

2. **沉邊脈**：見於各種慢性疼痛性病變。

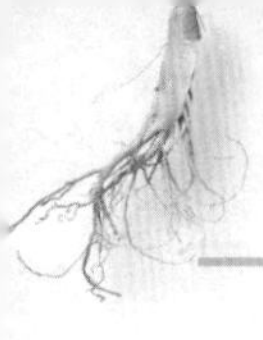

3. **邊遲脈**：受寒而導致的軟組織、骨骼、骨膜無菌性病變。

4. **邊數脈**：急性或感染性軟組織炎症性病變。

5. **虛邊脈**：營養性或骨關節保暖度不夠而導致的功能減弱性疼痛。

6. **實邊脈**：神經的包性壓迫性病變或急性感染性病變。

7. **邊澀脈**：神經及軟組織的血供不佳、慢性淤血等原因而導致的疼痛。

8. **洪邊脈**：見於急性感染或嚴重軟組織創傷性病變。

9. **邊緩脈**：見於慢性軟組織疼痛性病變。

10. **濡邊脈**：見於女性胸背部軟組織無菌性炎症病變。

11. **弱邊脈**：見於軟組織疼痛的早期，一般病人可以沒有臨床症狀。

12. **牢邊脈**：見於神經的長期壓迫而導致其神經的變性病變。

13. **邊促脈**：見於心臟疾病而導致的肩背部牽涉性疼痛。

14. **邊代脈**：見於心臟疾病而導致的肩背部牽涉性疼痛。

15. **濁邊脈**：見於勞動人的軟組織扭傷及高血脂病人的腰背部陳舊性病變。

16. **風邊脈**：見於因頸椎病變而導致的腦中風。

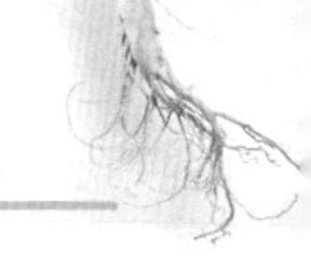

第七節
邊脈分部的現代臨床意義

邊脈出現在寸口相應部位，則人體就會出現相應部位的病變，根據邊脈的寸口部位及其兼脈的性質來瞭解病變部位及性質，有立竿見影的診斷效果。

1. **左寸橈側緣邊脈**：左肩周炎、左肩胛區、頸椎病左側無菌性炎症性疼痛、心絞痛的放射痛等。

2. **左寸尺側緣邊脈**：胸骨及胸軟骨、胸肋神經無菌性炎症性疼痛等。

3. **右寸橈側緣邊脈**：右肩周炎、右肩胛區、頸椎病右側無菌性炎症性疼痛等，合併右關脈脈暈點，見肝、膽炎症放射痛。

4. **右寸尺側緣邊脈**：胸骨及胸軟骨、胸肋神經無菌性炎症產生疼痛等。

5. **左、右寸橈側緣邊脈**：主要見頸椎病及肩背部無菌性炎症性病變等。

6. **左、右寸尺側緣邊脈**：胸骨及胸軟骨、胸肋神經無菌性炎症性疼痛等。

7. **左寸橈、右寸尺側緣邊脈**：見於左肩周炎、左肩胛區皮膚及神經炎性病變、左胸肋、左胸膜炎症、頸椎病左側無菌性炎症性疼痛、心絞痛、心肌梗塞等。

8. **右寸橈、左寸尺側緣邊脈**：見於右肩周炎、右肩胛區皮膚及神經炎性病變、右胸肋、右胸膜炎、頸椎病右側

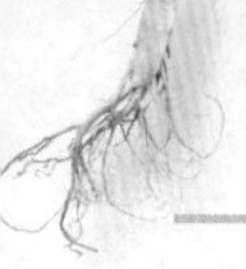

無菌性炎症性疼痛等。

9. **右關脈橈側緣邊弦**：多見右上腹疼痛、肋神經疼痛、帶狀疱疹、右肩胛下區軟組織撕裂傷、肝膽疾病等。

10. **左關橈側緣邊脈**：多見左上腹疼痛、肋神經疼痛、帶狀疱疹、左肩胛下區軟組織撕裂傷、肝膽疾病、脾周圍炎等。

11. **右關尺側緣邊脈**：多見上腹部疼痛、胃部不適等。

12. **左關尺側緣邊脈**：多見上腹部疼痛、胃部不適等。

13. **右關橈側左關尺側緣邊脈**：多見右上腹疼痛、肋神經疼痛、帶狀疱疹、右肩胛下區軟組織撕裂傷、肝膽疾病等。

14. **左關橈側右關尺側緣邊脈**：多見左上腹疼痛、肋神經疼痛、帶狀疱疹、左肩胛下區軟組織撕裂傷、肝膽疾病、脾周圍炎、胃不適等。

15. **右關橈側左關橈側緣邊脈**：多見兩側肩胛區中間疼痛、腰區軟組織疼痛、胰腺炎、後腹膜病變等。

16. **右關尺側左關尺側緣邊脈**：多見上腹部疼痛、胰腺炎等。

17. **左尺橈側緣邊脈**：左髂部軟組織炎症性病變、左輸尿管結石、左坐骨神經痛等。

18. **右尺橈側緣邊脈**：右髂部軟組織炎症性病變、右輸尿管結石、右坐骨神經痛等。

19. **左、右尺側緣邊脈**：多見泌尿系統感染、膀胱結石、前列腺炎症、陰道炎、精索炎等。

20. **左、右尺橈側緣邊脈**：多見尾骨炎症性病變。

21. **左尺橈側右尺側緣邊脈**：左髂部軟組織炎症性病

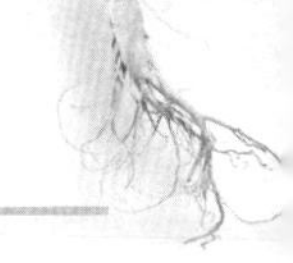

變、左輸尿管結石、左坐骨神經痛等。

22. 右尺橈側左尺側緣邊脈：右髂部軟組織炎症性病變、右輸尿管結石、右坐骨神經痛等。

23. 左寸、左關橈側緣邊脈：左肩胛區、腰區軟組織、頸椎病左側無菌性炎症性疼痛。

24. 右寸、右關橈側緣邊脈：右肩胛區、腰區軟組織、頸椎病右側無菌性炎症性疼痛。

25. 左關、左尺橈側緣邊脈：左腰區、左髂區軟組織無菌性炎症性疼痛、左輸尿管結石等。

26. 右關、右尺橈側緣邊脈：右腰區、右髂區軟組織無菌性炎症性疼痛、右輸尿管結石等。

27. 左、右寸關尺側緣邊脈：食道、胸骨及其軟組織、胃腸炎症性疼痛性病變。一般這種情況較少見。

28. 左、右關尺側緣邊脈：胃腸、泌尿系統炎症性疼痛性病變。一般這種情況較多見。

29. 左寸、左關橈側緣右寸、右關尺側緣邊脈：左肩胛區、腰區軟組織、頸椎病右側無菌性炎症性疼痛。

30. 右寸、右關橈側緣左寸、左關尺側緣邊脈：右肩胛區、腰區軟組織、頸椎病右側無菌性炎症性疼痛。

31. 左寸、左關橈側緣右寸、右關橈側緣邊脈：多見頸、胸、腰脊髓炎或腰背部軟組織炎症性疼痛。

32. 左寸口三部橈側邊脈：見於左骶脊肌及其筋膜等軟組織炎症性病變性疼痛。

33. 右寸口三部橈側邊脈：見於右骶脊肌及其筋膜等軟組織炎症性病變性疼痛。

34. 雙寸口三部側邊脈：多見於骶脊肌及其筋膜等軟組

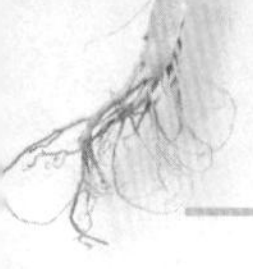

織炎症性病變性疼痛，強直性脊椎炎等。

35. 雙寸口三部尺側邊脈：少見。有時見於肝炎病人。

36. 寸口三部橈側左寸口三部尺側邊脈：多見肝炎病人。

總之，邊脈在臨床上屬常見脈象，其寸口脈的分屬多能指示病變所在，臨床上如能熟練掌握，並結合於兼脈，其臨床診斷人體疾病不遜色於現代影像學診斷。

第八節　擊　脈

一、概　述

擊脈是尺脈獨洪如槍擊的脈象。它不同於尺部脈洪，是一種獨立的脈型。

二、擊脈的研究

擊脈的脈感以脈的來勢或去勢中如水槍之槍擊的脈感，有一種噴射的來勢、脈流的中心血流加速而邊流緩慢的去勢。如需體會此種脈感，可深觸髂動脈，借此體會血流過手如槍擊的脈勢。

該脈的產生必須具備一定的條件：

1. 生理性擊脈

（1）心臟收縮力強（每搏輸出量大）；

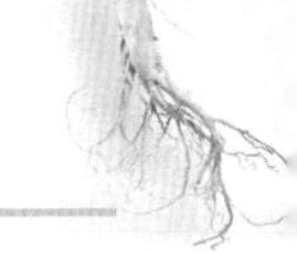

（2）血管通暢；

（3）血流加速。該脈多出現在健康的老人。

2. 病理性擊脈

（1）心臟收縮力強；

（2）瓣膜的狹窄或動脈的狹窄；

（3）血流相對加速。多見主動脈瓣狹窄或大動脈的狹窄而心臟功能尚好的情況下。還常見高血壓患者。也存在於酒後及情緒過於激動，極度恐嚇人的脈象中。個別的妊娠女性，右尺脈有時也有此脈感。

擊脈作爲獨立脈形，它有一定臨床意義：

1）高血壓的病人如過量服用擴血管藥物，可出現擊脈合併芤脈的脈象，它提示醫生，應減少擴血管藥物的用量。

2）尺擊脈的射流感延續到寸頂端，且寸端膨大如豆，脈力增強，這是高血壓危象的脈象學診斷，部分頸大動脈狹窄或動脈瘤也見此脈象，應注意鑒別。必要時借助於聽診。對於伴脈弦、脈緊的病人應防止低頭出力，藉以防止腦出血。

3）擊脈伴右關脈強的病人也應防止腦血管意外（這說明門靜脈的壓力較高，腹腔動脈的前負荷增大）。

4）但凡健康的老人，尺脈有此脈象多能提示該人的心臟功能佳良，並有長壽的可能。

5）極度恐嚇的人常常會出現擊脈，這在測謊工作中有一定的意義。

6）雙寸脈擊多見於腦出血病人，或血管性頭痛病人，以及頸部大動脈狹窄病變的病人。

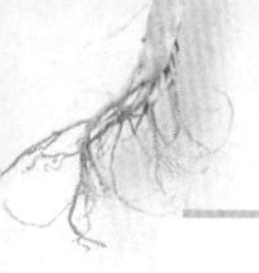

7）胸骨柄觸及貓喘，脈擊是典型的主動脈瓣狹窄的指標性診斷。

擊脈有時也存在一定形式的兼象脈。如濁擊脈、擊代脈、擊結脈等，多主老年性心臟病不同的病情。

① 濁擊脈：提示高血壓伴高血脂且心功能尚好，但心臟的前負荷較大。多見於高血壓心臟肥大、心功能的代償期，還見主動脈瓣的狹窄。

② 擊代脈：提示心臟肥大，心臟功能失代償。

③ 擊結脈：見於高血壓心臟病傳導阻滯病人。

附：音　脈

一、概　述

因心臟瓣膜的狹窄或不全關閉或室間隔缺損出現雜音，產生脈象共鳴的單因素。

二、音脈的研究

傳統脈象中沒有音脈及其相關內容的記載，當代尚未見相關報導。

各種病變導致心臟的瓣膜（二尖瓣、三尖瓣、主動脈瓣、肺動脈瓣）損傷或狹窄、關閉不全或先天性室間隔缺損等致使心臟在收縮、舒張時出現雜音，這種雜音資訊隨

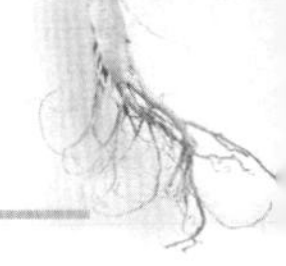

血流傳導，並振動手指所產生的共鳴感。一般雜音的強度在二級以上即可以產生音脈。

因爲音脈的主病與擊脈相同，可以不另立章節。但其有分部的不同，並對心臟雜音有特異診斷意義。因此，應該研究。

三、音脈的示意圖（關音脈）

音脈的示意圖見圖2-12。

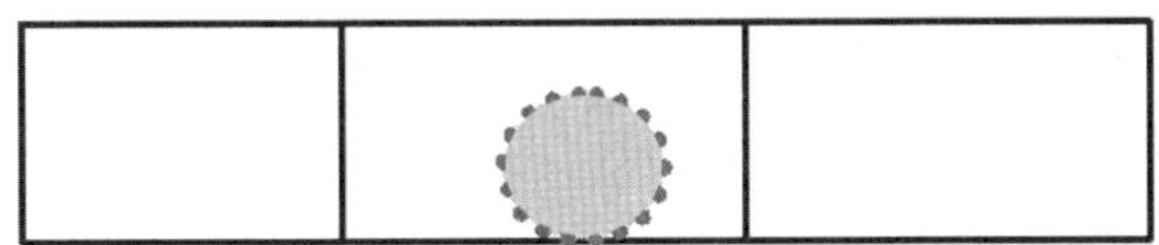

圖2-12　音脈的示意圖

四、音脈的特徵

1. **音脈性質**：特指心臟雜音的資訊。

2. **音脈的指感標準**：重指下按，抬指微顫，關上明顯。

3. **音脈的形象標準**：如輕觸鳴蟬或輕觸鳴鐘。

五、音脈主病

1. **脈來時音脈**：見收縮期二尖瓣關閉不全或主動脈瓣

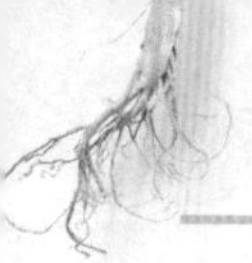

狹窄。

2. **脈去時音脈**：見舒張期二尖瓣狹窄或主動脈瓣關閉不全。

3. **脈來、去時音脈**：多見室間隔缺損，法洛氏四聯症等。

六、音脈的分部

1. **寸音脈**：多提示病變在主動脈、肺動脈瓣，或見於風濕性心臟病。

2. **關音脈**：多提示病變在二、三尖瓣，室間隔。

3. **左關音脈**：多提示病變在二尖瓣。

七、音脈的兼脈及主病

1. **代音脈**：提示由於心臟瓣膜的病變導致心衰。

2. **音風脈**：提示中風的病因在心臟。

3. **音漾脈**：提示心臟瓣膜病變的嚴重。

4. **音擊脈**：參考音漾脈。

5. **音滑數**：多見風濕性心臟病之風濕活動期。

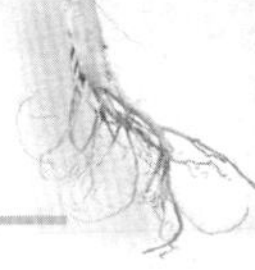

第三章 脈 暈

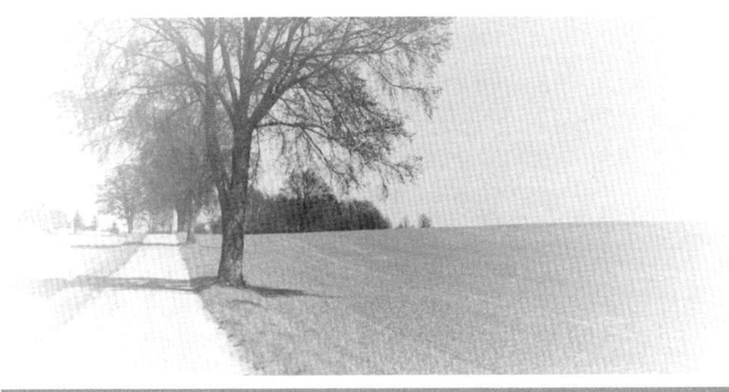

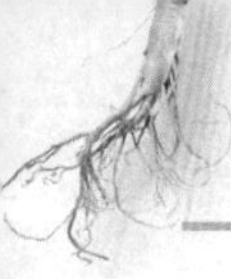

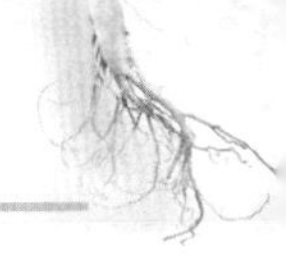

傳統中醫以整體觀認識人體，識病斷證總是以「黑箱」的法則並同合於大自然。在脈象的認識上也是把細微的東西剔去，精煉出27脈。這種脈象的整體觀念以醫聖張仲景爲代表，他以脈辨證，指導臨床診察疾病與用藥，並把這一方法做到極致，但他視脈診病爲管見。這一法則致使中醫幾千年來回視古訓，尋經據典蔚然成風。

現代醫學的發展，使我們認識疾病的水平向分子延伸，規模醫院的醫生均細化到專科，這一理念與趨勢使整體觀念受到挑戰。

在現代醫學科技爲主導的近代，中醫每日接診的病例多是西醫難以醫治的疑難病，也就是說，中醫每天都在接觸「黑箱」認識論中的內臟病，現代人並不認爲風、寒、暑、濕、燥、火是唯一的致病因素，他們在零下幾十度的南極，風寒來的更少，在顯微鏡下他們發現了病原菌與病毒。於是這將產生二種結果：一是質疑中醫的科學性，推崇西醫；二是以整體觀念通觀內臟病。其結果是弱者恒弱、強者恒強。

中醫有幾千年的醫學內涵與神奇療效，這是有目共睹的事實。歷史上曾多次被邊緣化後又被搶救，如果沒有自身的不足，決不會出現頹勢，這種局面使我們反思。

不少的臨床醫學家在嘗試一種方法，微觀的研究脈象，研究現代疾病的脈象形態、研究中藥在微觀病中的作用。這種嘗試已經有大的突破，實踐證明，這種微觀的醫學新動態正是中醫認識現代醫學內涵的有效途徑之一。

當前研究微觀脈的參與者很多，理法所見各異，但臨床診病結果相差無幾。例如，山東的金偉著有《金氏脈

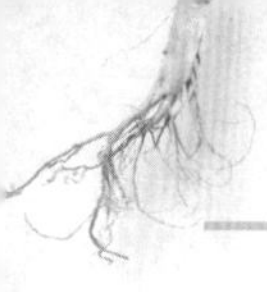

學》，對微觀脈診研究頗有成就，尤其對各種脈氣的精確計算別具特色，他的脈診正確率可以超越85%。湖北的王光宇對局灶性澀脈、弦脈等研究已經細化到毫米的水準。對腫瘤的未病先知說明脈診的神奇性與實用性都是無可非議的。

現代理化儀器也有其適應證範圍，正確率也不是100%，儀器的操作者對臨床缺乏經驗也是造成診斷誤差的原因之一。但令人費解的是：當前，研究微觀脈卓有見地的學者多是西醫，而大多數中醫研究機構的脈象研究成果是脈象儀。二種反差使我們匪夷所思，假如這種現象倒置，出現的成果應該更地道，對接起來更方便，當然這需要轉換思維模式，博學中西之長。流行在民間的「中醫好、西醫好」等評價方式都是錯誤的、片面的。中西醫學是兩個淵源，思維方式不同，療效各有千秋，取長補短，補偏救弊這才是我們應當堅持的。

我們的先人幾百年前對早期疾病的脈象形式（脈暈）已經有所發現與研究，當然這只是歷史的點滴動態，並不是主流。根據筆者對微觀脈象的臨床研究認為：現有微觀脈象都是前人「脈暈」的不同形式，人體各種臟器疾病的脈象資訊都是以「脈暈」的形式顯現在脈道中，當前各家關於微觀脈的成說都只是「脈暈」的不同稱謂，因此微觀脈象應該以「脈暈」統觀。

談及微觀脈，這裡還有微到何種程度為微？筆者認為：等於或小於寸口三部的「部」即為微觀（從該意義上講，缺部也應屬微觀。短脈也是微觀脈）。微觀脈可以微感小到脈氣似有非無的程度，在醫生精力高度集中的情況下，脈診可以感受到腦中的微血栓，這種微血栓只有加強的磁共振才能發現而CT往往漏診。許多類似腦血管疾病，醫院僅能在發病後診斷，而脈診可以提前幾年感應到。脈診感應膽囊內的小息肉，這種病變也只有敏感的「B」超才能診斷。

脈診能感應芝麻大小的結石，而B超對結石的診斷率僅占50%。脈診診斷頸、肩、背部筋膜、肌肉、骨膜病變很準確而方便，但各種儀器常常不得結果。

第一節 脈 暈

一、概 述

脈暈特指脈象中強、弱、大、小、微、浮、沉不等的脈氣團，它是人體內臟疾病的全息元，是內望病臟脈氣的具體形式。

二、脈暈的研究

脈暈脈象是一種新的提法，老的脈象現象。歷代脈學著作中對脈暈均視爲脈外干擾因素，因而沒有進一步的研究成說。根據古人描述的脈暈特點，結合筆者對脈暈脈象的體會，筆者認爲，古人描述的寸口之「獨」也有脈暈的成分。

《內經》云：「察九候，獨小者病，獨大者病，獨疾

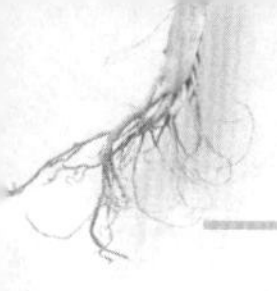

者病，獨遲者病，獨寒者病，獨陷下者病。」這裡的「獨」一般可從三方面理解：

1. 脈體之獨：即左右寸口同出現一種病脈，如同爲遲脈爲寒症，同爲數脈爲熱症，同爲浮脈爲表症等。

2. 臟器之獨：六部脈同時脈獨弦爲肝病。六脈獨沉爲腎病等。

3. 部位之獨：即脈暈脈象。六脈中獨部見獨，一部獨異，則獨異之處多見病。如左寸脈獨大多見心臟的增大；獨沉、獨弱則多見心臟的供血不足等。雙寸脈橈側緣邊脈多見頸椎病等等。明代醫學家張介賓在《景岳全書·脈神章·獨論》中提出：「切脈論獨，獨處藏奸。」可見先賢張介賓對脈暈早有一定的認識。他還認爲：「此獨字，即醫中精一之義，診家綱領莫切於此。」

清代醫學家周學海在談及脈象的單按、總按時於《讀醫隨筆》中云：「……單按強總按大者，是其脈體弦細而二旁有暈也。總按指下部位大，而暈亦鼓而應指矣。單按大而總按細者，必其人血虛氣躁，脈體細弱，而二旁之暈較盛也。食指靈，而暈能應指，名中二指，木而暈不能應指矣。更有單按浮、總按沉，單按沉、總按浮者，其浮即暈也。」這裡的暈即「脈暈」，周學海在這裡表示出寸口脈不同的脈暈形式。

當代脈學大家趙恩儉在《中醫脈診學》中也認爲：「這裡所說的暈，是脈搏振動時所出現的振幅，與脈象有相似之形，但又非脈象。暈的存在，常常干擾原有的正常脈象。無論單按、總按，都應注意排除暈的干擾。」可見，脈之暈至今仍然不被脈學家視爲病脈，這也是整體辨

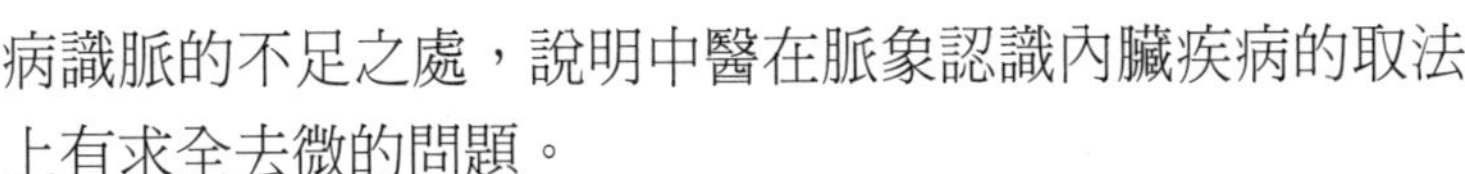

病識脈的不足之處，說明中醫在脈象認識內臟疾病的取法上有求全去微的問題。

筆者數十年臨床研究證明：脈暈是人體內臟疾病時的早期脈象形式，瞭解與掌握脈暈的不同變化，對現代疾病的診斷有觸脈知病的作用。

候脈時，左、右寸口脈體上常常會觸及許多點狀的搏動力點，也常常觸及許多凹陷的或無力的搏動弱點，這些點狀脈點在寸口脈上的分屬與人體臟器的疾病有十分密切的聯繫，研究這些脈點與脈點間的關係、脈點與脈象間的關係，對疾病臟器的早期診斷有重大的現代臨床意義。

脈暈點的性質有陰陽之分。陽性脈暈是指強於、大於或浮於脈象的搏動脈點。陰性脈暈是指弱於、小於或沉於、細於脈道的搏動脈點。

有時脈暈的性質是混合的，如大而弱的脈點，沉而強的脈點，小而尖如沙石的脈點等。脈暈的大小以脈道的管徑比，其點暈大於脈道的管徑爲大，反之爲小。脈暈的浮、沉以脈道的浮、沉比，浮於脈道爲浮，沉於脈道爲沉。脈暈的脈力以脈道的脈力比，強則爲強，弱則爲弱。實踐證明，脈暈的各種指感變化與對應臟器的疾病性質有緊密關係。

1. 實質性臟器疾病狀態下的脈暈脈力強、位沉、範圍亦大。

2. 空腔臟器的脈暈爲浮、弱、柔。空腔臟器發生占位時也可發生實質臟器的脈暈。

3. 臟器體積小則脈暈小，臟器體積大則脈暈大。

4. 臟器在軀體的位置決定脈暈的浮、沉脈位，如乳房，脈位多浮，肝臟脈位沉。

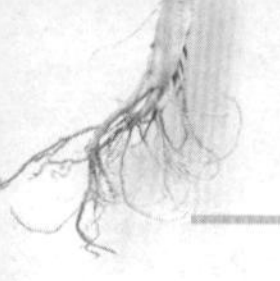

5. 實質性臟器的手術摘除或部分切除：其脈暈沉凹或脈氣消失（術後二年可見脈氣恢復）。

6. 空腔臟器的手術切除：可見脈氣的消失或出現術後特殊脈暈，並保持術後數年不變。

7. 指示性脈暈：可以提示臟器疾病的病理性質。

（1）硬暈：指感如隔瞼觸眼球，脈氣明顯，脈力混厚，變動指位不消失。多見實質臟器的腫大、硬化、腫瘤等，如：肝臟、大腦、腎臟、子宮、前列腺、脾臟等。

（2）柔暈：指感如輕撫耳垂，或輕觸蝌蚪腹，柔軟而不易感知。變動指位即消失，復尋6次脈動後再現。多見空腔臟器的炎症、水腫、癌變等，如：肺、胃、腸、膀胱等。

（3）沙石暈：指感如輕撫小沙石，且表面不光滑，脈氣明顯，變動指位脈氣不消。多見結石、鈣化灶（部分結石外包炎性軟物，可以出現與息肉相似的脈感）。

（4）息肉暈：指感類同於沙石暈，但脈氣較弱，呈小結節狀。變動指位脈氣消失，復尋3次脈動內再現，見於內臟的軟性贅生物。

（5）內瘢痕暈：內臟的瘢痕脈氣介於沙石與息肉暈脈氣之間，結節狀，表面粗糙，指感較清晰且固定不移，如：內窺鏡留下的小疤痕爲關脈的浮位上點狀小結節狀脈氣團。

（6）外疤痕暈：在浮位清晰可觸的細線狀暈，多見手術疤痕等，該暈常漂浮在浮位（與外周軟組織拉傷時的邊脈鑒別在於脈氣的力度與脈位）。同時伴有臟器切除的凹暈。

（7）骨暈：指感如重按耳屏，脈氣明顯，變動指位

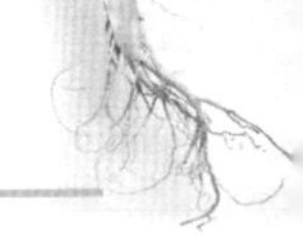

脈氣不消。見於骨質增生，鈣化灶等，若伴有邊脈則出現該側疼痛。

（8）潰瘍灶：見於突起的中凹形結節，指感清晰，伴有炎症時相似一盆發熱的火焰。

（9）小濁暈：指感如輕觸饅頭的表面，分佈較彌散，多見脂肪顆粒在臟器內的沉積，例如：脂肪肝的脈象是，右關脈暈如豆，且表面粗，脈濁。

（10）凹暈：局灶性的脈乾癟。多見臟器的缺血、慢性病損、潰瘍、功能減弱、手術的摘除或腸管黏連等。

（11）皮囊暈：指感如輕觸小囊袋。見於膽囊、卵巢、機化的血腫、痔瘡等炎症性病變或靜脈的擴張。

（12）水暈：似有似無的水珠沖手，被查者體位改變時該暈可以消失，復尋在10次脈動後出現。見於各種腔隙性積液，如胸、腹水、積血等（積血塊的脈感是柔弱不規則的脈氣團）。

（13）憋尿暈：似有寬大而柔弱的衝動觸手，形若指目輕尋涼粉皮。改變脈位可消失，復尋10次脈動後出現。多見高度充盈膀胱的脈氣。

（14）糞暈：右尺脈柔軟的局灶性浮起，大便解出後立即消失。

（15）短線暈：在脈動中出現短線狀脈氣，清晰可見，改變指位立即消失，復尋3次脈動後出現，常見黏膜、漿膜等炎症病變，如子宮內膜炎等（與疤痕線狀暈的鑒別是在脈位上）。

（16）暈中暈：表現爲不同質感的暈同時出現在某指下，多見不同疾病同時出現在該部。如膽石性膽囊炎：表

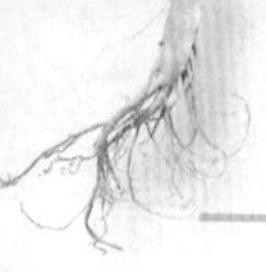

現爲囊袋中出現沙石暈。排卵期尺脈底出現皮囊暈中摸及小泡暈，手術切除了子宮肌瘤，則尺脈底部的子宮暈表面有凹坑，惡性腫瘤的中心液化等。

（17）黏滯暈：脈暈黏滯，與指有摩擦力，多見內臟的腫瘤，伴澀見於惡性腫瘤。

（18）澀暈：暈體表面澀行，暈氣前卻，停頓後出現僞足，提示臟器的血供不足，可見於腫瘤、惡性腫瘤。

（19）異物暈：指下有異物的形態與質感。如宮內節育環，在子宮的中間位出現質密的環狀堅硬物。

（20）神經壓迫暈：表現爲受罹神經分佈區域脈氣的實變。

（21）腸黏連暈：爲橫向的小切跡，多提示臟器黏連的束帶。

總之，臟象的脈暈代表著臟器疾病的性質、方位、形態，它將逐漸被我們發現與認識，筆者辨別出21種，事實上這有可能只是初步，也期望同仁再發現。

8. 臟器的充血、水腫、體積的增大、淤血性梗阻、靜脈的回流受阻、空腔臟器手術後的組織黏連等多見陽性脈暈。

9. 臟器的體積減小、慢性病變的萎縮、組織的缺血、缺血性栓塞等多見陰性脈暈。

10. 空腔臟器的潰瘍多見陰性脈暈，有時合併小的弦邊，根據弦邊的長短可以瞭解病變的程度與疼痛的範圍。

11. 肌肉、筋膜、骨膜的脈暈點呈條索樣。

12. 內臟實質性臟器的脈暈點呈豆點狀。

13. 內臟牽涉疼痛的脈暈點呈豆點暈兼邊脈的脈象。

三、脈暈點的特徵

1. **陽性脈暈點**：如觸槐樹豆角，見圖3–1。

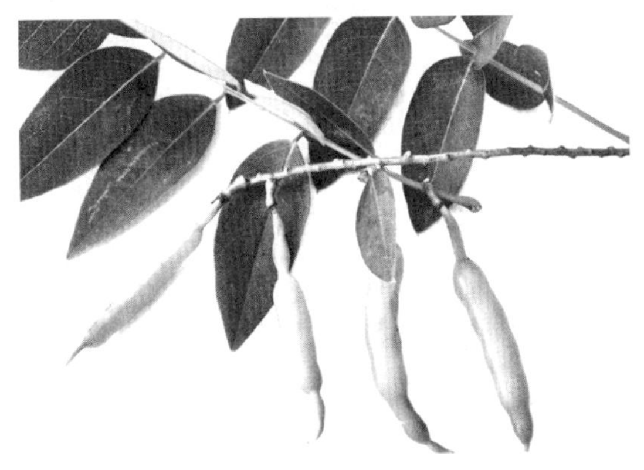

圖3–1

2. **陰性脈暈點**：如觸笛管的音孔。
3. 脈體橫斷面示意人體脈暈的不同形式，見圖3–2。

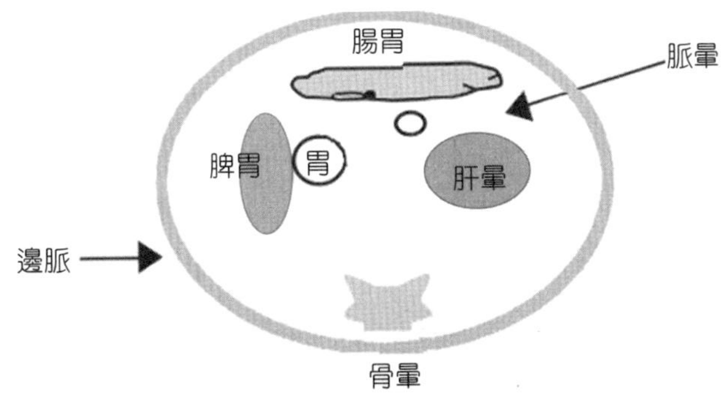

圖3–2 脈體橫斷面看人體脈暈的不同形式

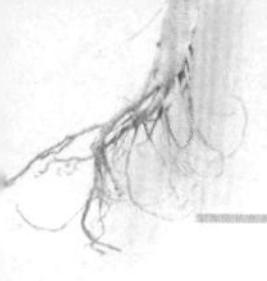

四、脈暈原理探討

人體臟器的發育是按照神經血管的延伸而發育的，胚胎第四週，人體的四肢開始發育延伸，而且此時人的心臟及頭已經形成，按照資訊燒錄的先後，各臟器的全息元井然有序地燒錄在寸口脈上（當然脈象不僅在寸口，全身的脈道都有脈象的資訊，在寸口脈上得到的脈診結果與顳動脈、足背動脈等脈診結果是相同的）。臨床上乳房切除時，其對應關脈的脈氣明顯減弱。肝硬化、脾腫大病人醫生把其脾臟摘除後，左關脈明顯減弱，特別是風脈的交叉性脈氣變化，足以證明寸口脈中脈暈點是真實存在的。

脈暈點形成的原理與疾病狀態下神經的本位傳導和臟器血管與心臟的收縮、舒張不協調有關。寸口脈中的脈暈，形態與臟器的大小、質地、位置有相似之處，這也說明脈象是全息的。

脈道是一條充滿流體的管道，各臟器的資訊正常情況下都隱藏在脈道中。如果某一臟器出現異常的病理資訊，則脈道中資訊的平衡被打破，這一疾病臟器的疾病資訊就會顯露在脈象中，音脈就是心臟瓣膜的病變產生了雜音因而出現。各種內臟的病理資訊總是以脈暈的形式出現，脈暈是內臟疾病時的資訊團，它的形式多種多樣，掌握脈暈的各種形式，可以對人體內臟疾病做出正確診斷。

研究發現：人從胚胎發育開始到性生理的成熟，脈象才能達到「平脈」的要求。而疾病狀態下的器官發生了形態、功能、血管口徑的變化，並打破了協調與匹配關係，這種疾病脈氣對血管壁進行回音及撞擊，形成疾病臟器獨異的脈氣形式，這就是脈暈。

圖3–3血管前方阻力增加，則血管中會出現脈暈。

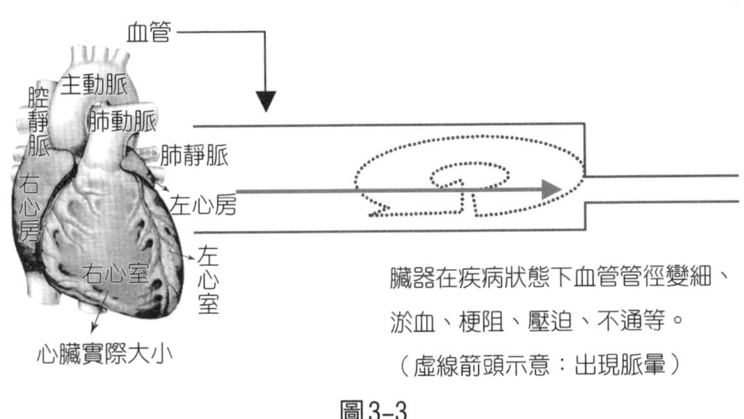

圖3–3

這種獨異的脈氣形式在寸口脈上就是脈暈點。疾病臟器距心臟的間距與脈暈點在寸口的位置有對應關係。寸口脈上感應其脈氣，則頭、心爲最早，分屬在寸部。肝、膽、脾、胃、胰腺、腎、腸次之，分屬在關部。腸、泌尿、生殖、下肢等在最後，分屬在尺部。

中醫脈診的「動脈」就是典型的脈暈點脈象。其病理是：內臟的微血管縮舒狀態與心臟的收縮、舒張不協調所致。即心臟收縮時臟器的血管閉合，心臟舒張時臟器的血管開放，而造成脈動的脈象。

頭、頸、胸、上肢及其所屬各器官，其血液供應主要是主動脈弓的第一級分支，屬於中醫寸脈的感應分區。其中：

1. 頭部的脈象資訊在寸脈的遠心端。

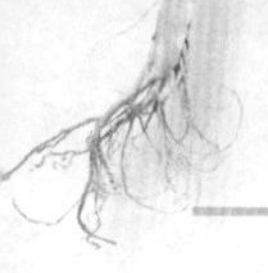

2. 頸部的脈象資訊在寸脈的中部。

3. 胸腔所含臟器的脈象資訊覆蓋寸脈部。

人體中腹部臟器包括：肝、膽、胰、脾、胃、雙側腎臟、腎上腺、部分腸管（結腸的右曲、空腸、回腸、腸系膜），它們的血液供應基本來源於腹主動脈的分支，並基本呈一個水平面，它相當於關脈的分屬區域。

（1）肝、膽、脾胃的脈象信息在關脈的遠心端。

（2）腎、胰腺、腸等脈氣在關脈的近心端。

人體盆腔臟器和下肢血液供應爲髂內外動脈。它相當於一個水平面。包括的臟器有膀胱、前列腺、輸尿管、子宮、附件、結腸左曲及直腸，雙下肢等，相當於雙尺脈的感應區域。

脈暈與寸口脈的關係：

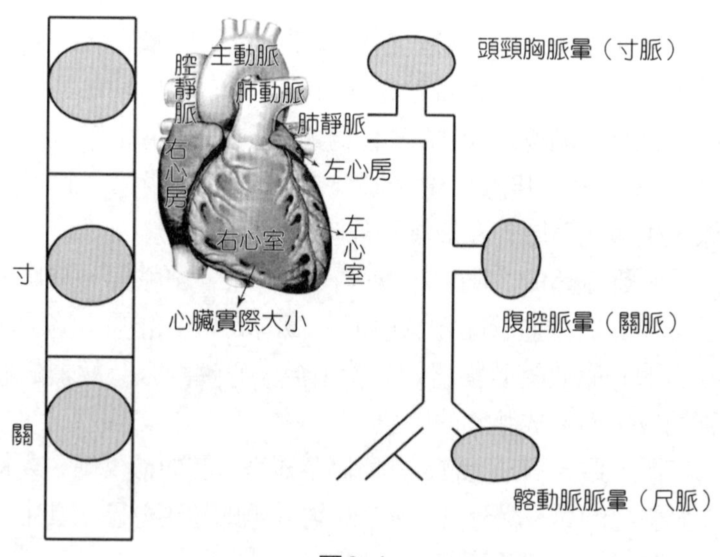

圖3-4

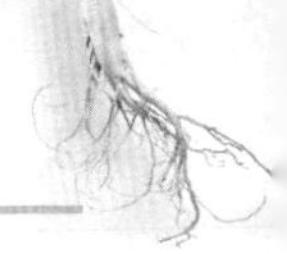

圖3-4說明：心臟爲動脈管的起始端。主動脈上的分支爲第一分支，腹腔動脈爲第二分支，髂動脈爲第三分支。當第一分支所屬臟器發生病變時，其脈暈出現在脈流的前端，在脈道上感應其脈氣也在前端，在寸口脈上感應則屬寸部。第二分支所屬臟器發生病變時，其脈暈出現在脈流的中端，在脈道上感應其脈氣在中端，寸口脈上感應則在關脈。同理第三分支疾病臟器的脈暈在尺脈。

五、脈暈點的現代臨床意義

1. 反映對應臟器的病變及其性質。

2. 顯示對應臟器的功能狀態。

3. 體察臟器的缺如與否，因而脈暈點應是臟器的「真臟脈」。

4. 脈象是脈暈點的堆壘體，脈暈是病脈的初始，病脈是脈暈的合體。

六、脈暈點表示法

脈暈點有強弱之分，脈力強用「+」表示，其意義是指脈暈點的脈力超過整條脈管的脈力，脈力弱用「—」表示，其意義是指脈暈點的脈力低於整條脈管的脈力。脈暈點又有脈位的變化，浮用「1」表示，沉用「2」表示。脈暈點還有大小之分，其外徑未超脈管我們用「小」表示，其外徑超過脈管用「大」表示。如其大小滿某部就直接用某部表示，例如，左關沉位上脈力減低，表示爲左關

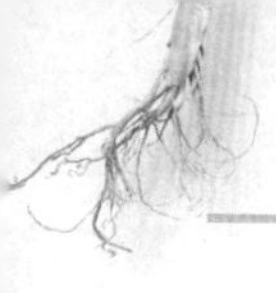

「2—」。脈暈點出現部位的記錄方式：

筆者建議用焦樹德老師的表格式脈象記錄法。

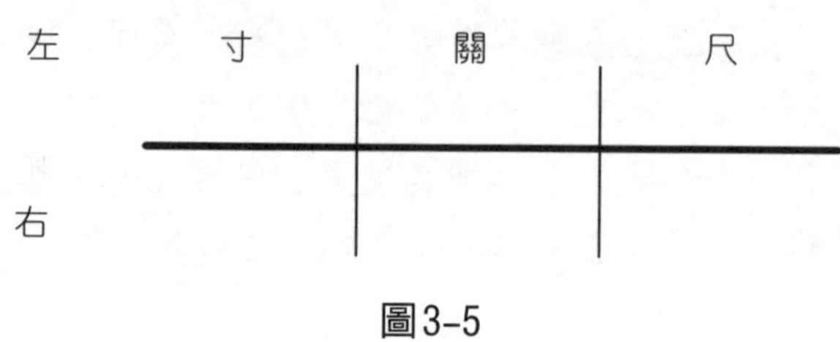

圖3–5

把圖3–5肢解成：例如：┗表示左寸，┛表示右寸，[表示左關，]表示右關，┏表示左尺，┓表示右尺。如：右關出現1枚脈力強於脈管，在浮位的脈暈點，書寫成+1關]，多見肝膽疾病。

如：甲狀腺機能亢進病人，我們可在雙寸脈中段內側各摸到一枚脈位偏沉同時伴有滑數脈的二點共振的脈象（用脈暈點記錄爲：「甲2+，」甲2+，滑數）。

例如：扁桃體炎，可在雙寸脈中段內側各摸到一枚脈位浮，左關脈出現黃豆樣脈暈點（記錄爲：┗扁1+，┛扁1+[脾2+，脈數）。同時伴脈數，這是三點共振數脈的例子。

例如：頸椎病，可在雙寸脈的外側緣各摸到條索狀、脈位趨沉、脈力很輕的脈暈點（記錄爲：┗橈2+，┛橈2+），這是二點共振脈象。

例如：痛風，可在左關脈、右關脈、左尺脈各摸到一枚小黃豆大小、脈力稍強、脈位沉的脈暈點，同時病人脈緩而寬（記錄爲：2+關，[關2+，┏尺2+，脈緩寬]。這

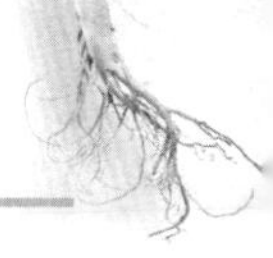

是三點共二脈的例子。

第二節 脈暈的感知

研究臟象脈必須把寸口細分，根據筆者的體會，把寸口從皮至骨方向分六個層次，每個層次稱一個把面，共六個把面，每個把面分28把點，見圖3–6。

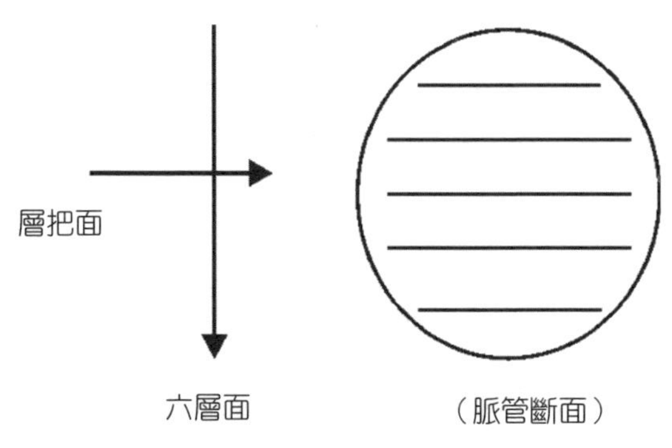

圖3–6

每一層面把點（共28把點）與人體關係（見圖3–7）。

以上層面的把點分佈，事實上就是脈暈的每層分佈。

1. 左、右脈的脈邊緣（邊脈）候人體軀表之氣，共28把點。

2. 尺緣暈把點和邊把點多候空腔臟器，並且能互參對側。

3. 橈緣暈把點和邊把點多候實質臟器，並且能互參背側。

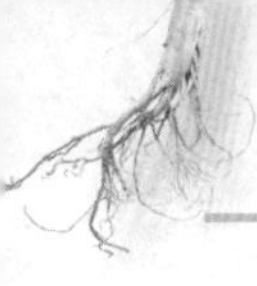

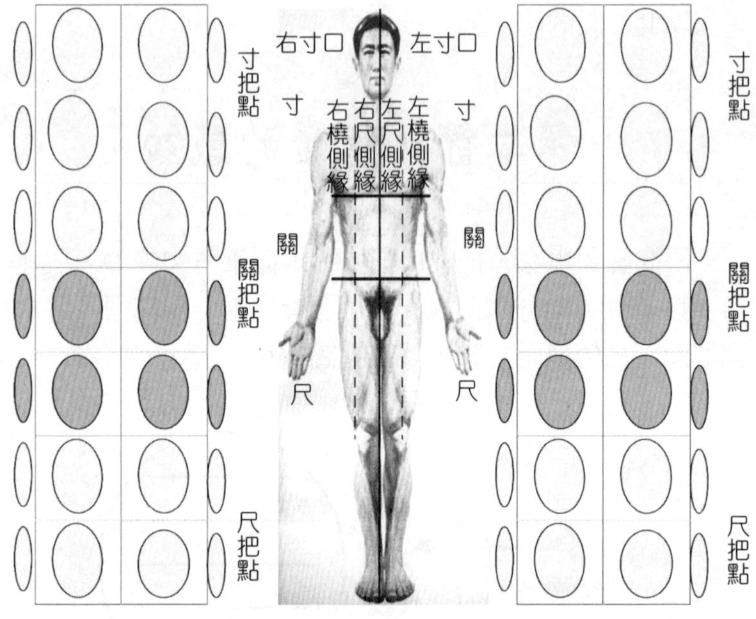

圖3-7

4. 一側寸口缺如時應將健側寸口等視全身。

一、脈腑六層脈位

我們將脈口六層分位並縱觀，藉以理解疾病臟器在脈口的脈位層次問題。事實上臟器長在人體內，脈暈也漂浮在脈管中，脈暈的頭、足方向與橈動脈血流的方向是相反的，漂浮而又固定。

脈內臟腑六層脈點陣圖（縱面正觀），見圖3-8。

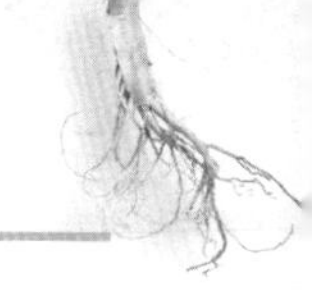

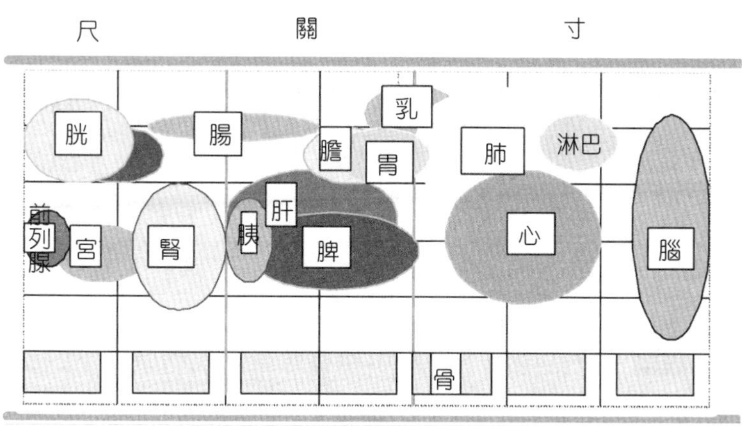

圖3-8

二、六層脈暈腑臟對應表

見表3-1。

表3-1

下肢、陰部	尺（臍下）	尺（臍上）	關脈（上腹）	關脈（胸）	寸脈（頸）	寸脈（頭）
會陰、陰囊、下肢肌	少腹、臍下	腹皮、肌、肌腱、臍上	上腹皮、肌、鞘、乳	胸壁、肌、肋神經、乳	頸皮、肌、肌腱	頭皮顱骨膜等
肛周、痔、直腸、膀胱、卵巢、疝	腸、腸淋巴、膀胱、闌尾、結腸	腸、腸系膜、腸系膜淋巴結、結腸	乳、胃、膽、膽管、網膜	乳、肺角、膈肌	肺、甲狀腺、咽、淋巴、扁桃體、氣管	腦膜、四肢運動中樞
子宮、前列腺、睪	腎、後腹膜、輸尿管	腎上腺、胰頭、胰	肝、脾	肺內、心、賁門、膈	肺門、心、食道口、膈	腦、溝回

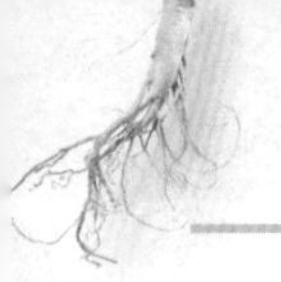

續表

下肢、陰部	尺（臍下）	尺（臍上）	關脈（上腹）	關脈（胸）	寸脈（頸）	寸脈（頭）
子宮、前列腺	腎	腎	肝、脾	右心	左心	小腦
腫瘤	腫瘤	腫瘤	腫瘤	腫瘤	腫瘤	腫瘤
骨、結石	骨、結石	骨、結石	骨、結石	骨	骨	骨

說明：正常情況下，脈中沒有脈暈，疾病狀態下的臟器，其疾病的資訊將漂浮在脈道中，疾病資訊將按其質地的不同出現在不同的層次與分部，其層次、分部與疾病臟器的位置及其病性有對應關係。例如：乳房切除在對應把點（1～2）二層缺位、脾臟切除是左關（3～4）層缺位等。臟器的病態則在其對應把點與把位出現對應的脈暈，如：脾臟腫瘤則左關脾把位（3～4）出現硬暈，感應該脈暈的大小，同時還可以衡量腫瘤的體積，瞭解淋巴結的脈位變化，還可以估計腫瘤的轉移與否，當然這需要醫家的認真勁，若醫生浮躁，那是連妊娠脈都會忽略。

三、脈暈的指感

臟器在疾病狀態下的形態會以脈暈的形式顯現在寸口，臟器形態與脈暈的形態有成比例縮小的傾向。因此脈暈有許多種類與形態，研究脈暈的指感特性，有觸脈知病的效果。

(一) 硬　暈

特點：若隔眼瞼觸眼球，固定不移。壓之張力大，抬指有舉力，脈力渾厚。復尋3次脈動內可現，多在2～6層位中。

1. **表面光滑**：多見臟器的硬化、良性腫瘤、實質臟器的腫瘤（腦瘤、甲狀腺、肝、脾、前列腺、子宮等）。它還有多種特異指感。

例如：甲狀腺瘤：脈力較渾厚，對指有舉力，見圖3-9。

甲狀腺瘤的寸暈（面把點寸中）

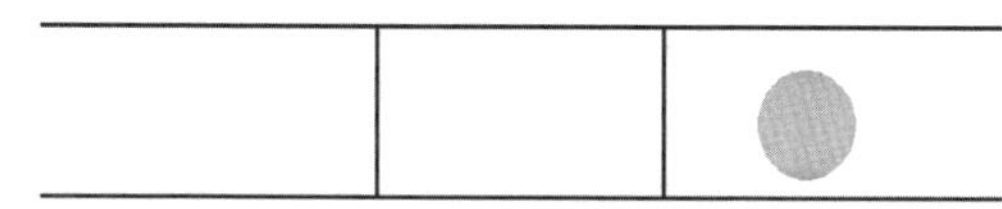

甲狀腺瘤的寸暈（寸中二層把位）

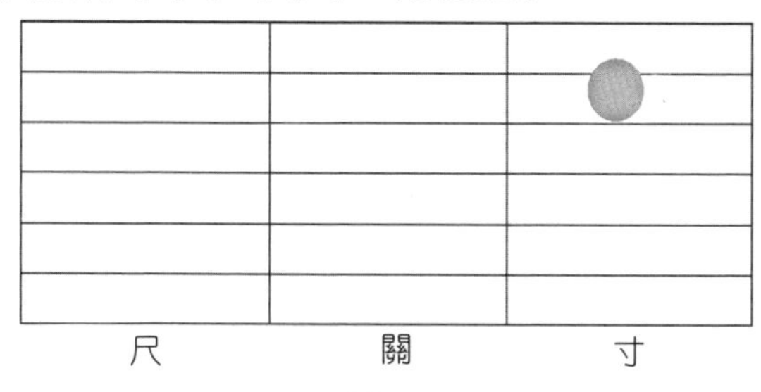

圖3-9

（1）有散點狀彗尾：多見有炎症。

（2）例如：甲狀腺瘤伴無菌炎症，圖3-10。

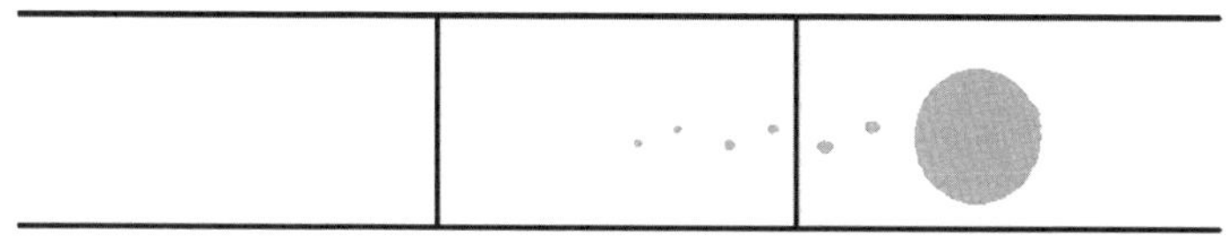

圖3-10

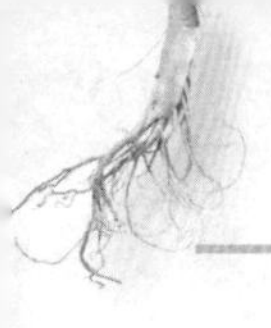

甲狀腺瘤伴炎症的寸暈彗尾（寸中面把點）若伴甲亢則脈數。

（3）伴邊脈：提示內臟腫瘤侵犯到胸、腹膜壁層並出現對應把點。

例如：胰頭炎症腫大。

胰頭腫大伴炎症的關部脈暈伴雙尺緣弦邊脈及炎症彗尾（關中面把點），圖3–11。

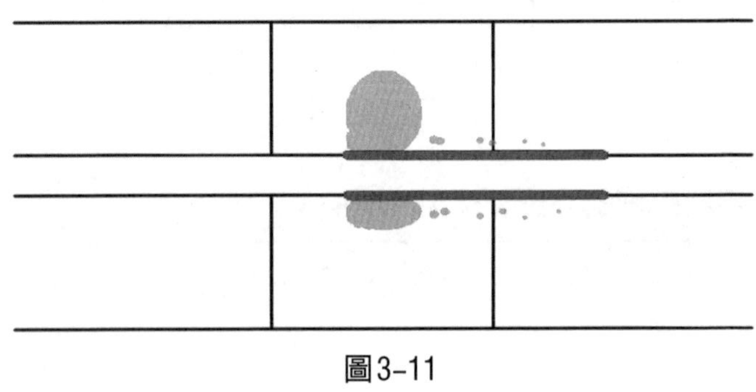

圖3–11

胰頭腫大伴炎症的關部脈暈及炎症彗尾（關中層把位），圖3–12。

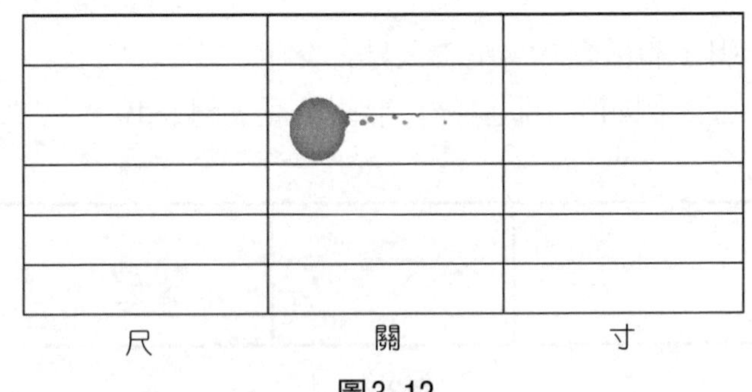

圖3–12

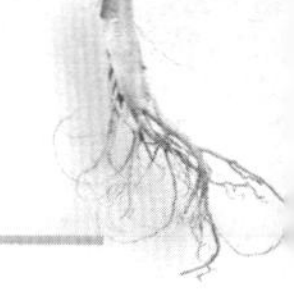

（4）硬暈中心乾癟：多見腫瘤中心液化。

例如：甲狀腺瘤中心液化

甲狀腺瘤中心液化：寸部脈暈之凹坑（寸中面把點），圖3-13。

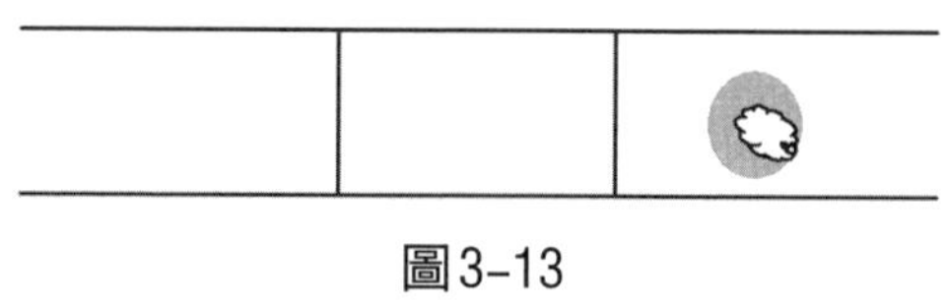

圖3-13

甲狀腺瘤中心液化：寸部脈暈之凹坑（寸中二層把位），圖3-14。

尺 關 寸

圖3-14

2. **表面不光滑**：多見實質臟器的惡性腫瘤。

例如：甲狀腺癌：寸部澀並見不規則之刺球樣脈暈。

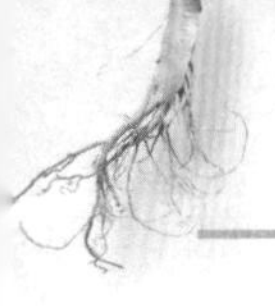

甲狀腺癌：寸部刺球樣脈暈（寸中面把點），圖3-15。

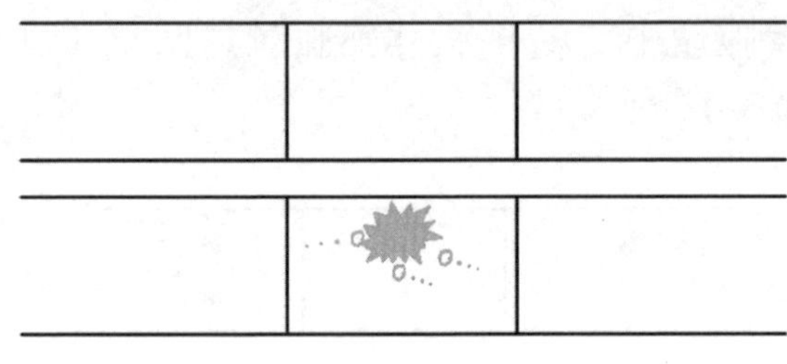

圖3-15

（1）大硬澀暈，並散在的小硬澀暈，多是腫瘤局部浸潤擴散。

胃癌：左關部胃脈暈超把位，伴周圍多發性小結節。提示癌浸潤擴散（關中面把點）。

胃癌：左關部胃脈暈超把位，伴周圍多發性小澀點，提示癌浸潤擴散（關中二層把位），圖3-16。

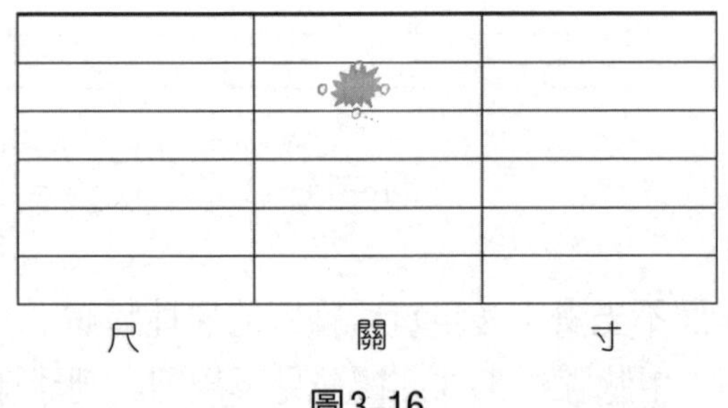

圖3-16

（2）左關脾把點出現脾暈：多見腫瘤轉移。

肝癌：左關部脾脈暈超把位，提示癌轉移（面把點），圖3-16。

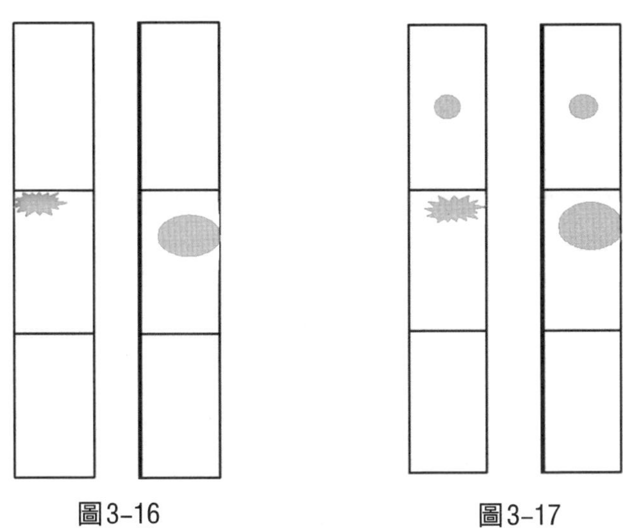

圖3–16　　圖3–17

（3）左關脾、雙寸淋巴超把位多見腫瘤淋巴遠處轉移。

肝癌：左關部脾脈暈超把位，提示癌轉移，雙寸中部脈暈提示遠處淋巴結轉移（面把點），圖3–17。

（二）沙礫暈

壓之不消，復尋立現，範圍極小，形若沙粒。

常見於結石。

例如：腎結石：

腎結石：關下尺上的沙礫暈（面把點）。指下暈感清晰到無層位的樣子，圖3–18。

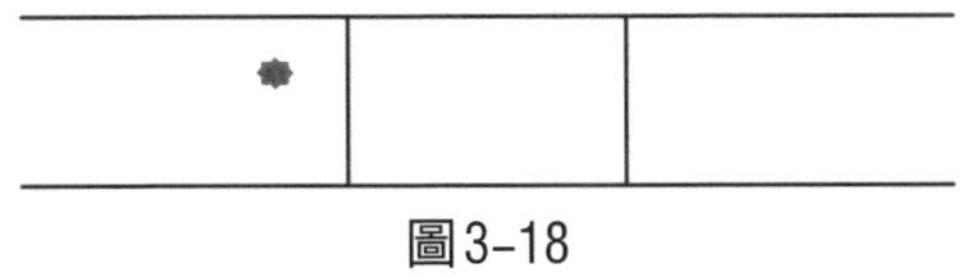

圖3–18

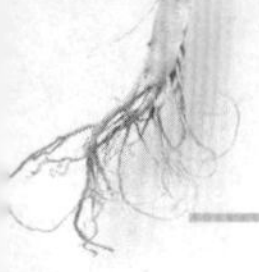

腎結石：關下尺上的沙礫暈（三層把位），圖3–19。

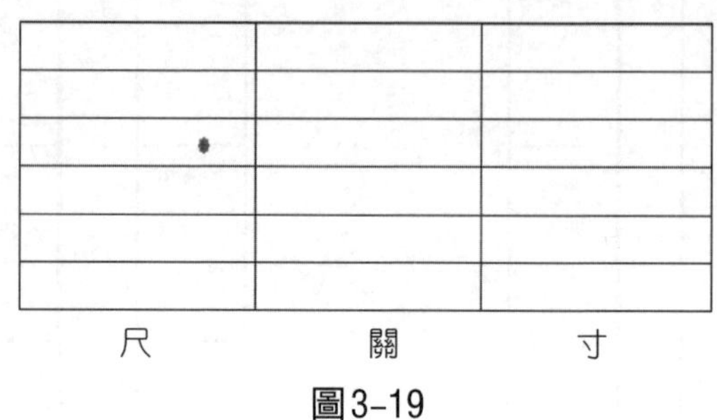

圖3–19

1. 寸把點出現邊：在頸部常有邊彗尾，爲局灶性骨質增生壓迫神經、放射痛，在胸有對應邊脈。

出現骨質增生爲脈氣不消的骨性暈。

肩部局灶性骨質增生（面把點），圖3–20。

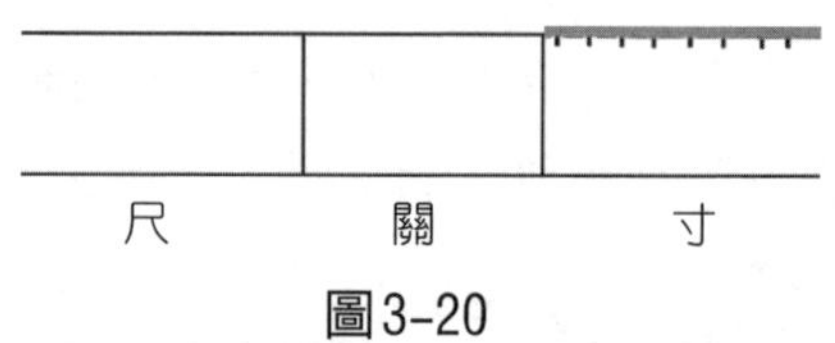

圖3–20

2. 寸把點1～2層位伴局灶性擊脈為偏頭疼。

左偏頭痛：左寸上擊暈（面把點），圖3–21。

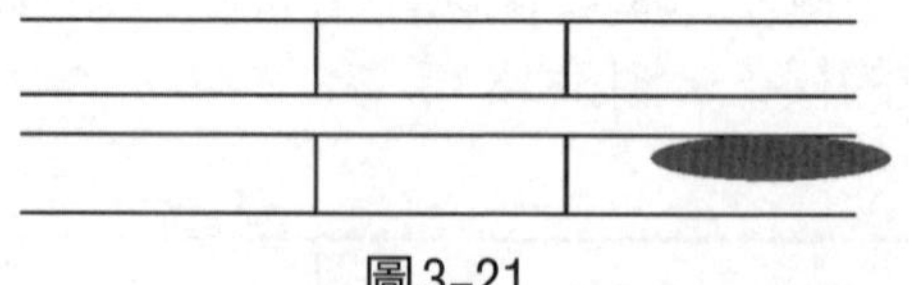

圖3–21

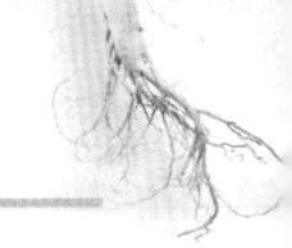

3. 關脈沙礫暈

（1）1～2層位出現多見乳房小瘤（惡性多見）。

例如：左乳腺癌

左乳腺癌：左關上小結節狀硬暈(面把點)，圖3– 22。

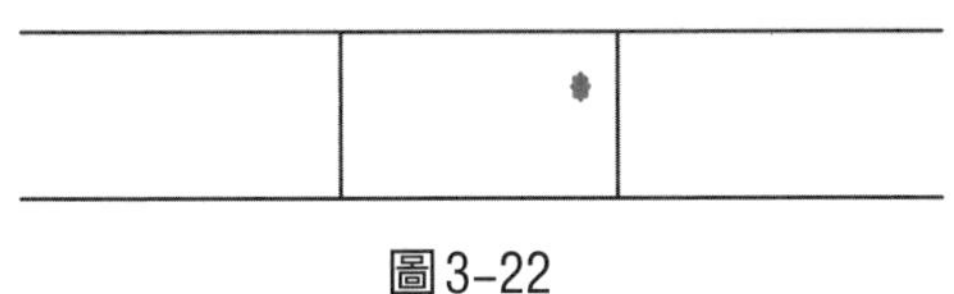

圖3–22

左乳腺癌：左關上小結節狀硬暈(一層把位)，圖3– 23。

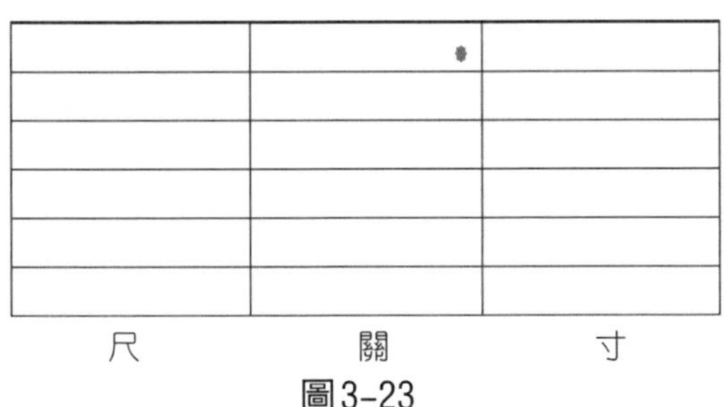

圖3–23

（2）2～3層位出現沙礫暈多見膽囊結石，若伴弦邊脈更有價值。密集小沙暈爲多發性結石。稍大沙暈伴囊狀不規則內邊，爲結石伴慢性膽囊炎症等。

膽囊結石樣膽暈伴邊脈（面把點），膽囊顯示指下說明膽囊也有病變，圖3–24。

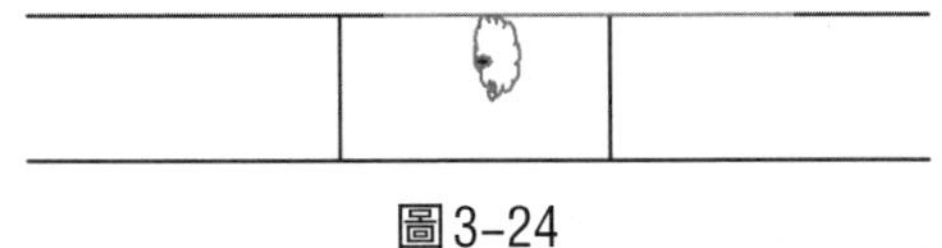

圖3–24

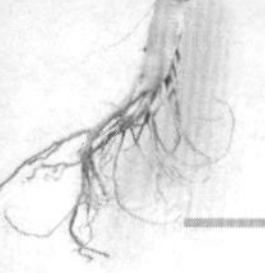

膽囊結石樣膽暈伴邊脈（二層把位），圖3–25。

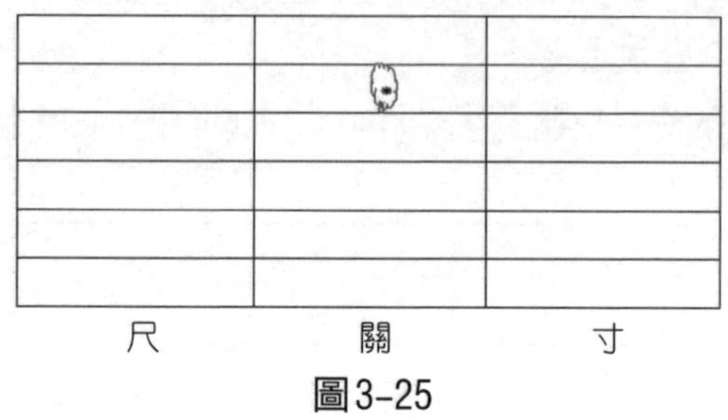

圖3–25

4. 關下尺上：多爲腎、輸尿管第一狹窄處。

多爲腎、輸尿管第一狹窄處（面把點），圖3–26。

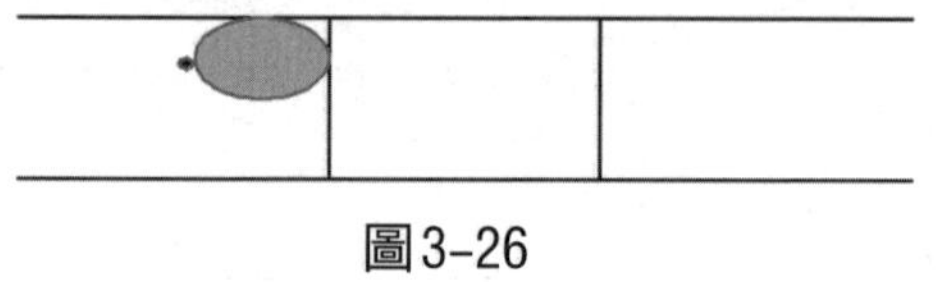

圖3–26

多爲腎、輸尿管第一狹窄處（三層尺上關下把位），圖3–27。

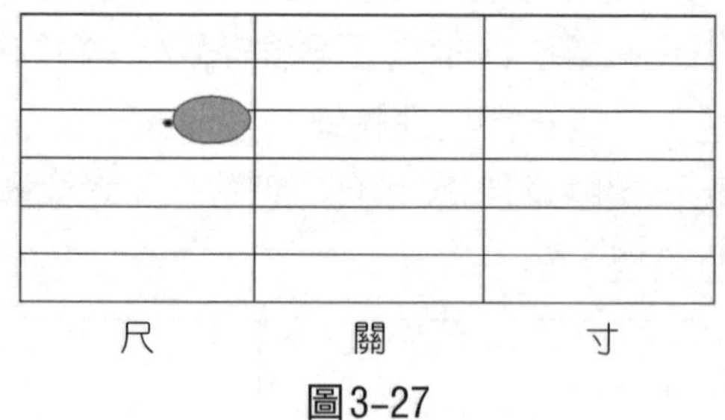

圖3–27

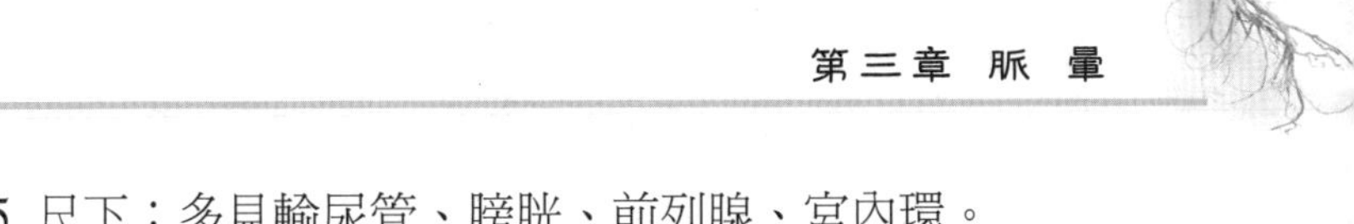

5. 尺下：多見輸尿管、膀胱、前列腺、宮內環。

例如：宮內環：宮內環伴炎症時會顯現在尺下，並有炎症彗尾（面把點），該暈氣很薄，但質密，圖3-28。

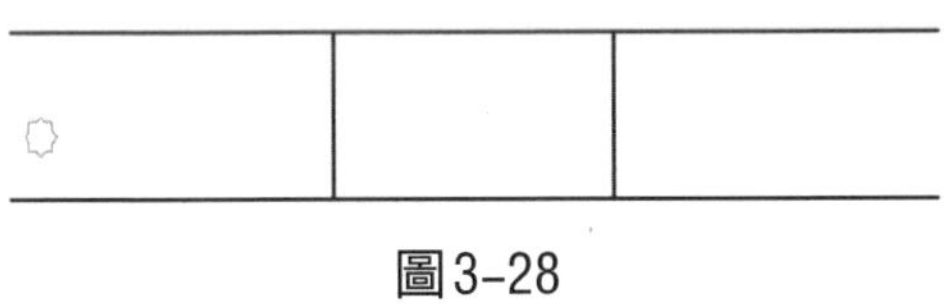

圖3-28

宮內環伴炎症時會顯現在尺下並有炎症彗尾（尺下三層把位），圖3-29。

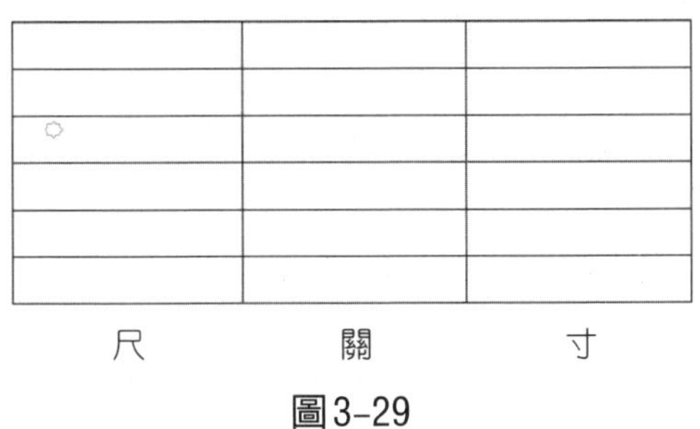

圖3-29

息肉的暈與小結石暈有相似處，但指感輕，時隱時現（面把點），圖3-30。

圖3-30

膽囊息肉（關二層把位），圖3-31。

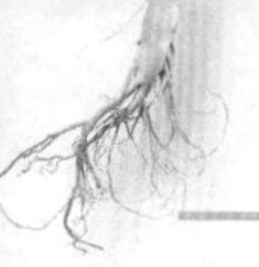

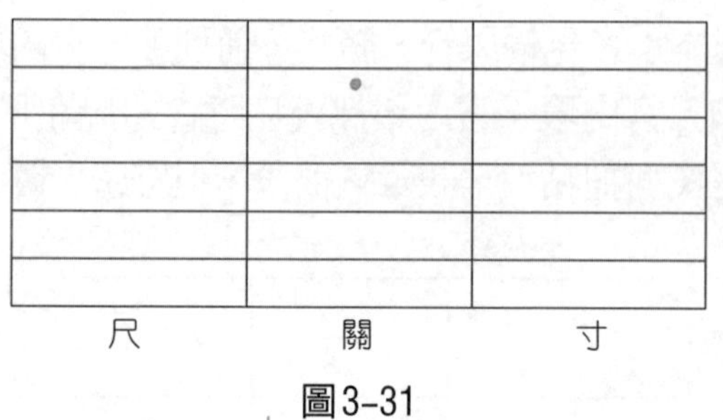

圖3-31

(三)皮囊狀暈

質地稍大於整條脈氣，指下可感有外皮的囊性暈，抬指和壓指均可消失，復尋多在6～9次脈動內出現。以2～3層位多見，常爲囊腫、痔瘡、卵泡、憩室、膽囊炎症等。慢性的病變則皮狀脈暈固定不移。

例如：痔瘡（常在尺脈的尺側緣出現，橈側緣多見卵巢囊腫）。

痔瘡（面把點），如觸小蝌蚪，圖3-32。

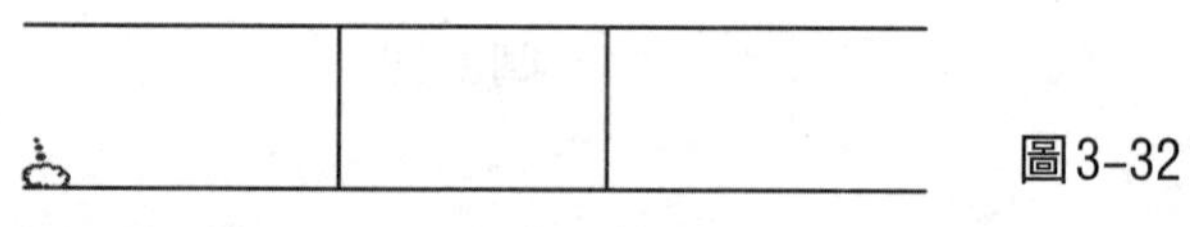

圖3-32

痔瘡（尺下二層把位），圖3-33。

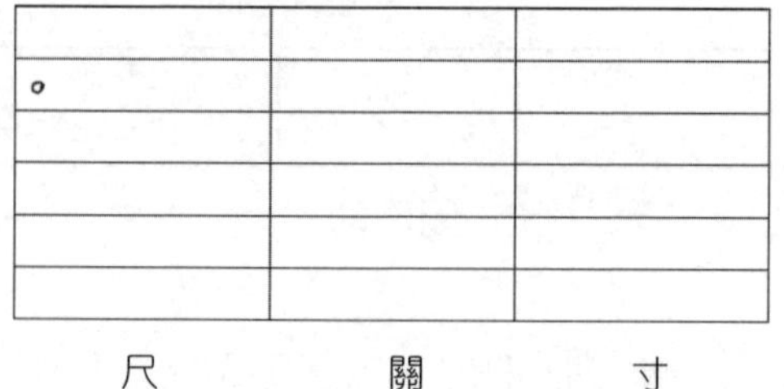

圖3-33

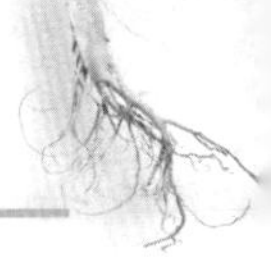

(四) 濁 暈

多見團狀濁脈團，表現爲集中的密集小濁點，若整條脈濁更可以確診。哪個把點上有之，即爲該臟腑脂肪沉著。常以實質性臟器的脂肪沉積爲多見，若濁暈中有小澀灶，也見實質臟器的占位。

例如：（1）脂肪肝

脂肪肝的密集小濁暈（關上面把點）如同雜面饅頭，圖3–34。病人合併濁脈更易確診。

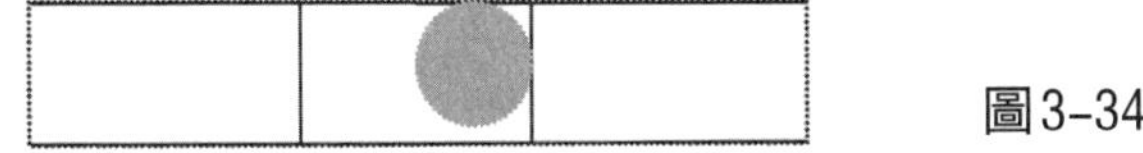

圖3–34

（2）脂肪肝的密集小濁暈（關上三層把位），圖3–35。

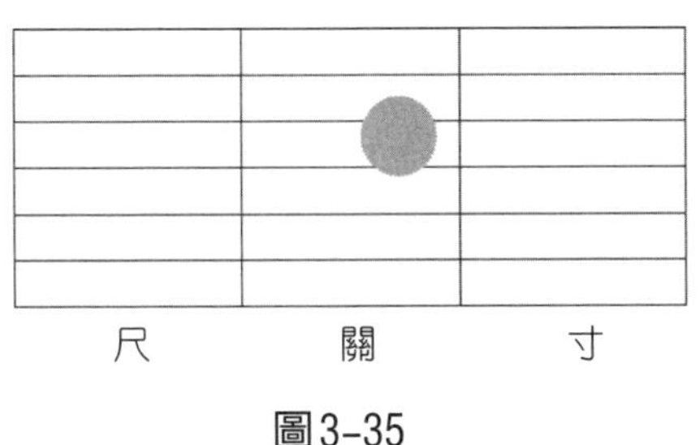

圖3–35

（3）心臟肥大

寸中密集濁暈，大部分人在左寸脈均可感應到該暈，圖3–36。

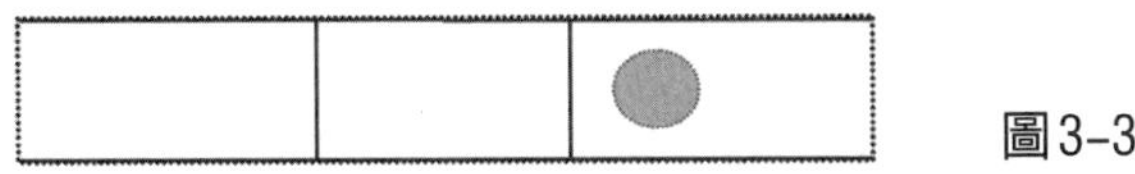

圖3–36

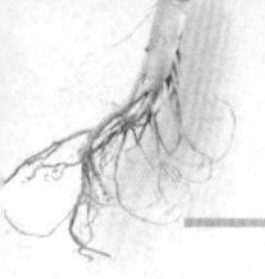

(五) 柔澀暈

可見惡性腫瘤。多來源於空腔臟器。註：該暈不易掌握，容易忽略（多發生在空腔臟器的惡性腫瘤）。抬指立即消失，復尋三息內出現。脈氣前卻，出現澀行。

例如：左肺門腺癌。

左肺門腺癌的密集小澀柔暈（寸下面把點），圖3–37。

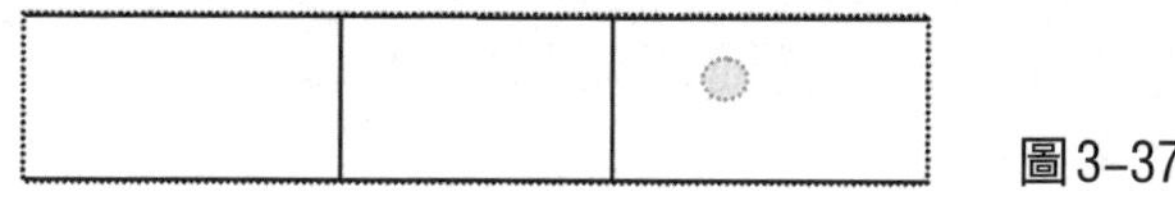

圖3–37

左肺門腺癌的密集小澀柔暈（寸下二層把位）脈氣時有時無，圖3–38。

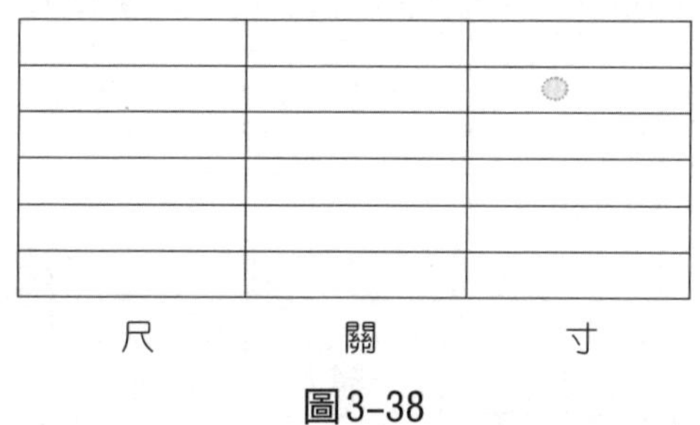

圖3–38

(六) 凹　暈

表現爲局灶性的凹坑狀脈暈，一般浮位出現，多見臟器手術切除，如：右關浮位乳把點缺位，則爲該乳房缺如。左關胃把點減弱，多見慢性胃病。胃潰瘍則爲胃把點脈力減弱伴小凹點。沉位出現，則多見內臟的手術切除，但同時可在浮位出現小細邊脈（手術疤痕暈）。

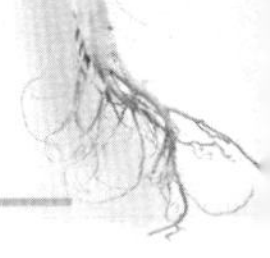

1. 實質臟摘除

實質性臟摘除在相應面把點及層把位上出現凹坑。

例如：脾切除術後。

脾切除術後凹坑（關中面把點），圖3–39。

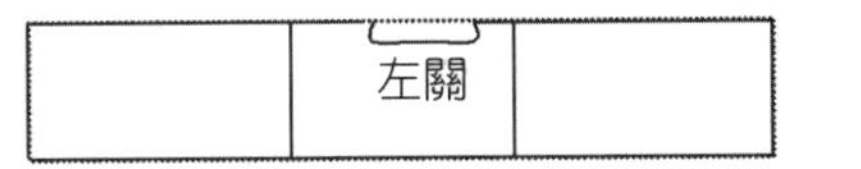

圖3–39

脾切除術後的凹坑（關中二層把位凹陷），圖3–40。

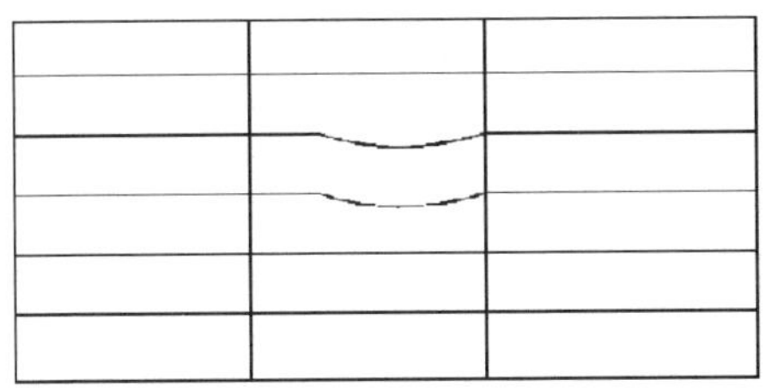

圖3–40

（1）空腔臟器摘除

空腔臟器摘除時，在相應面把點及層把位上出現凹坑及小蝌蚪（可能是結紮的血管顯示出的脈氣）。

例如：膽切除術後。

膽切除術後凹坑伴小蝌蚪（關中面把點），圖3–41。

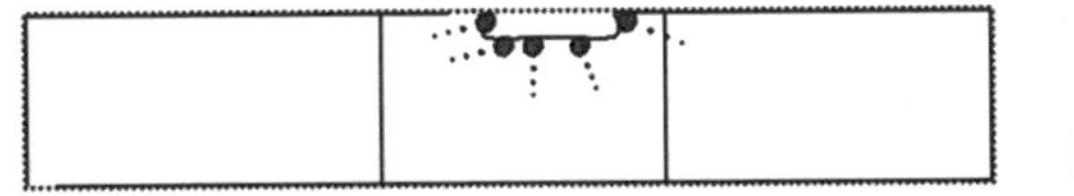

圖3–41

膽切除術後的凹坑伴小蝌蚪（關中二層把位凹陷及小

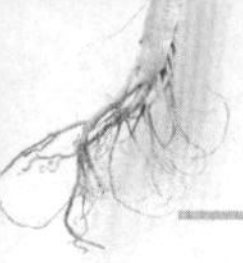

蝌蚪），圖3–41。

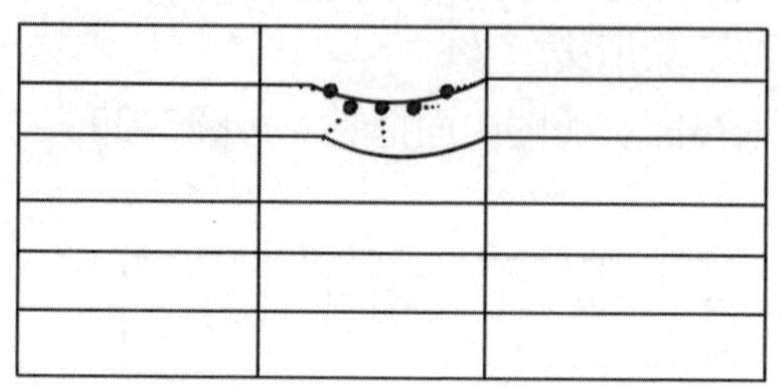

圖3–41

（七）小柔暈

脈氣中似有小柔軟暈，尚固定，抬指與壓指均消失，復尋多在6次脈動內出現如觸蝌蚪腹，多見疝氣（回納後立即消失）。小柔暈中尚有一定的張力，平睡時脈氣減小或消失，部分腸道腫瘤可出現類似小柔澀暈。

例如：疝氣。

疝氣的浮漚暈（尺下面把點），圖3–42。

圖3–42

疝氣的浮漚暈（尺下二層把位），圖3–43。

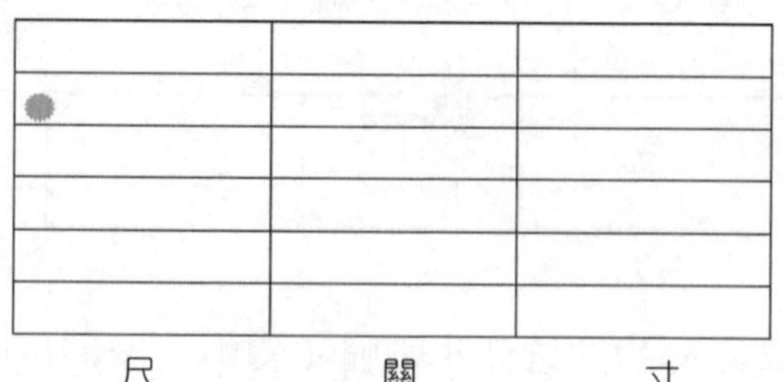

圖3–43

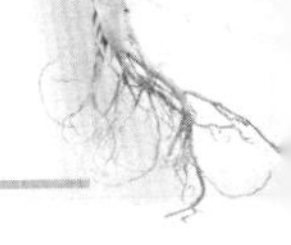

(八)軟 暈

脈氣中似有柔軟若麵團的脈暈，尚固定，抬指與壓指均消失，復尋多在6次脈動出現。如觸耳垂下緣。多見空腔臟器的水腫，積血，膿包等。

例：胃水腫。

胃體水腫的柔綿橢圓暈，圖3–44。

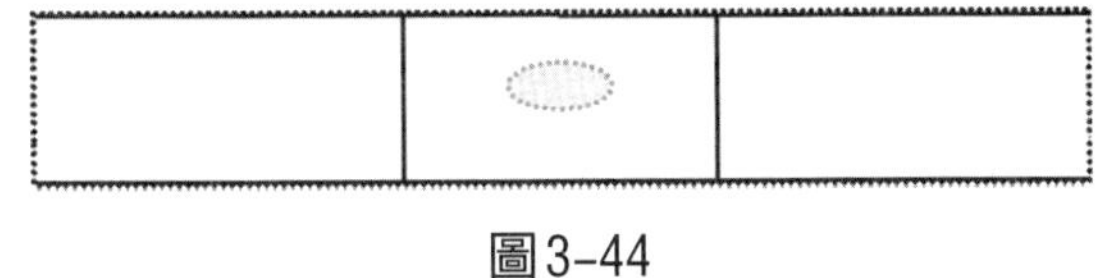

圖3–44

關二層把位，圖3–45。

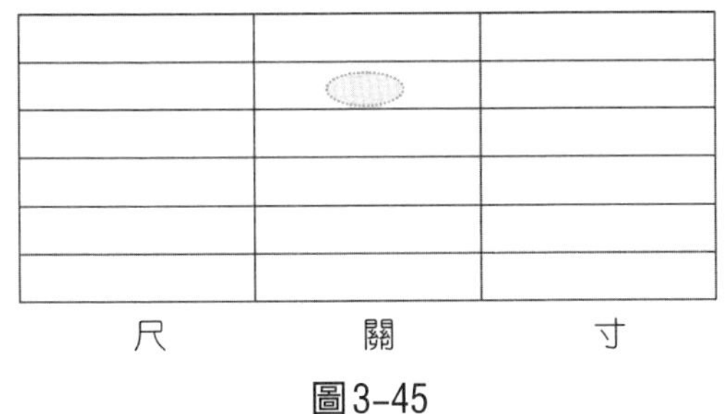

圖3–45

(九)水 暈

表現爲較大範圍的軟暈團，時隱時現，抬指與壓指立即消失，復尋多在10次脈動後出現。多見尿瀦留、腎積水、胸腹水等。

注意：其易被忽略，改變體位時可以消失。應該排除憋大小便時的軟氣球樣暈（憋尿暈是在小便難忍時於尺脈

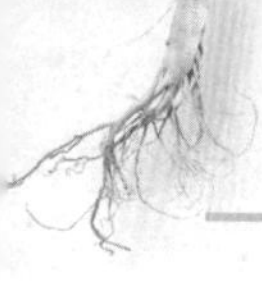

部出現，指感：如觸涼粉皮）。

例如：尿瀦留。

尿瀦留的水暈（尺下面把點），圖3-46。

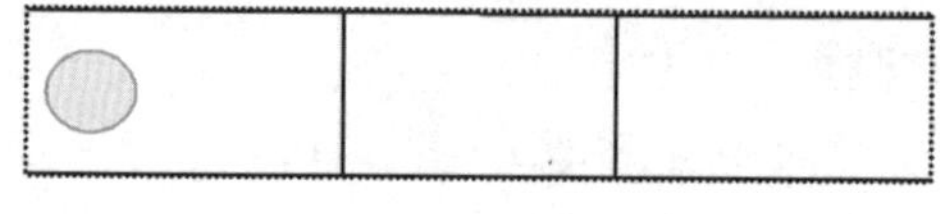

圖3-46

尿瀦留的水暈（尺下二層把位），圖3-47。

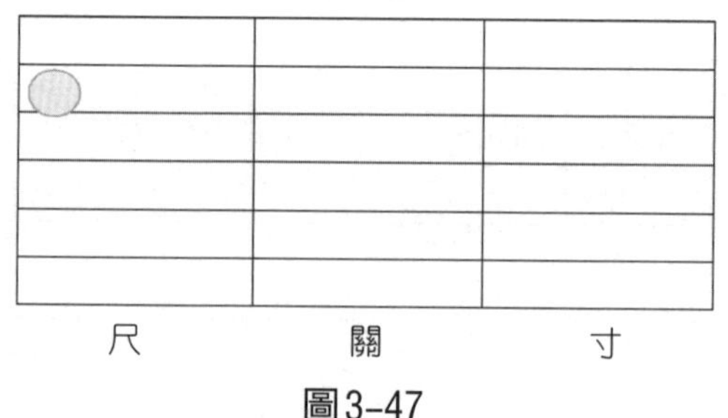

圖3-47

（十）暈中暈

大暈中見有小暈：

1. 大暈硬度大於小暈：提示大暈對應臟器是原發病，小暈對應臟器爲累及。

2. 反之依然。

（十一）脈暈的測量

1. **與脈寬比**：超1/2爲腫大（水平位），下陷與局部變細爲縮小。一般：指下暈的大小乘以12mm爲病臟的大小。

2. **與把位層次比**：超層位是前後位的延伸。

3. **脈力比**：超二倍脈力爲硬暈，一側寸脈的細弱爲同側血供下降。

4. 不規則硬暈、濁柔暈伴脾把點多見腫瘤轉移，淋巴把點的出現多見遠處淋巴轉移。

脈暈歌

脈暈疙瘩浮或沉，強弱大小不均等（1）。
沙粒芝麻豆與線，數點共振病疑難。
候脈當知脈中人，指下脈人各半身（2）。
左候左身右候右，尺緣腹前橈側後。
關候腹上寸頭胸，尺臍下肢合參中。
肌筋慢炎浮脈邊，臟腑知病脈暈點（3）。
點線合參牽涉痛，脈口獨處病見重（4）。
浮數促滑洪多炎，沉澀弱微機能減（5）。
奇漾潮代心肌病，濁風擊弦防腦栓（6）。
關尺牢伏實椎盤，慢病遷延虛細短（7）。

暈點

內額沉顱外後枕，寸上頭頸下胸心（8）。
頂暈頭痛鼻竇眼，觀眼尚需右關參（9）。
扁桃甲腺淋巴咽，寸外見邊痛頸肩（10）。
左心右肺氣管咽，胸壁罹及脈現邊（11）。
尺緣胸前筋膜痛，橈邊側後筋膜炎（12）。

雙寸浮暈點

細濡虛微神經衰，遍覓明醫睡難乖（13）。
滑數促洪擊甲亢，甲亢手顫弱尺脈（14）。

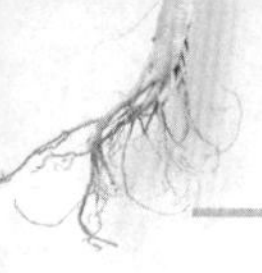

扁桃淋巴亦數滑，右關必強脾多大（15）。
上感氣管肺部染，寸浮見暈痛頭顛（16）。
濡滑過敏鼻息肉，數浮舌瘍與口臭（17）。
濁實動擊滑吐噴，顱內高壓痛頭昏（18）。
洪數化扁浮痛咽，暈大滑關暈車船（19）。
數浮結膜炎紅眼，緊弦頭暈動風肝（20）。

雙寸沉暈點

緩遲肢腫辨甲減，尺虛脫水頭暈眩（21）。
頸椎橈邊腦缺血，關動寸短高防厥（22）。
頭暈耳聾減記憶，關動寸擊腦血積（23）。
寸沉血少心肺腦，浮沉遲數皆可拋（24）。
降壓脈芤頭眩搖，昏迷寸擊血溢橋（25）。

左寸浮暈點

鼻竇牙耳偏頭痛，滑數寸擊頭腦同（26）。
濁緊弦力肥厚心，也見腦血淤滯行（27）。
左寸關豆滑左關，檢查鼻咽與頜面（28）。
左肺腫瘤寸暈軟，症見痰血低熱喘（29）。
胸膜胸壁神經炎，對側尺緣同橈邊（30）。

左寸沉暈點

右關尺弱風左腦，獨沉耳心供血少（31）。
汗痛心梗左寸邊，絞痛症緩硝油甘（32）。
上感周後心肌炎，陰天胸悶節律變（33）。
左肺結核寸數滑，虛澀沉暈空洞查（34）。

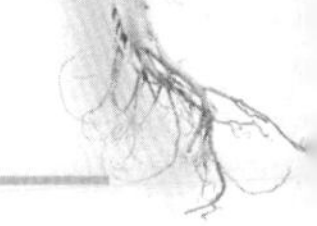

右寸浮暈點

右偏頭痛耳鼻眼，鼻咽腫塊參左關（35）。
右寸擊暈椎脈風，梗阻栓塞頸脈弓（36）。
胸水寸中暈如漚，肺炎氣管滑數候（37）。

右寸沉暈點

右肺耳腦右氣管，右胸膜炎右橈邊（38）。
在肺哮喘在耳聾，在腦失聰或右風（39）。

關脈暈點

腹中脈氣關中疊，合參左右脈症別（40）。
乳肝脾胃腎胰膽，胸腰脊後脈參邊（41）。
浮腑沉臟外脈邊，浮沉遲數遵前賢（42）。

雙關浮暈點

乳膽胃腸尺緣前，肌筋膜炎橈邊緣（43）。
乳脹腫塊經前顯，乳癌浮暈求沙點（44）。
膽炎右橈左尺邊，肝脾腫大浮力點（45）。
肝火易怒充血眼，血壓不穩高低顛（46）。
胃痛返酸餐後顯，十二指腸餐後緩（47）。
雙關脈浮寸暈點，血液疾病重骨穿（48）。
雙關浮虛左尺點，糖尿痛風胃癌嫌（49）。
糖尿痛風參右關，胃癌左強脈滑寬（50）。
浮緊浮滑脈虛見，腸上型感虛尺關（51）。
關弦官能胃腸亂，脈數口臭弦數煩（52）。
吸蟲肝病水鼓脹，雜面饅頭水滴漾（53）。

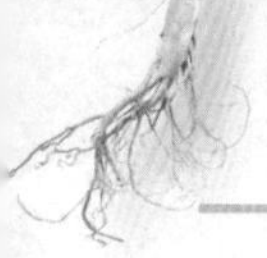

雙關沉暈點

肝脾胰腎沉臟點，肝弦右橈左尺邊（55）。
缺乳肝淤免疫低，胃氣虛弱骨包皮（56）。
關邊尺緣胰豎點，沉弦細弦炎胰腺（57）。
細弦關下腎點圓，水腫尿白腎病纏（58）。
動痛牢塊緊遲疼，刀刃新弓弦重肝（59）。
浮暈脹乳術脈減，胃痛凹暈關弦邊（60）。
肝脾腫大濁力點，脾臟切除左關減（61）。

左關浮暈點

左關尺實突腰盤，肌力減弱直腿限（62）。
左關尺浮暈中沙，左尿結石腹刺扎（63）。
左關尺虛B腸炎，橈邊筋膜痛腰間（64）。
血板減少與紫癜，左關多浮力必顯（65）。
腫瘤術前強左關，淋巴轉移脾厚寬（66）。
中年體弱強左關，必檢腫瘤獻良言（67）。
體力勞動運動員，左關強時肌豐滿（68）。
白領厚祿或昏官，左關強濁肚大圓（69）。

右關浮暈點

乳肝膽腎胰頭腺，腰側筋膜關橈邊（70）。
右臟切除右關陷，脈氣變原一載半（71）。
右腑切除關暈點，痛灶多見術黏連（72）。
右關臟腑見腫瘤，淋巴轉移左關殊（73）。
肝暈力沉膽乳浮，脾胃力沉胃浮漚（74）。
肝弦膽邊乳月經，脾顯淋巴胃食吟（75）。

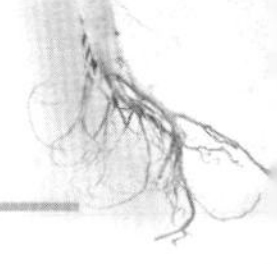

膽痛油膩腎腫陷，肝連病眼大便乾（76）。
胰尺豎暈橈見邊，脈症互補載指尖（77）。

右關沉暈點

癟胸憂思萎縮膽，孤獨乾眼腹中滿（78）。
肝膽胰腎功見減，腹膜壁層在橈邊（79）。
關尺暈沉臍下觀，腰酸腿軟腸功亂（80）。
閉經便遺性冷淡，冬穿棉鞋腳亦寒（81）。

尺脈暈點

泌尿四肢生殖脈，浮暈炎痛沉功減（82）。
子宮必參月經亂，關尺脈氣腸腹鑒（83）。
泌尿尺緣尋浮暈，膀石尺暈求芝點（84）。
橈邊尺下雙暈現，女子肌瘤男前腺（85）。

【注釋】

（1）脈暈的形式各種各樣，若多枚脈暈共振則多見疑難病。

（2）指脈暈的寸口位與人體的對應關係。

（3）肌肉與筋膜無菌性炎症的脈暈在脈邊。內臟疾病的氣是脈中的暈。

（4）內臟疾病嚴重時會放射到體表，出現邊脈加脈暈的脈象。脈口獨異的地方都是病重的地方。

（5）一般浮、數、促、滑、洪等脈多見炎症，沉、細、弱、微脈多見功能或機能的減退。

（6）奇、漾、潮、代多見心肌的病變，濁、風、

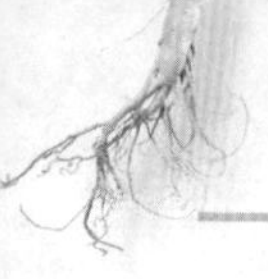

擊、弦脈要注意預防腦中風。

(7) 關尺兩部同時脈實，多見腰椎間盤的突出、膨出、脫出；關尺脈的同時牢、伏見於腰腿神經的慢性壓迫性損傷；慢性遷延性疾病常見脈的虛、細、短等。

(8) 寸頂端爲腦的脈暈位，兩側寸頂尺側緣是前額的脈暈位，沉取爲顱內，兩橈側緣反映後腦的脈氣。寸中是頸的脈位，寸的下端是心、胸的脈位。

(9) 寸頂端脈暈病人常常出現頭痛，其病因多是鼻竇、眼睛的病變引起。眼睛出現病變時，右關脈常常出現異常脈暈。

(10) 寸中的脈暈多見扁桃體、咽炎，寸橈側弦邊常常有頸椎、肩周炎，並出現疼痛症狀。

(11) 心、咽的脈暈常出現在左寸中，肺的脈位常在右寸，胸壁病變反映在脈的邊緣。

(12) 胸前軟組織病變的脈位在兩尺側緣，側胸、後背的軟組織病變在橈側緣。

(13) 細、濡、微、虛脈雙寸出現脈暈多見神經衰弱，這樣的病變不好治療。

(14) 甲狀腺機能亢進的脈象常常是滑、數、促、洪、擊脈合併寸中浮暈點，同時尺脈沉而無力，病人同時有手顫，下肢無力的症狀。

(15) 扁桃體及淋巴結炎症出現寸中浮暈，右關常出現較強的脈暈，有時病人的脾臟也腫大。

(16) 上呼吸道感染、肺部炎症病人寸頂浮暈會出現頭痛。

(17) 脈見濡滑寸中出現浮暈多見過敏性鼻炎、鼻息

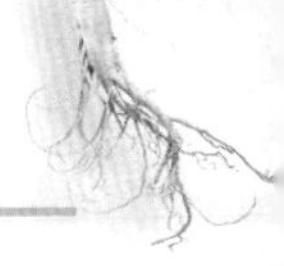

肉，並脈浮數多見口腔潰瘍和口臭等，應該忌食辛辣。

（18）濁、實、動、擊、滑脈寸浮暈病人有噴吐，常是顱內高壓的脈象。

（19）脈洪數雙寸豆狀暈（左關有暈）多是化膿性扁桃體炎，若脈滑，且暈滑過關脈多有嘔吐，寸頂滑暈多見暈車船，單純寸浮見咽炎、感冒等。

（20）脈浮數雙寸豆狀暈可見急性結膜炎，脈弦而緊伴頭暈多見肝風內動。

（21）雙寸沉暈脈見緩遲，多見甲狀腺機能減退。尺脈浮而寸沉可見腹瀉伴頭暈。

（22）雙寸沉伴橈弦邊多見頸椎病性腦缺血，關脈動而寸短多見恐高症。

（23）雙寸沉多見耳聾、記憶減退。關脈動而寸脈擊多見腦缺血。

（24）雙寸沉均見心、肺、腦血供不足。

（25）過度的降血壓脈象也會芤，病人常出現頭暈眩。病人昏迷雙寸脈擊多見腦橋部出血。

（26）脈滑數，左寸擊或浮暈多見同側副鼻竇、牙齒、眼的疾病放射性偏頭痛。

（27）脈的濁緊或弦而有力，左寸下出現脈暈多見心臟肥大。

（28）左寸左關脈同時出現豆狀脈暈，應排除鼻咽部腫瘤。

（29）左肺的腫瘤常常是柔狀軟脈暈，同時病人又有血痰、低熱等症狀。

（30）伴有胸前軟組織、肋神經炎症可以出現同側尺

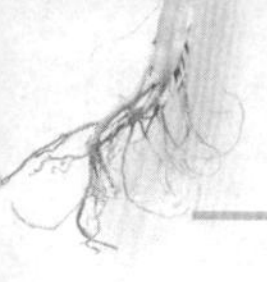

緣對側橈邊脈。

（31）左寸沉暈，右關尺脈弱多見左腦中風。左寸脈的獨沉多見心臟與耳的供血不好。

（32）心肌梗塞可見左寸尺緣邊脈。病人心前區疼痛、大汗淋漓，硝酸甘油可以緩解。

（33）感冒一週出現胸悶，心律不整多見心肌炎。

（34）左肺空洞肺結核：脈見寸脈的滑、數、虛、澀與左寸沉凹。

（35）五官病都可以導致頭痛，耳病多見同側的尺脈沉，鼻病多見有咽病的併發，眼病多見肝脈的脈暈，鼻咽腫瘤左關多見脈暈。

（36）右寸脈沉、弱或擊，左關尺脈沉弱，見同側頸或椎動脈的梗阻、栓塞。

（37）胸水的脈暈像水中的水泡，肺炎、氣管炎一般脈多滑數。

（38）右寸脈沉見右肺、右耳的病變，有右胸膜炎見右寸橈邊脈。

（39）長期哮喘的病人右寸可以沉，若是腦病可以出現老年癡呆或中風。

（40）上腹臟器的脈氣多重疊，應該合參上下與左右。

（41）關脈所主臟器為乳房、肝、膽、脾、胃、胰腺。腰背軟組織病變應合參脈的邊。

（42）空腔臟器脈位多浮，實質臟器脈位多沉。浮見病初，沉見病久，遲則寒，數則熱等。

（43）乳房、膽囊、胃、腸等空腔臟器的脈氣多在尺

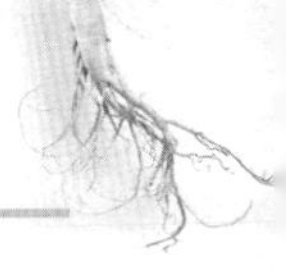

側緣，而體表軟組織的脈氣在橈邊。

（44）乳房腫塊一般在月經前症狀更明顯，乳房癌早期可在同側關上出現小結節樣脈暈。

（45）膽囊炎多見右關橈邊脈、左關尺緣邊脈。肝脾腫大，關脈會出現浮而有力的脈暈。

（46）有肝脾疾病的人多會出現易怒、眼睛充血，血壓不穩定。

（47）胃病的病人餐後返酸，十二指腸多在十二點後疼痛。

（48）血液病的病人多會出現寸脈浮、雙寸脈暈，骨穿是確診的檢測方法。

（49）糖尿病與胃部腫瘤多見雙關浮暈及左尺脈暈。

（50）可以根據左尺脈暈的大小、脈力來判斷血糖的高低，根據左關脈暈的大小與脈力判斷痛風的嚴重程度，胃癌在左關會出現柔暈點。

（51）腸型感冒的脈象也見關尺脈的浮緊、浮滑、虛等。

（52）關脈弦多見神經官能症的也見於胃腸功能紊亂，脈數見口臭，弦數可見於心情煩惱。

（53）血吸蟲性肝硬化脈感是「雜面饅頭」與水滴暈。

（54）長弦呃逆、弦短體乏，弦緊神經官能症，弦細憂思。

（55）肝、脾、胰、腎脈暈在沉位，肝脈見弦，常爲右橈、左尺邊脈。

（56）雙關脈沉多見乳汁的減少、精神抑鬱、免疫力

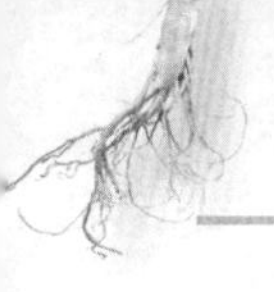

低下，胃氣虛弱則多見消瘦。

（57）慢性胰腺炎的脈象常見沉弦脈，也見細弦，雙關可以出現豎狀邊脈暈。

（58）脈見弦細，關下尺上出現腎性脈暈多見腎病。

（59）脈動、緊、遲多見痛症，脈牢多見腫塊，脈弦如刀刃，見重症肝病。

（60）乳房脹痛關脈可出現浮暈，而乳房切除後關脈變沉、脈力也減退，胃病伴疼痛，關脈可出現凹陷，並出現小弦邊。

（61）肝脾腫大，關脈會出現濁暈，若脾臟切除，則左關脈力減退。

（62）關尺脈的同實爲椎間盤突出症特異脈象，輔助檢查肌力、直腿抬高實驗等。

（63）左輸尿管結石在左尺脈中可以觸及沙粒暈，伴感染則左關尺浮。

（64）左關尺脈虛可見乙狀結腸炎症，出現橈邊脈常見腰背部筋膜炎。

（65）左關脈浮而有力多見血小板減少症。

（66）左關脈的增強多見腫瘤的淋巴結轉移，也見脾大。

（67）40歲以上人左關脈強，應該行腫瘤指標檢測。

（68）體力勞動、運動員凡左關脈強，多見肌力好，能吃。

（69）左關脈強多見腹大腰圓，能吃能喝，不拘小節。

（70）乳房、肝、膽、胰頭病變均可在右關反映其脈氣，腰後背的筋膜脈氣在橈邊。

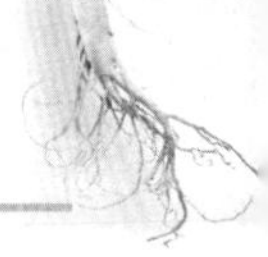

(71) 右側的實質臟器切除，右關脈氣會下陷。

(72) 右空腔臟器切除術後疼痛常常會出現右關浮暈合併邊脈。

(73) 右側的臟器發生腫瘤若轉移，則左關會出現異常脈暈。

(74) 肝病的暈在沉位並有力，膽與乳房的脈位在浮位，脾臟暈有力在沉位，胃暈在浮位。

(75) 肝脈弦，膽病常見橈邊脈，乳房病在月經期加重，脾臟與淋巴結有聯繫，胃病常有痛感。

(76) 膽病見油膩加重，腎病常常見凹性水腫，肝病常常有眼疾與大便異常。

(77) 胰腺疾病常常在尺上出現豎暈與橈邊脈。

(78) 右關沉，暈多見乾癟胸、憂思、膽囊萎縮、眼睛乾澀、性格孤僻、腹脹等症。

(79) 右關沉，臟器的疾病多見功能減退，病灶侵及腹膜壁層則會出現橈邊脈。

(80) 關尺的脈沉多見臍下的疾病，如腰膝酸軟、腸功能不佳等。

(81) 關尺的脈沉也見閉經、小便自解、性功能減退、冬天腳寒等。

(82) 尺脈暈常見泌尿、四肢、生殖疾病，如浮見炎症與疼痛，沉見功能減退等。

(83) 子宮的病變應參考月經的變化，關尺脈的變化要注意腹與腸。

(84) 泌尿系統炎症多見尺脈浮，結石可以觸到沙粒暈。

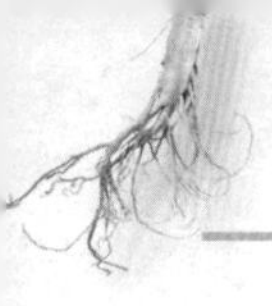

（85）尺下豆狀脈暈伴橈邊脈，見於良性腫瘤與炎症增生。

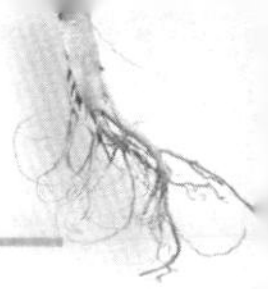

第四章 臨床薈萃

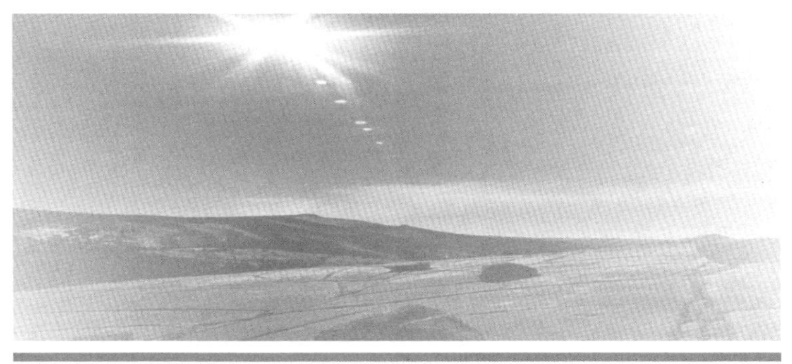

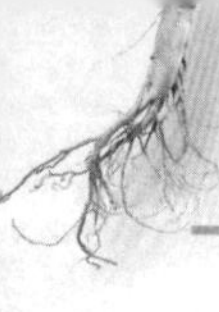

脈診是醫療診斷新模式，診斷疾病快、準、省，有時現代化儀器也望塵莫及。但脈診有許多差異，做到精準不是易事。一般情況：

1. 內臟早期疾病以脈暈的形式在脈道中出現。熟練掌握該套脈法可以在指下及腦中浮現出內臟的影像。

2. 人體的外表肌肉、肌腱、肌膜病變會在脈管的邊緣顯示出邊脈。

3. 疾病侵犯到內臟壁層膜時，脈象會以脈暈並邊脈的形式出現。

4. 神經病變將影響整體脈象，它的脈象傳遞是中樞神經影響對側資訊。周圍神經及血管性病變將由同側反映在寸口。

5. 疾病發展影響到全身時，才會出現整體脈（傳統脈）的改變。

6. 候脈的高境界：在脈人中感知到「獨一」的脈暈。

以上各條規律合參「邊把點、暈把點」，結合「六層脈位」，可對人體全方位的感知。掌握上述規律可以做到「候脈知病」。

中國歷代名醫都是脈診高手。候脈知病這是中醫必備技能，也是中醫一大特色，還是中國人對中醫的一種要求。《診家正眼》曰：「博極而靈，自啓思極，而鬼神將通，則三指有隔垣之照，二豎無膏肓之盾矣。」學習脈診主要在於別陰陽、辨臟腑、明虛實、斷病機、定治則。但候脈知病則是名醫不約而同的追求。因爲脈診是人體的重要體徵之一，它可以特異的提示出某些病症。而別陰陽、辨臟腑、明虛實、斷病機、定治則主要是根據臨床症狀的

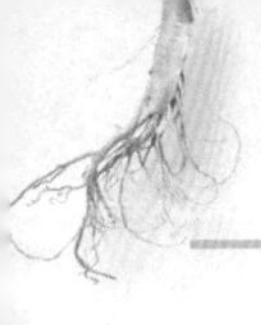

綜合分析。但必須強調：單一的脈診只是臨床診斷的一種探討方式，她必須以豐富的臨床經驗爲基礎，否則正如張仲景批評的那樣，候脈診病「窺管而已」。

中醫有記載的病症四五千種，西醫所言的病種萬種以上，而僅用三個手指就能在三分鐘內把病種說得準確那是天方夜譚。再者，醫生心中連疾病的知識都缺乏，更談不上摸脈診病了，這要求醫生有博學的內涵，有中西醫學及民間醫學的廣泛知識。讓我們自信的是：沒有一種能使人體出現症狀的病症不影響到脈象。這就需要醫生有股認真勁。

脈診在臨床上的作用大致分三類：

（一）脈診直接診病症。

（二）脈診作爲臨床診斷的體徵資料。

（三）脈診作爲辨證論治的手段。

本節專門探討脈診對部分病症的診斷。

必須指出的是：把脈診病有一定的適應範圍，不是所有的病人都適應脈診診病（筆者的總結：適應以脈診病的人群占正常人群的97%）。另外，脈診沒有舉證性，在爲病人診病後有必要的脈證合參，生化、物理檢查則是明智的。例如高血脂的濁脈，但凡脈濁者多是高血脂。在右關脈二層位觸及結石暈，可以直接診斷膽結石。這都是以脈診病無須病人陳述病史和檢驗的例子。而大葉性肺炎，僅憑寸脈的浮數是不能得到正確診斷的，必須借助於脈證的互參和理化檢查才能確診。

現舉部分常見疾病的脈象診斷病例，藉以拋磚引玉，惠顧後學。本文從中西醫學角度談及脈診的作用，並穿插點滴臨床診治經驗，期望同仁參考。

第一節 寸部脈暈

這裡強調脈暈的位置，脈暈的性質見前。

大腦的脈資訊由於受到顱骨的干擾，不易辨別。但腦血管的疾病資訊在同側，運動神經疾病資訊反映的是對側（見風脈），有時見混合。

一、三高症伴左腦梗塞

【脈診】

（1）右寸、左關尺脈濁而有力。

（2）左寸、右關尺脈沉細。

【病例】吳傳朋，男，65歲，機關幹部。素日健康，無不適，慕名來診。

【脈診】

1. 左寸、右關尺脈沉細。
2. 右寸、左關尺脈濁而有力。
3. 右關肝暈出現。
4. 病變範圍與脈診示意圖如圖4–1。

【診斷】三高症伴左腦梗塞，脂肪肝。

【治療】

1. 忌食牛奶、雞蛋，忌食油膩過重食物。
2. 中藥降脂、降壓、溶栓治療。

【處方】水蛭10克、全蟲10克、三七10克、生首烏

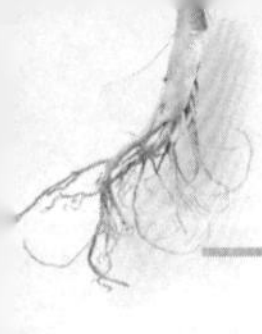

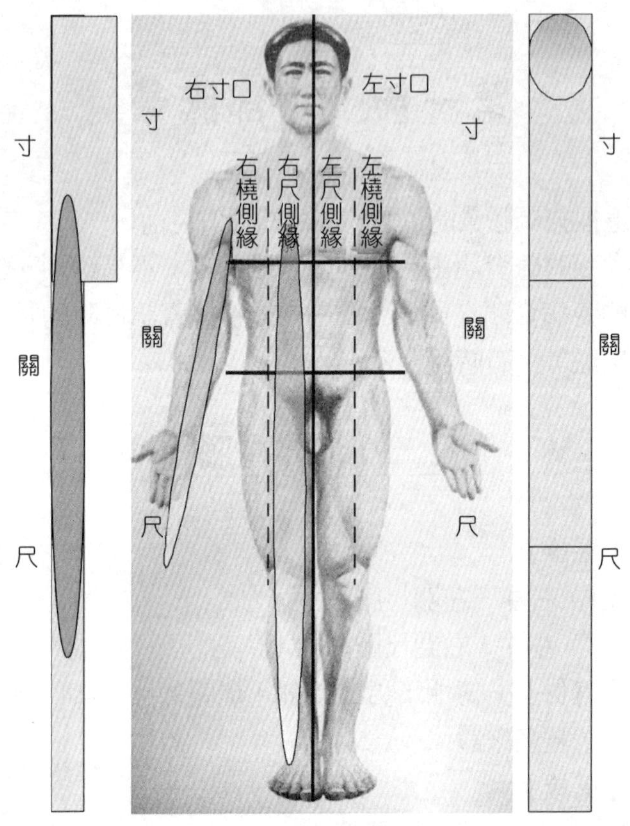

圖4-1

15克、山楂12克、雞內金15克、決明子15克、葶藶子20克、土茯苓20克、杜仲10克、牛膝30克、澤瀉30克。

水煎服，21劑。

因爲是治未病，經服21劑中藥，脈轉清虛，風脈消失，病癒。後以水蛭、全蟲、三七等份打粉裝「0」號膠囊，早晚各服1次，每次3粒，口服半年。

【方解】水蛭、全蟲、三七活血溶栓，祛風散結。生首烏、山楂、雞內金、決明子、土茯苓清肝降脂，合力疏通脈道。葶藶子、土茯苓、杜仲、牛膝、澤瀉去濕降壓。

二、頸椎病，右腦梗塞

【脈診】

1. 右寸、左關尺脈沉細。

2. 雙寸橈側緣邊脈。

【病例】戚仲善，男，50歲，機關幹部。素日健康，無不適。

半年前口角流涎，慕名來診。

【脈診】

1. 右寸、左關尺脈沉細。

2. 雙寸橈側緣邊脈。

3. 經磁共振核查證實爲：「右腦橋微血栓。」

病變範圍與脈診示意圖如圖4–2。

【診斷】頸椎病，腦梗塞。

【治療】活血、溶栓治療。

【處方】水蛭10克、全蟲10克、三七10克、海桐皮15克、薑黃10克、當歸10克、紅花10克、川穹20克、白芷10克、雲苓20克。

水煎服。

服藥28劑後，脈轉清虛，風脈消失，頸椎病緩解明顯，病癒。

後以水蛭、全蟲、三七等份打粉裝「0」號膠囊，2粒／日，口服半年。

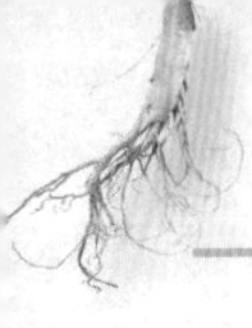

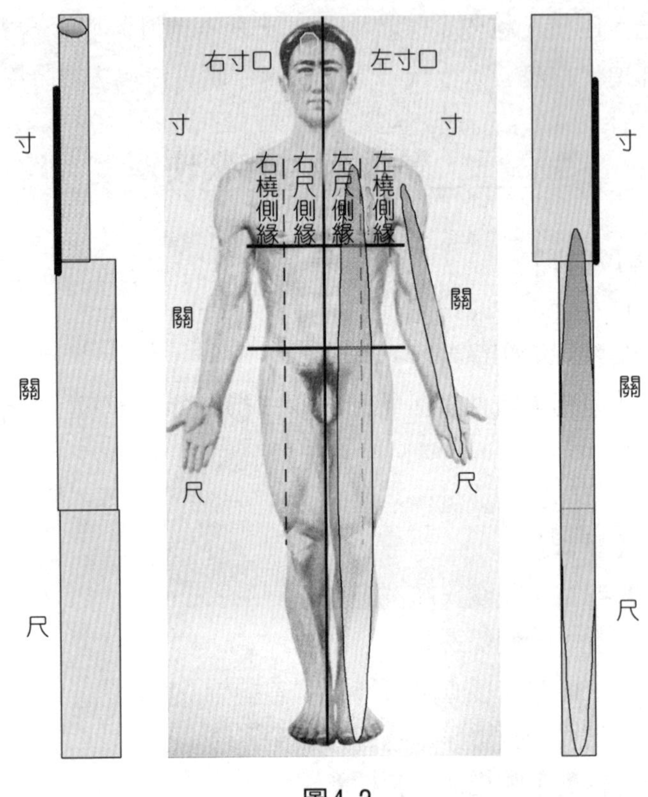

圖4–2

三、腦　瘤

【脈診】

1. **腦瘤**：寸脈的2層位出現柔弱的脈暈，暈中的脈力弱於周邊，但邊界似有似無，換脈位時10動後復現。局部脈澀。

【病例一】某人，男，右額腺瘤：右寸脈的2層位出現柔弱的暈，暈中的脈力稍弱於周邊，但邊界似有似無，換脈位時10動後復現。局部脈澀，病變範圍與脈診示意如圖4-3（1）。

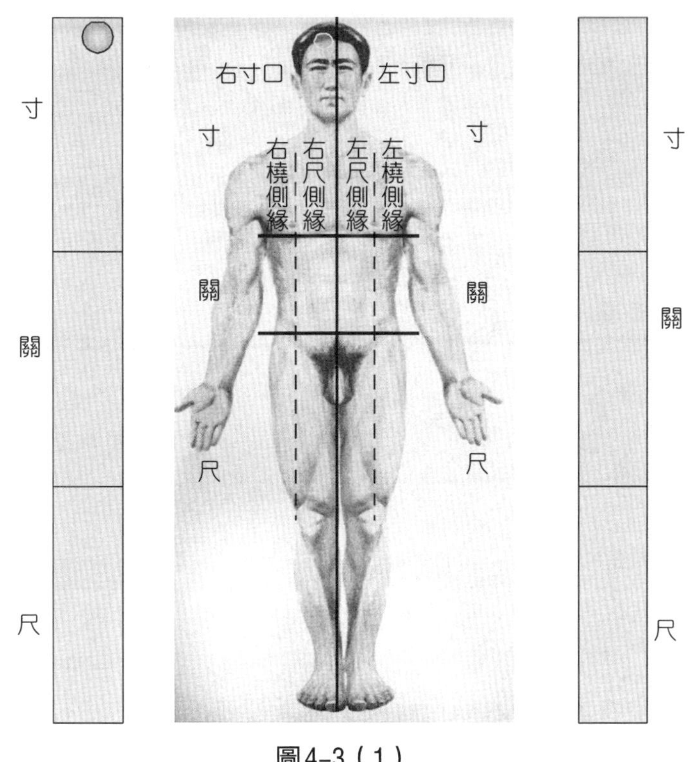

圖4-3（1）

【病例二】某人，男，脈象診斷：右腦腫瘤（無轉移）。

2. 腦良性瘤

（1）良性瘤：寸脈的2層位出現黃豆樣暈，呈實質性，暈中的脈力強於周邊，孤立，如圖4-3（2）。

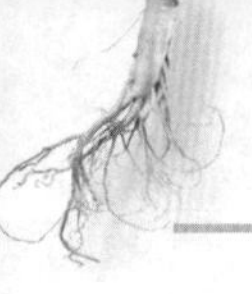

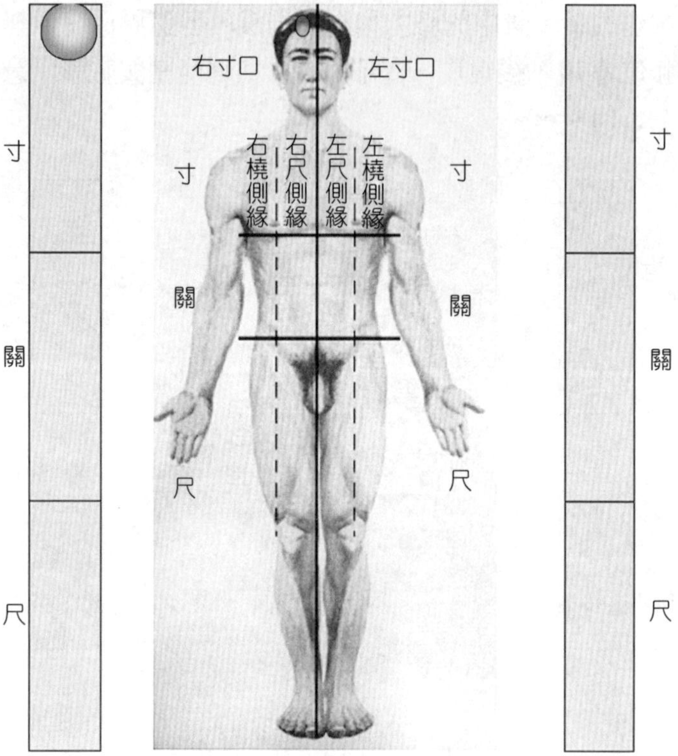

寸
關
尺

右寸口
左寸口
右橈側緣
右尺側緣
左尺側緣
左橈側緣
寸
關
尺
寸
關
尺

寸
關
尺

圖4–3（2）

【病例三】**右額良性瘤**：右寸尺緣脈暈寸脈的2層位出現黃豆樣脈暈，呈實質性，暈中的脈力強於周邊，孤立，脈氣澀。換脈位時三動內復現。

脈暈常常出現在某一單側，病人可以有頭痛的症狀。若見腫瘤的轉移，則頸淋巴結及脾脈暈出現，病變範圍與脈診示意圖見圖4–4。

【脈象】右寸脈滑伴黃豆樣柔澀暈。囑其做腦CT檢查，確診爲左腦瘤。

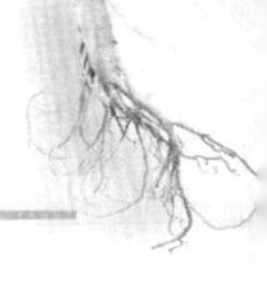

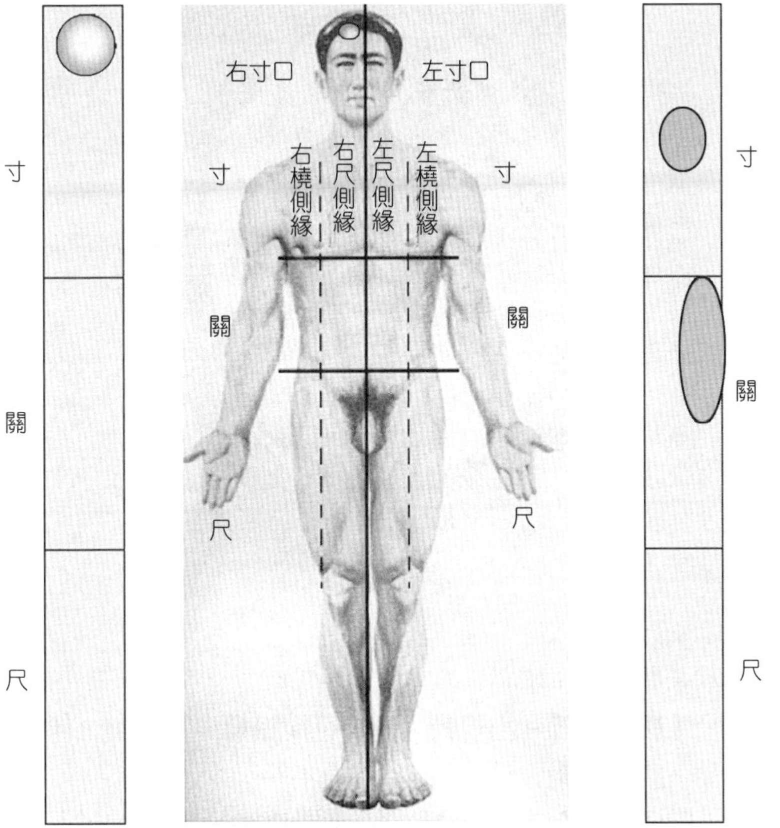

右寸口 左寸口

右橈側緣 右尺側緣 左尺側緣 左橈側緣

寸 寸 寸 寸

關 關 關 關

尺 尺 尺 尺

圖4-4

【病例四】許枚一，女，58歲，機關幹部。問診：右偏頭痛數年，藥治效遜。腦CT檢查。診斷為「右腦腫瘤如雞卵」。手術摘除，病理驗證：「腺瘤」見圖4-5。

四、腦充血（陽性暈）

腦充血是指腦血管內張力的增加，並由此產生一系列

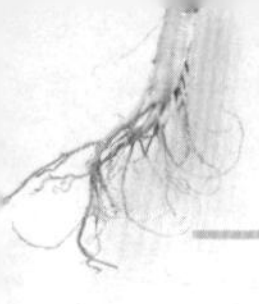

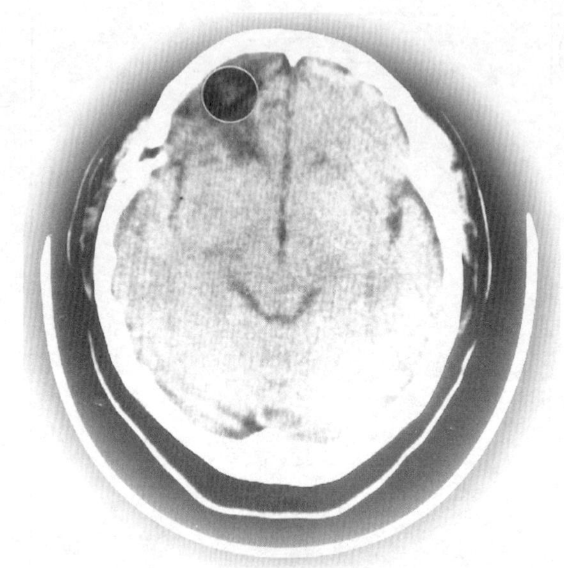

圖4-5

症狀。如頭暈、噁心、嘔吐、心煩等症。

【脈感】雙寸出現較大的黃豆樣脈暈，質地柔，伴寸脈動。病變範圍與脈診示意圖如圖4-6。

脈滑多見心煩，滑暈至關多見暈車性噁心、嘔吐等。

【病例】杜素珍，女，46歲。素有暈車伴嘔吐來診。

【脈診】雙寸出現較大的黃豆樣脈暈，質地柔，伴寸關脈動。

【治療】針灸：左合谷、右內關、雙頭維。針灸後立即緩解。中藥用藥：

【處方】薑半夏10克、生赭石40克、旋覆花10克、枸杞子30克、牛膝30克。

水煎服，5劑病癒。

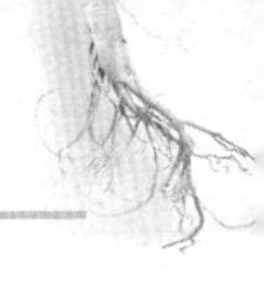

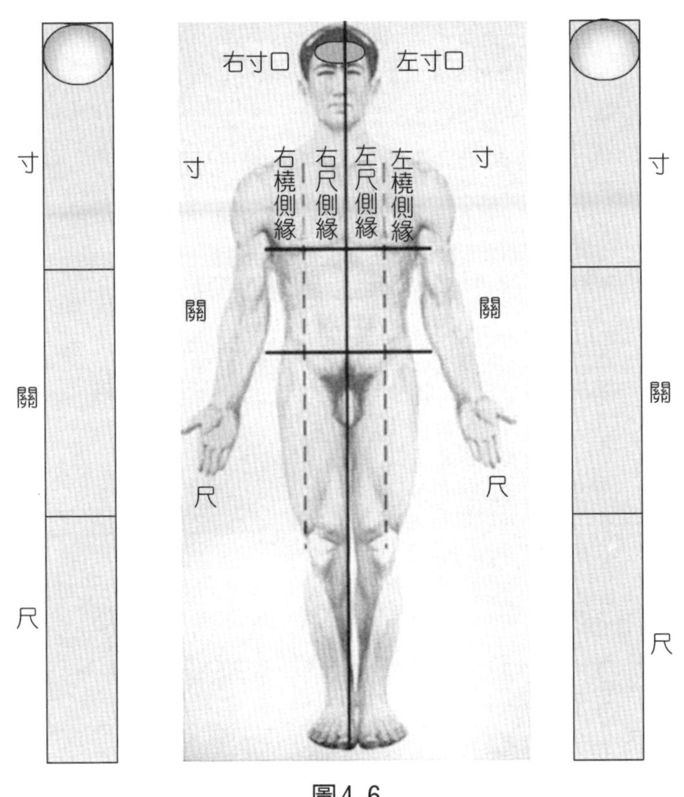

圖4-6

五、前額痛（額頭）

【脈感】雙寸尺緣豆狀脈暈，見圖4-7。

脈滑數多見五官疾病的炎症等。小腦的病暈在橈緣多見單側出現，伴頭暈則脈滑、步態不穩。出現小弦邊，多見枕大神經性頭痛。

【病例】王曉東，男，16歲。患慢性鼻竇炎多年，近

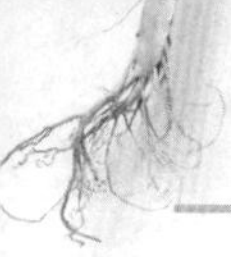

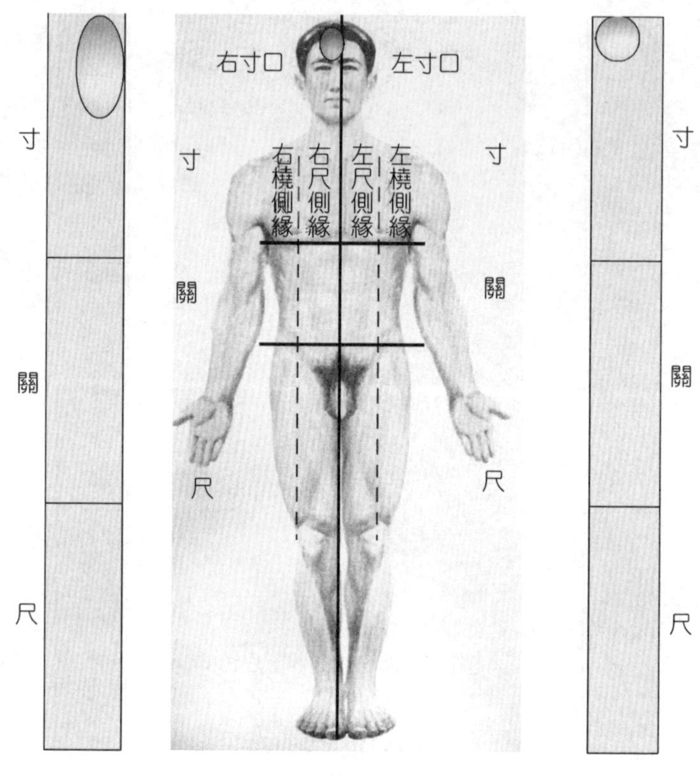

圖4-7

來頭痛低熱。

【脈診】右寸頂端炎性脈暈如豆，脈滑數。

【診斷】鼻竇炎伴發熱及右偏頭痛。

【治療】中藥調理。

【處方】蒼耳子10克、蒲公英30克、黃芩12克、女貞子30克、全蟲6克、牛膝30克。

水煎服，加減40劑病癒，未見復發。

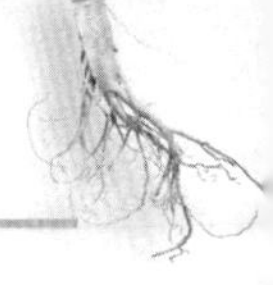

六、血管性偏頭痛

例如，左偏頭疼

【脈感】左寸尺緣豆狀脈暈，暈的性質可滑，但不能澀見圖4–8。

左偏頭痛出現左寸頂脈暈合邊脈，右寸尺緣邊脈。暈中的脈力與邊緣無區別。

【病例】李勇，男，39歲。慕名來診。

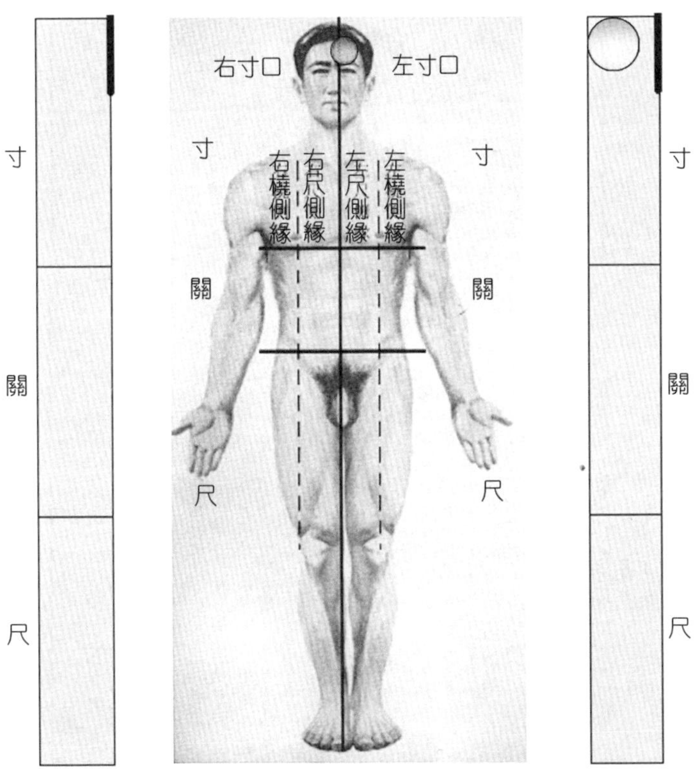

圖4–8

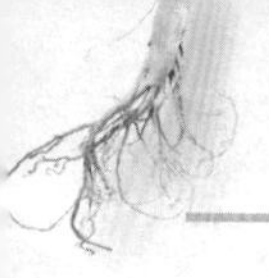

【脈診】左寸頂脈暈合邊脈，右寸尺緣邊脈。暈中的脈力與邊緣無區別。

【診斷】左偏頭疼。

【治療】中藥調理

【處方】羌活10克、川芎10克、白芷10克、生龍骨30克、海桐皮12克、炙當歸20克、杜仲10克。

水煎服，七劑病癒。

七、腦供血不足（陰性暈）

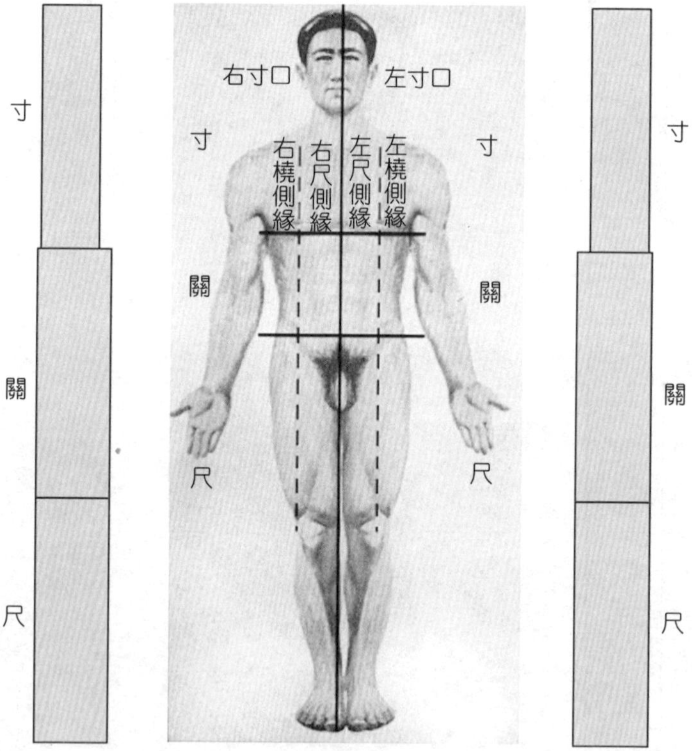

寸 關 尺

右寸口 左寸口
寸 寸
右橈側緣 右尺側緣 左尺側緣 左橈側緣
關 關
尺 尺

寸 關 尺

圖4-9

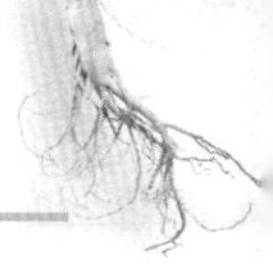

1. 脈感：雙寸脈沉、弱，脈壓低於它部。

一般腦供血不足反應在同側，雙側見於全腦供血不足。

2. 頸椎病引起的腦供血不足（合併邊脈），如圖4–10，雙側頸椎病引起的腦供血不足。

左側頸椎病引起同側腦供血不足，一般可以出現同側橈緣邊脈，如圖4–11，但也可以合併對側尺緣邊脈。一側腦供血不足常會出現同側耳聽力下降。

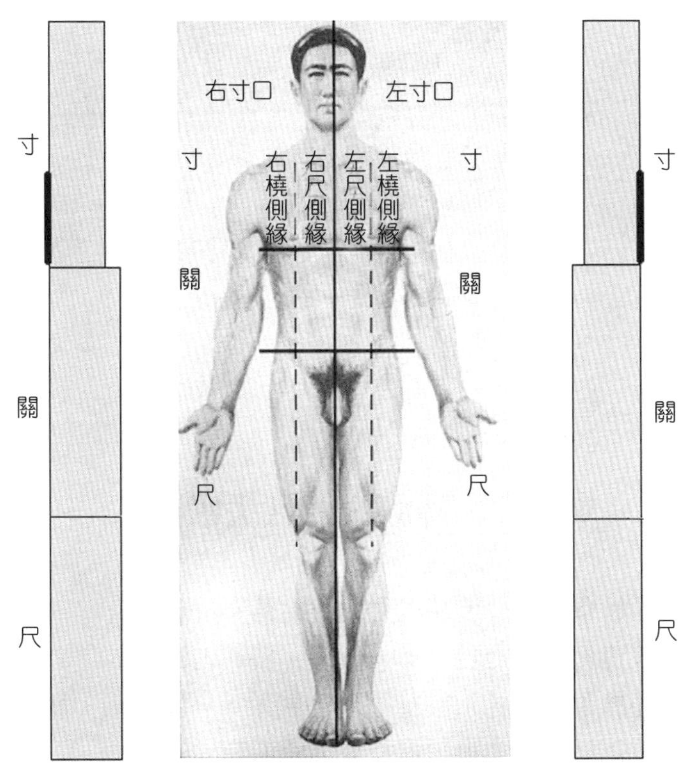

圖4–10

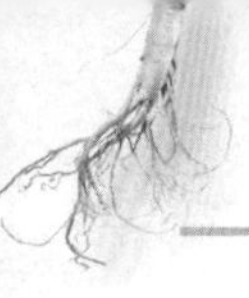

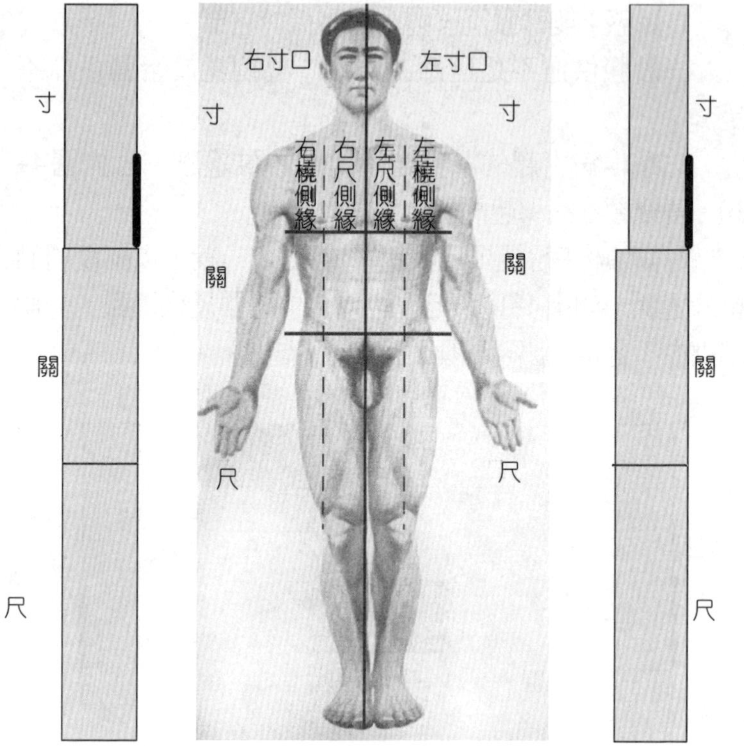

寸
關
尺
右寸口
左寸口
寸
寸
右橈側緣
右尺側緣
左尺側緣
左橈側緣
關
關
尺
尺
寸
關
尺

圖4-11

八、神經衰弱性失眠症

【脈象】雙寸頂端綠豆大小軟暈，脈細。

【病例】錢乃君，女，41歲，機關工作。

【脈象】雙寸頂端綠豆大小軟暈，右關沉細，脈細數無力，病變範圍與脈診示意圖如圖4-12。

【診斷】肝氣淤，神經衰弱。

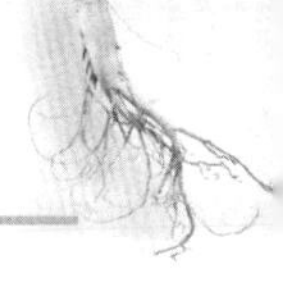

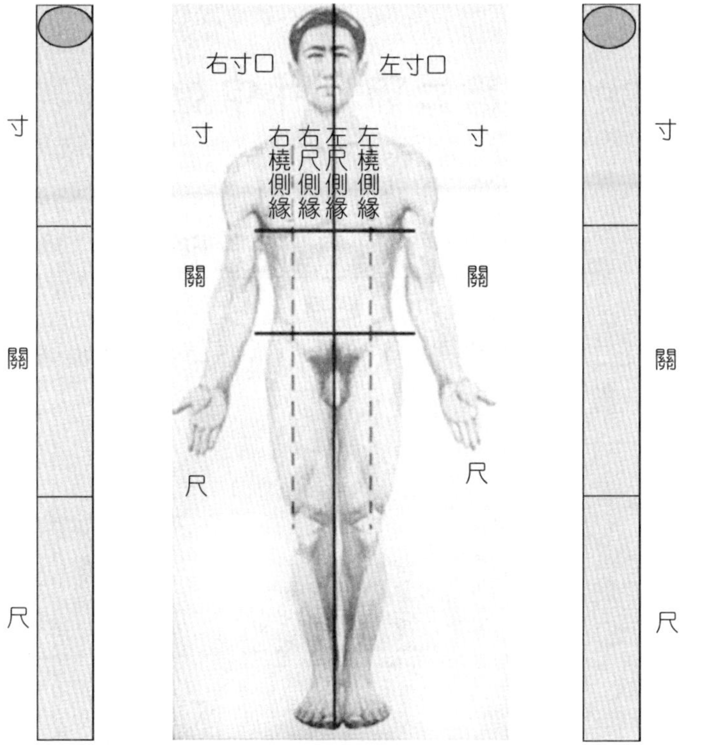

寸 關 尺

右寸口 左寸口

寸 右橈側緣 右尺側緣 左尺側緣 左橈側緣 寸

關 關

尺 尺

寸 關 尺

圖4-12

患者在機關工作，崗位競爭及心理壓力較大。孩子正讀國三，學習成績中等偏上，丈夫經常出差。夜寐失眠多夢，晨起身懶，下午乏力，情緒低落。

【治療】滋陰、解鬱、寧神。中醫治療。

【處方】生黃芪30克，懷山藥20克，黨參12克，枸杞子30克，合歡皮30克，廣鬱金、棗、柏仁各20克。

水煎服，加減40劑病癒。

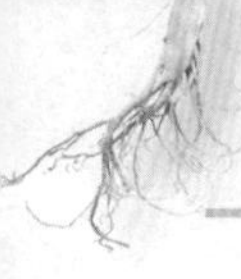

第二節　寸中暈

一、甲狀腺機能亢進

雙寸中滑動的豆狀實質暈（圖4-13），血流甚至返流，脈數，改變指力脈氣不消。

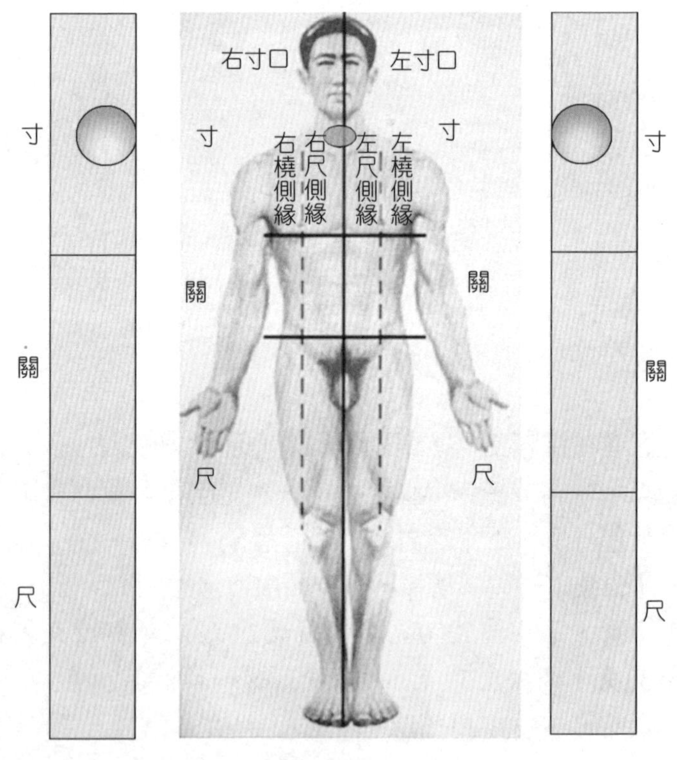

4-13

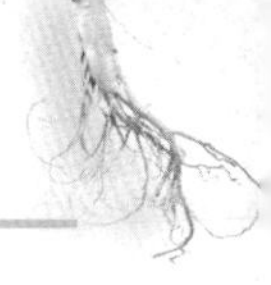

二、扁桃體炎症

雙寸、左關豆樣脈暈，位置偏外，脈滑數（圖4–14）。

有時單一的脾暈也可以出現表淺淋巴結的腫大。

【病例】李某，男，32歲。患銀屑病十餘年，入冬加重。

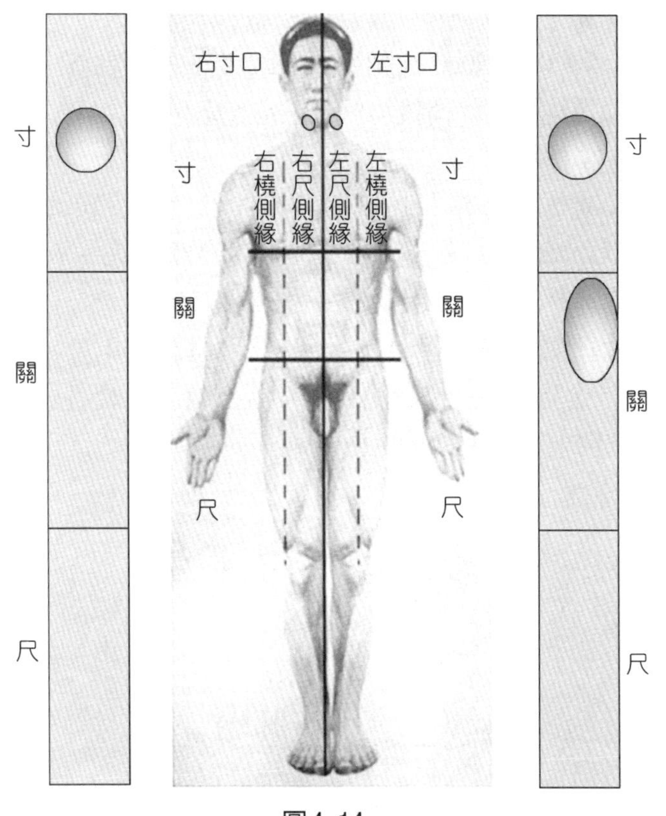

圖4–14

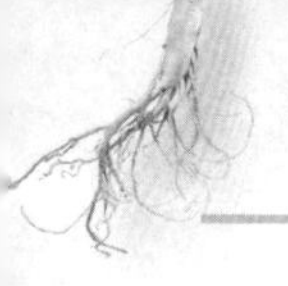

【脈診】雙寸、左關豆樣脈暈，脈滑數。

【診斷】銀屑病（炎症型）。病案分析：長期慢性扁桃體炎症，免疫紊亂，免疫複合物沉積於皮下，導致皮膚的慢性自身性變態反應。病人脈滑數，說明體內有熱。

【治療】

1. 消炎。藉以消除免疫反應的起源。
2. 調節免疫紊亂，下降標記性抗體。
3. 對症處理，遵照中醫治療原則。

【處方】

1. 5% CNS250ml＋頭孢曲松鈉2克，靜脈點滴一週。
2. 扁桃體切除術後再行上法消炎一週。
3. 中藥調理。

【處方】生槐米10克、二花20克、黃芩10克、女貞子30克、全蟲10克、生龍骨30克、白芍50克、長春花12克、山豆根12克、甘草12克。

水煎服至癒。後改白芍50克，女貞子30克，生槐米30克，全蟲30克，打粉裝「0」號膠囊，早晚各服1次，每次3粒，口服3～6月。

第三節　寸下暈

一、右肺癌

右寸中柔暈，如觸柔麵團，似有似無，部分暈體中心

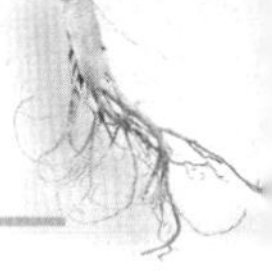

脈力更低，提示中心液化，脈氣澀行前卻。改變脈位6動後出現（部分化療後暈體質地變硬，出現硬澀暈），圖4-15。

若轉移則出現淋巴結與脾暈。

【病例】顧少庚，男，65歲，慕名來診。

【脈診】右寸中澀柔暈，如觸柔麵團，似有似無，暈體中心脈力更低，提示中心液化。改變脈位6動後出現。

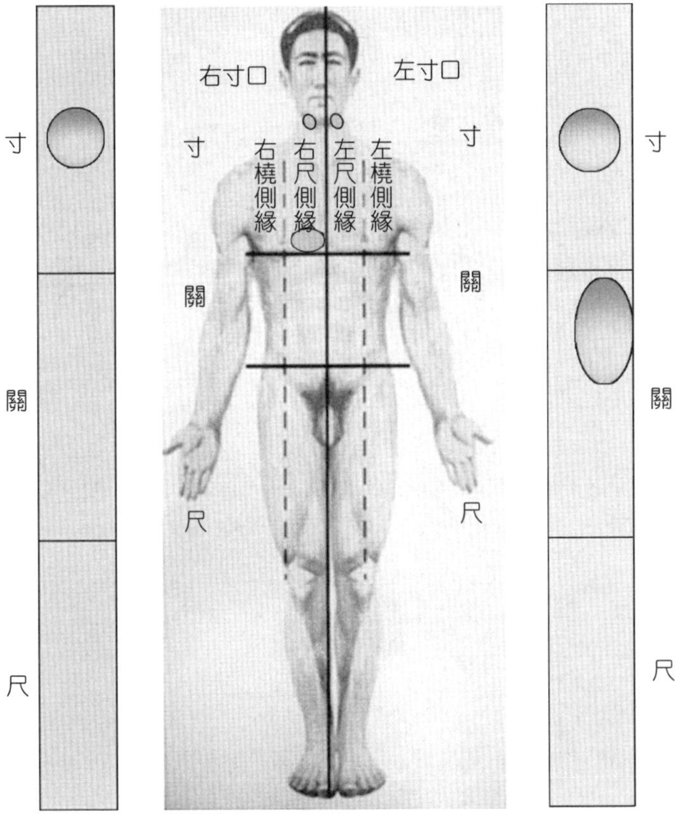

圖4-15

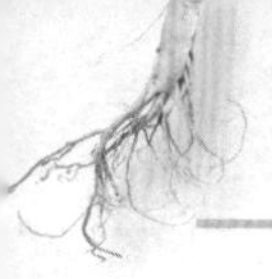

脈氣澀行前卻。

【治療】局部介入化療。20天後複診。

【脈診】複診：右寸中上氣泡狀澀暈。右寸中澀硬暈，有一種骷髏樣綜合指感（見圖4-16右側）。這種脈氣的出現將提示病人的癌灶轉移，生命已經走到盡頭。

【診斷】右肺癌，右頸淋巴結轉移。

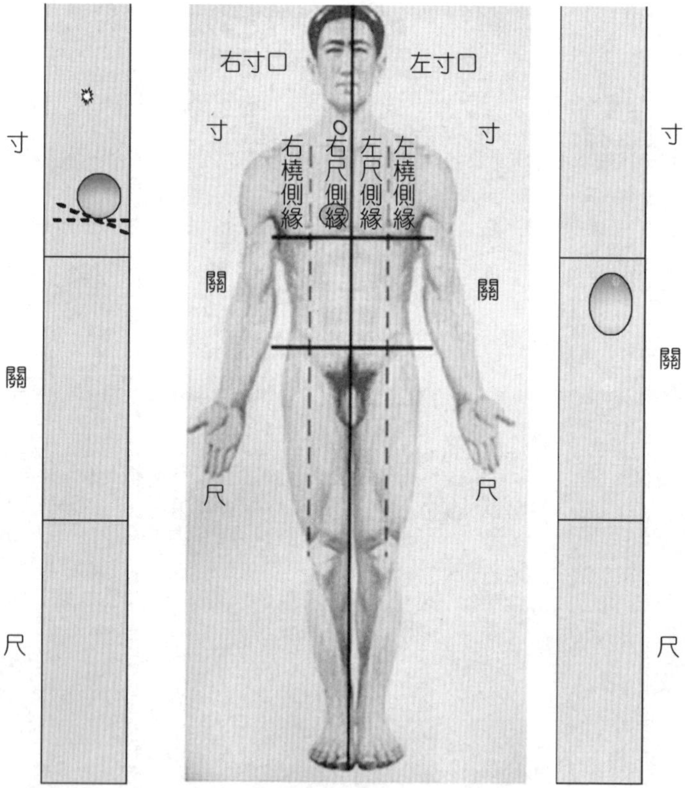

圖4-16

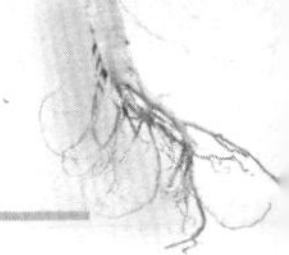

二、空洞性肺結核

【脈感】脈滑細數，寸中凹陷。

空洞型肺結核脈滑細數，寸中偏下凹陷（寸中面把點，見圖4–17、圖4–18）。

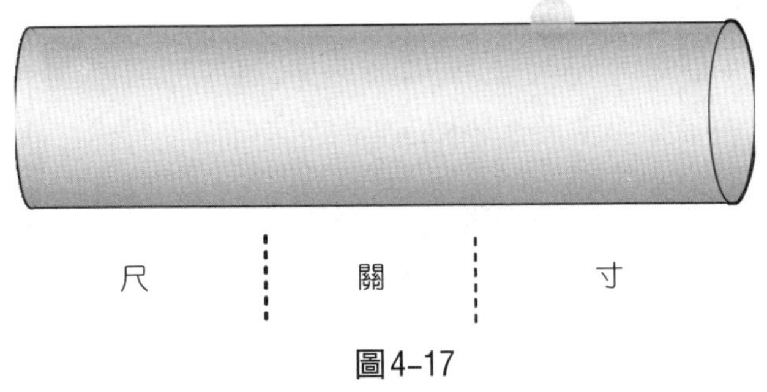

圖4–17

寸中偏下二層把位凹陷。

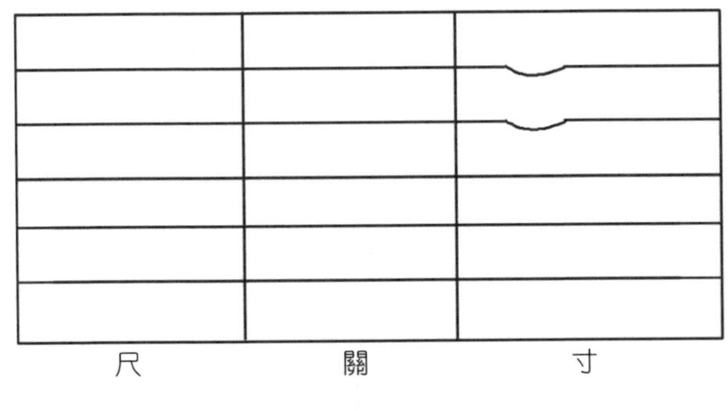

圖4–18

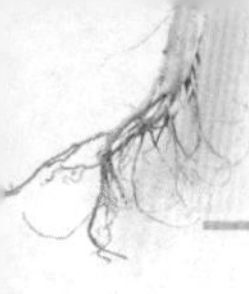

三、肺結核鈣化

表現爲寸中散在的小結節樣骨性暈。圖4–19、圖4–20顯示：右肺上結核鈣化灶。有時出現局灶性弦邊似樹枝。

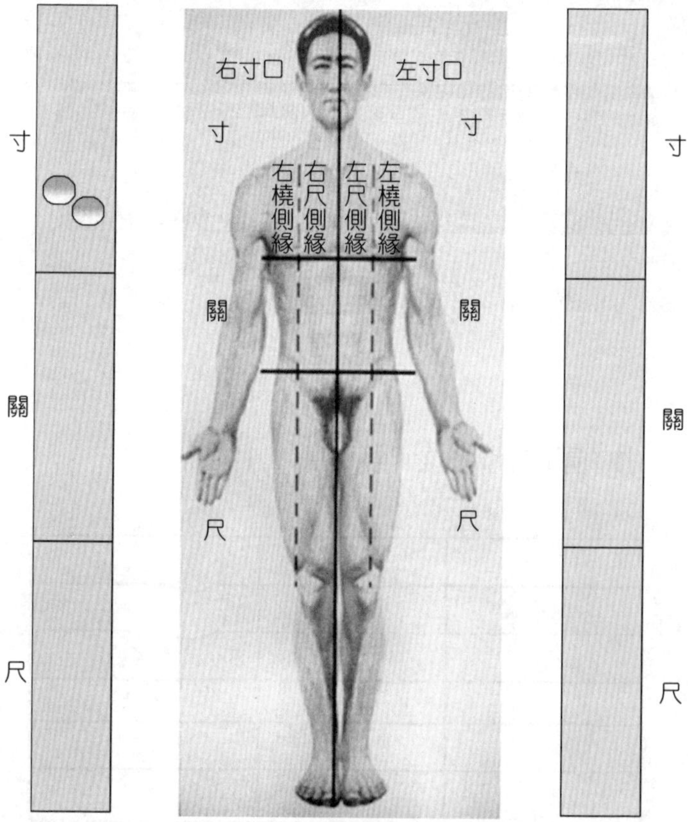

圖4–19

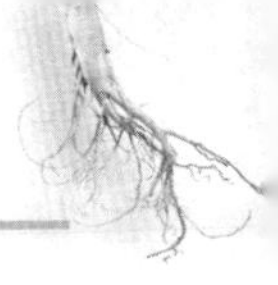

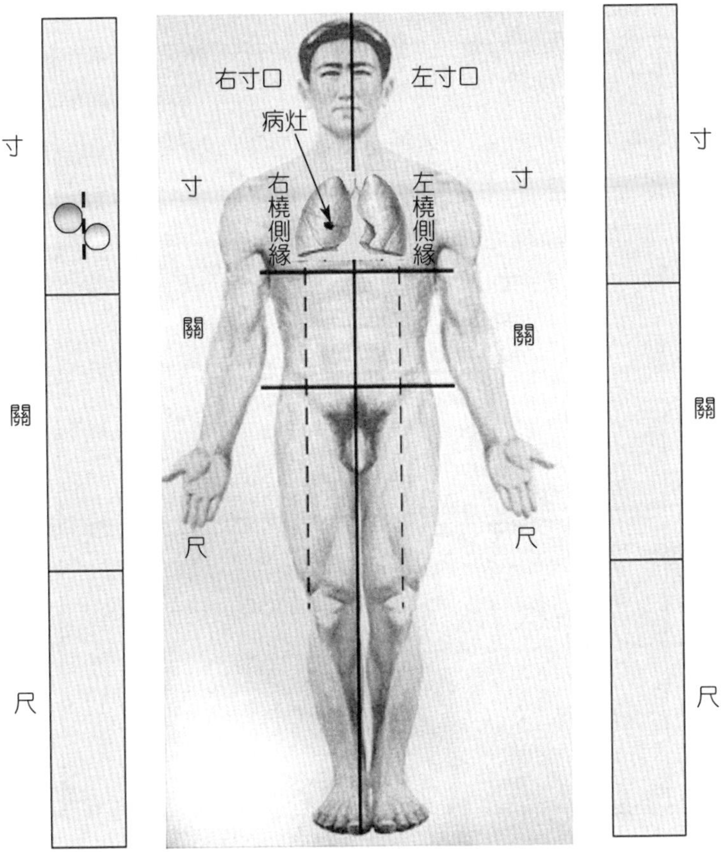

寸 關 尺

右寸口 左寸口

病灶

寸 右橈側緣 左橈側緣 寸

關 關

尺 尺

寸 關 尺

圖4-20

四、胸　水

同側寸下關上水暈。

【指感】暈軟無力，似觸水中棉球，容易忽略並隨體位變化而變化，變指力或變體位三息後出現。

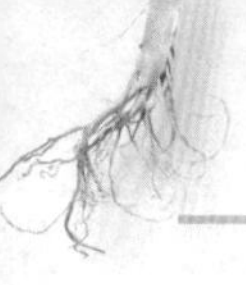

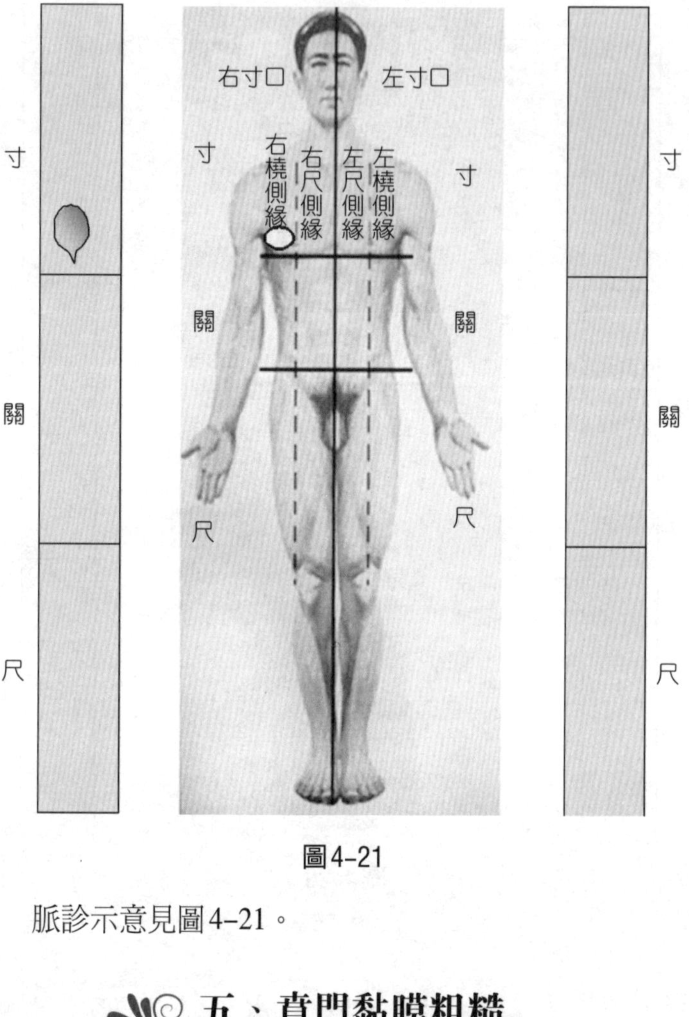

寸 關 尺

右寸口 左寸口

寸 右橈側緣 右尺側緣 左尺側緣 左橈側緣 寸

關 關

尺 尺

寸 關 尺

圖4-21

脈診示意見圖4-21。

五、賁門黏膜粗糙

【指感】雙寸下關上三層位出現密集小澀點，容易忽略。病人多伴有脾濕症狀。

雙寸下關上密集小澀點（寸二層把位），見圖4-22、

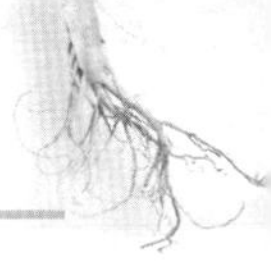

圖4-23。

雙寸下關上密集小澀點（寸二層把位）。

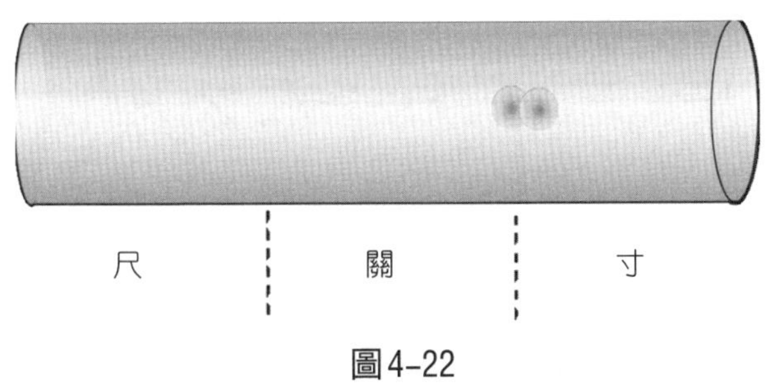

圖4-22

雙寸下關上密集小澀點（寸二層把位）。

圖4-23

六、賁門黏膜水腫

【指感】雙寸下關上三層位出現柔性暈，容易忽略（有時膈症也會有此脈感）。病人多伴有脾濕症狀，見圖4-24、圖4-25。

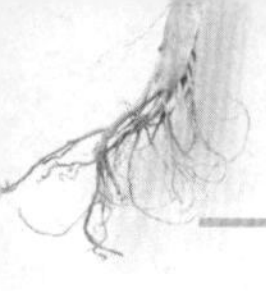

雙寸下關上柔暈（寸三層把位）。

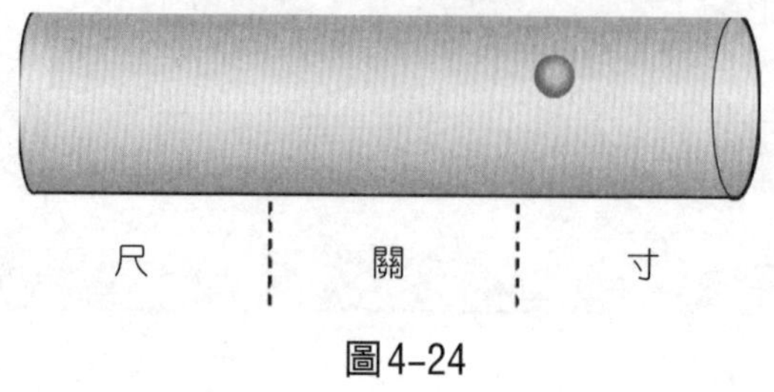

圖4-24

雙寸下關上柔暈（寸三層把位）。

圖4-25

脈氣若澀，多見腫瘤。

第四節　寸邊的暈

一、左肩周炎之邊弦脈

左肩周炎的邊脈是：左寸橈側邊，見圖4-26。

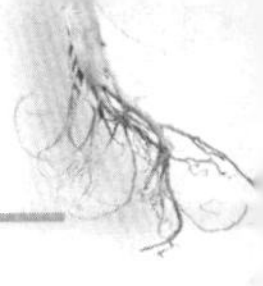

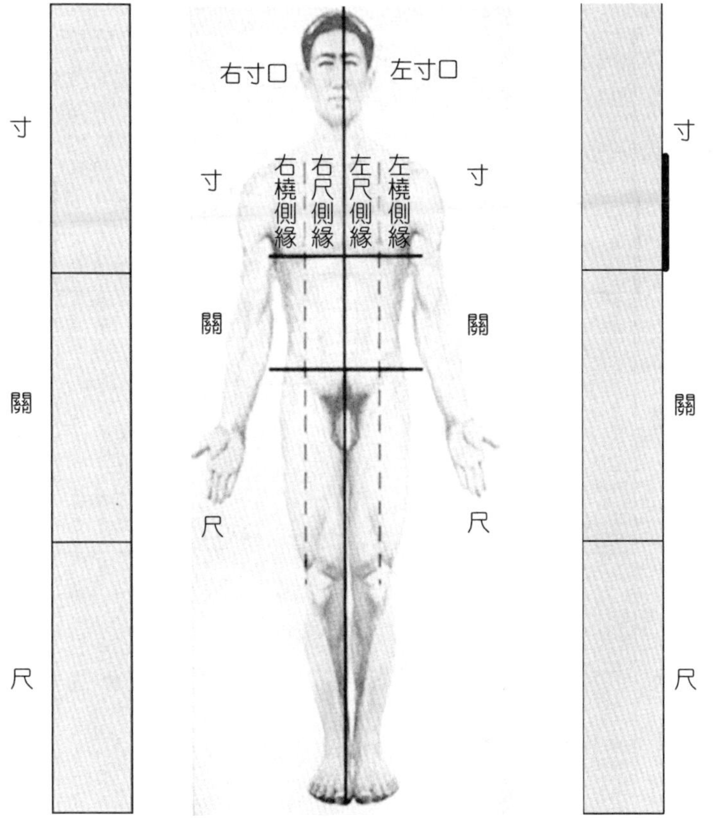

寸 關 尺

右寸口 左寸口

右橈側緣 右尺側緣 左尺側緣 左橈側緣

寸 關 尺

寸 關 尺

寸 關 尺

圖4-26

這種弦邊有毛刺，提示正在炎症階段。弦邊位浮爲早期、輕症，隨著時間的推移脈可以見沉。根據邊的層位可以判斷肩痛的時間，一般第一年邊多在浮位。

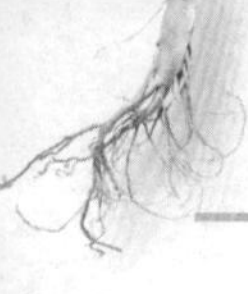

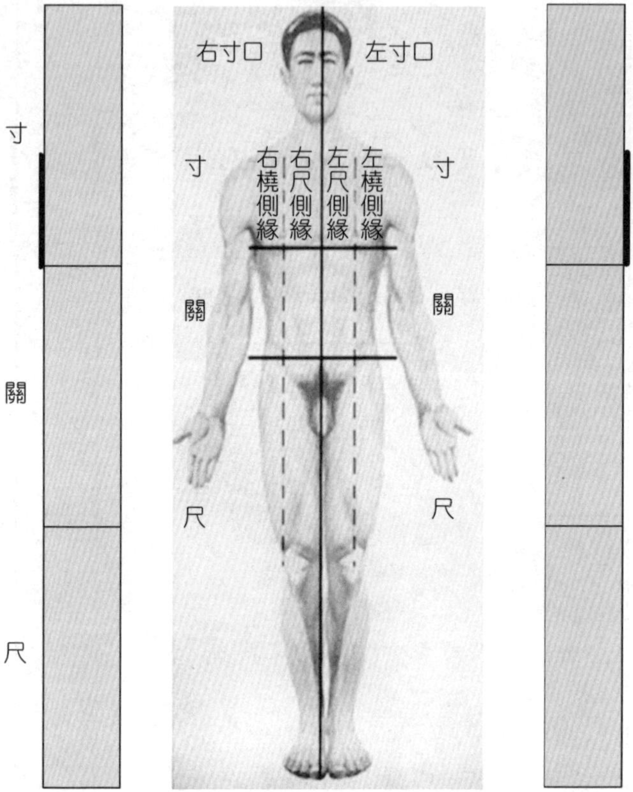

寸 關 尺

右寸口 左寸口

寸 右橈側緣 右尺側緣 左尺側緣 左橈側緣 寸

關 關

尺 尺

寸 關 尺

圖4-27

二、頸椎病之橈邊弦脈

頸椎病是雙寸橈側邊脈，判斷其不適程度仍然可以根據上法，見圖4-27。

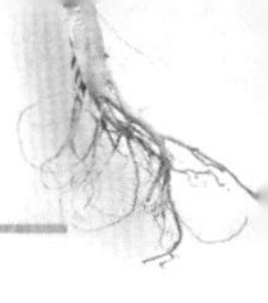

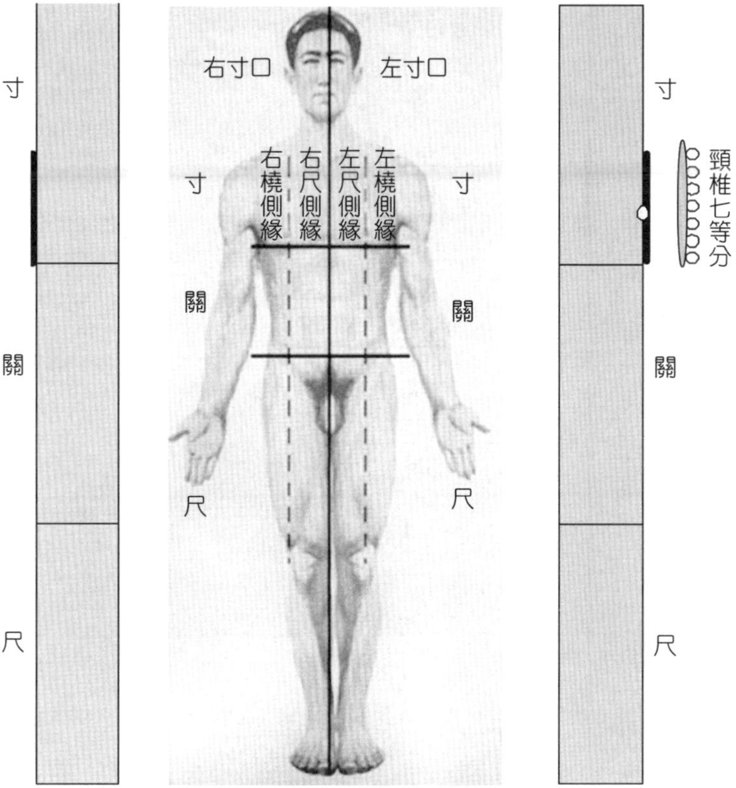

圖4-28

三、頸椎病右側椎增生之橈邊弦脈

頸椎病是雙寸橈側邊脈。伴有頸椎骨質增生時，邊脈上出現骨性暈。把邊脈的長度七等分，估計骨性暈的位置，並可以確定頸椎骨質增生的椎骨位置。圖4–28提示左頸椎4–5椎增生。

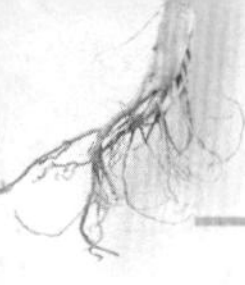

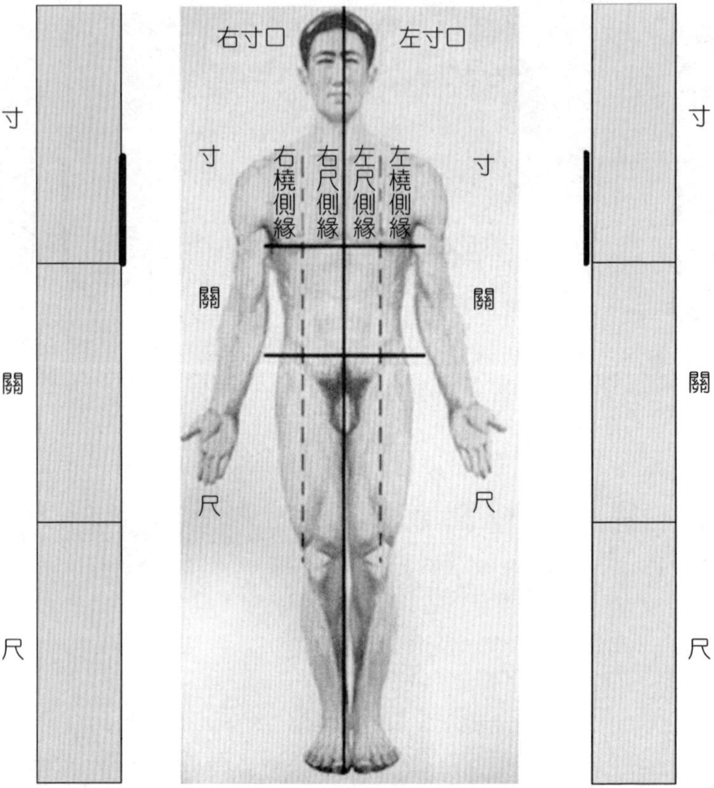

寸
關
尺
右寸口
左寸口
寸
右橈側緣
右尺側緣
左尺側緣
左橈側緣
寸
關
關
尺
尺
寸
關
尺

圖4-29

四、胸骨痛

雙寸尺緣邊脈，圖4-29。

邊脈的長度就是疼痛的上下範圍（指下的長度×12爲疼痛的範圍）。

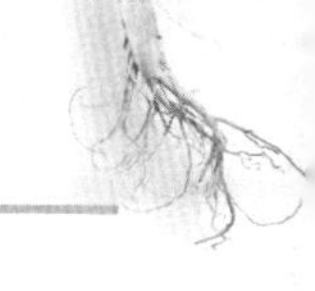

第五節 心臟疾病

一、心臟肥大

表現爲寸中下突起的實質中空性脈暈，暈的張力不大，見圖4-30、圖4-31。

【注】心臟的暈若發生脈力的偏移、體積的不均則脈力大的部位或體積大的部位就是心房或心室肥大處。

如：左心室部脈壓高，或暈偏大則爲左心室肥大，凡局灶性的暈力減退，暈氣縮小則爲該部萎縮、缺血等。

【病例】陳林，男，30歲。身體不適來診。

【脈診】左寸中下脈暈如豆，暈的尺側緣脈氣凸起呈暈中暈脈感。同時整體脈潮。

【診斷】右心心肌病：後經彩色B超證實。

【治療】1. 中醫調理。2. 臥床休息。

【處方】生黃芪60克，淮山藥15克，玄參12克，棗仁、柏仁各20克，生牡蠣30克，生龍骨30克，山萸肉30克，五味子10克，雲茯苓20克，澤瀉30克，陳皮6克，炙甘草6克，炙附片10克。

水煎服，49劑病癒。

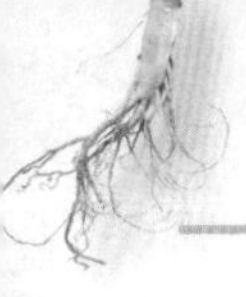

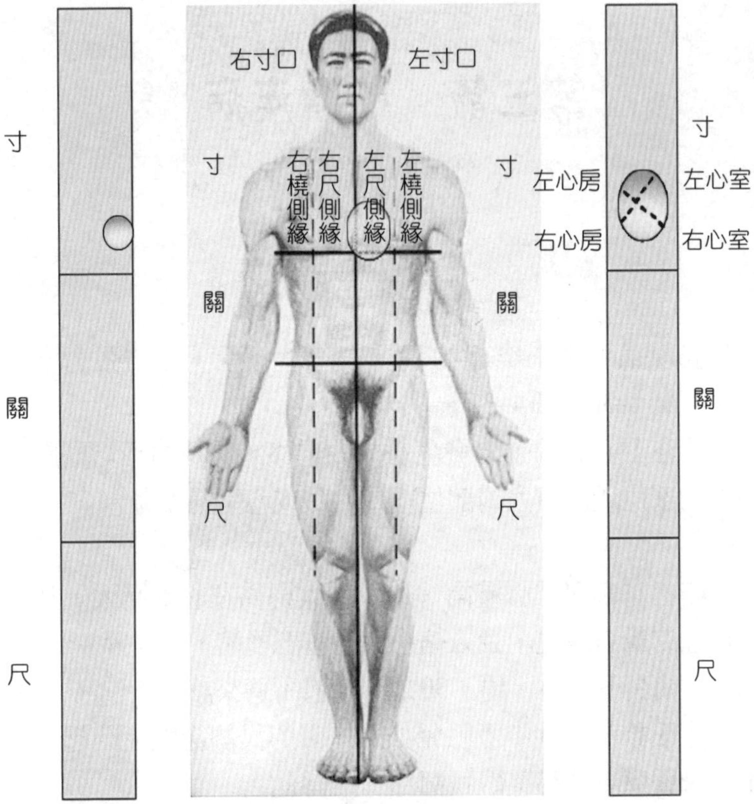

寸
關
尺
右寸口
左寸口
寸
右橈側緣
右尺側緣
左尺側緣
左橈側緣
寸
關
關
尺
尺
寸
左心房
左心室
右心房
右心室
關
尺

圖4-30

左心室
左心房
右心房
右心室

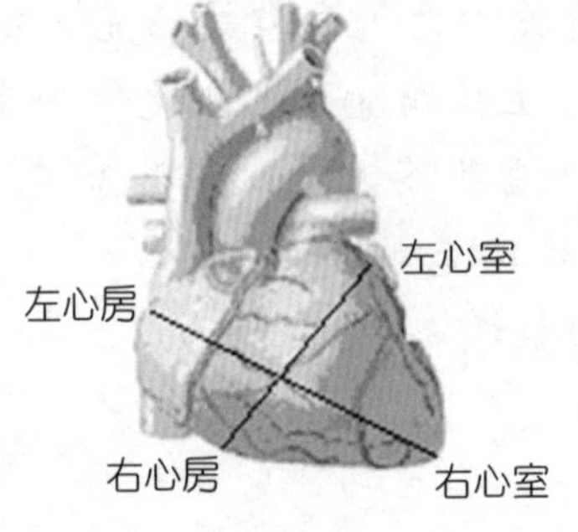

圖4-31

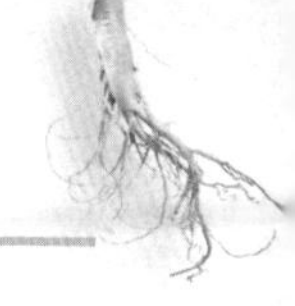

二、冠狀動脈粥樣硬化

冠脈粥樣硬化可在心的脈暈上出現小弦邊，同時脈見沉濁，見圖4-32、圖4-33。根據小弦邊的清晰度可以判斷硬化的程度。

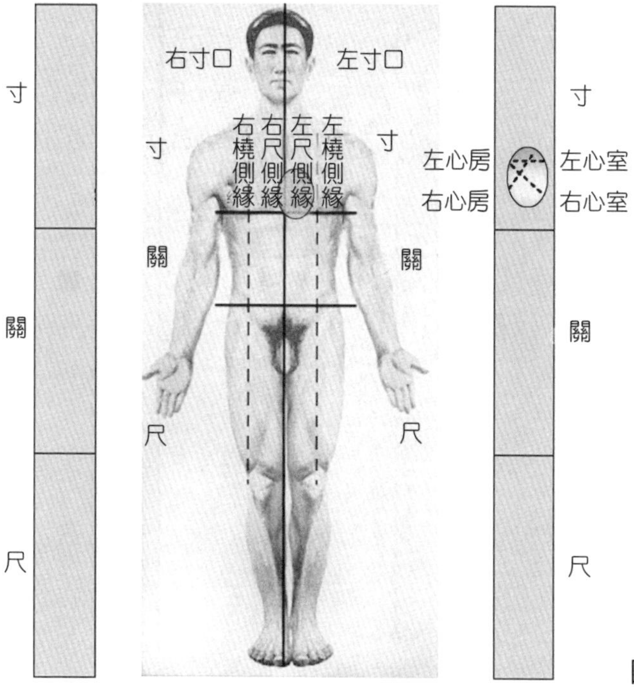

圖4-32

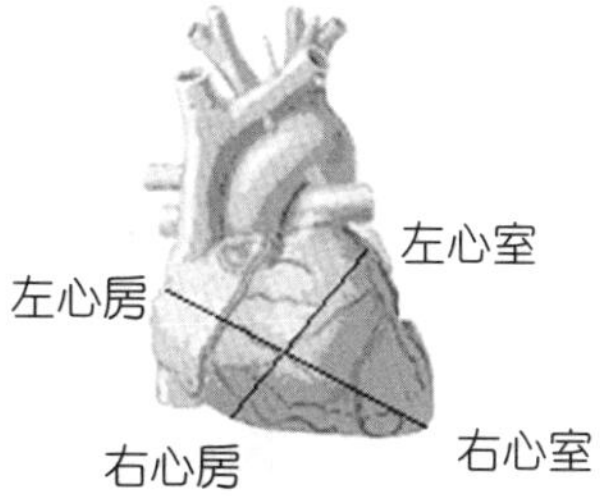

圖4-33

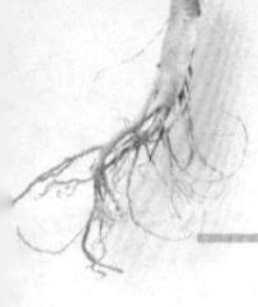

三、心絞痛

脈見沉濁細數，雙寸尺緣邊脈，見圖4-34、圖4-35。

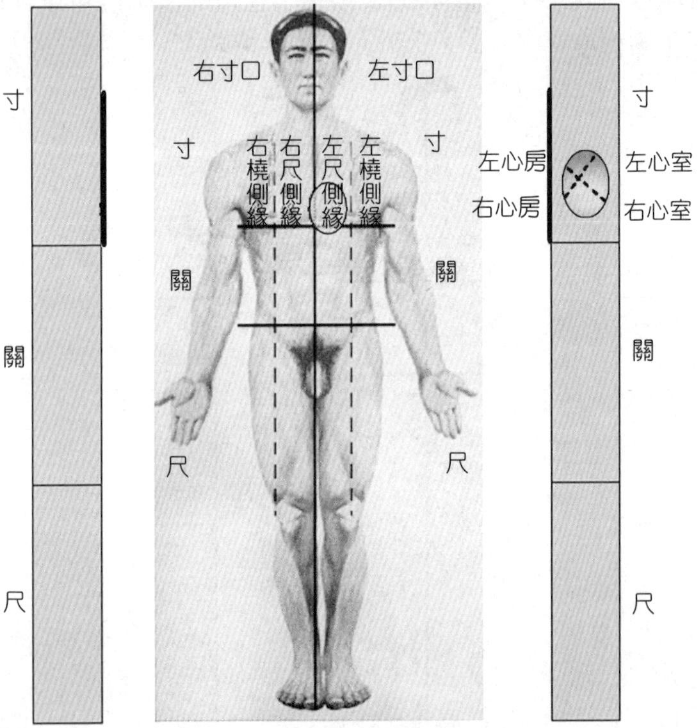

寸
關
尺
右寸口
左寸口
寸
右橈側緣
右尺側緣
左尺側緣
左橈側緣
寸
關
尺
關
尺
左心房
右心房
左心室
右心室
寸
關
尺

圖4-34

左心房
左心室
右心房
右心室

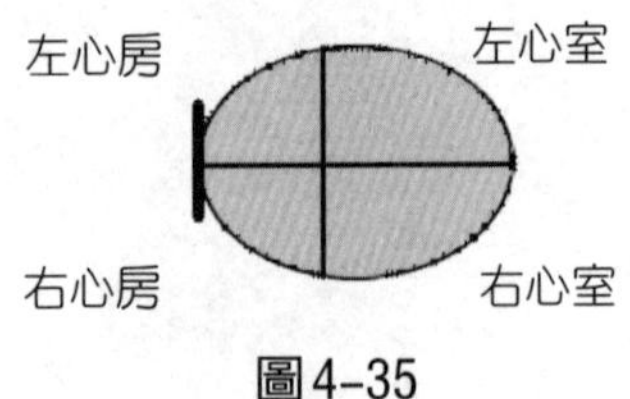

圖4-35

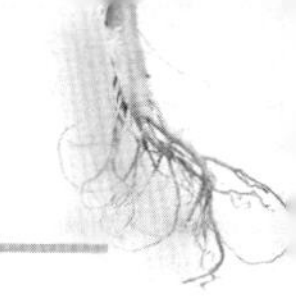

四、心包炎

在心暈的二側各出現小弦邊，脈見漾，見圖4–36、圖4–37。

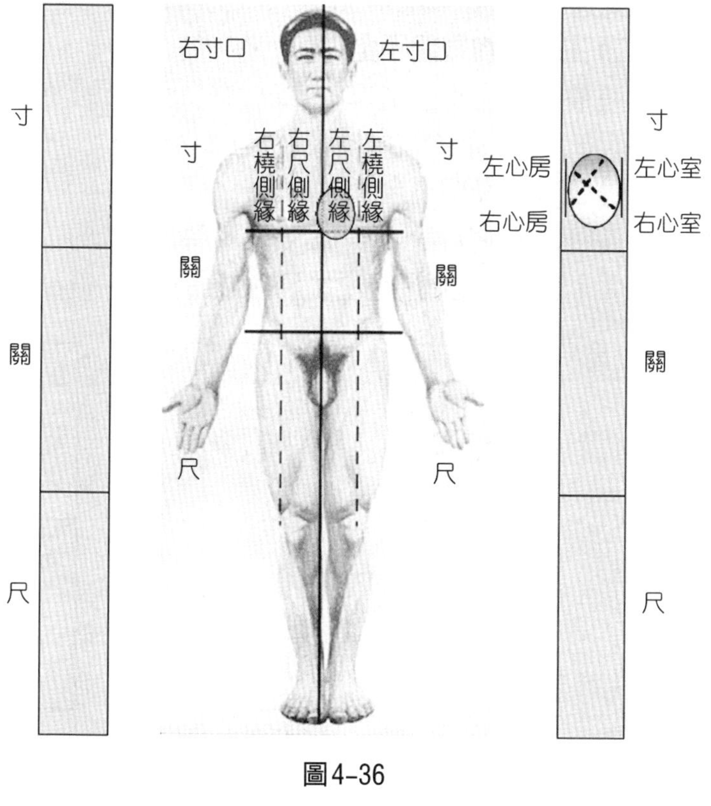

右寸口 左寸口
寸 寸 寸 寸
右橈側緣 右尺側緣 左尺側緣 左橈側緣
左心房 左心室
右心房 右心室
關 關 關 關
尺 尺 尺 尺

圖4–36

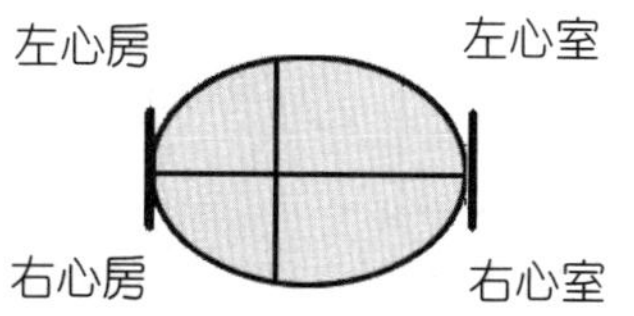

圖4–37

五、心臟瓣膜的狹窄關閉不全

(一) 主動脈瓣狹窄

收縮期脈擊，表現爲左寸心暈的（心室部）擴大，脈的中流向遠心端湍流，圖4–38。

(二) 主動脈瓣關閉不全

舒張期音脈在關上出現，表現爲左寸心暈的（心室部）擴大，左寸脈的中流向橈緣湍流，圖4–39。

(三) 二尖瓣關閉不全

收縮期音脈在關脈上出現，表現爲左寸心暈的（心室部）擴大，脈的中流偏向遠心端尺側湍流，圖4–40。

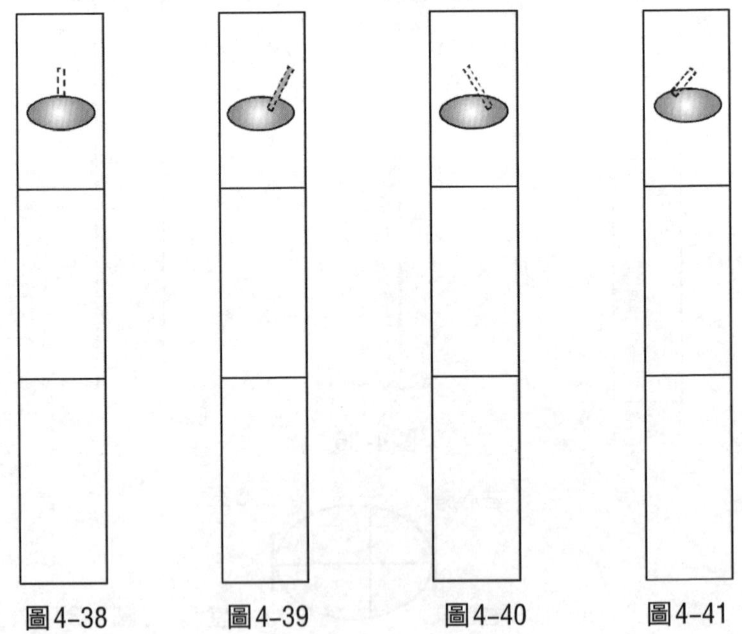

圖4–38　圖4–39　圖4–40　圖4–41

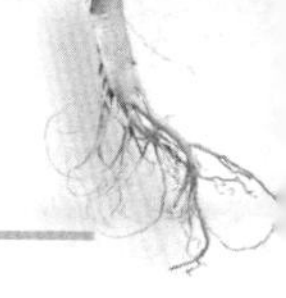

(四) 二尖瓣狹窄

舒張期脈擊，表現爲左寸心暈的（心室部）擴大，脈的中流偏向遠心端橈緣湍流，見圖4–41。

第六節　關上暈

一、雙乳腺增生

【脈感】雙關浮滑暈（一層脈位），經前明顯，脈滑。有時也出現小澀點。

【注】乳房暈在浮位，有時在寸關位上漂移，與人的高矮相對應，人高則乳暈下移，人矮則上移，見圖4–42。

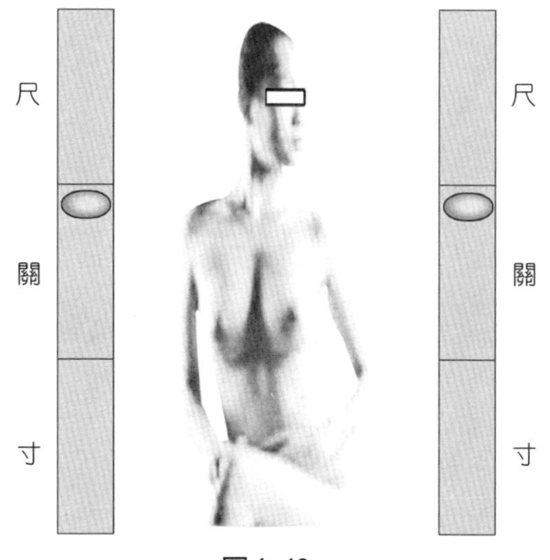

圖4–42

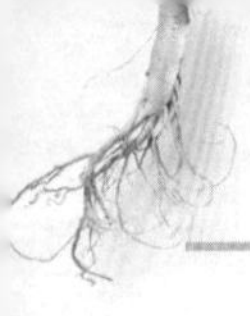

二、乳癌

患側浮位出現小硬澀暈（圖4–43爲術後種植癌灶）。

【注】乳房纖維瘤與癌結節在脈象上不易區別，但有轉移的乳癌可以結合淋巴結轉移來區別。

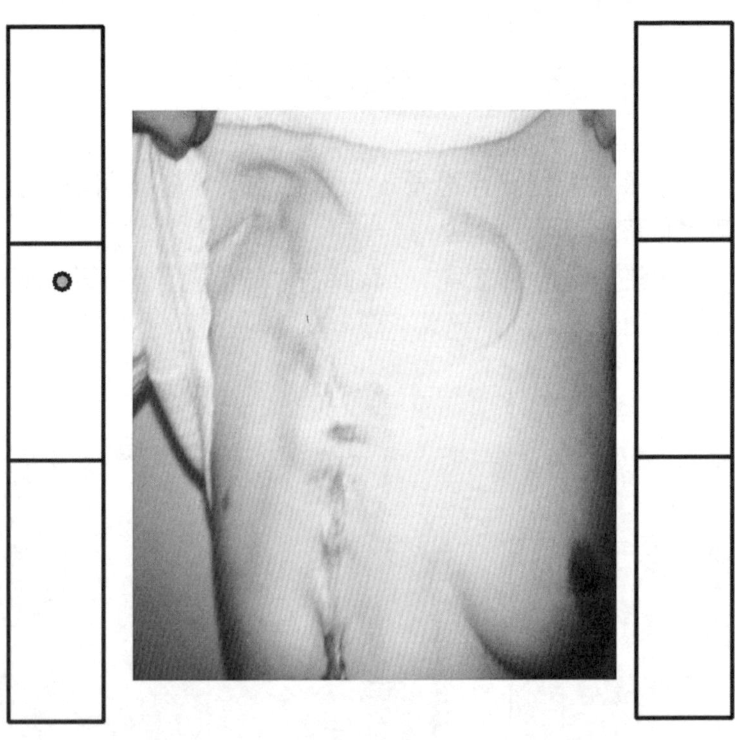

圖4–43

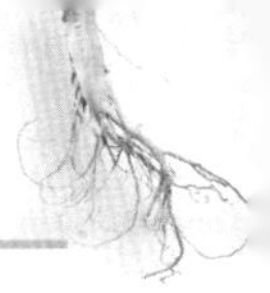

三、肝病的脈象

(一) 肝炎

（1）脈弦而力，如觸琴弦，見圖4-44。

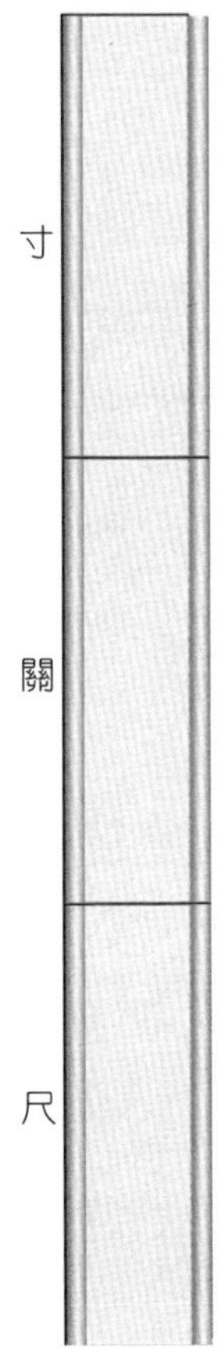

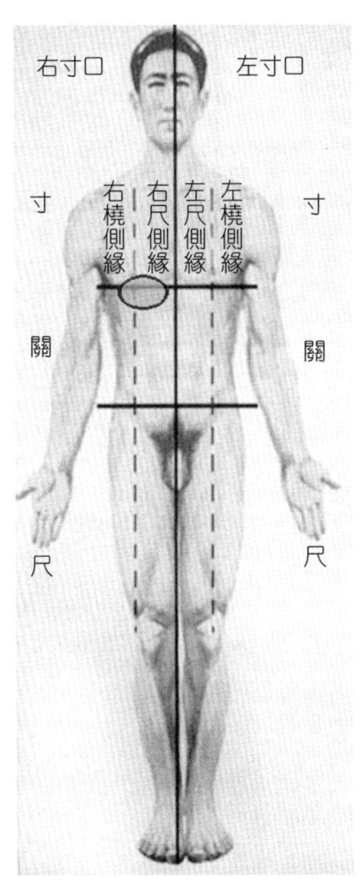

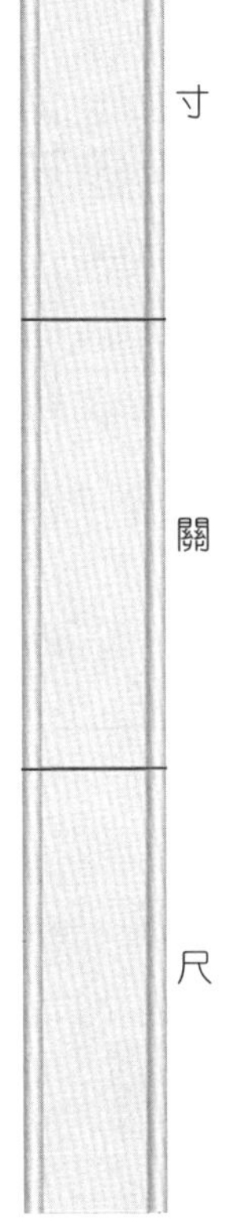

圖4-44

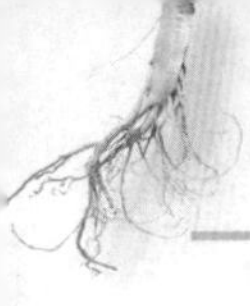

（2）脈弦而有力，如觸雙股鐵道（右橈、左尺緣邊脈），見圖4-45。

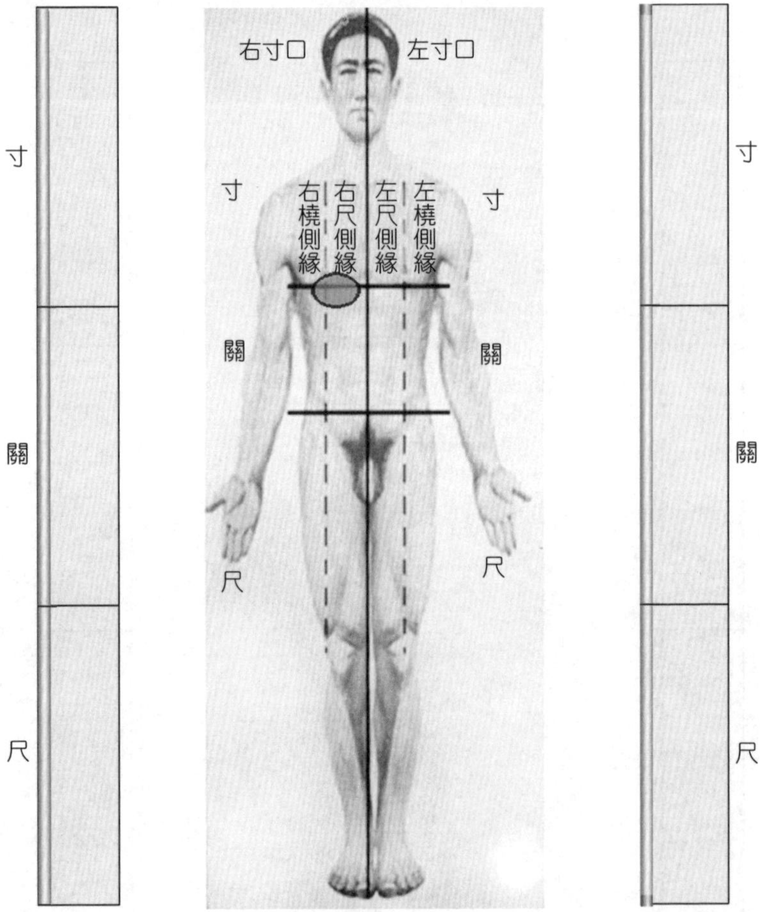

圖4-45

（3）右關濁暈，並右寸橈邊脈，見圖4–46。

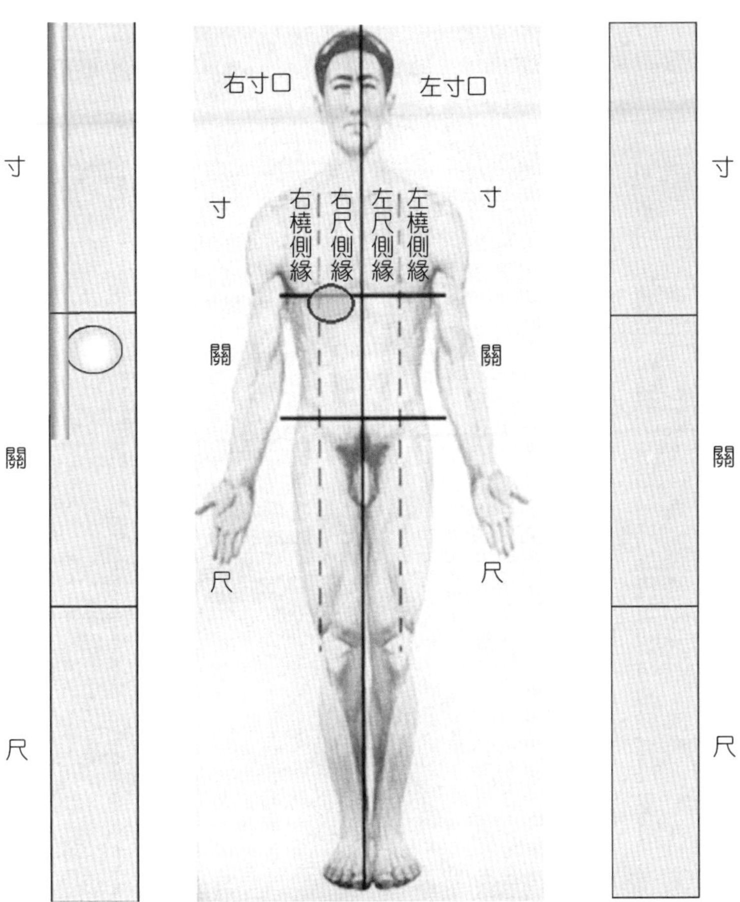

圖4–46

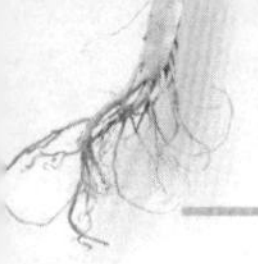

（4）右關濁暈並右關橈、左關尺側緣邊脈，見圖4–47。

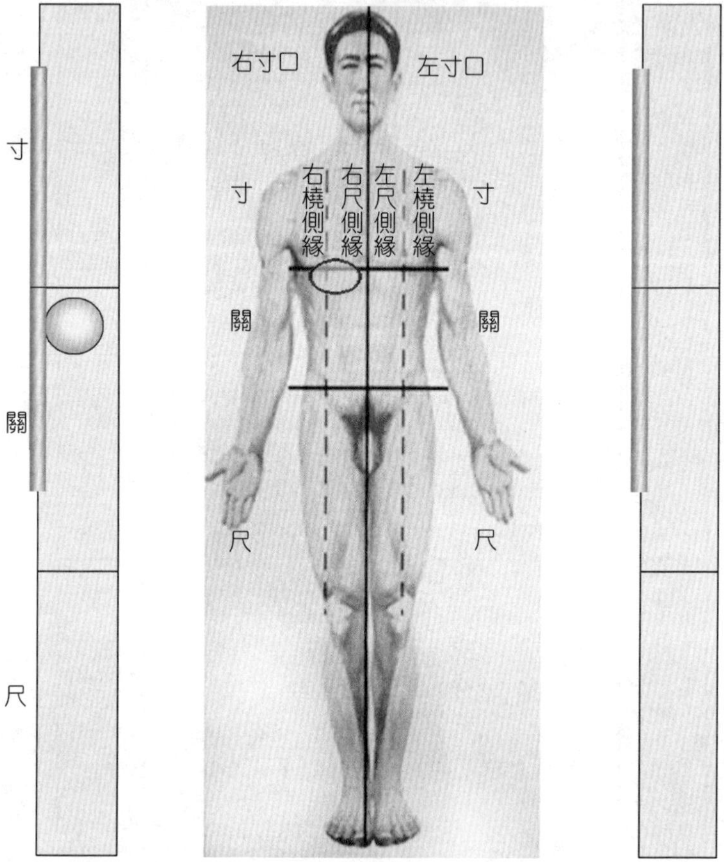

圖4–47

（5）右關沉暈並右關橈、左關尺緣短邊脈（肝氣淤滯），多伴胃病，見圖4–48。

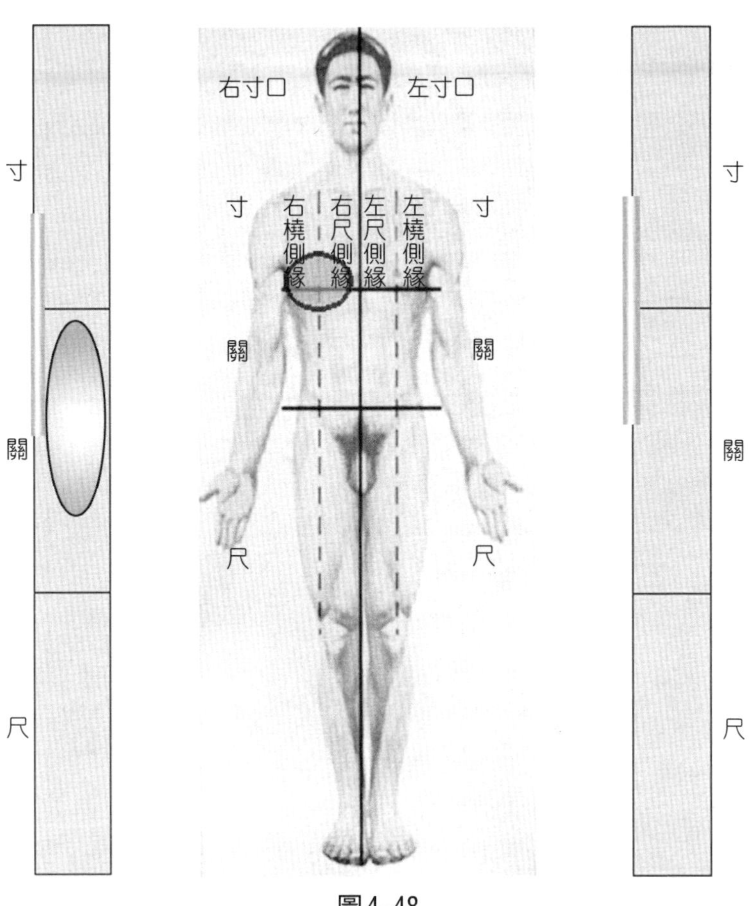

圖4–48

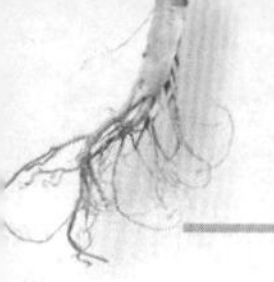

（6）雙關小豆暈，出現眼睛疾病（肝火），見圖4-49。

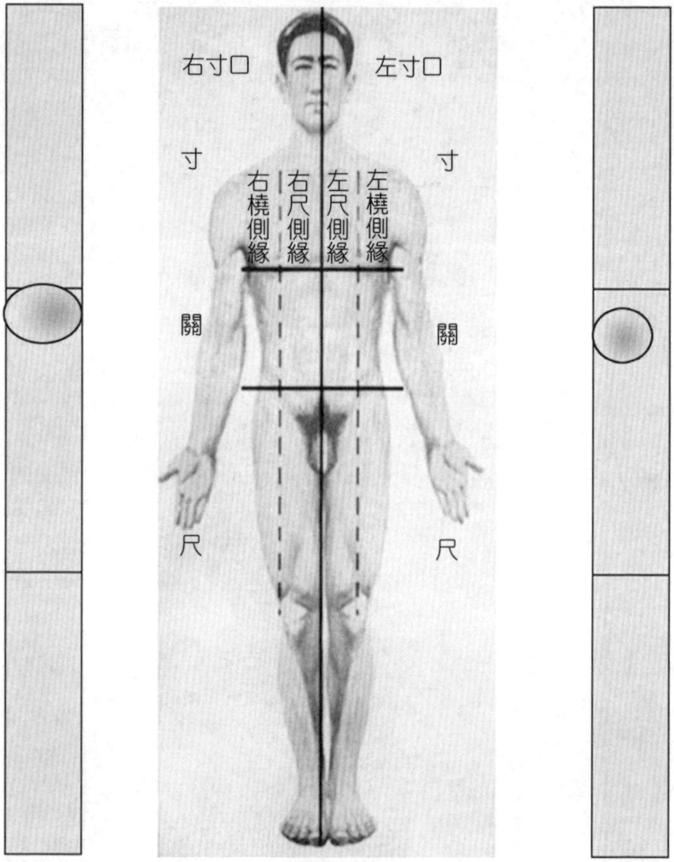

寸

關

尺

右寸口 左寸口

寸 寸

右橈側緣 右尺側緣 左尺側緣 左橈側緣

關 關

尺 尺

寸

關

尺

圖4-49

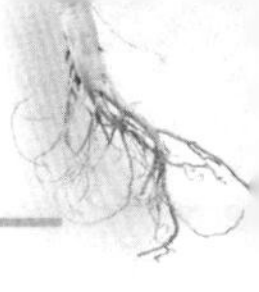

(二)肝硬化等

(1)硬濁暈：雙關二層位出現脈力渾厚，滿布小濁點暈。若伴腹水，可以在雙尺出現水暈，隨體位改變而消失(因雙關暈氣偏大，可以影響對水暈的感知)，見圖4-50。

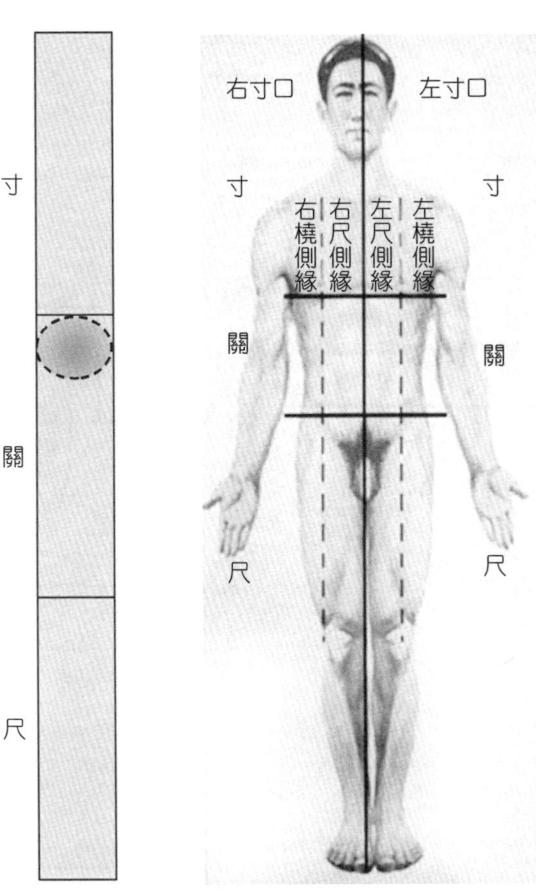

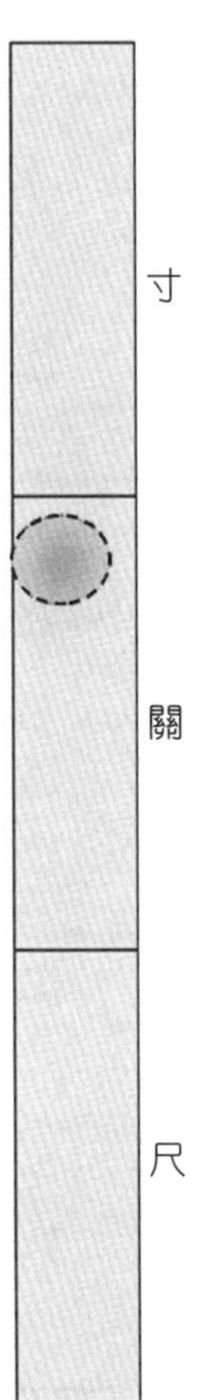

圖4-50

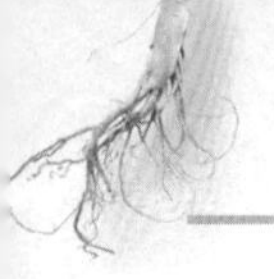

（2）肝硬化門脈高壓分流術後等，見圖4–51。

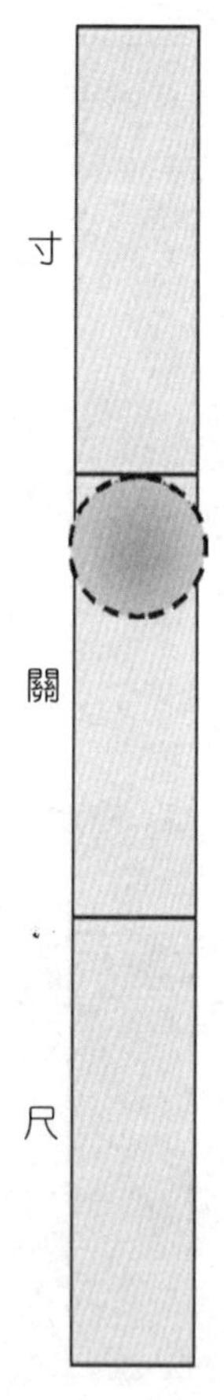

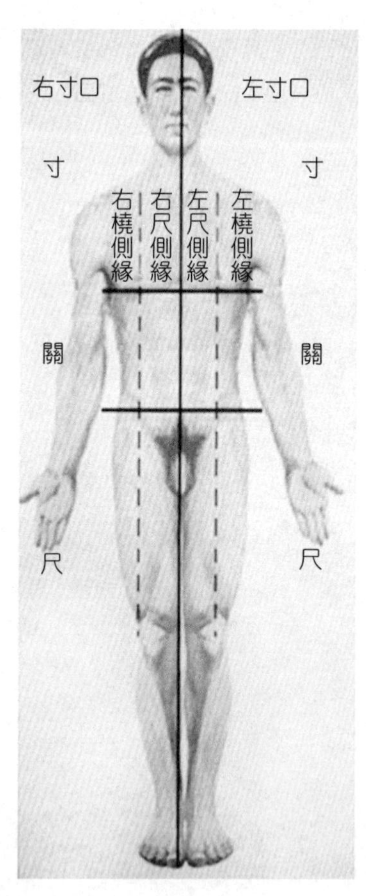

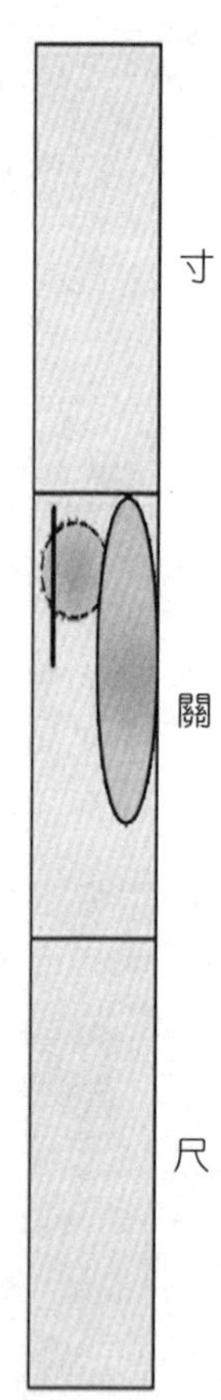

圖4–51

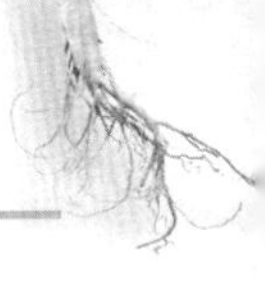

雙關二層位出現脈力渾厚，滿布小濁點的硬濁暈，見圖4–52。若伴腹水可以在雙尺下端出現水暈，隨體位改變而消失（因雙關暈氣偏大，可以影響對水暈的感知），左關橈緣脈氣沉陷，關上一層位出現小裂紋（手術疤痕）。

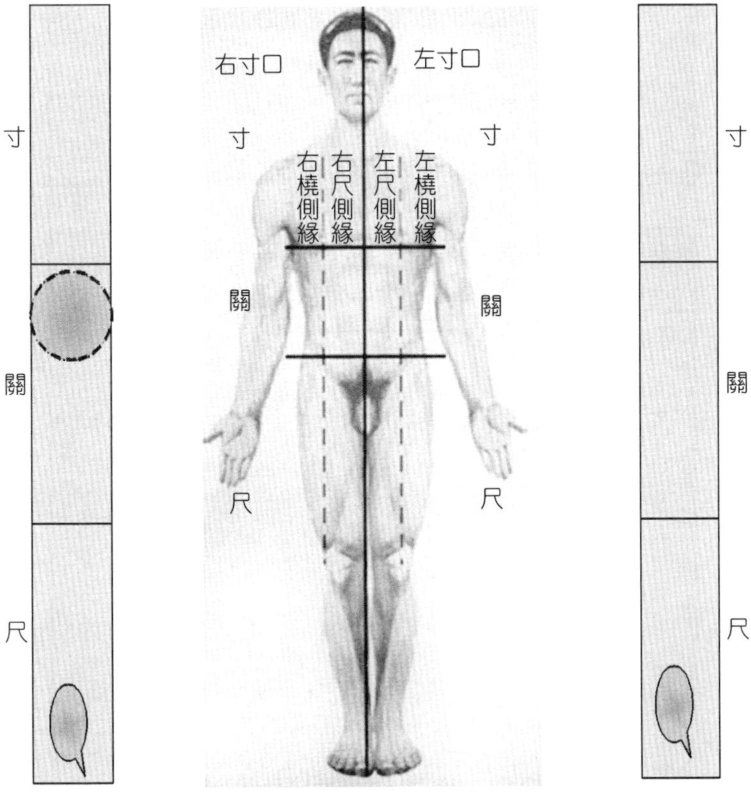

寸
關
尺
右寸口
左寸口
寸
寸
右橈側緣
右尺側緣
左尺側緣
左橈側緣
關
關
尺
尺
寸
關
尺

圖4–52

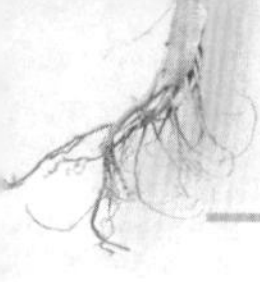

（三）肝囊腫

右關二層位出現脈力減弱呈小氣泡樣脈暈，不隨體位改變而消失。肝深部的囊腫不易感應。肝淺部囊腫、乳房小結節，膽囊壁偏厚等，脈感易混淆，要注意鑒別，見圖4-53。

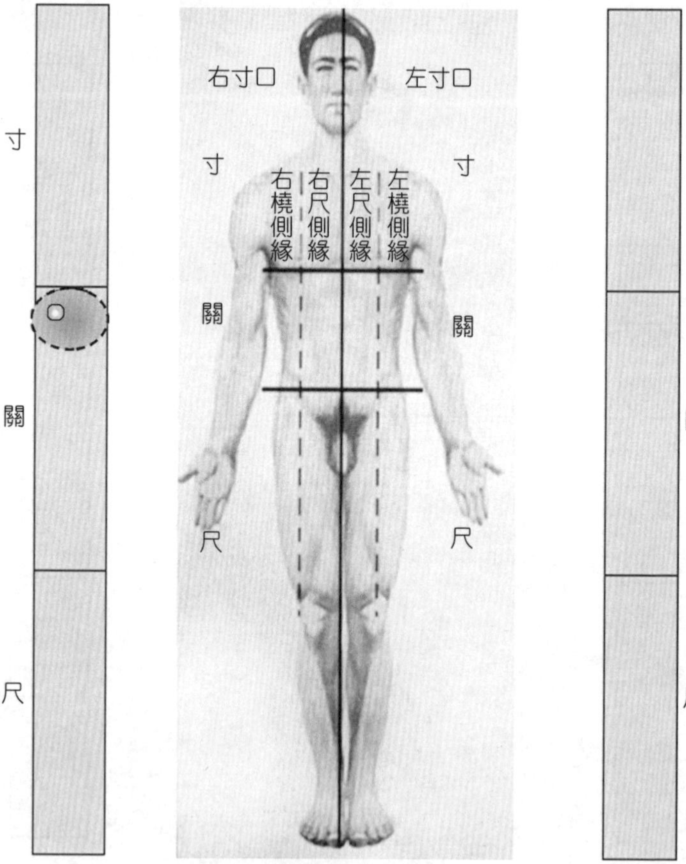

圖4-53（1）

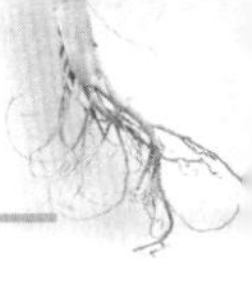

(四) 肝癌

右關二層位出現脈力強而頂指的結節樣澀脈暈，清晰可辨，見圖4–53（2），若多發則澀暈散在。不隨體位改變而消失。若淋巴結轉移，則左關脾暈、雙寸淋巴結暈出現，見圖4–54。

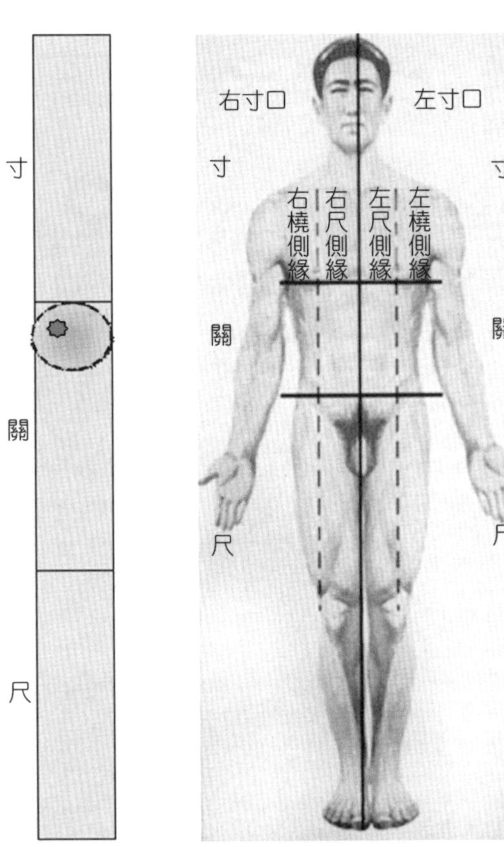

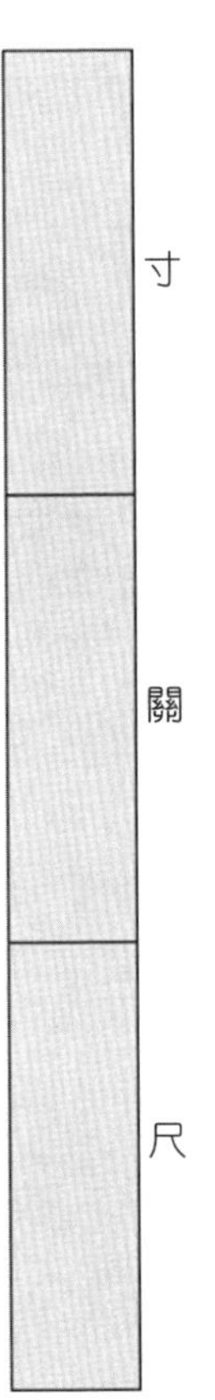

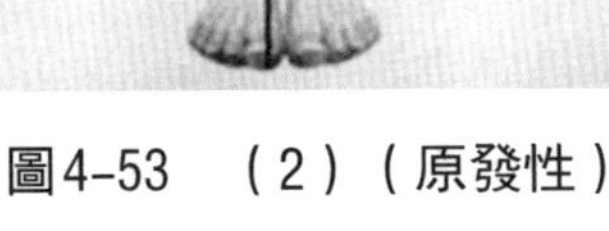

圖4–53 （2）（原發性）

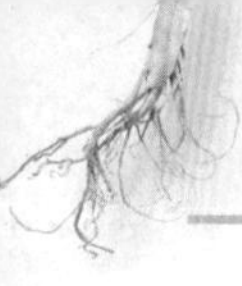

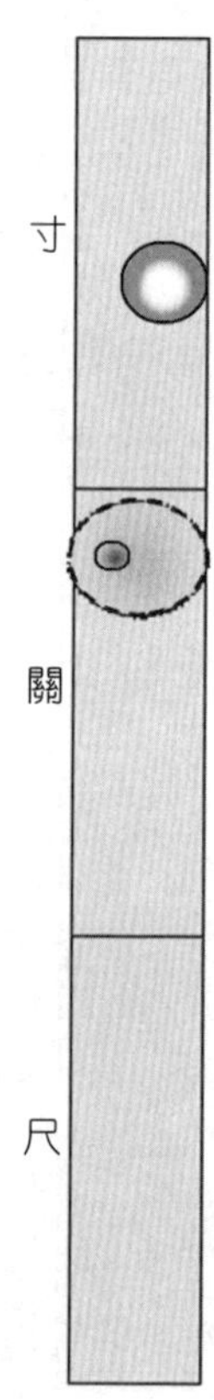

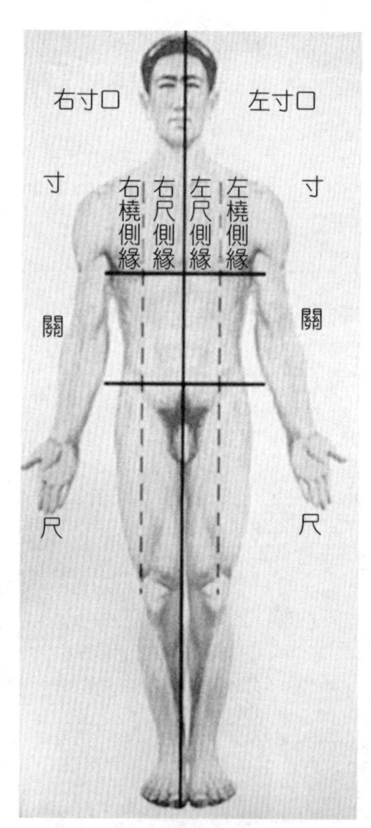

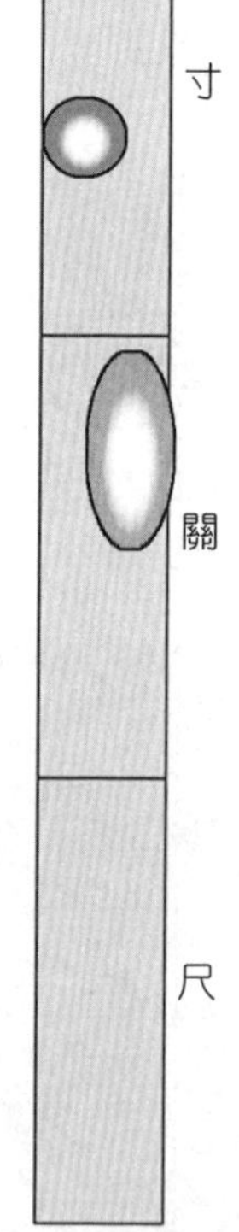

圖4-54　（淋巴結轉移）

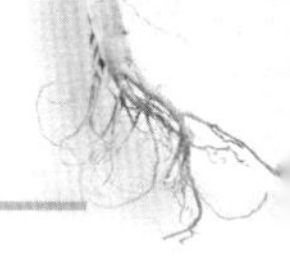

（五）肝內膽管結石

右關二層位出現脈力強而頂指的沙石樣脈暈，清晰可辨，見圖4–55，若多發則散在，左肝發生在左關。不隨體位改變而消失。

（六）肝腫大

右關二層位出現脈力增強、清晰可辨的肝暈，見圖

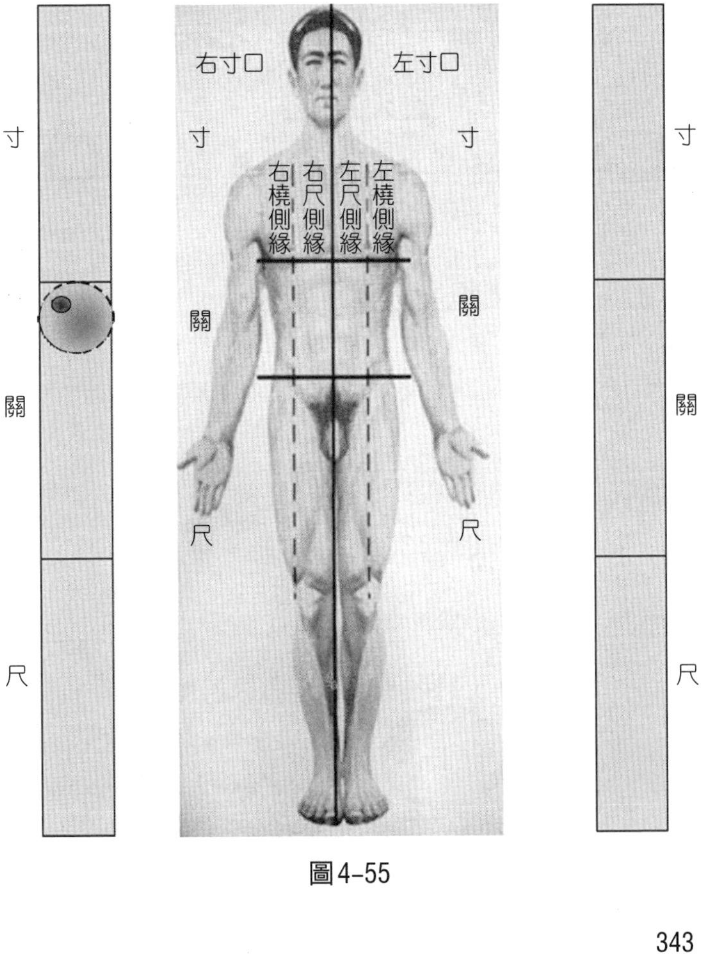

寸 關 尺
右寸口 左寸口
寸 寸
右橈側緣 右尺側緣 左尺側緣 左橈側緣
關 關
尺 尺
寸 關 尺

圖4–55

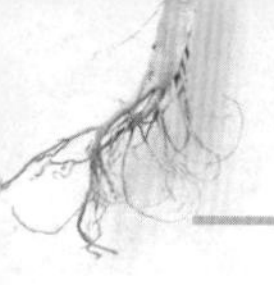

4–56，若左肝也腫大，則左關尺緣出現肝暈。不隨體位改變而消失。

肝的暈可以分四個極，根據脈暈各極的脈力、範圍的增大與否，可以判斷肝的腫大部位，左肝分上下界即可。

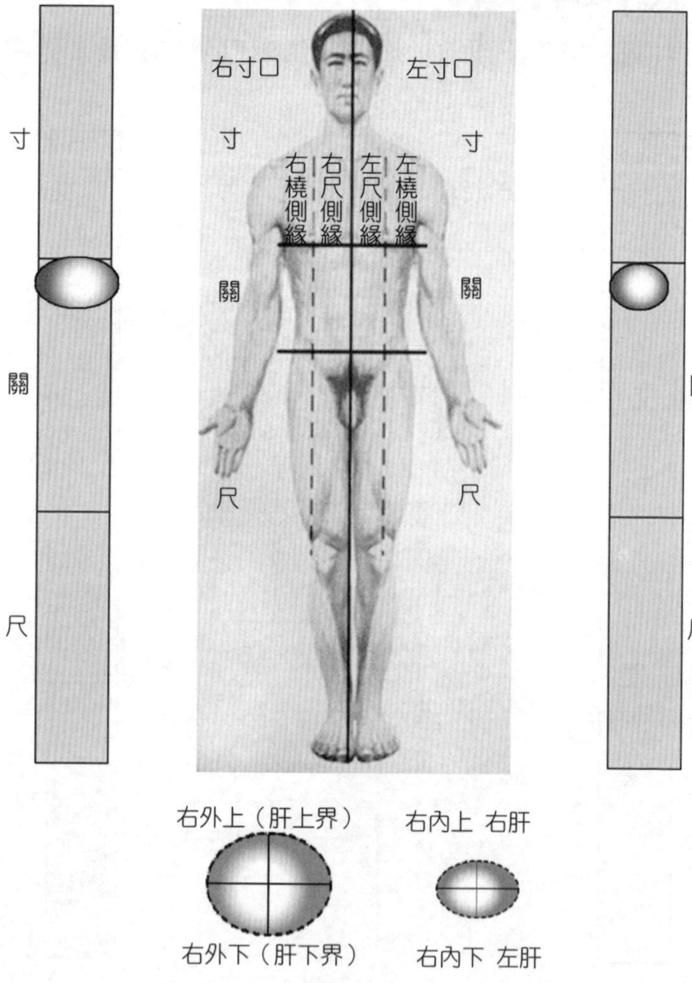

圖4–56

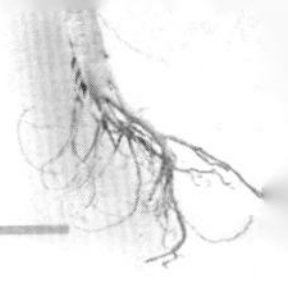

四、腦　病

膽在有疾病時會顯示自己的形態，常見的暈氣如下：

(一) 膽囊炎

右關出現厚皮膽暈，見圖4–57，也可以雙關出現膽囊厚皮暈。

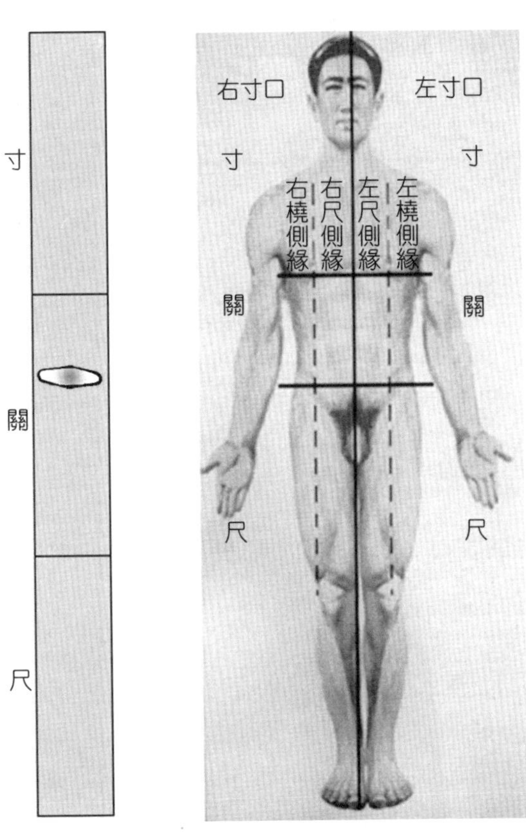

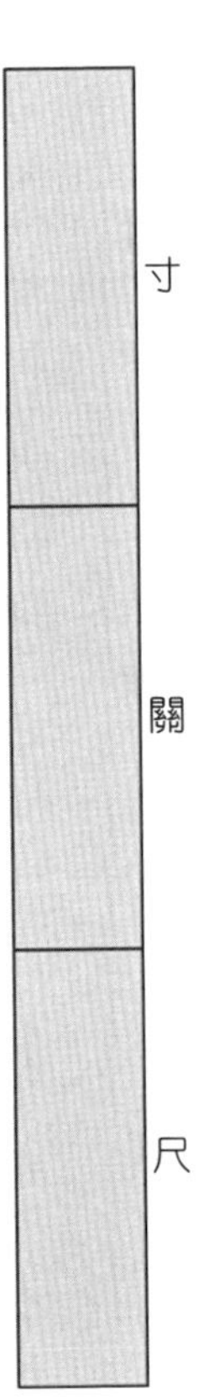

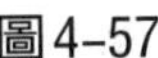
圖4–57

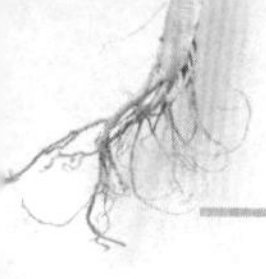

嚴重膽囊炎脈象滑數，出現右關橈緣尺邊脈。

（二）膽結石伴膽囊炎

厚皮暈的頸部出現沙石暈，見圖4–58，也可以雙關出現膽囊厚皮沙石暈。膽道結石的脈氣偏關下，有炎症可以出現膽管的偏厚的壁。小結石外包黏性物不易與息肉在脈氣上區別。

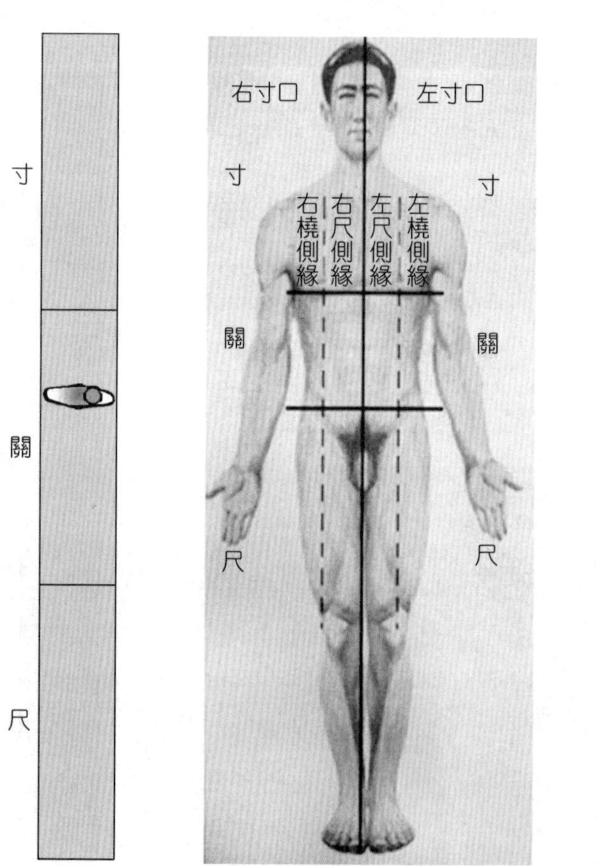

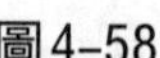
圖4–58

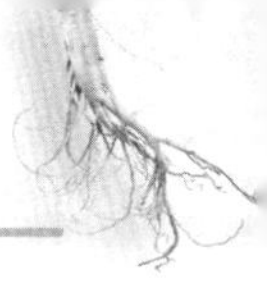

(三) 膽囊炎伴脇痛

出現右橈邊脈。也可以出現右關寸橈邊，還可以出現左關尺緣邊脈，見圖4-59。

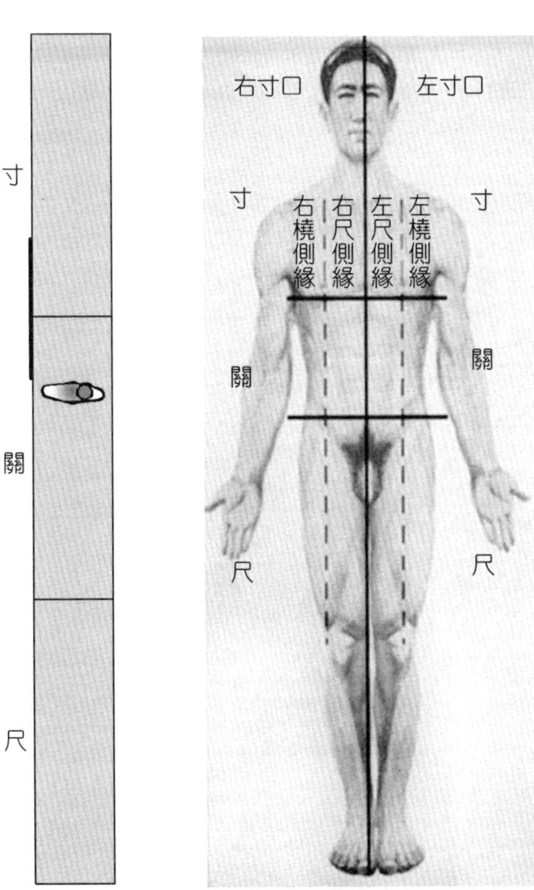

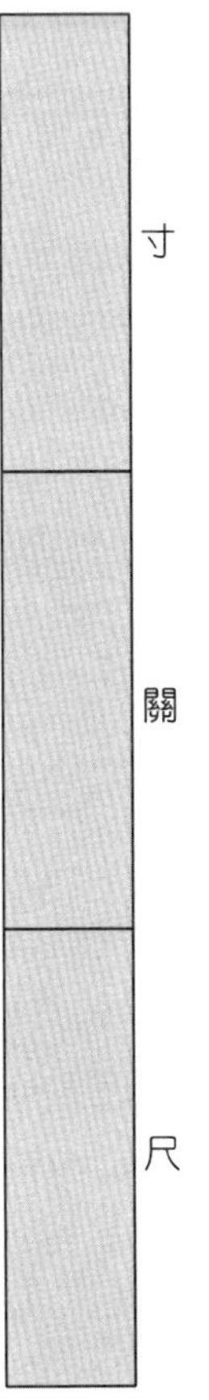

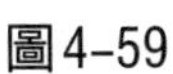
圖4-59

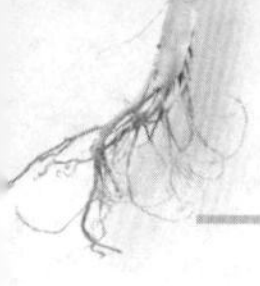

(四) 膽囊肉

出現膽囊暈伴時隱時現之瘜肉暈，見圖4–60。

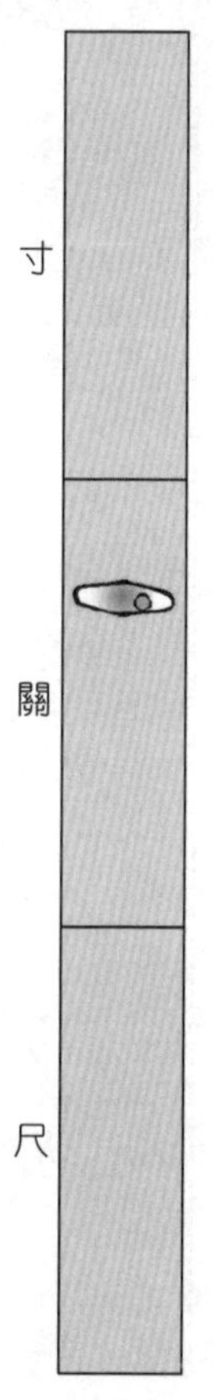

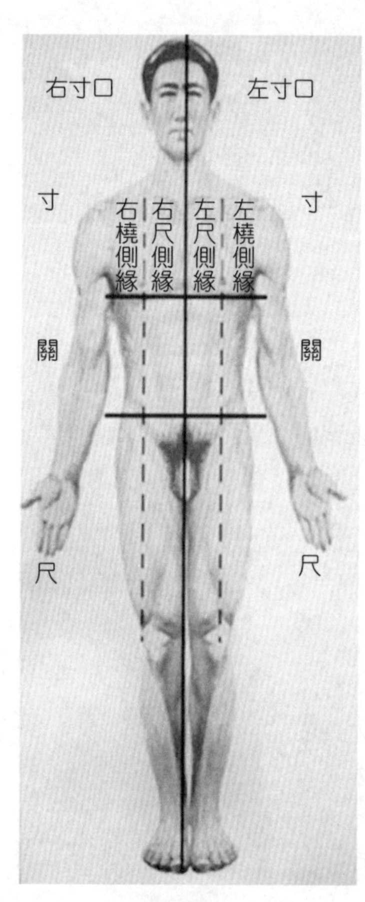

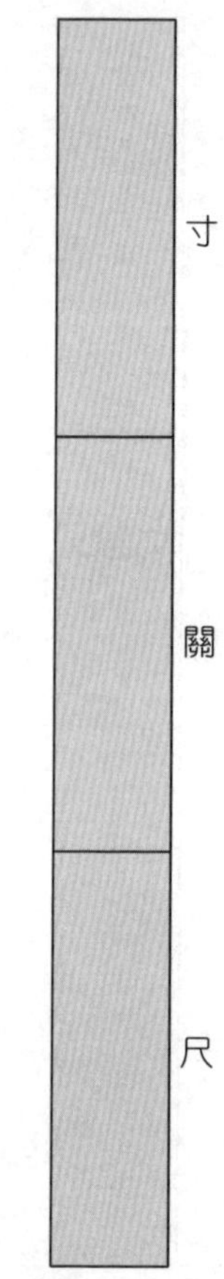

圖4–60

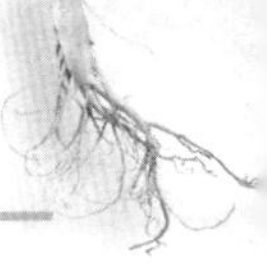

(五) 膽道炎伴結石

見圖4-61。

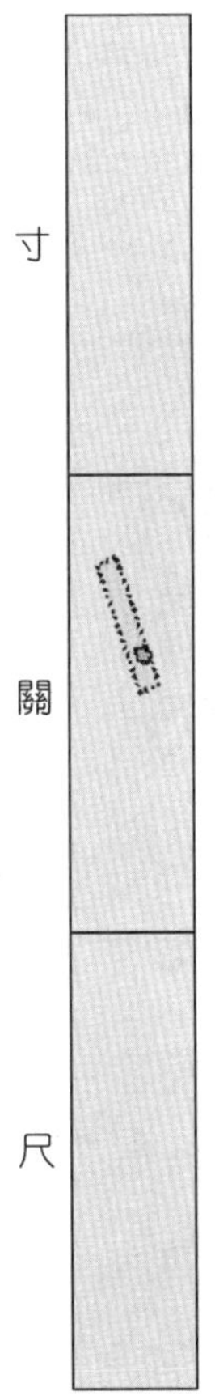

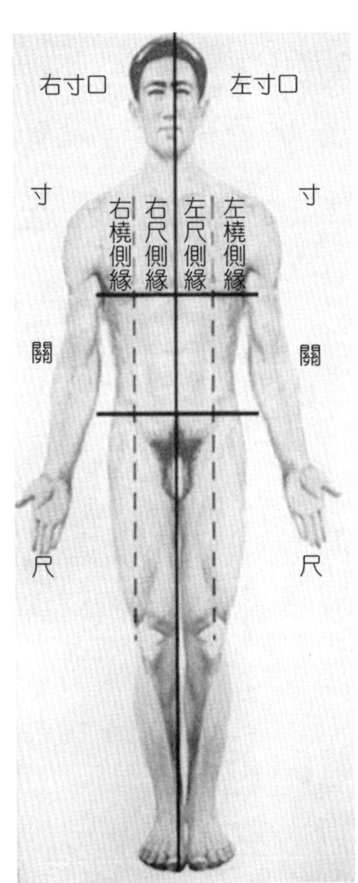

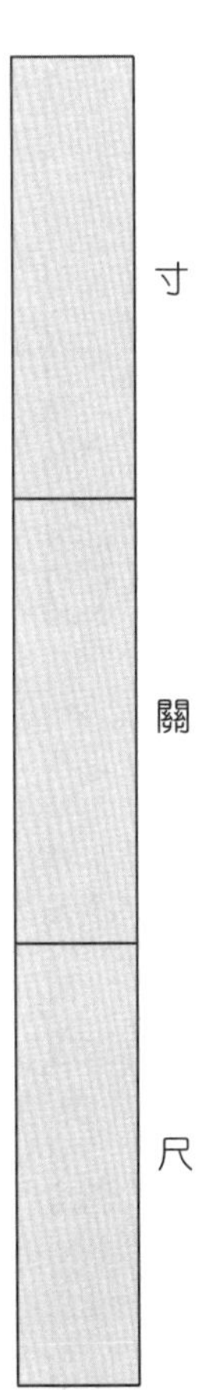

圖4-61

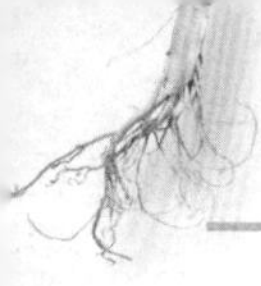

五、胃　病

(一) 慢性胃病

慢性胃病會在左關脈出現凹暈伴弦邊，弦邊的長度決定胃病自覺症狀，見圖4–62。

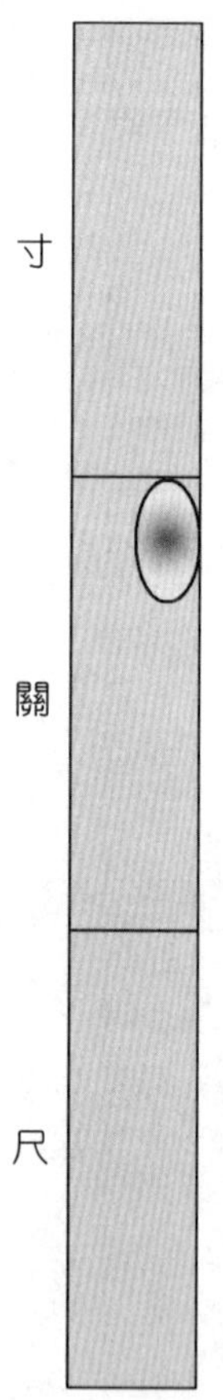

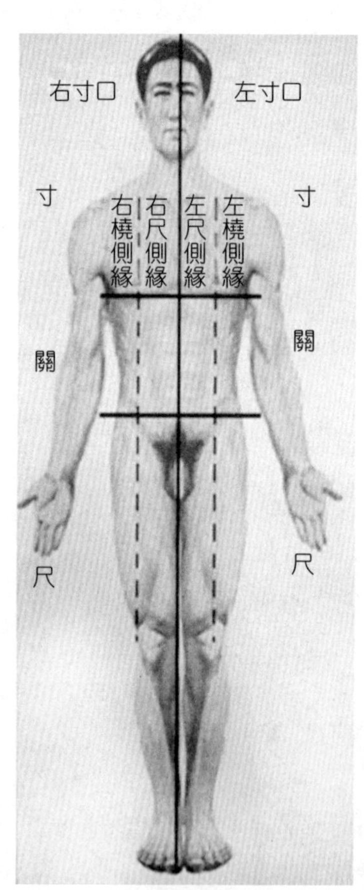

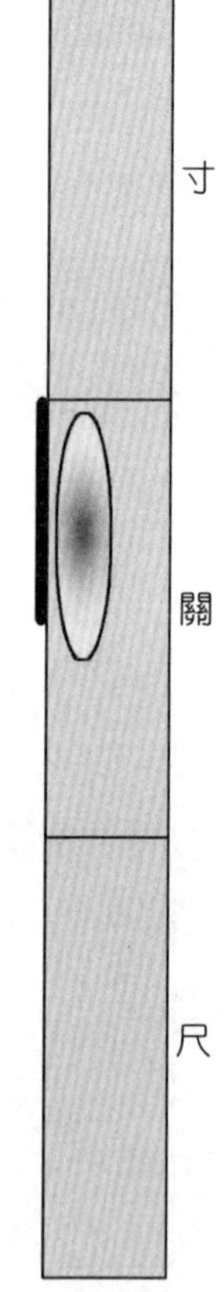

圖4–62

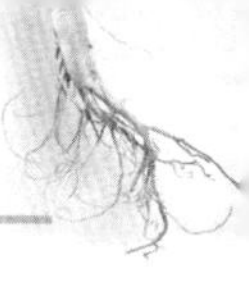

(二)胃 癌

胃癌會在左關脈出現凹暈伴小澀暈及弦邊，見圖4-63，邊的長度決定胃病自覺症狀的嚴重程度。

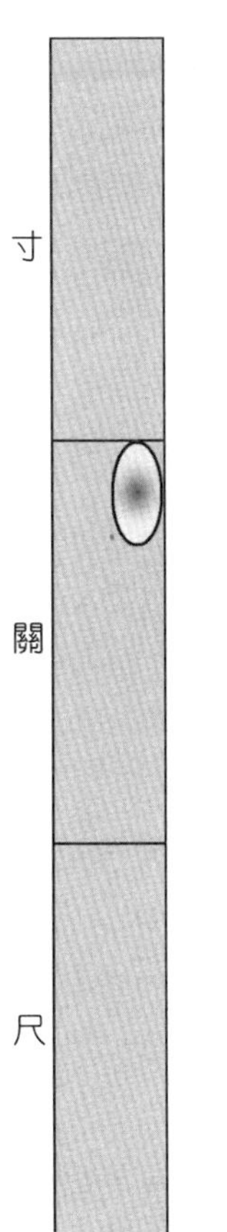

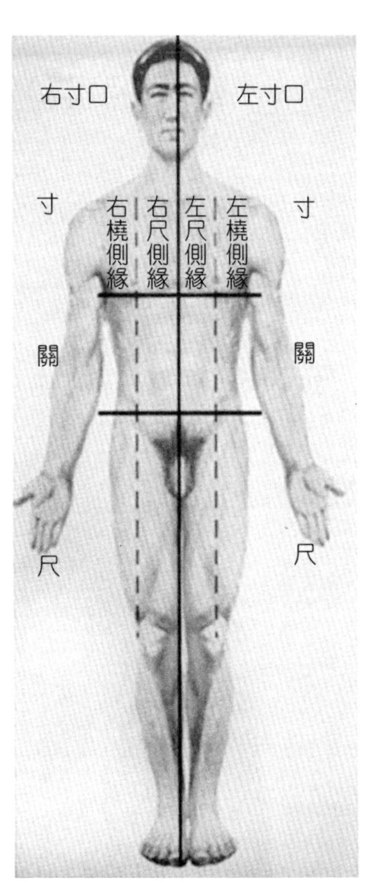

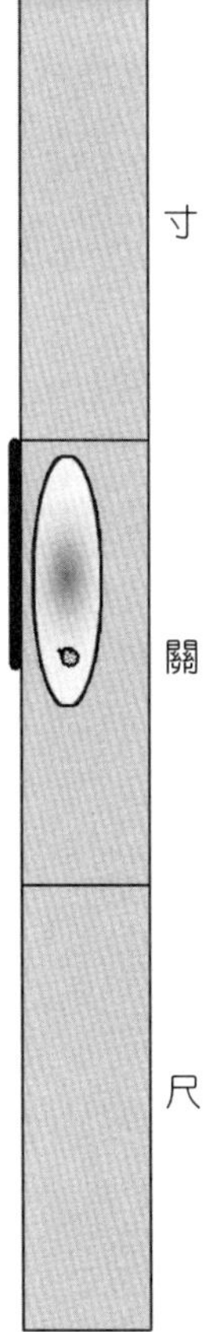

圖4-63

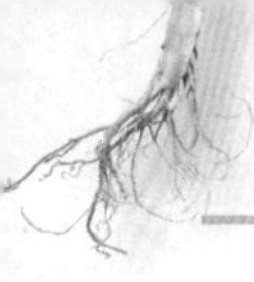

(三) 胃癌的轉移

胃癌的轉移在左寸出現淋巴結暈及脾暈，見圖4–64。

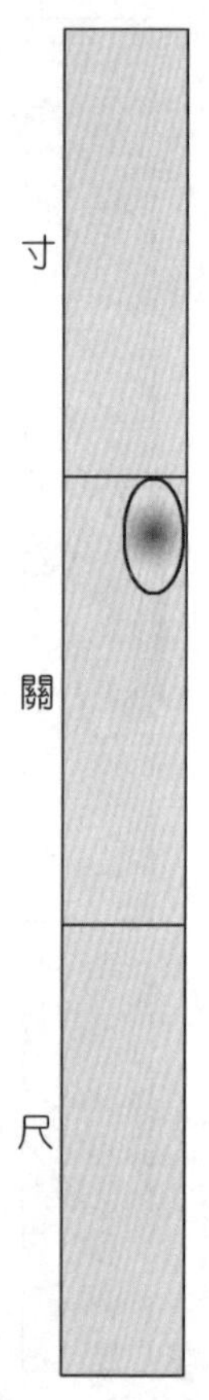

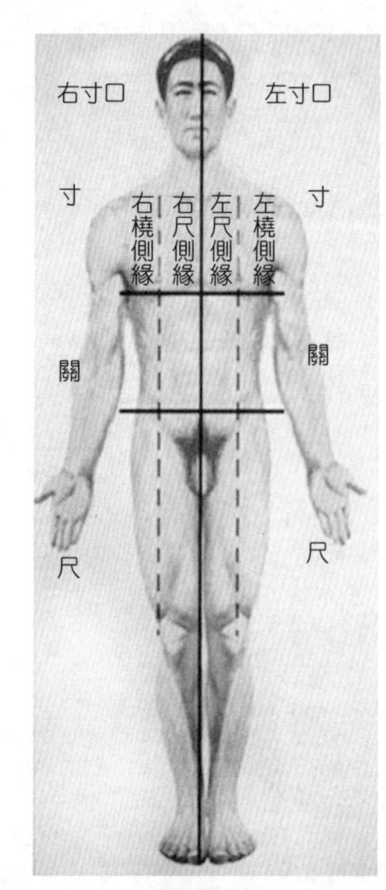

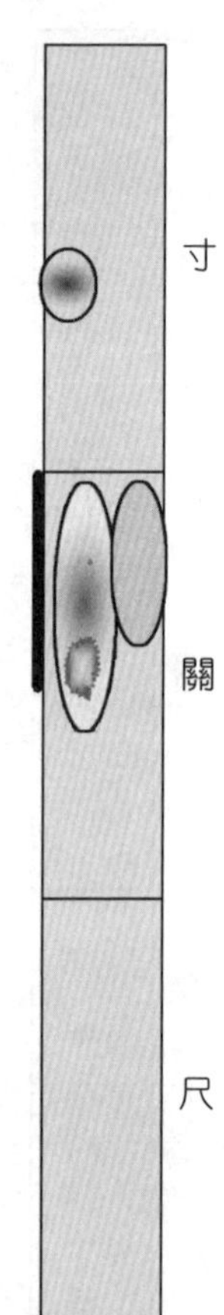

圖4–64

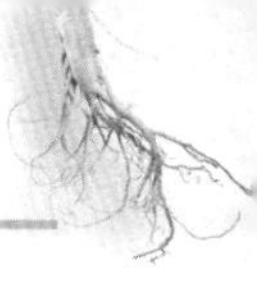

(四) 胃部疤痕

胃部疤痕會在表面附著有小土塊樣的鼓起的結節，結節欠光滑，無活性，見圖4-65。

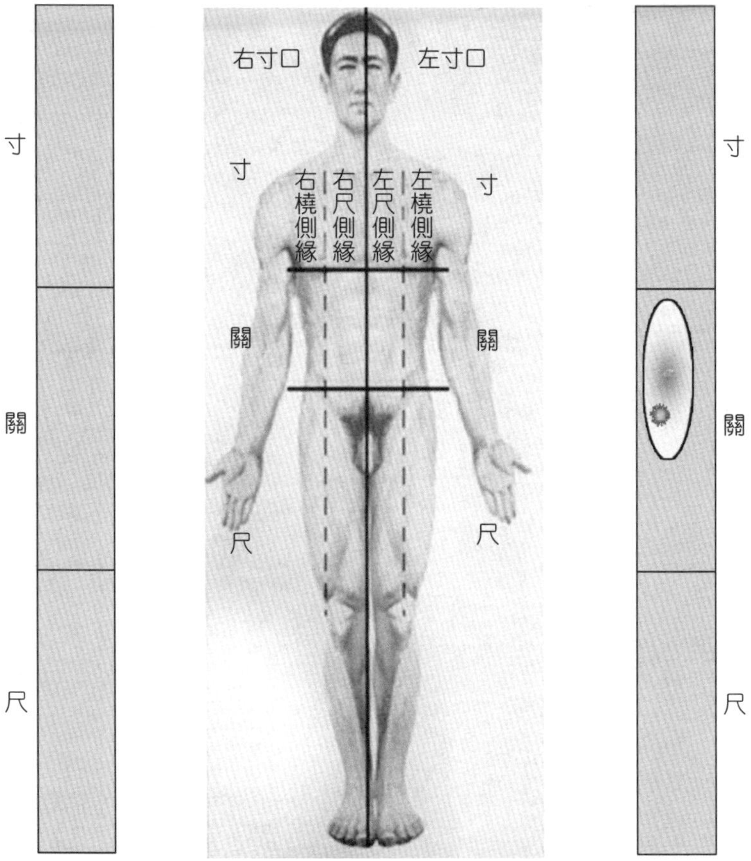

寸
關
尺
右寸口
左寸口
寸
右橈側緣
右尺側緣
左尺側緣
左橈側緣
寸
關
關
尺
尺
寸
關
尺

圖4-65

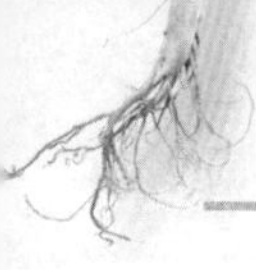

（五）胃潰瘍

胃潰瘍表現爲左關胃暈中的點狀凹坑或突出的不規則結節，結節的中心凹陷，見圖4-66。

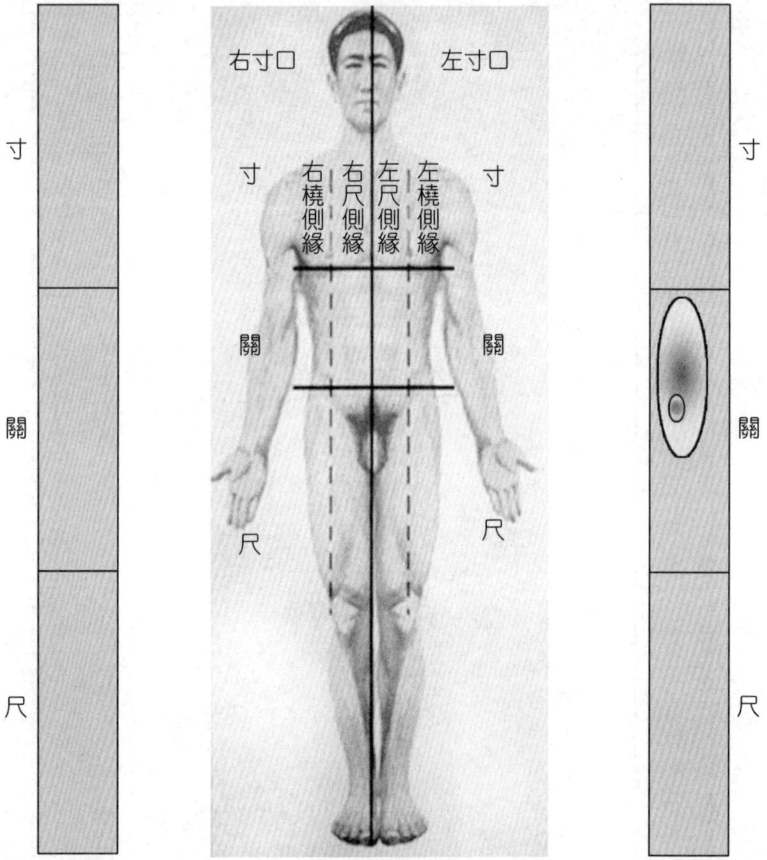

寸
關
尺
右寸口
左寸口
寸
右橈側緣
右尺側緣
左尺側緣
左橈側緣
寸
關
關
尺
尺
寸
關
尺

圖4-66

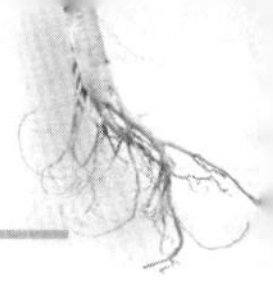

六、脾　病

脾大

左關出現豆樣硬暈，豆心脈力渾厚，見圖4-67。有時雙關出現，但要鑑別原發病。脾的癌變與肝癌脈氣類同。

脾大常向腹正中及下極腫大，因此脾暈也向關中偏尺緣及關下延伸。

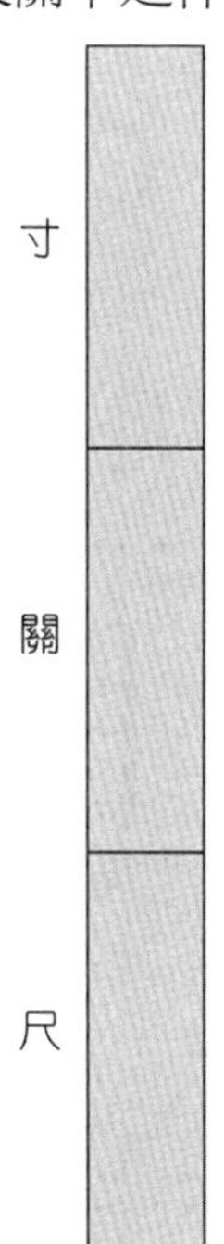

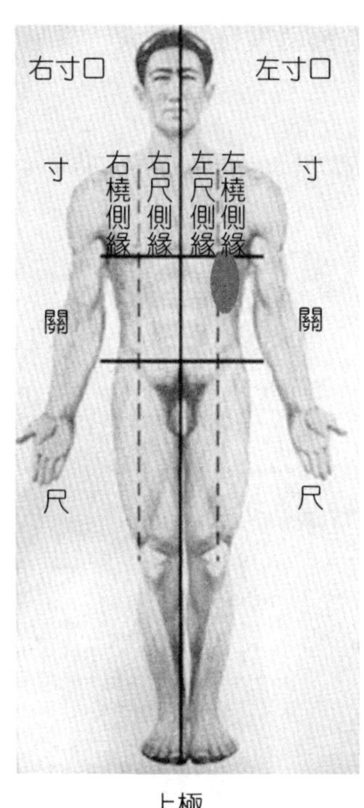

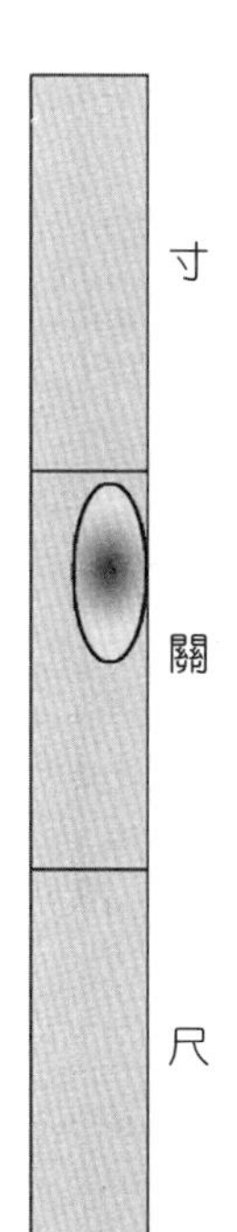

上極

下極

圖4-67

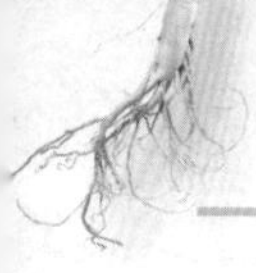

第七節　關下暈

一、胰腺病

胰腺炎

雙關小豆暈伴雙關尺緣邊脈，脈見滑數爲急性胰腺炎；脈見沉、遲、細爲慢性胰腺炎，見圖4–68。

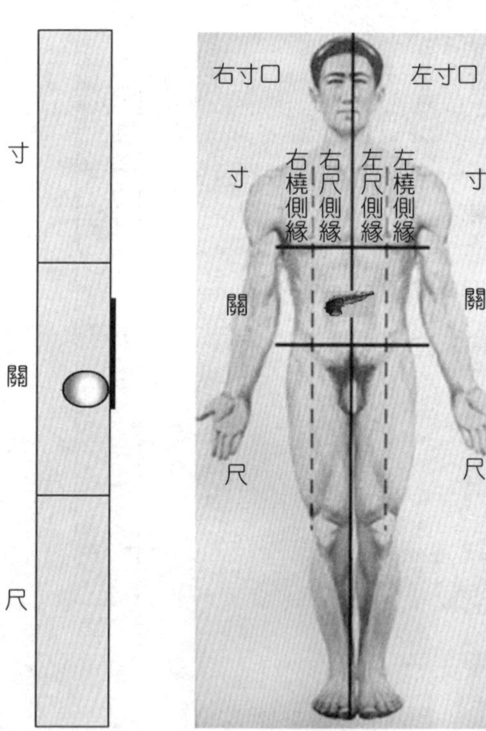

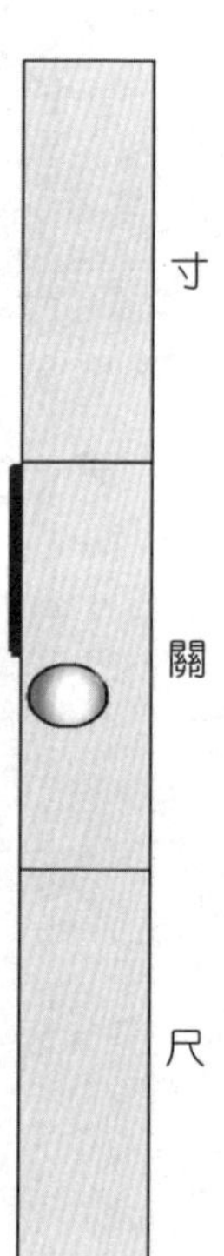

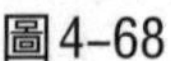
圖4–68

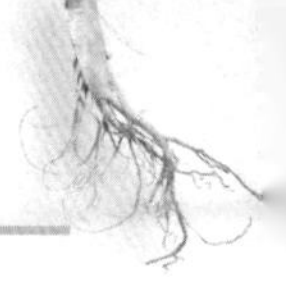

二、胰頭炎

雙關小豆暈伴右關橈緣、左關尺緣邊脈，有時脈現細、數、滑，見圖4–69。

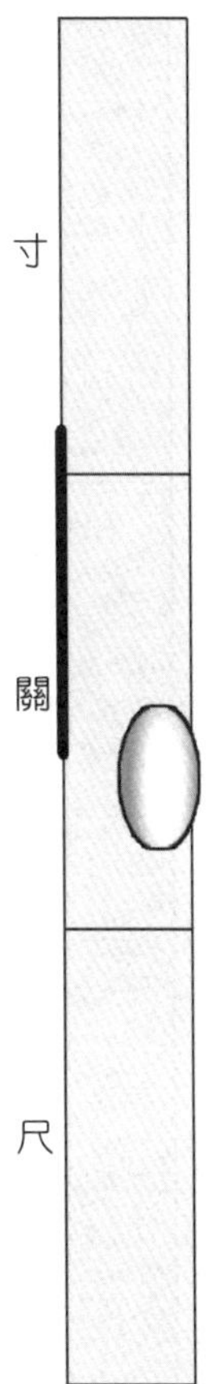

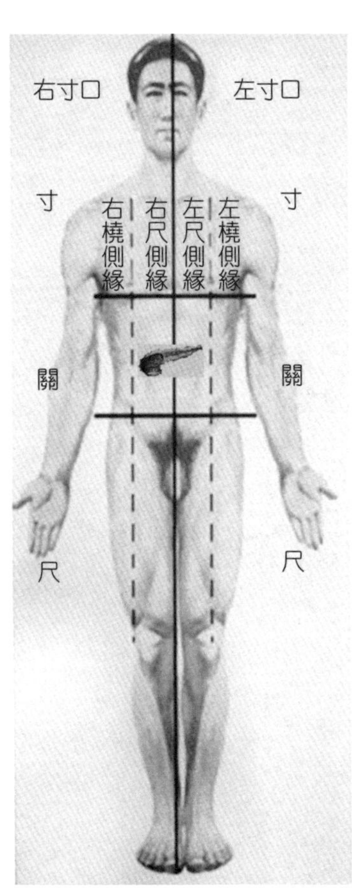

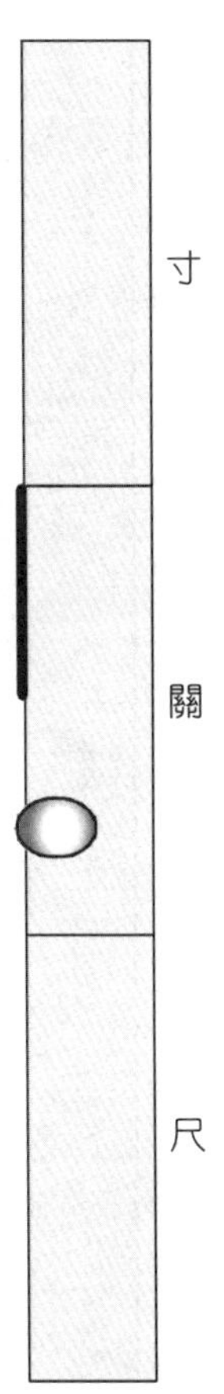

圖4–69

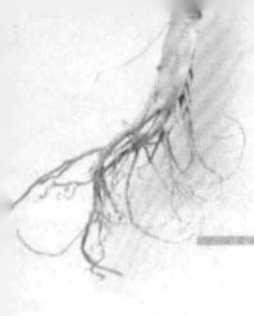

三、胰尾炎

雙關小豆暈伴右關尺緣、左關橈緣邊脈，見圖4-70，脈可見細、滑、數等。

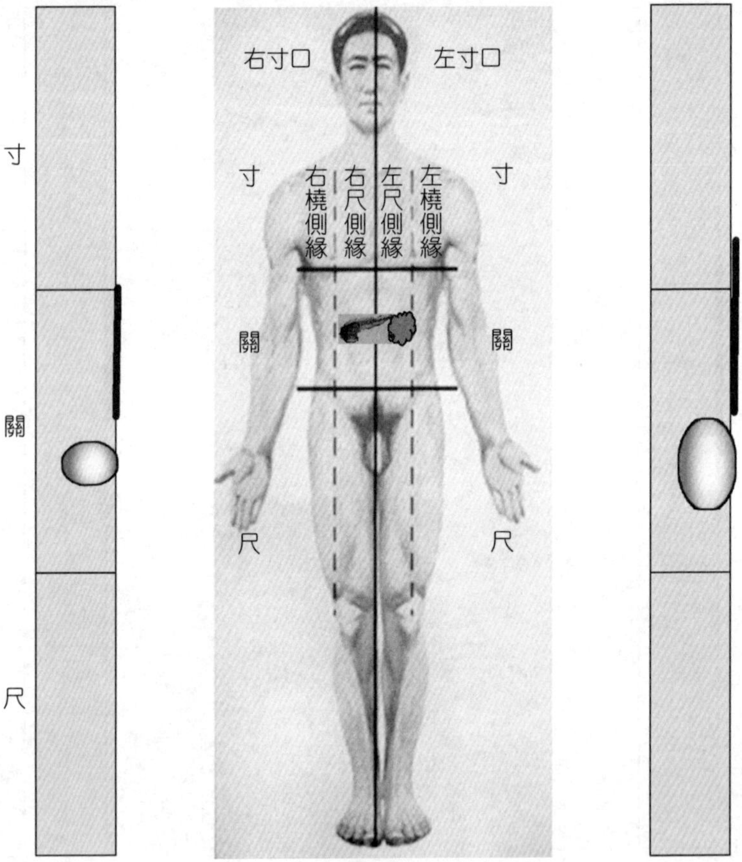

圖4-70

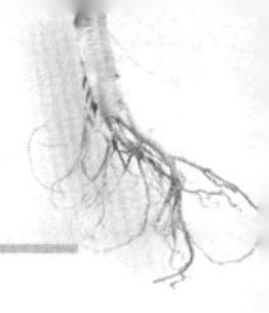

四、胰腺癌

雙關小豆澀暈伴右關尺緣、左關尺緣邊脈，病人多有疼痛的主訴，如後背隱痛，臍上隱痛等，見圖4-71。

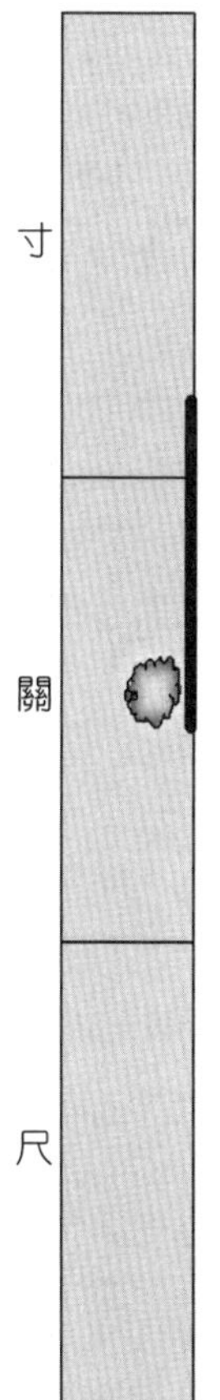

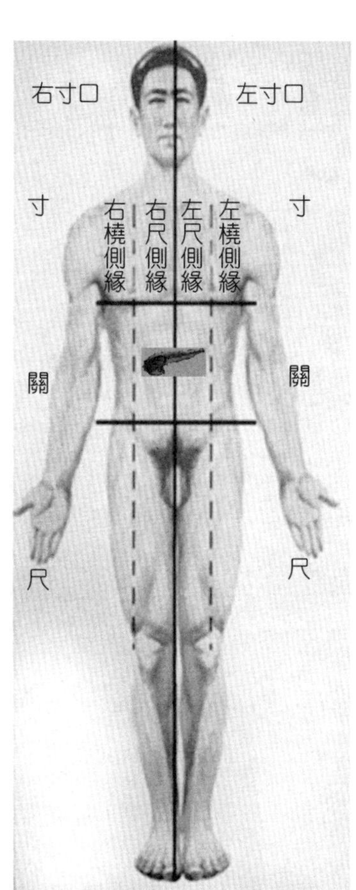

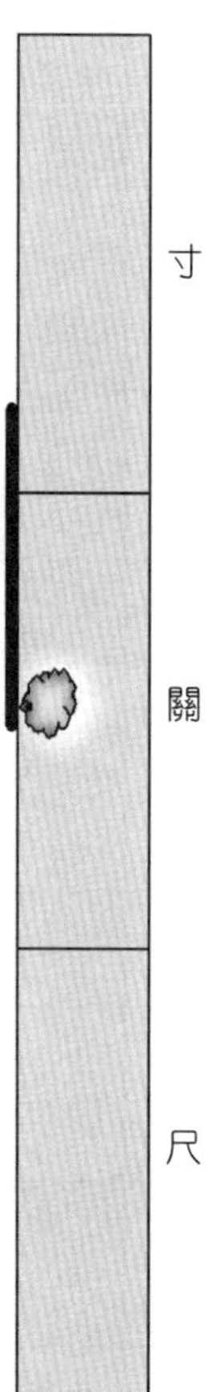

圖4-71

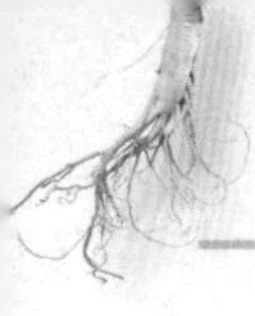

五、胰腺癌伴淋巴結轉移

見圖4-72。

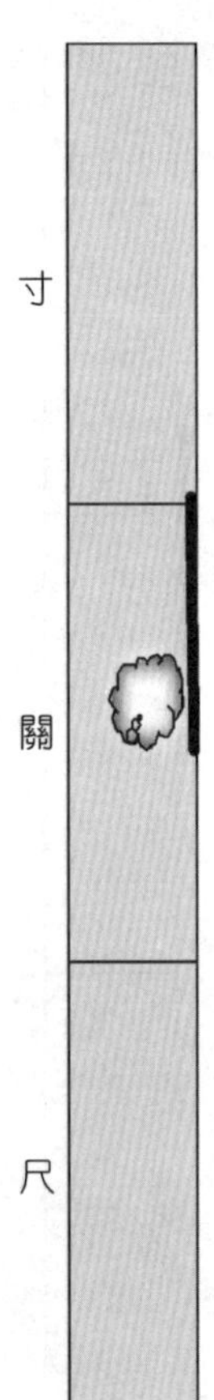

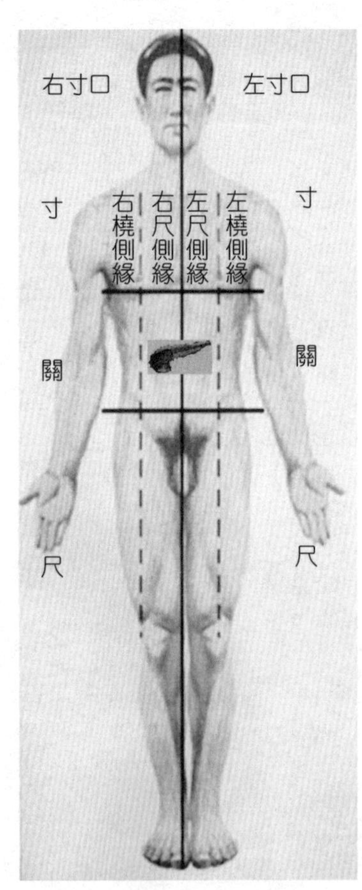

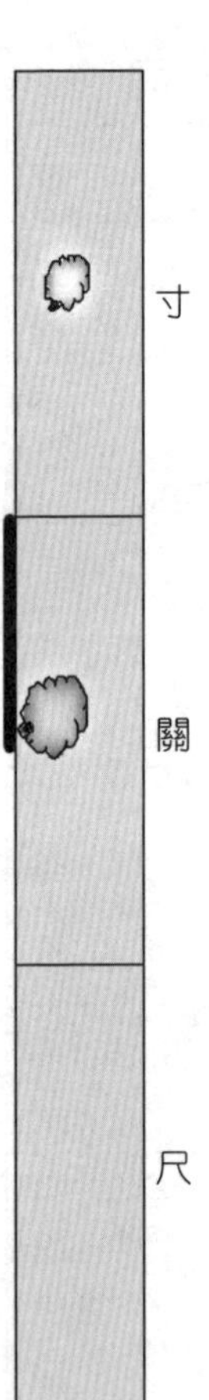

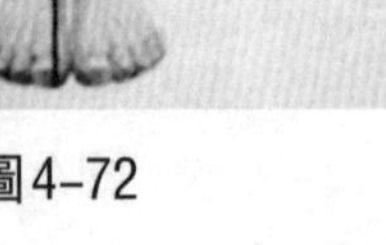
圖4-72

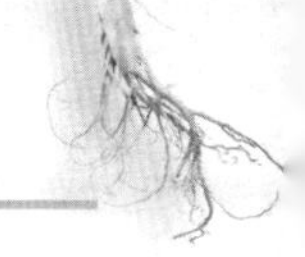

第八節 尺上暈

腎 病

(一) 腎炎

炎症早期關下尺上局灶性浮數，嚴重的腎炎則腎臟會現身，即在關下尺上中位摸到腎形脈暈，見圖4-73。

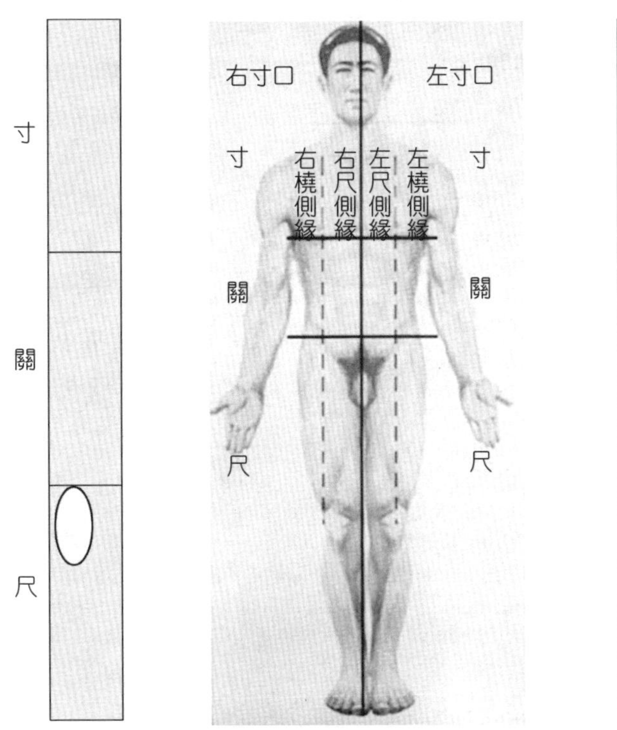

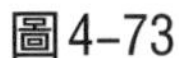
圖4-73

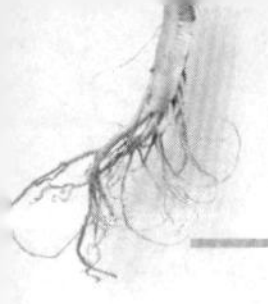

（二）腎結石

可在病側腎位觸及結石暈，伴炎症脈滑有彗尾，伴疼痛可出現尺脈的橈緣邊脈，同時脈滑等，見圖4-74。

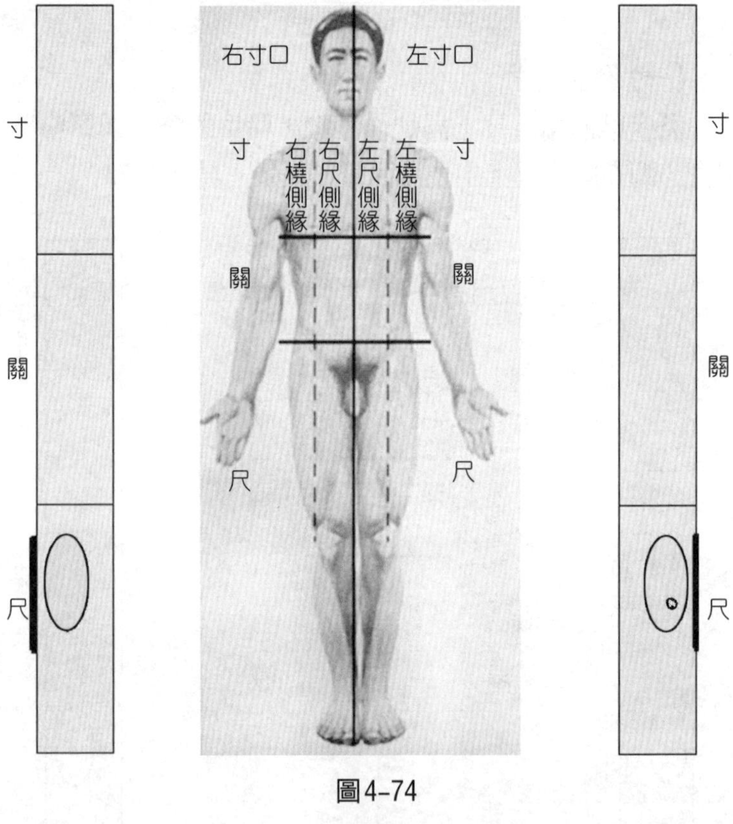

圖4-74

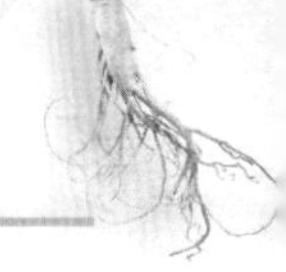

(三) 腎病綜合徵

密集濁暈(尺上面把點)如同月亮的環形山,見圖4-75。

尺 關 寸

圖4-75

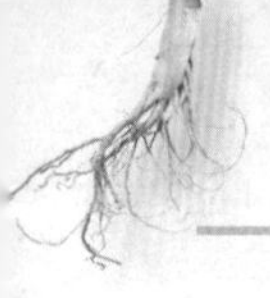

(四) 腎　癌

一側腎現形，在腎體上可觸及小澀暈，澀暈為小灶性輕刀刮竹脈氣，見圖4-76。

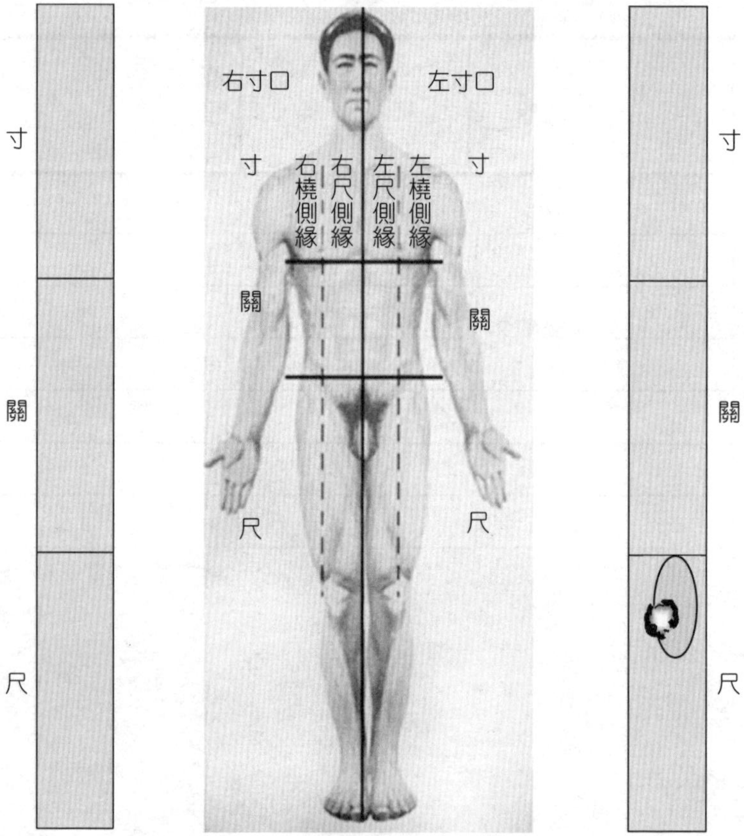

圖4-76

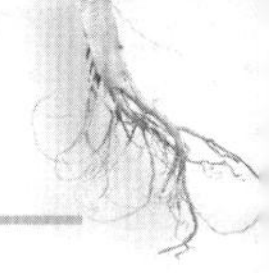

(五) 腎囊腫

一側腎現形，在腎體上可觸及小囊暈，見圖4–77。

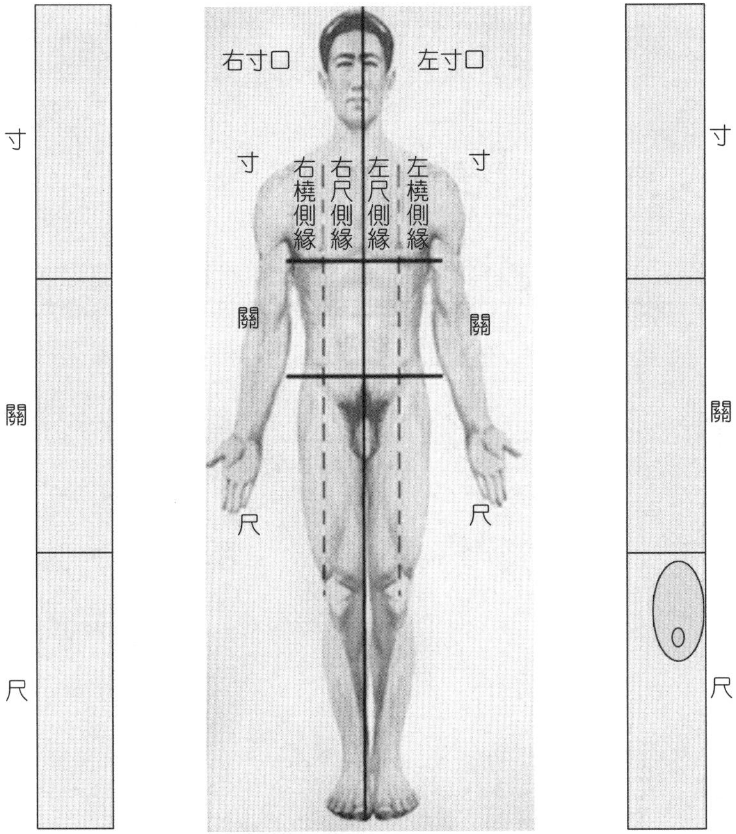

圖4–77

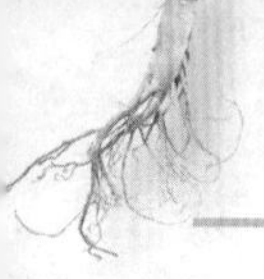

(六) 腎內血塊

一側腎暈顯現，在腎體上觸及質地不等的小柔暈，脈氣不明顯，見圖4–78。

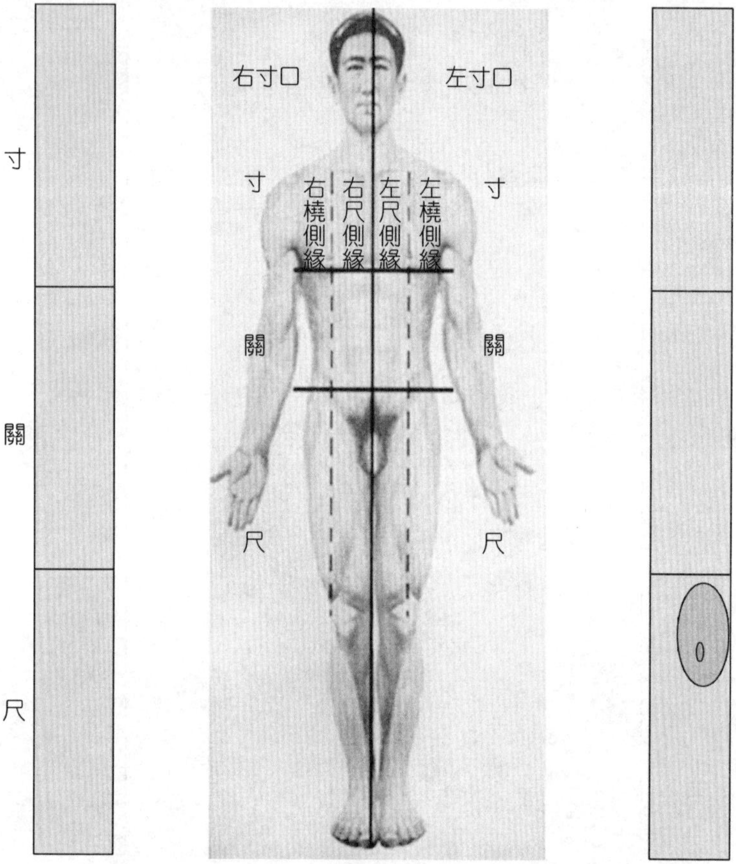

圖4–78

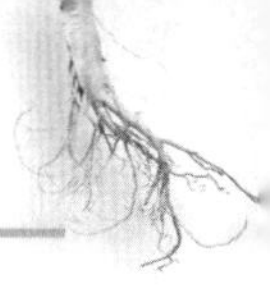

(七)腎結晶

一側腎暈顯現，或一側腎顯現出下極彌漫性的質地硬化，見圖4-79。

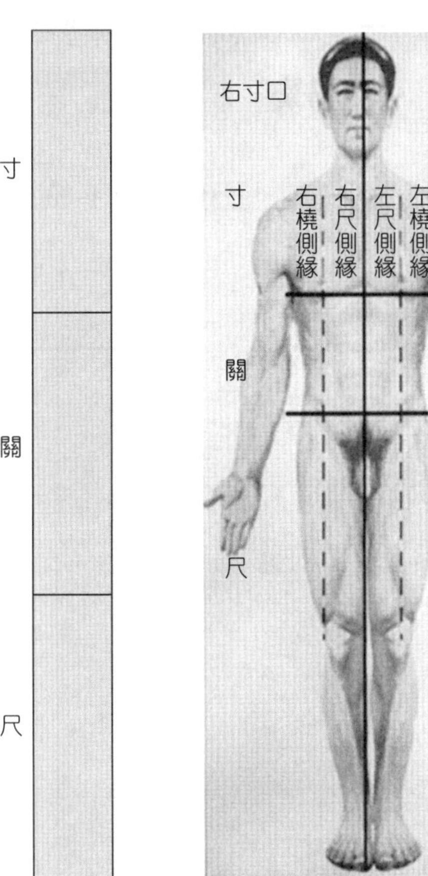

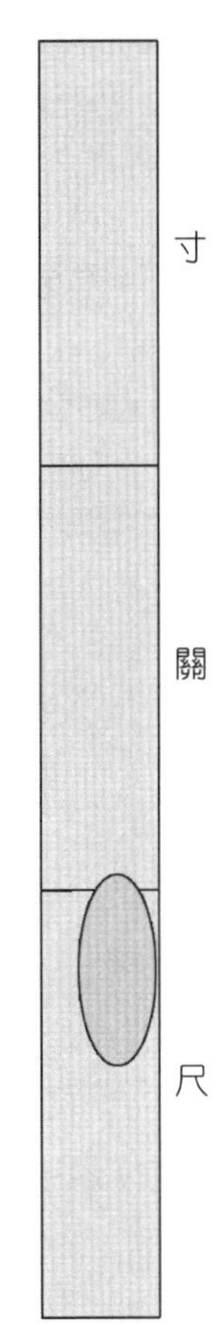

圖4-79

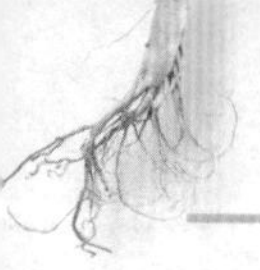

第九節　尺脈的浮滑

一、小腸炎

脈象表現為雙尺浮滑，嚴重時關尺脈浮滑，圖4-80。

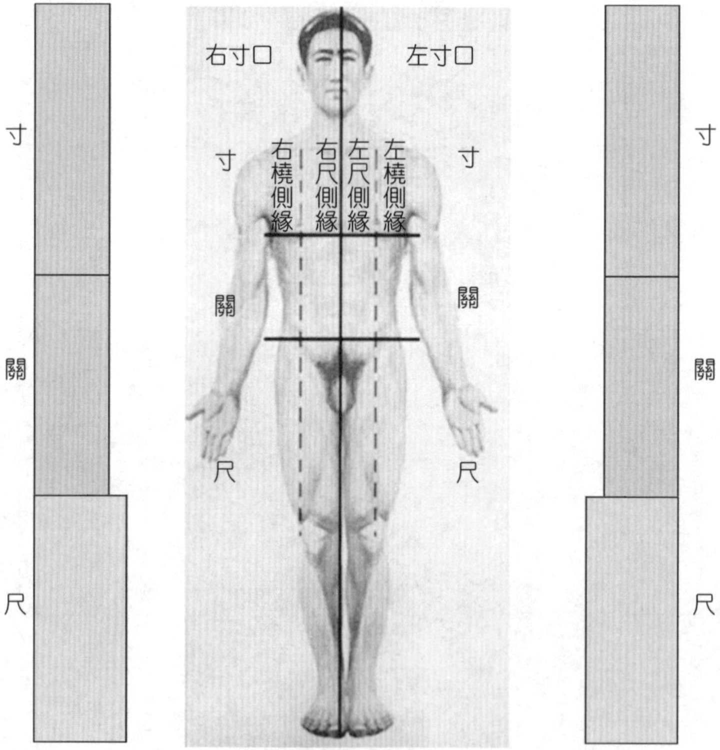

圖4-80

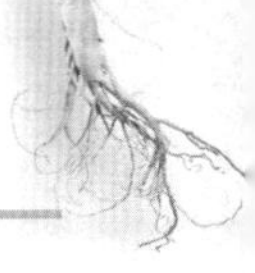

二、腸系膜淋巴結炎

尺脈的浮滑，甚至數，伴淋巴結小豆樣脈暈出現，見圖4-81。

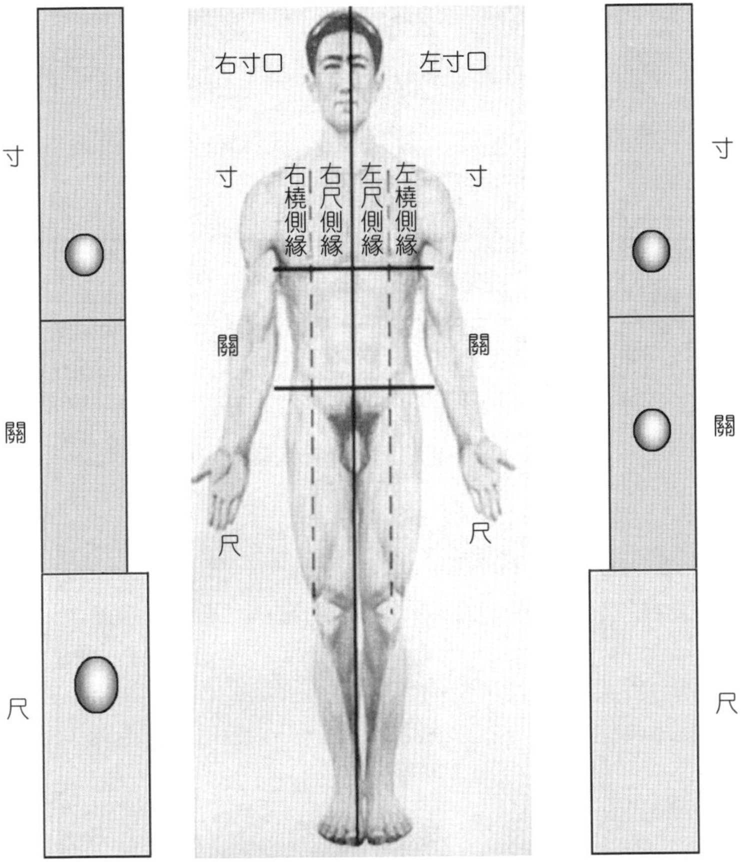

圖4-81

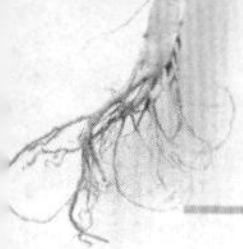

三、乙狀結腸炎

左尺脈的浮滑伴脾小豆樣脈暈出現，見圖4-82。

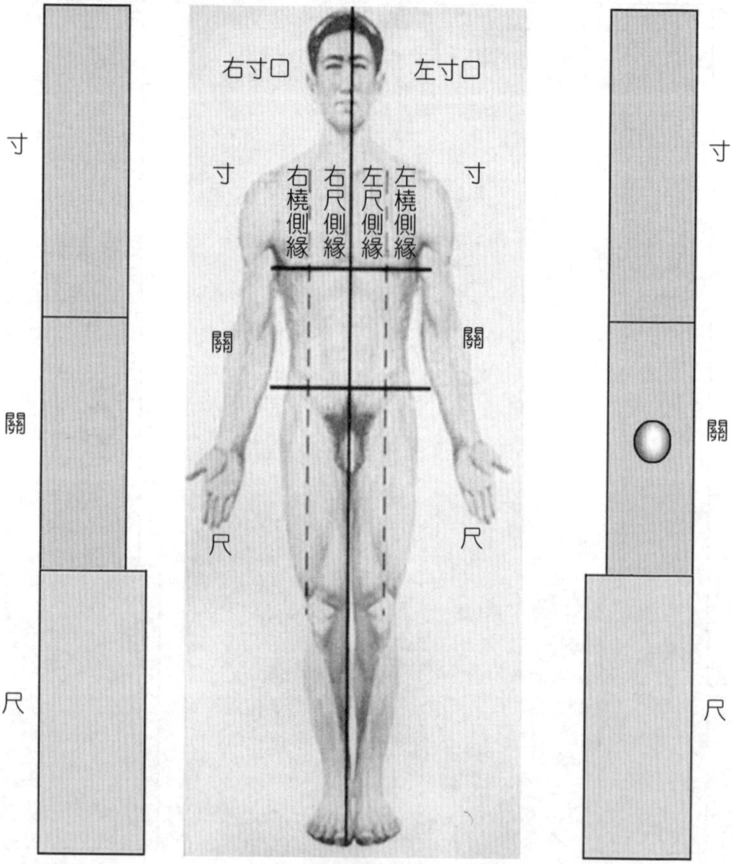

圖4-82

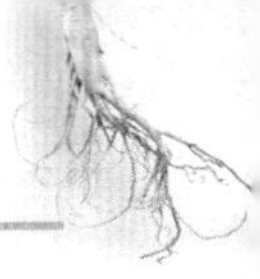

第十節 尺下暈

一、直腸癌

雙尺柔澀暈，左關脾暈，見圖4-83。

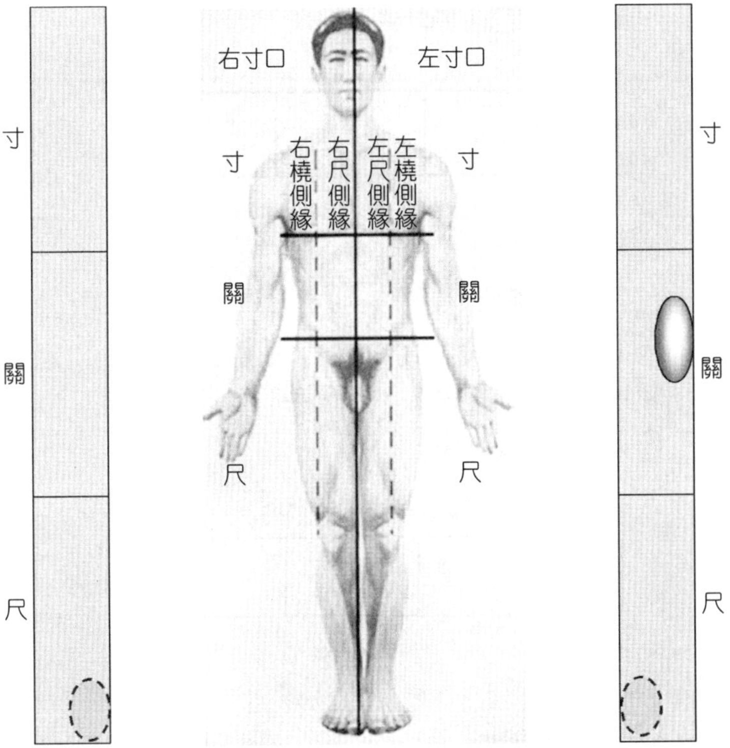

圖4-83

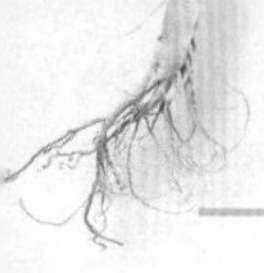

二、宮頸暈

宮頸暈的發現與確定是脈象診斷婦科疾病的金鑰匙，由該暈我們可以十分準確的發現婦科疾病及其性質。同時也可以區別男女。

（一）宮頸暈（面把點）

在尺下1/3處一偏硬的扁平狀脈暈。由該暈可將盆腔臟器定位，見圖4-84。

呈風火輪形態（局灶性澀脈團）。

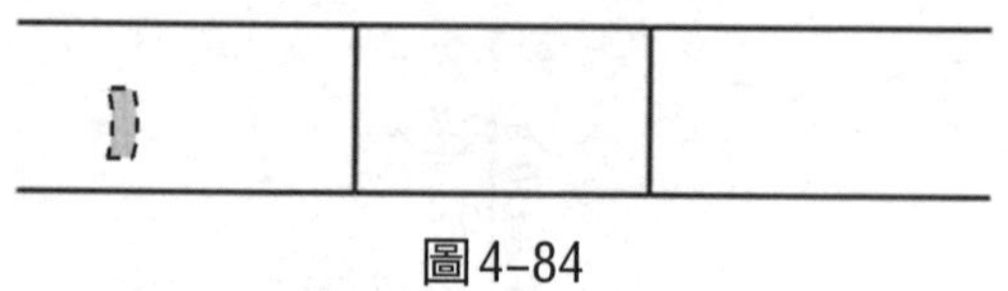

圖4-84

（二）卵巢囊腫

尺下囊狀暈（囊腫指向橈側，系膜在中）。

卵巢囊腫（面把點），見圖4-85。

卵巢囊腫（面把點）。

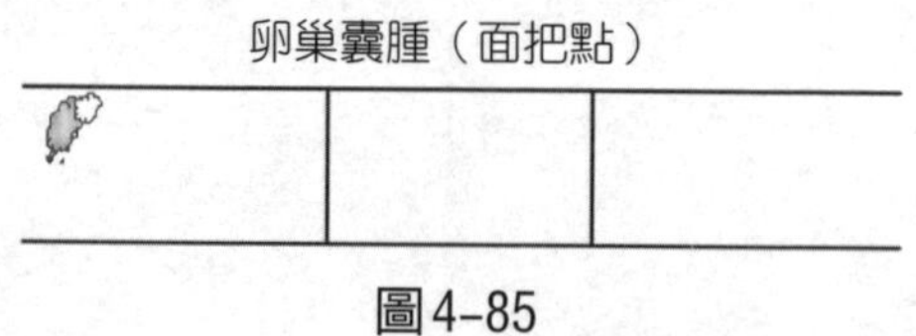

圖4-85

（三）卵泡

尺下囊狀暈中出現小囊泡（囊腫指向橈側，系膜在

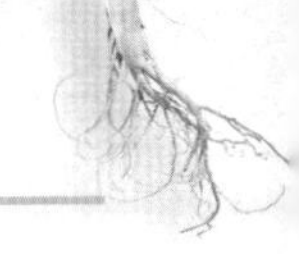

中）。熟練掌握卵泡的大小可以推知經後的天數，一般指下1mm的卵泡爲10天泡齡，以後每天增大1/4毫米（指下大小與實際大小爲1：12），見圖4-86。

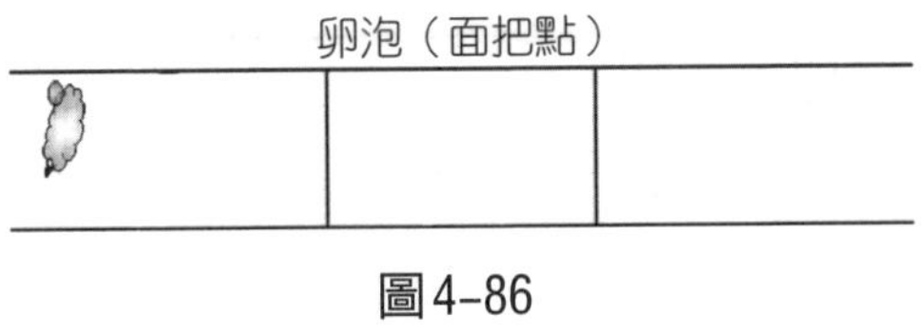

圖4-86

(四) 宮頸管炎症

尺中一短澀弦線暈，該暈將穿在宮頸暈中間類同於6，見圖4-87。

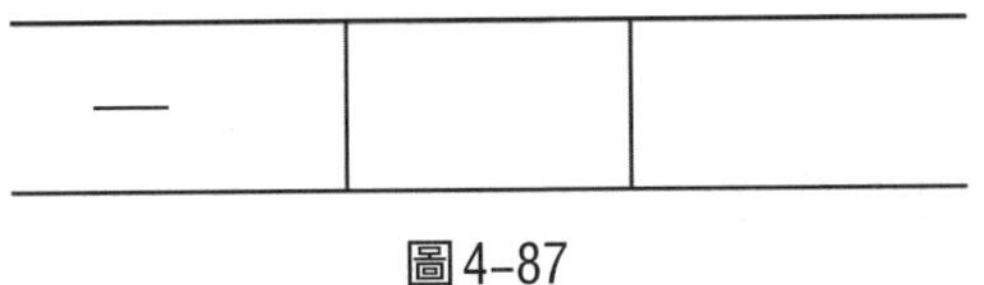

圖4-87

(五) 盆腔炎症

尺底一長澀弦線暈。

盆腔炎症可見尺緣長澀弦線通向尺底（面把點），見圖4-88。

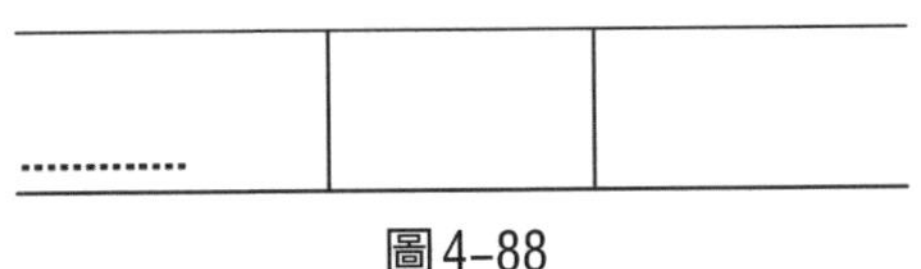

圖4-88

(六) 宮頸炎與宮頸管炎症

宮頸炎與宮頸管炎症可見一串糖葫蘆（面把點），見圖4-89。

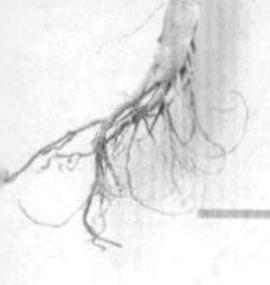

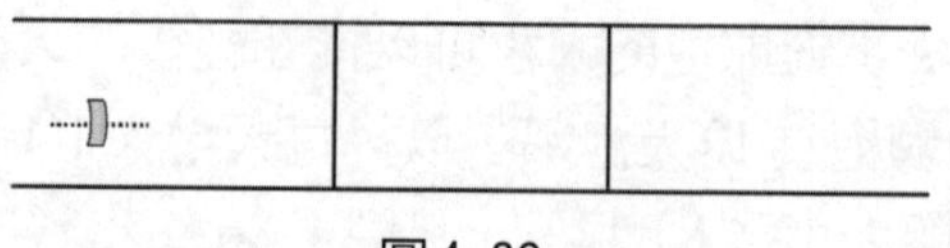

圖4-89

(七)宮頸贅生物

宮頸脈暈的中間附著結節(面把點)。結節的大小與實際贅生物大小爲1:2(宮頸息肉與納氏囊腫在脈感上區別是脹張力變化),見圖4-90。

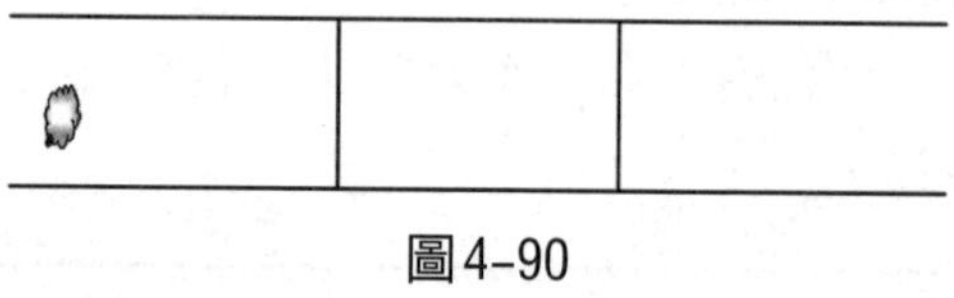

圖4-90

(八)子宮肌瘤

子宮肌瘤將改變子宮肌的張力,使子宮顯形在脈道尺部,並可以在顯形的子宮上觸及澀行的圓形瘤體。見圖4-91顯示:子宮底後位肌瘤。宮頸息肉與子宮肌瘤中醫治療經驗:

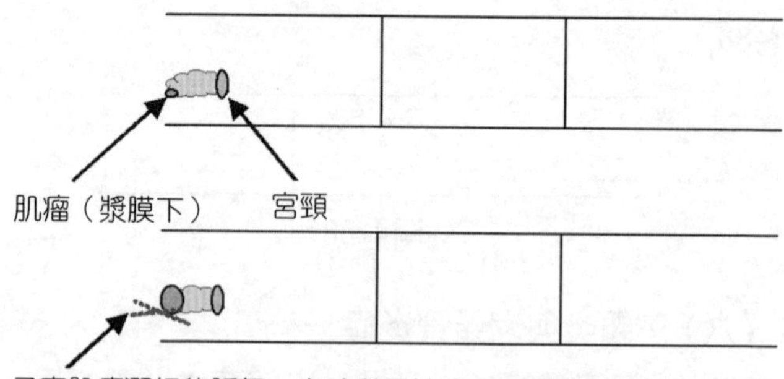

圖4-91

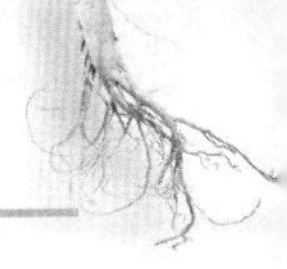

【處方】大麥芽50克、天門冬20克、肉蓯蓉15克、天花粉12克、三棱12克、莪朮12克、山慈姑12克、鱉甲12克、大黃6克、澤瀉30克。

水煎服，3個月的療程，也可根據體質、病情辨證給藥。

【處方原理】大麥芽、天花粉可降低孕激素；天門冬、肉蓯蓉對抗雌激素；山慈姑抑制腫塊增長；三棱、莪朮、鱉甲軟堅散結，大黃、澤瀉爲邪有去路。

(九) 腺肌症

表現出子宮的顯形與增大，見圖4-92。

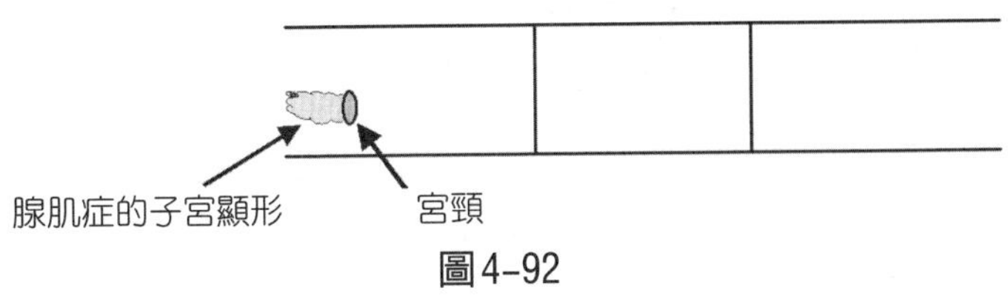

圖4-92

(十) 輸卵管炎症與水腫

在宮頸的尺底部偏橈緣，見圖4-93。

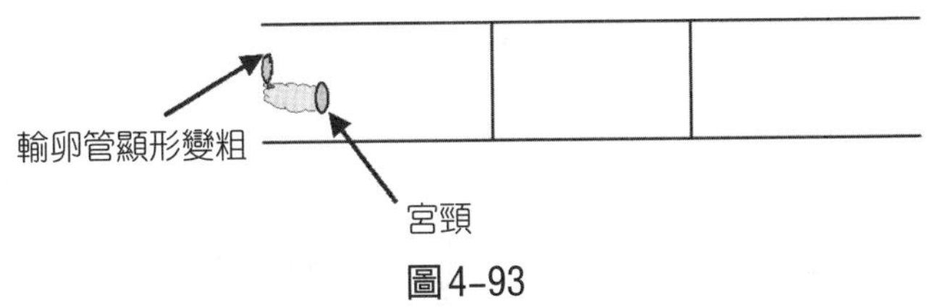

圖4-93

(十一) 附件癌

表現爲澀行脈氣合併球形脈團，整體形態如骷髏，見圖4-94。

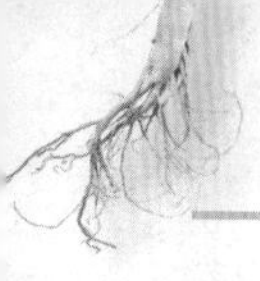

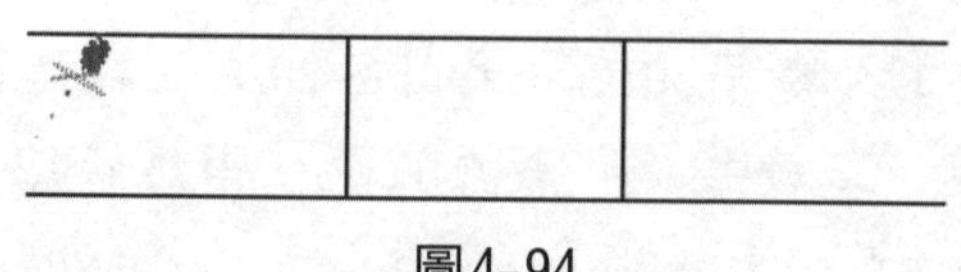

圖4-94

附：盆腔臟器脈氣的鑒別診斷（左尺脈）：見圖4-95。

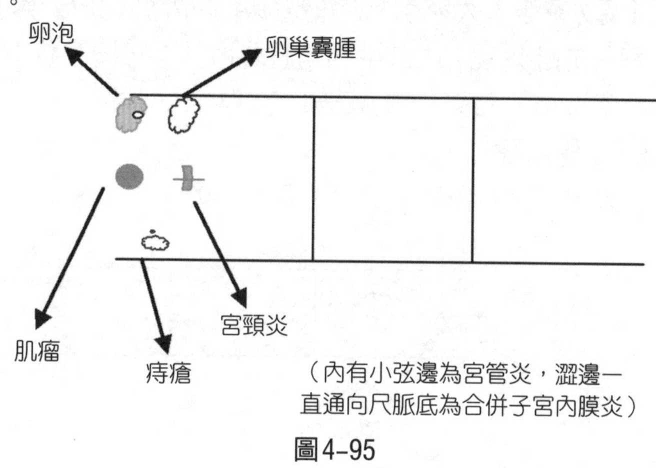

（內有小弦邊為宮管炎，澀邊一直通向尺脈底為合併子宮內膜炎）

圖4-95

第十一節 怎樣鑒別妊娠月份

一、妊娠的常見脈感

（1）左寸脈、右尺脈的滑數。

（2）乳房有痛感（50天左右），則雙關出現滑暈，

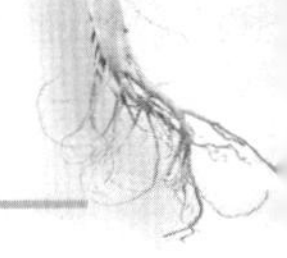

暈體柔軟。暈體向寸則易嘔吐，久吐則寸脈沉。

二、妊娠月份的識別

（1）宮內妊娠囊40天內僅有澀氣，42～50天孕囊1～2毫米左右，可以清晰顯示在指下，形成人的符號：

還可以根據指下澀暈的大小（橫徑），推斷妊娠月份。

（2）一般暈囊的橫徑等寬於宮頸爲3個月大小。超過3個月後，澀氣向宮頸外放射，臨產時澀氣是宮頸寬度的3倍以上，向宮頸方向衝擊，宮頸暈變薄。

（3）妊娠2個月：孕囊小於宮頸，是宮頸的2/3大小，見圖4–96。

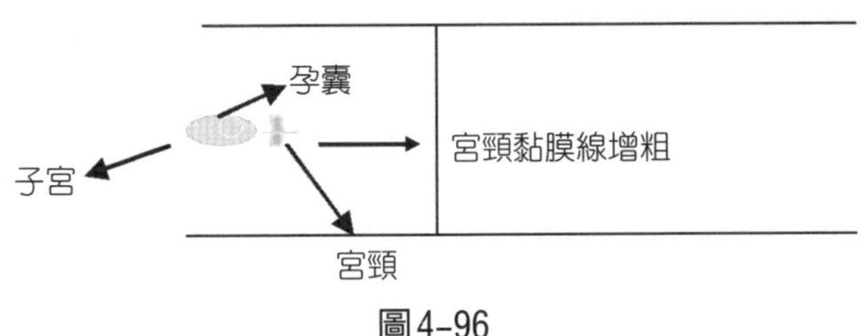

圖4–96

（4）妊娠3個月：孕囊與子宮頸等寬，見圖4–97。

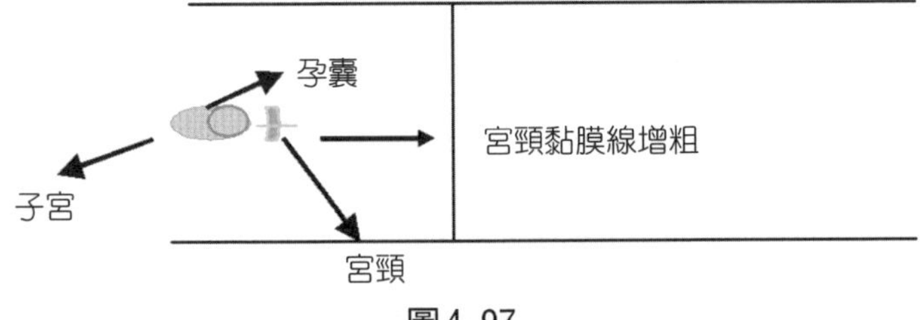

圖4–97

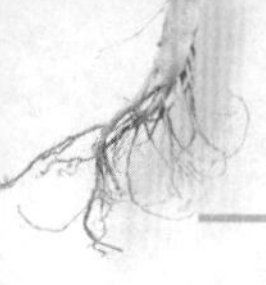

（5）妊娠4個月：孕囊大於子宮頸寬度。此時一般摸不到孕囊。但可以摸到宮頸下澀氣的橫向寬度，見圖4–98。

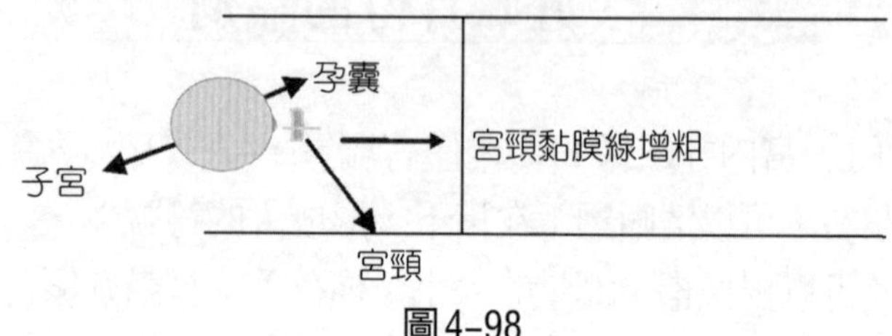

圖4–98

（6）妊娠5個月：孕囊澀氣等於脈管徑，見圖4–99。

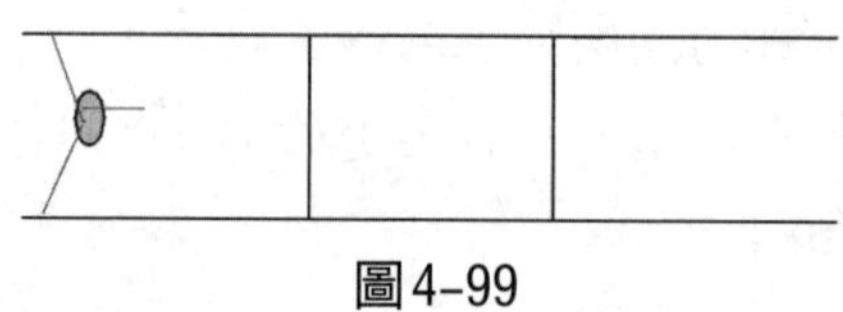

圖4–99

（7）妊娠6個月：孕囊澀氣大於脈管徑，是宮頸脈暈的2倍，圖4–100。

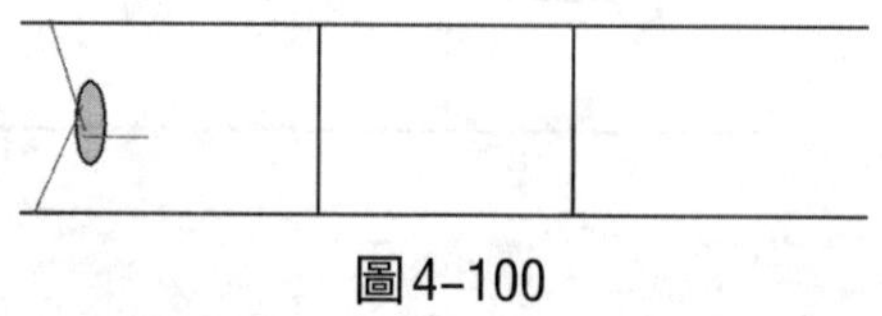

圖4–100

（8）臨產：孕囊澀氣大於脈管徑，是宮頸脈暈的3倍以上。脈氣由尺底向宮頸衝擊，宮頸暈變薄，宮頸黏膜線消失，見圖4–101。

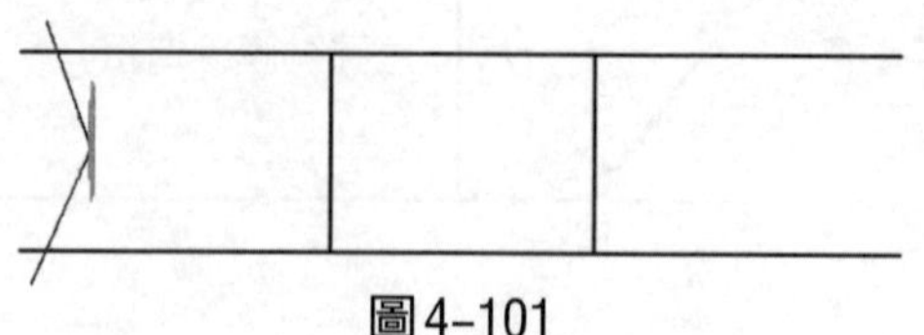

圖4–101

（9）與子宮肌瘤的鑒別

子宮肌瘤的澀暈多在子宮暈的邊緣，孕囊的暈是在宮頸黏膜線頂端。

孕囊應與節孕環或節育環長期壓迫相鑒別（節育環無澀脈）。

（10）預知男女胎：比較雙側寸脈的數、滑、擊脈力。男爲左大，女爲右大。

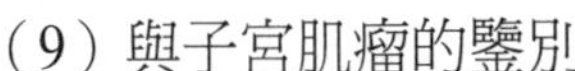

三、肛門病變

(一) 小肛裂

尺緣一道細邊超過尺底（面把點浮位），見圖4-102。

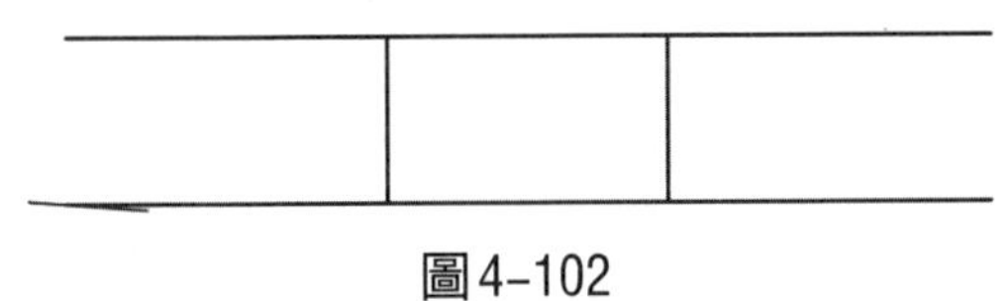

圖4-102

(二) 肛　瘻

尺緣一道細弦邊超過尺底，脈澀（面把點浮位），見圖4-103。

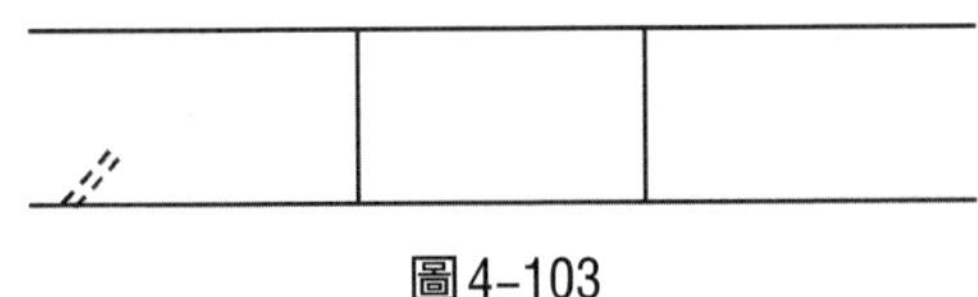

圖4-103

(三) 前列腺增生

豆樣暈，中心有張力，見圖4-104。

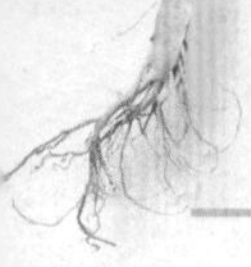

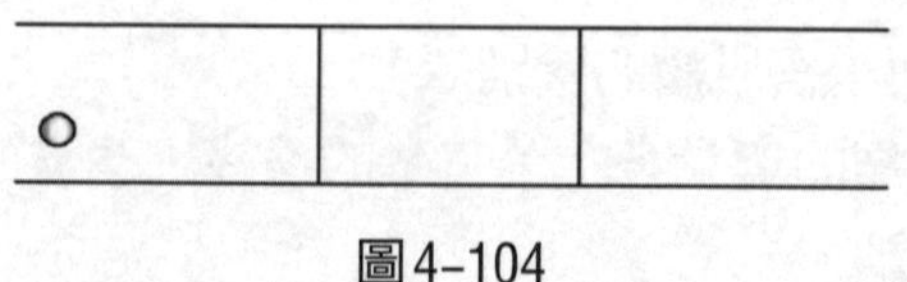
圖4-104

(四) 前列腺鈣化

骨性暈出現在前列腺中，見圖4-105。

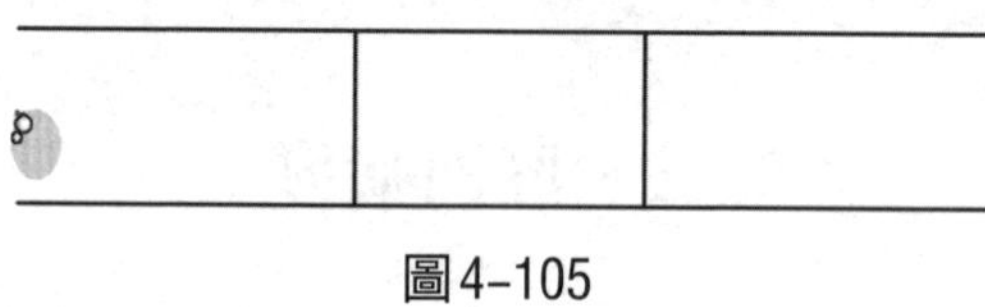
圖4-105

(五) 前列腺增生伴炎症

豆樣暈伴尺緣毛弦邊，見圖4-106。

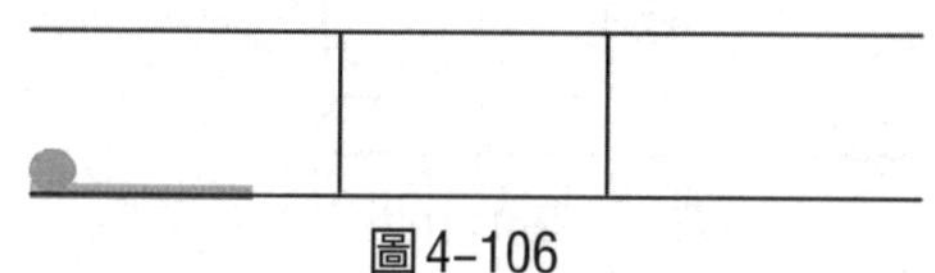
圖4-106

男性尺脈暈氣鑒別（肛裂、前列腺增生伴炎症、痔瘡、精索靜脈曲張），見圖4-107。

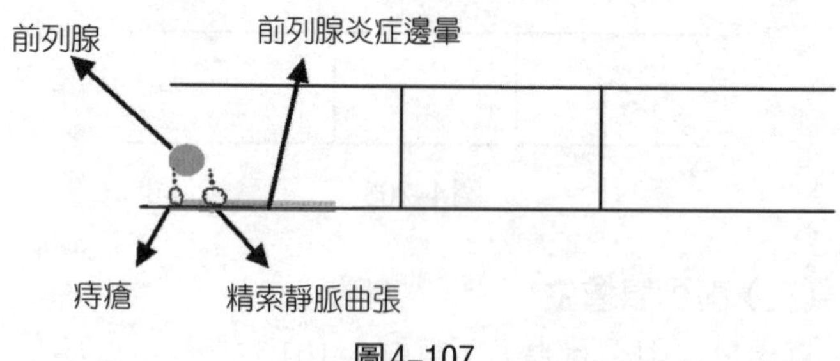

圖4-107

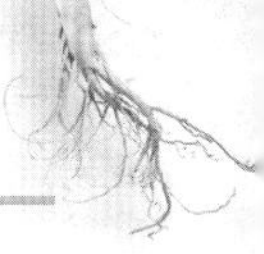

第十二節 關尺暈

一、腰椎間盤突出症

（1）一側關尺脈的實，應指有力，對側尺脈弱（一般病人的自覺症狀在弱側），見圖4–108。

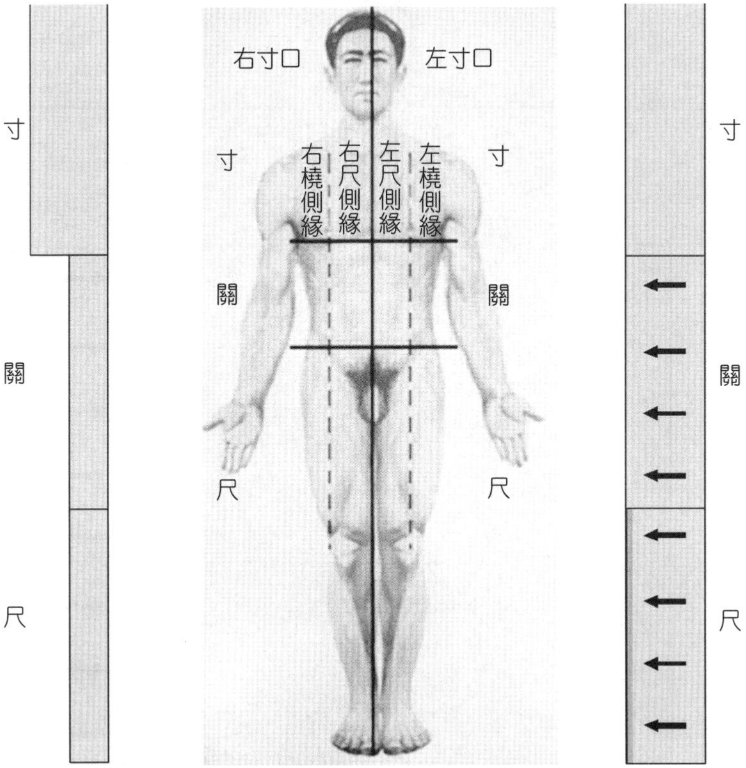

寸
關
尺
右寸口
左寸口
寸
右橈側緣
右尺側緣
左尺側緣
左橈側緣
寸
關
關
尺
尺
寸
關
尺

圖4–108

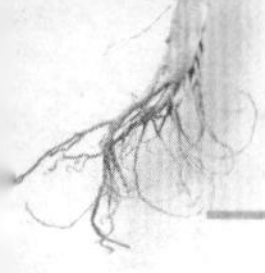

（2）一側關尺脈的弱（一般病人的自覺症狀在弱側，同側足拇趾背伸試驗陽性），見圖4-109。

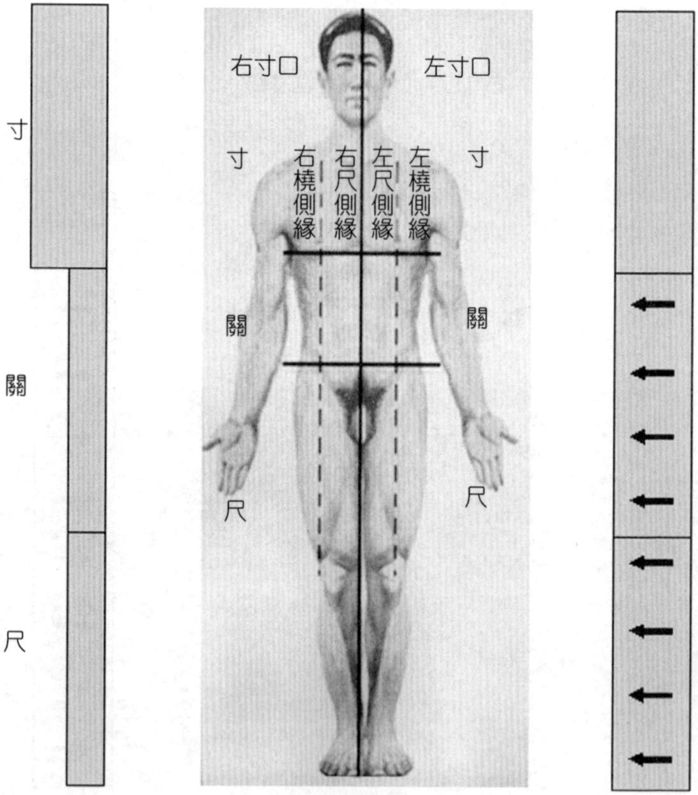

圖4-109

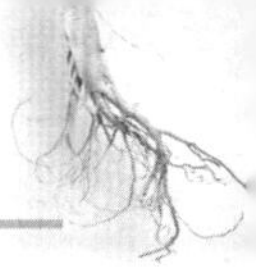

二、糖尿病

脈滑細數，雙關豆暈、左尺豆暈（根據滑數度判斷病人的自覺症狀，根據尺暈的脈力判斷血糖的高低），見圖4–110。

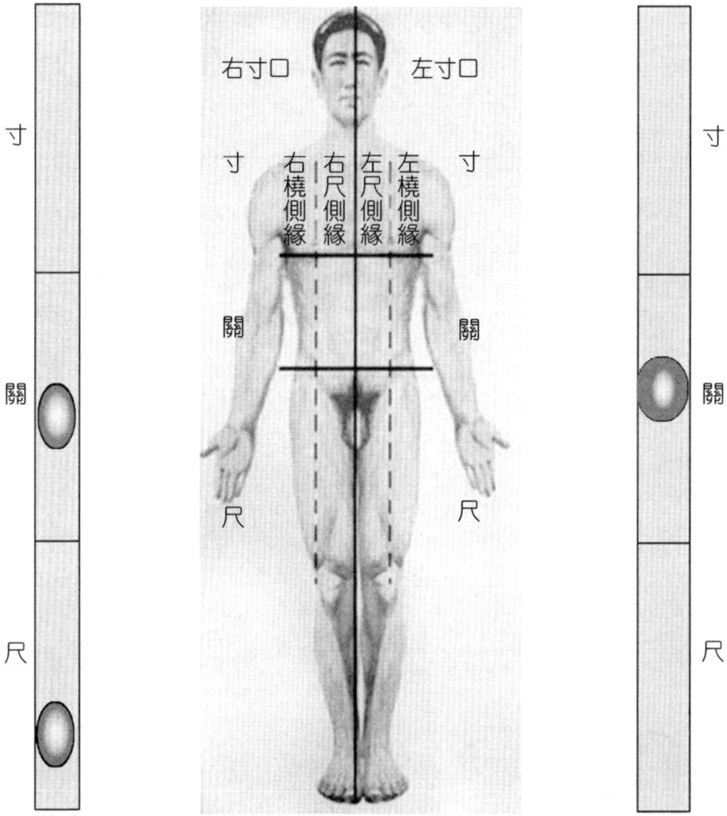

圖4–110

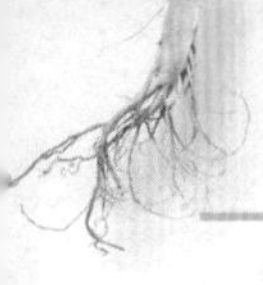

三、痛風

脈濁數，雙關豆暈、左尺豆暈（根據數度判斷病人的自覺症狀，根據左關暈的脈力判斷尿酸的高低），見圖4-111。

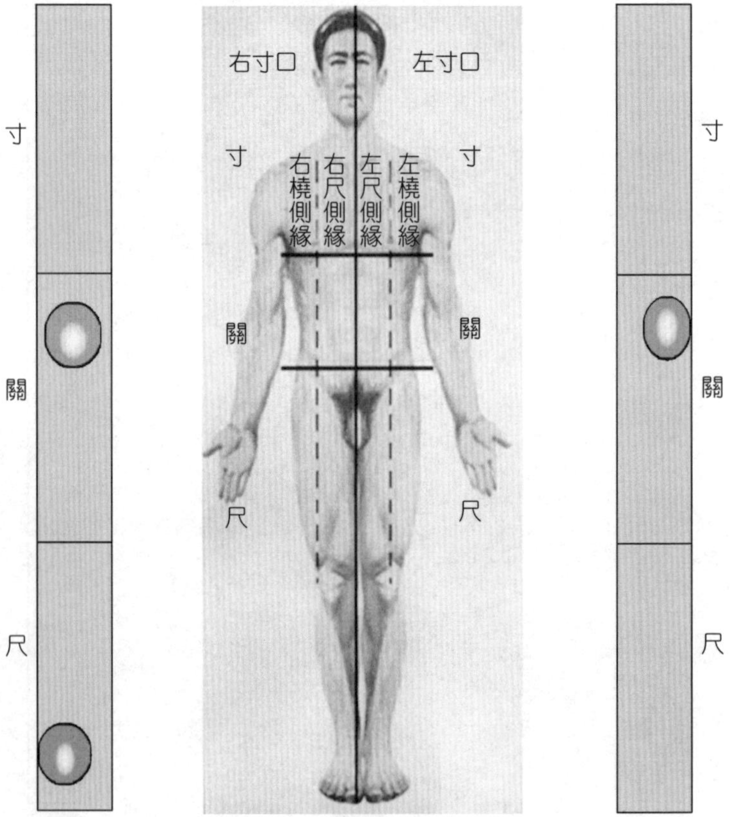

圖4-111

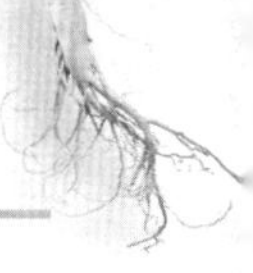

第十三節 寸關暈

一、白血病

脈滑（虛）數，雙關豆暈、雙寸豆暈。（根據滑數度判斷病人的臨床症狀，根據脾暈的脈力判斷白細胞高低），見圖4–112。

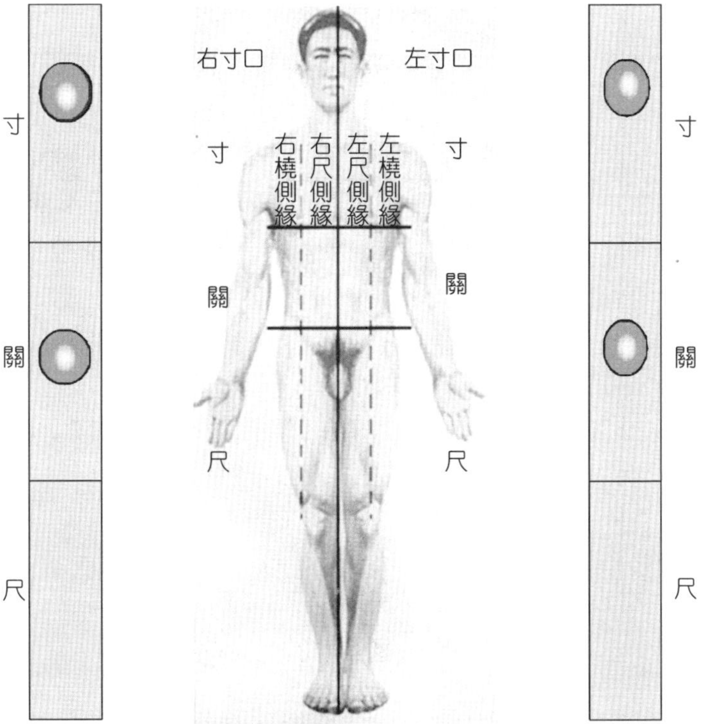

圖4–112

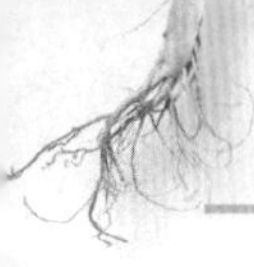

二、三暈共振

常見疾病爲淋巴結、扁桃體等疾病，見圖4-113。

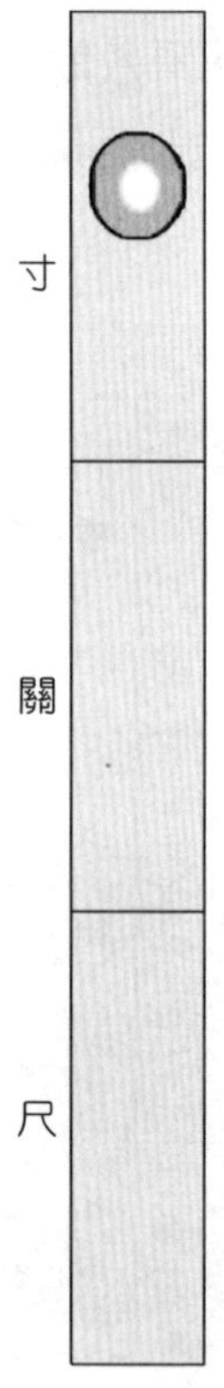

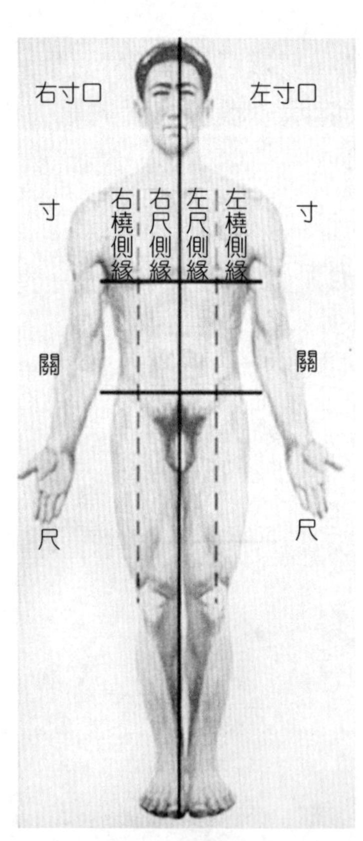

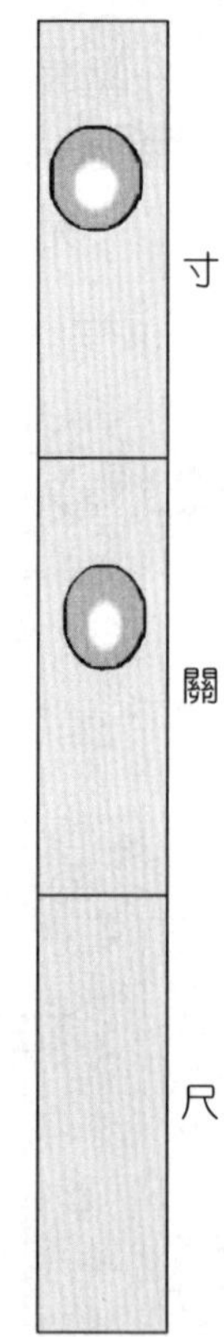

圖4-113

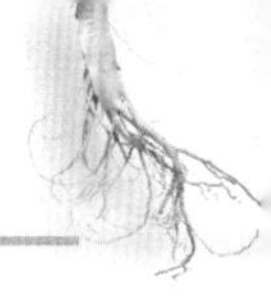

第十四節　寸口量

一、强直性脊柱炎

脈滑數，雙寸口橈邊脈，見圖4–114。

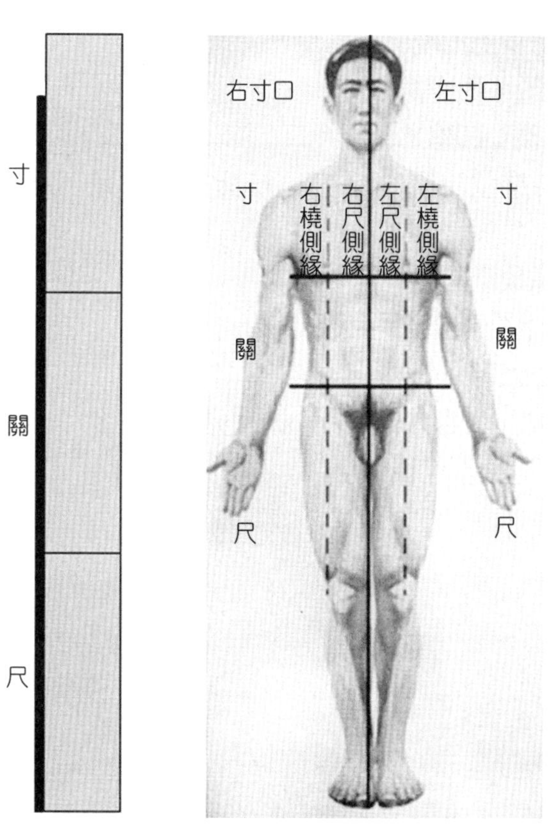

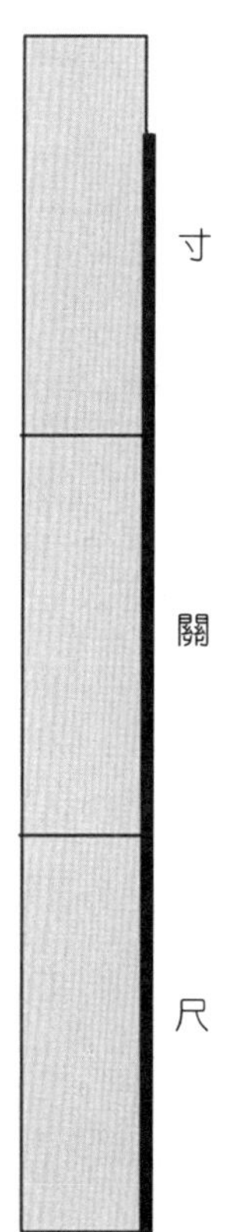

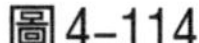

圖4–114

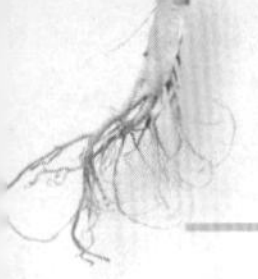

二、臟器切除的脈診思路

臟器切除時一般在腹壁上會留下疤痕，臟器切除後其寸口對應部位脈氣塌陷，臟器切除局部留下結節。

例如：心臟手術時脈象上出現：

（1）寸下浮層位出現長弦邊。

（2）心包上出現小弦邊。

膽囊手術時脈象上出現：

（1）關脈浮層位出現長弦邊。

（2）關下出現小凹陷。

（3）關下二層位出現小結節（結紮後的膽頸部結節）。

闌尾切除時脈象上出現：

① 右尺中下浮層位出現長弦邊。

② 尺下二層位出現小凹槽。

③ 尺下二層位出現膨大暈合併小凹槽見腸黏連。

第五章 傳統脈

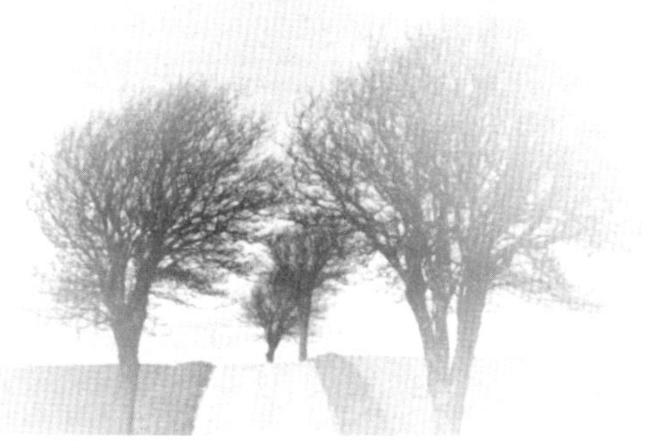

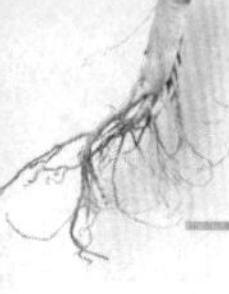

我國最早的醫學經典《黃帝內經・素問・上古天真論》記載有：「上古之人，其知道者，法於陰陽，和於術數，食飲有節，起居有常，不妄作勞，故能形與神俱，而盡終其天年，度百歲乃去。」又曰：「上古有真人者，提挈天地，把握陰陽，呼吸精氣，獨立守神，肌肉若一，故能壽敝天地。」「有賢人者，法則天地，象似日月，辨列星辰，逆從陰陽，分別四時可使益壽而有極時。」這是中醫的養生之道，也是中醫整體觀形成的源頭。

這種「天人合一」的宏觀思維，在漫長的臨床實踐中逐漸形成與構造出中醫理論體系。「上窮天紀，下極地理，遠取諸物，近取諸身，更相問難」。這一整體觀自始至終貫穿在中醫學的理、法、方、藥各個領域。

《素問・離合真邪論》還曰：「天地溫和則經水安靜；天寒地凍，則經水凝泣，天暑地熱，則經水沸騰，卒風暴雨，則經水波湧而隆起，夫邪之入於脈也，寒則血凝泣，暑則氣淖澤。」

《素問・八正神明論》也說：「是故天溫日明，則人血淖液而衛氣浮，故血易瀉，氣易行，天寒日陰，則人血凝泣而衛氣沉。」

古人以樸素的自然觀將人體體液的代謝、血行與自然的寒暑相關聯，宣導人與大自然的融合，並認爲此舉可得到「盡其天年」的健康境地。

體察疾病的方式也主張人與大自然的同和，不主張打開機體的「箱體」，習慣採取揣摩、類比等方法尋找在體表的「徵象」。

而人體表露的血管自然就成了他們瞭解疾病的全息視

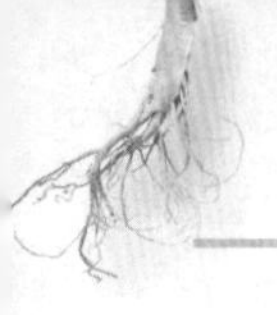

窗。提取脈的共性，忽略脈的微觀，這符合前人的思維方式，也順應前人臨床的需要。治療方案也是取經絡而針灸，以自然植物的四氣五味，升、降、浮、沉來調理人體的寒熱虛實。他們觀察自然與自身的客觀狀態，並認爲六淫與七情是人體致病的重要因素。

如今，西醫已由古希臘、羅馬醫學發展爲世界性醫學。醫學顯微鏡的發現及各種儀器的發明，幫助醫生早期發現疾病，加速了這一醫學模式的高度發展。現代醫學越來越深入地觀察到人體的細微結構，不斷在微觀層次上認識人體生命過程。假如沒有西醫的存在，中醫的發展也必然認識到該層次，這是醫學認識論的必然趨勢，只不過中醫的認識尙緩慢而已，事實上，中醫有西醫的借鑒，這種認識的步伐會加快。

中醫試圖由整體觀的發展來改變其模糊、抽象與思辨，但中醫整體觀要發展成爲現代意義上的整體觀尙需時日，還有更多難解而需要解決的問題，更有漫長的路要走。 但我們有理由認爲：人體生命及疾病遠不是單純的生物活動，當現代醫學向生物、心理、社會醫學模式轉變時，中醫方法也是必然要借鑒的。中西醫應當互補，而不應互不相容，有容乃大，這是兩個文明的前途，任何偏廢、邊緣化都是狹隘的。

反對與詆毀中醫只能說明其對該學科的無知，事實上，大多數資深的西醫學家當他們遇到無奈的問題時也常常會說：「找中醫看看。」順便舉個例子：

我朋友的父親膽結石摘除術後6天，胃腸脹氣，病人痛苦，醫院解決乏術。筆者的處方是：

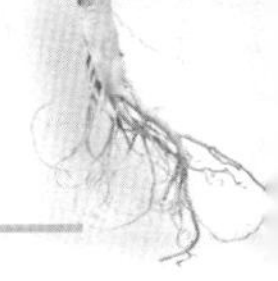

製大黃30克、生牡蠣30克、紫蘇子30克、萊菔子30克。

二劑氣消、便通而癒。

作者30餘年的臨床心得認爲：中西醫本無格格不入的道理。西醫談藥物時有「受體學說」，中醫言中藥有「升降沉浮與歸經」。西醫將人體分屬九大系統，中醫以「五行學說」通觀全身。事實上，中、西醫的表達方式雖然不同，但事物的本質並沒有太大的區別。假如我們每一位醫生都學貫中西的話，兩種醫學體系的優秀匯爲一體，世上的頑疾又有何懼呢？

在脈象研究方面，我們也必須在承傳的基礎上發掘，在掌握的前提下深層次的研究。目前可喜的是：脈象研究的隊伍在擴容，內臟脈象深層次研究出了成果。可悲的是：部分中醫先生抱殘守缺，寧願信其無，不信其有。

可觀的是：有識之士已經組成了有系統、有規模的學術團體，研究的步伐在日新月異，堅信在不遠的將來，中醫將走出邊緣，共奏核心之輝煌。

27種傳統脈象是前人幾千年的脈象總結，我們學習中醫必須首先掌握，不得偏廢。但是，關於傳統脈象的現代主病的探討是有時代意義的工作。當代的中國醫生應當中西醫都有瞭解與側重才是，這如同中國人學習英語那樣，國語不知怎能得心應手。同理，中醫對西醫的各種理化指標不能深刻領會其意義，又怎麼能接手西醫的疑難病！

在整體脈象的獲取上，我們以前人的傳統脈爲基礎，根據人體的生理、生化、病理、生物學原理進一步對機體加以研究，可以發現與認識新的脈型，以及與這一有機體

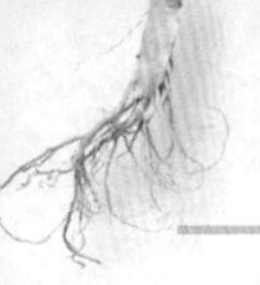

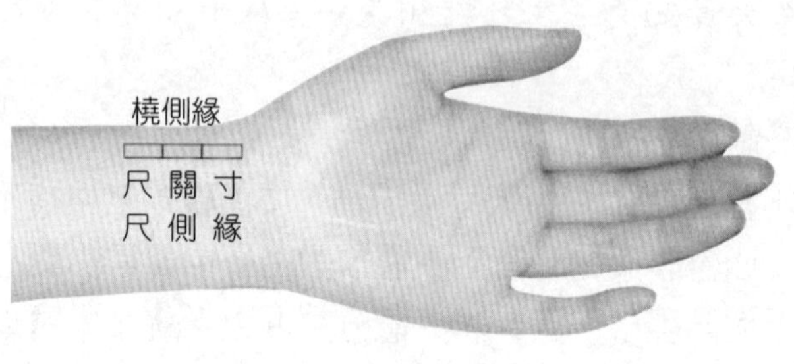

圖5–1

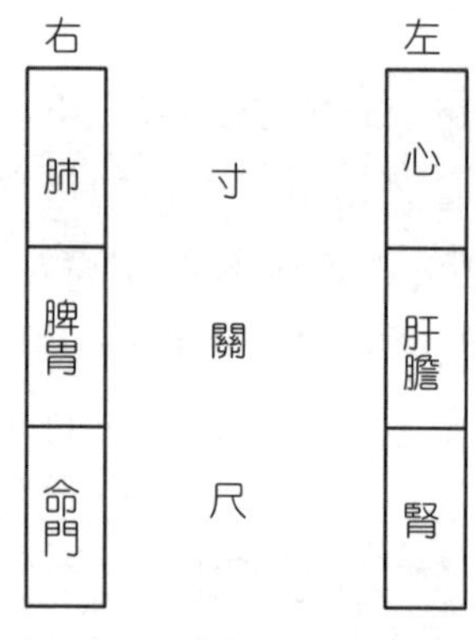

圖5–2

的內在聯繫。

傳統脈診的方法：

寸口脈是三指觸腕部橈動脈的候脈方法，見圖5–1。

傳統中醫的脈診方法，見圖5–2，是《內經》介紹的方法，表示雙寸口的候脈分部，即寸口脈的三分部。

中醫根據寸口脈的分部辨別臟器的分屬，但更主要的候脈方式爲辨證。

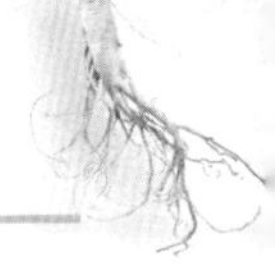

第一節 浮 脈

一、概 述

浮脈爲單一脈素，它脈位表淺，輕觸即得，舉之有餘，按之不足。

二、浮脈的病理與解剖

1. 人體橈動脈正常情況下，均行走於腕部橈側皮下。其上方是皮膚，下方是腕曲肌腱及尺、橈骨間肌群，前方被覆於腕曲肌支援韌帶，周圍被覆於皮下脂肪，並借此而被固定，橈動脈的前下方恰是橈骨莖突之高骨。因此，寸脈正常情況下較尺脈爲高（水平位），瘦人橈動脈表淺，老人血管硬化、皮下脂肪少時，血管多滾滑。

在致病因素作用下，炎症初期，機體的代謝稍增強，微血管將擴張，心動稍加速，組織飽滿，橈動脈飽滿（橈動脈稍飽滿的輔助因素還有腕曲肌支持韌帶的束縛）。

橈動脈充盈，其管壁的張力會下降，飽滿的組織將飽滿的橈動脈托起，指感橈動脈將有浮於肉上的脈感。因此，浮脈只是脈位的表淺，不應加其他因素。此時橈動脈飽滿尙沒有發生脈力的增加性改變，相反脈管壁的張力卻下降。

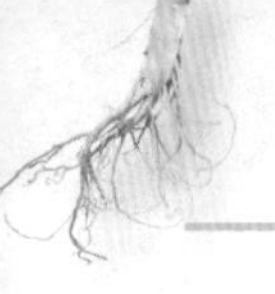

心動稍加速也不應發生每息脈動的明顯異常，否則是浮數脈，這要視體溫的高低及病情的演變。嚴惠芳主編的《中醫診法研究》認爲：心輸出量增多，外周血管擴張和血流通暢是產生浮脈的直接原因。

2. 人體的血液總量是相對恒定的。在微血管充盈、組織飽滿時，脈管內壓不會增加。這種炎症早期的特定條件將致使橈動脈的脈力不會增強而只會稍充盈，雖然脈管浮起，但不是車胎充氣的浮而是充盈組織的托浮，是一種綜合力量導致的浮。因此，這種脈浮將是輕觸即得，舉之有餘，按之不足。但按之雖不足也不會一點力也不支撐，更不會虛或空。這是因爲有脈管內外組織的撐托，橈動脈前方韌帶的束縛，橈動脈腔內血液在指壓下的阻力等綜合作用，見圖5–3。

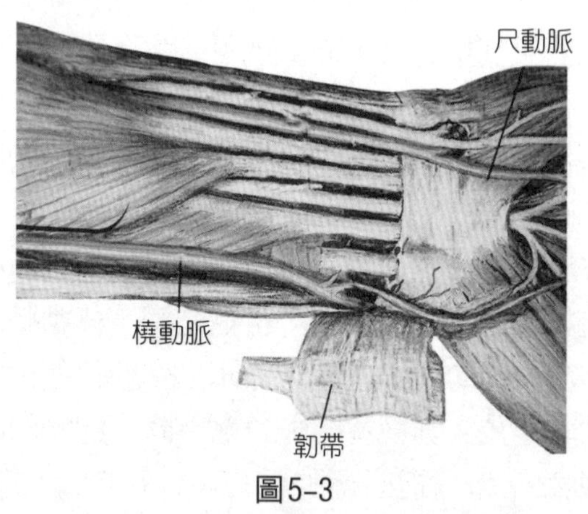

圖5–3

3. 浮脈是機體炎症早期的特定脈象，當外遇風寒（病源微生物侵害機體）時，機體神經系統將參與調節，使脈

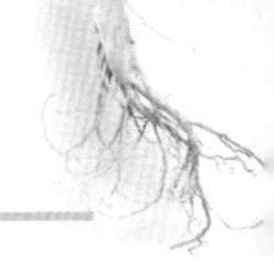

管收縮而產生浮緊脈、浮弦脈，若致病力強，機體抵抗力也強時，還可出現浮洪脈，此時人體的體溫也升高。機體的代謝率進一步增強時，以及疾病的恢復期尚可出現浮滑脈。若有體溫的改變，則見浮數脈。詳見脈的兼象。

三、浮脈的特徵

1. **浮脈性質**：脈位表淺，是單一脈素。

2. **浮脈的指感標準**：

輕手即得，舉之有餘，按之不足。

3. **浮脈的形象標準**：

如舉按勞動人手背怒張的靜脈。浮脈的脈力如同常人手低垂於心臟水平時手背靜脈怒張的脈感。浮脈的脈力小於浮緊、浮弦、浮洪脈，大於虛、芤脈，圖5–4。

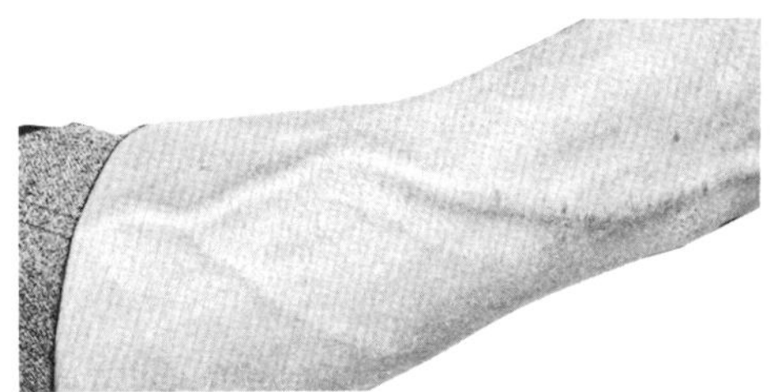

圖5–4

4. 浮脈作為單一脈象要素可構成浮脈類及其兼象脈象。浮脈不能同沉脈及其沉脈類相兼脈，但能和沉脈共同組成實脈、洪脈、濁脈，也能同沉脈同時出現在寸口中，如寸脈的浮、尺脈的沉等。

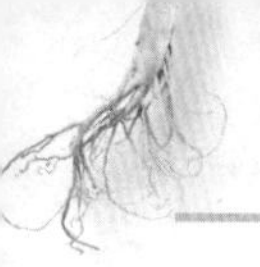

四、浮脈的研究

歷代脈學著作唯有《脈經》對浮脈的認識最被推崇，即：「舉之有餘，按之不足。」簡短的八個字，即概括了浮脈的性質，也準確的描述了浮脈的脈形和浮脈的指感形象標準，乃至今日該論述仍然是認識浮脈的準則。脈位是相對的，但「舉之有餘，按之不足」，是浮脈的指感標準是絕對的。

《脈訣》在認識浮脈時有「指下尋之不足，舉之有餘，冉冉尋之如太過」之說。「冉冉尋之如太過」一句與前言「不足」有矛盾，若是太過應當理解爲脈力的增加，浮脈脈力的增加不過是浮緊脈、浮弦脈等，這是浮脈的兼脈而不是浮脈。

《古今醫統》在認識浮脈時有：「浮有按無，無根之喻。」其意爲：

一是浮脈按之什麼感覺也沒有；

二是沒有根。

此語顯然是不正確的，浮脈雖然按之不足，但不足不是「按無」，更不是「無根」。顯然該著作對浮脈的脈力把握不夠正確。

《診宗三昧》尙有「舉之泛泛而流利」的提法，張璐此語只是浮滑脈的概念而不是浮脈。

事實上，浮脈只是指脈位表淺的單一因素，而浮脈的脈力則是舉之有餘而按之不足，傅聰遠認爲：浮脈的脈壓大約在5～10kPa。

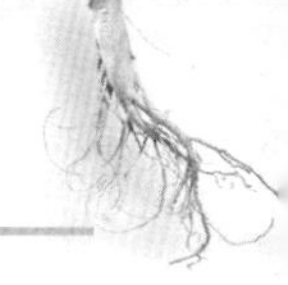

現代脈象的研究已經突破指感的體會和古脈學的瓶頸，以及脈象儀器的取法壓力表示方法，並打破僅從血管位置深淺來討論脈象的浮沉。取而代之的是從生理、病理及生物力學的角度進一步加以研究。

費兆馥等認爲：正常人四季脈象與外感發熱病人的浮脈除與血管的解剖位置、皮下組織及黏彈性等因素有關外，還與橈動脈的舒張狀態有關。

龔安特認爲：橈動脈的幾何位置是不易改變的，指下脈道的浮沉變化主要是血壓、脈管半徑、脈管剛度、外周軟組織剛度四個因素相互作用的結果，這種結果將受制於人體的生理、病理和環境因素。

張崇等對1000餘例脈圖血流動力學資料進行分析後認爲：浮脈與沉脈的心功能狀態及體循環容量並沒有大的不同，但沉脈的壓力梯度和動脈壁張力大於浮脈。

現代研究認爲：機體在外感等因素作用下，其毛細血管床擴張，橈動脈內的血流加速，橈動脈管壁的張力可減小，血管對血流的側壓力及阻力也減小，橈動脈應指時有一種表淺的感覺。

這種感覺是：指按時其力不足，抬指時具有浮力。

五、浮脈現代臨床意義

浮脈與人的體溫及外界環境有很大關係，而人的體溫調節則主要受控於下丘腦體溫調節中樞，同時也制約於許多因素。一般天氣熱則人的脈多浮，女子的脈比男子稍浮，特別是在月經前後及排卵期、妊娠期。年齡越小其脈

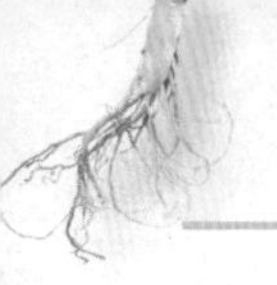

越浮，大約年齡每增加十歲，脈象的浮將減少一定梯度，年齡40歲後大部分人出現尺脈沉的脈象。

臨床上一般病毒感染或病源微生物感染的早期、變態反應性疾病、結締組織病、血液病、代謝紊亂、神經性疾病等早期病人，或惡性腫瘤的晚期均可見到浮脈。

臨床上可根據寸口脈三部的分屬及其脈浮的具體變化，尋找疾病的臟器。

一般寸脈浮：

多見神經系統、五官、頸部淋巴結、甲狀腺、兩肺，脈就顯得不太合脈理，或氣管支氣管等病毒、病源微生物感染的早期脈象（中醫稱：外感、傷寒、風寒、中風等），以及頸部淋巴結、惡性淋巴瘤、肺部腫瘤等晚期脈象。

關脈浮：

多見女子月經前的乳房脹痛、膽囊或膽道感染的早期、胃部消化不良、低鉀血症、各種腸道感染的早期脈象等，也常見淋巴系統病變。

尺脈浮：

多見泌尿、生殖系統等各種感染，積液的早、中期脈象。

六、浮脈的三部分屬現代臨床意義

1. 寸脈浮：

頭、頸、胸各組織及氣管、支氣管病毒，細菌性感染的早期脈象。頸淋巴結、肺部惡性腫瘤晚期脈象等。

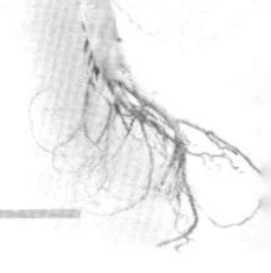

2. 關脈浮：

女子月經前後的乳房脹痛，膽囊炎、膽道炎、胃部脹滿、消化不良、低鉀血症、眼睛不適、腫瘤等病。

3. 尺脈浮：

泌尿、生殖、盆腔、乙狀結腸、直腸、有菌性炎症的早中期脈象，下肢及臀部無菌性炎症脈象。

總之，浮脈所主疾病以外感見多，內患為略，久病多凶。

七、浮脈兼象脈現代臨床意義

浮脈兼象脈很多，這是因為浮脈作為脈象的單一脈素，是構成複合脈的綱領性脈象。其常見兼象脈主要有：浮緩脈、浮滑脈、浮細脈、浮數脈、浮短脈、浮緊脈、浮澀脈、浮遲脈、浮弦脈、浮邊脈等。

有一些脈學著作載有浮洪脈、浮長脈、浮實脈，這是不妥的。

因為洪脈、長脈、實脈中含有浮脈的成分，再與浮脈兼脈或許是出於浮脈的成分占主要因素，加以強調而誤贅。

另外，也有部分脈學專著中載有浮濡脈、浮細脈、浮芤脈、浮虛脈、浮弱脈、浮革脈、浮散脈等也都是欠妥的。因為濡脈、芤脈、虛脈、革脈、散脈本身就是浮位脈，不應該再同浮脈兼脈。

浮細脈就是濡脈。浮弱脈則因為弱脈的脈位在沉位，因而不能相兼脈，而還可能是濡脈。

浮脈兼象脈臨床意義：

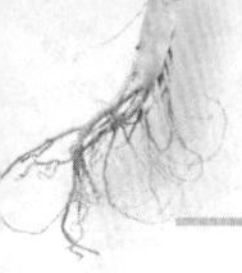

1. 浮長脈：

多見中樞神經感染、泌尿生殖系統病變或瘦高個病人的脈象，還見腎陰虛、陽痿、早瀉或性功能亢進、盜汗等。

2. 浮短脈：

多見腦、心供血及功能不足，臍以下臟器或肢體神經功能不佳等。

3. 浮滑脈：

疾病的早期或恢復期脈象，婦女經期及其前後或排卵期脈象。

4. 浮澀脈：

多見水、電解質紊亂，缺水，心臟傳導功能失常性心臟病等。

5. 浮數脈：

多見感染性病變或體力活動後，也見血液病、便秘等。

6. 浮遲脈：

多見上呼吸道感染，也見因機體代謝緩慢畏寒怕冷，老年支氣管炎或各種疼痛性病變，體質虛弱等。

7. 浮緩脈：

多見病人免疫力低下或紊亂而出現的早、晚期感染狀態，也見上呼吸道感染性疾病經治療而緩解時。

8. 浮弦脈：

多見咽部、上呼吸道、氣管炎症病人或早期肝病、植物神經紊亂等的脈象，也見上胸部因感染而出現的疼痛等。

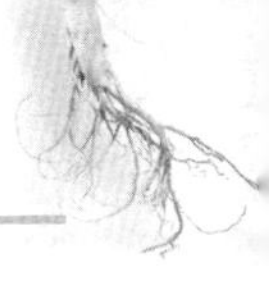

9. **浮細脈：**

見於機體臟器血供不佳，體能低下，外寒內熱的病人，也見部分神經、精神性病變。

10. **浮緊脈：**

見於風寒感冒，各種疼痛，消化不良等症。

11. **浮邊脈：**

見於人體兩側、後背、肩周、肋神經、胸骨、胸壁、腹部、坐骨神經等無菌或有菌性炎症、疼痛等，也見感染後心肌病變。

八、浮脈的鑒別

浮脈應同芤、虛、濡、洪、散、革、實、風、濁脈相鑒別，它們的共同特點是脈居浮位。

1. **芤脈：**

浮大中空，如按蔥管，一般芤脈不遲，如按體力勞動者超過心臟水平的手臂靜脈。

2. **虛脈：**

浮大而軟，應指無力。如按體力勞動者平心臟水平的手背靜脈。

3. **濡脈：**浮而柔細，如按女童手背靜脈。

4. **洪脈：**

浮大而勢盛，來盛去衰，有波濤洶湧之勢而非舉按皆然。

5. **散脈：**浮散不聚，至數不齊，如觸牙膏。

6. **革脈：**浮而弦芤，如按鼓皮。

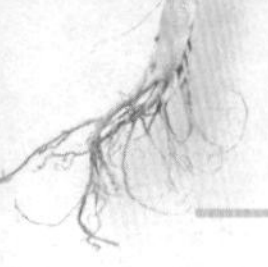

7. **實脈**：浮沉皆充實有力、寬大且長。
8. **濁脈**：浮沉渾厚，似泥漿管湧，如瀉漆之韻。
9. **風脈**：浮則寸及關尺脈雙手交錯不等。

九、浮脈模擬圖

如圖5–5。

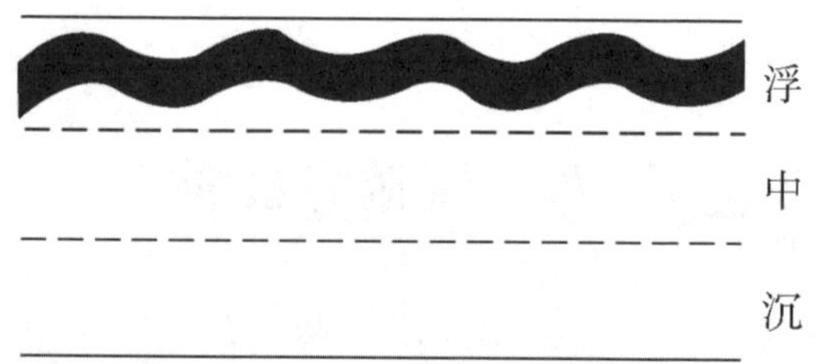

圖5–5　浮脈示意圖

十、浮脈的訣歌

浮脈歌

靜脈怒張如脈浮，輕手舉餘按不足（1）。
初病脈浮主外感，久病脈浮內傷候（2）。
來盛去衰脈為洪，浮大中空脈為芤（3）。
虛浮大軟革鼓皮，散觸牙膏無邊際。
濁似泥漿管中湧，實大長強濡柔細。
遲風數熱緊為寒，風寒風熱或風痰（4）。
寸浮胸頸頭感染，關浮肝膽乳胃炎（5）。
尺浮下身泌尿炎，俱浮陰虛陽外顯。

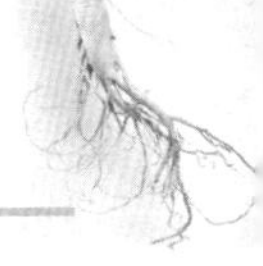

遲風肢痛皮搔煩，緊見風寒炎鼻咽（6）。
浮數瘡毒滑風痰，貧血結核消耗染（7）。
角弓反張病在腦，流行季節流腦炎（8）。
慢炎浮弦病在胸，浮長癲癇或卒中（9）。

浮促浮數高熱狂，浮結脈寒關節僵（10）。
寸浮外感咳痰炎，雙乳增生浮雙關（11）。
上腹臟病關浮力，肝脾腫大淋巴巨（12）。
右尺脈浮回盲羅，左尺脈浮大便秘（13）。
尺浮生殖泌尿炎，女子滑數月事前（14）。
雙寸關浮腸上感，雙關尺浮胃腸炎（15）。
坐骨神經痛放電，尺見脈浮加邊弦。
勞心寸浮可視平，勞力寸浮頭暈眩（16）。
勞力關浮可稱平，女見關浮力必病。
男子寸浮女右尺，老人寸浮頭多暈（17）。
左寸右尺暈滑關，確定妊娠送尿檢（18）。

【浮脈歌注釋】

（1）浮脈的指感標準是：輕手即得，舉之有餘，按之不足。

浮脈的形象標準：如舉按體力勞動者手背怒張的靜脈。

（2）浮脈多在病初出現，久病脈浮多見疾病加重。

（3）洪脈的脈感是：來盛去衰。

芤脈的脈感是：浮大中空。

虛脈的脈感是：浮大而軟。

革脈的脈感是：觸鼓皮。

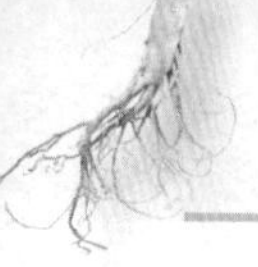

散脈的脈感是：如觸牙膏，初觸有邊深觸混沌。

濁脈的脈感是：如泥漿淤管。

實脈的脈感是：長大弦滿指。

濡脈的脈感是：浮而柔細。

(4) 浮遲可見中風，浮數多見風熱，浮緊多為風寒。

(5) 寸脈浮多見頭、頸、胸部感染，關浮多見膈下臍上感染，尺浮多見臍下各臟器及下肢感染。整體脈浮多見陰虛陽越。

(6) 浮遲可見肢體的疼痛與皮膚瘙癢，浮緊可見風寒之鼻、咽等炎症。

(7) 浮數多見瘡毒，浮滑多見風痰，如結核病等消耗性疾病。

(8) 角弓反張症狀的出現說明病在腦，流腦流行季節要排除流腦。

(9) 浮弦脈多見慢性咽部、氣管炎症，浮長脈多見癲癇或腦中風。

(10) 浮、促、浮、數脈多見高熱或驚厥，浮結脈可見風濕病。

(11) 寸浮多見上呼吸道感染，雙關脈浮可見雙乳腺增生。

(12) 上腹部的實質性臟器的疾病關脈常浮而有力，例如：肝、脾腫大，淋巴結腫大等。

(13) 單純的右尺脈浮多見回盲病變，左尺脈浮常見大便秘。

(14) 尺浮常見生殖、泌尿系統炎症，女子尺脈滑數月經常提前。

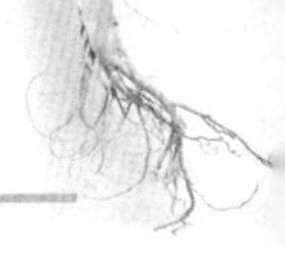

(15) 雙寸與關脈浮多見腸型感冒，雙關與尺脈浮多見胃腸炎。

尺脈浮加邊弦可見坐骨神經疼痛，但要結合自上而下的放電症狀才能確診。

(16) 腦力勞動者寸脈浮可視平脈，勞動人寸脈浮可見頭暈眩。

勞動人的關脈浮可以是平脈，婦女關脈浮而有力必然見病。

(17) 男人的寸脈可見浮，女人的右尺脈可以浮，老年人的寸脈浮多見頭暈。

(18) 左寸脈、右尺脈的脈暈滑過關脈，有可能爲妊娠，但需要尿檢，因爲妊娠的脈象有時與月經來潮的脈象不易區別。

第二節 沉 脈

一、概 述

沉脈脈位深在，舉之不足，按之有餘。

二、沉脈的研究

歷代脈學專著中唯有《脈經》對沉脈的認識最被後人認可與尊重。「脈位深在，舉之不足，按之有餘」。這是

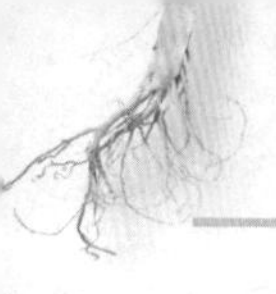

王叔和對沉脈的高度總結。這一經典論述顯然與浮脈截然相反。誠然沉脈與浮脈僅是脈位的深、淺這一單一因素，無須其他附加條件。脈沉與浮是相對的，但識別沉脈的標準強調「舉之不足，按之有餘」是唯一的。

我們對脈位的理解不能僅停留在幾何空間意義上的高低與深淺，就脈的浮沉，應當理解為：人體氣血的變化，機能與代謝的即時狀態。更確切地說：應當理解為微循環與心臟的每搏輸出量、脈管的張力、外周阻力間的生理、病理變化的結果。

脈象的浮與沉：僅是微循環，即：外周阻力與心血管的功能和機體的生理、病理間代謝的失常而已。事實上胖人的脈沉與瘦人的脈浮是血管顯現問題。

對於沉脈，《脈訣》有「按之至骨」，《脈訣刊誤》有「在肌肉之下」之說。其後諸家均在脈位上隔皮識貨，有的說在肌肉下，骨上，見《脈訣匯辨》。也有的說，「沉脈行於筋間」，見《醫宗必讀》。還有的說，「近於筋骨」，例如《四言舉要》。《瀕湖脈學》也認為，「重手按之筋骨方得」等。不是把沉脈說成是伏脈，就是把橈動脈的解剖位置說移位了。《中華脈診的奧秘》云：「如石在水，必極其底，外柔內剛。」「必極其底」，有沉伏不分之嫌，「內剛」有脈力之極。

現代醫學認為，瘦人脈浮則是皮下脂肪的減少，脈管的外顯。胖人的脈沉則是皮下脂肪的淹埋。心功能不佳，體液的減少，並導致循環血量的減少，橈動脈及其周圍組織沉陷，脈沉是必然的。但不是橈動脈解剖位置的變移。我們已經無力糾正古訓，但我們應當以正確的認識詔示後人。

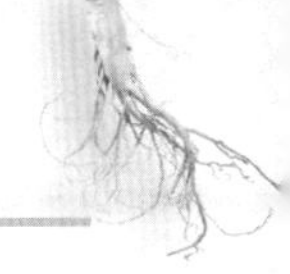

三、沉脈的特徵

1. **性質**：沉脈特指脈位深在的單因素。

2. **指感**：

重手乃得，舉之不足，按之有餘，如沉按耳垂下緣，或按運動時的蚯蚓體， 如圖5–6。

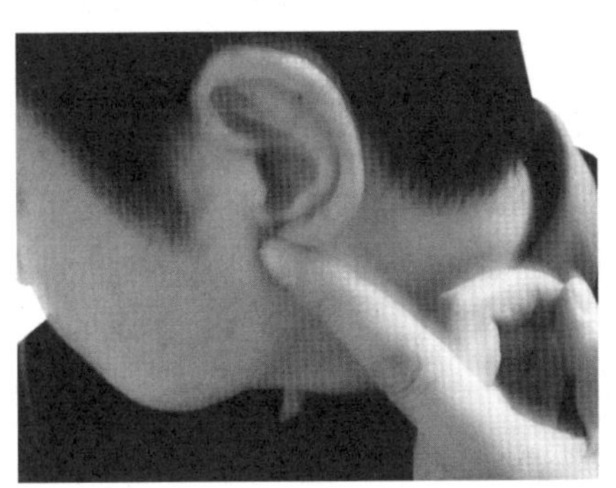

圖5–6

3. **兼脈**：

沉脈是綱領性脈象，能同中位脈兼脈，不能同浮位脈和有沉脈脈素的脈兼脈。但能同浮位脈，具有沉位脈素的脈同時出現在寸口脈中。

四、沉脈的現代醫學、病理解剖學基礎

1. 外周毛細血管的收縮，組織充盈度和彈力的降低，

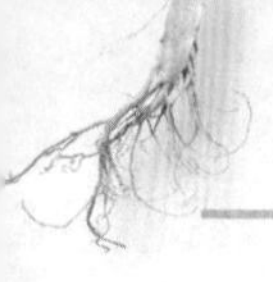

橈動脈失去了組織的支撐。

2. 外環境的寒冷，皮膚和組織的繃緊，橈動脈隱潛。

3. 體肥或水腫病人皮膚及皮下組織的淹埋。

4. 心功能的不足，心輸出量的減少，血管充盈度的降低，橈動脈隱沉。

5. 體液減少，組織失充盈。

沉脈還可以因心功能狀態不同，心輸出量減少，外周血管充盈狀態和阻力的不同而出現不同的沉脈兼象。

五、沉脈的現代臨床意義

一般機體在致病因數的作用下，其生理、病理會發生相應的改變。當機體的抵抗力尚強，致病因素也強的情況下，脈沉有力。

當機體虛弱，疾病臟器功能虛衰時，則脈沉無力。

生理情況下，也見正常人持有沉脈，但從長期的臨床觀察，持有沉脈的人多為亞健康狀態。例如：成年人隨著年齡的增長，其尺脈漸沉，而人的體質和體能也在逐漸地下降，不過這種下降是一種整體的、平衡的、緩慢的過程，這種平衡的減弱能使這部分人自我感覺良好。

臨床觀察發現：平均在30歲以上的人其尺脈開始漸沉，直到40～50歲尺脈的沉才較明顯。X光檢查可見下肢長骨的骨質脫鈣已經開始，肌肉的張力及爆發力也在下降。女子可表現為月經的減少，男子可表現為性生活要求的減少。臨床較普遍的反應是兩腿酸、寒，容易疲勞，腸功能不佳等等，這與中醫的腎虛相似。

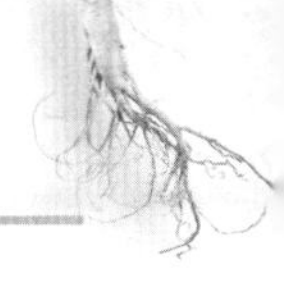

健康的生活方式可以緩解或延緩這種衰退，但生物的自然規律總是自有定數。

臨床上但凡急性疾病的中期，以及慢性疾病脈象多見沉，這可能與機體的體液的減少有關，也見部分發熱病人早期出現脈沉。中醫所謂：「風寒束表，經絡壅盛。」

一般來說：急性發熱的中晚期、長期低熱患者、週期性發熱、感染性疾病的中晚期、消化系統、內分泌系統、血液系統、惡性腫瘤、結締組織性疾病、代謝性疾病等均可因為內環境的改變而使病人脈沉。

中醫認為：凡痰飲、水濕、氣滯、血淤、食積、裡寒等陽虛、氣虛、血虛、陰虛等症皆見脈沉。

六、沉脈寸口分部的現代臨床意義

1. 寸脈沉：

心、肺功能的不足，心、腦供血的下降，五官的功能不足及慢性器質性疾病，甲狀腺機能的減退，頭暈，記憶力下降，胸悶，耳鳴，聽力下降等。

2. 關脈沉：

肝、腎功能的不足，免疫力低下，肝氣淤滯，肝囊腫，脂肪肝，胃納不佳，慢性胃腸疾病腸功能不佳等。

3. 尺脈沉：

腰及下肢的酸、寒、骨關節的功能障礙、月經紊亂、泌尿生殖系統疾病、性功能的下降、不孕症等。

總之，沉脈多見於慢性疾病，功能不足性疾病，中醫認為的裡症。

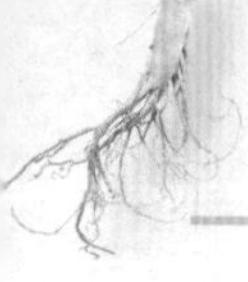

七、沉脈的兼象脈

沉脈可與中位脈兼象，如：沉弦脈、沉緩脈、沉遲、沉數、沉滑、沉澀、沉細、沉微、沉緊、沉代、沉結、沉促、沉短、沉漾、沉邊、沉潮、沉風等脈。不應同浮脈類相兼脈，如：浮、虛、散、濡、芤、革脈等。也不應同沉脈類再兼脈，如：沉、弱、牢、伏脈等。還不應同部分中位脈，如長、動等相兼脈，也不應同含有沉脈脈素的大脈兼脈，如洪、濁、實脈再兼脈。

八、沉脈兼象脈的現代臨床意義

1. 沉弦脈：

心、腦血管疾病，神經官能性頭痛，氣管炎，胸膜炎，肺氣腫，胃炎，胃功能紊亂，胃十二指腸潰瘍，慢性肝炎，慢性胰腺炎，各種腸炎，泌尿系統炎症，生殖器感染，月經不調，先兆流產，妊娠水腫，宮外孕，胎盤殘留等。

2. 沉緩脈：

神經、血管或感染性頭痛，肝、腎、心、肺、營養不良性水腫，痛經，子宮發育不良，腫瘤，異位妊娠等。

3. 沉遲脈：

慢性腎炎，腸結核，腎上腺皮質功能減退症，腸功能紊亂，慢性肝、膽、胃、腸疾病，肺、氣管、支氣管、胸膜炎，泌尿、生殖器炎症，下肢關節的病變等。

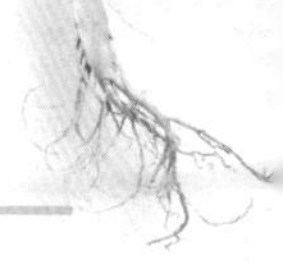

4. 沉數脈：

各種水腫及妊娠中毒，激素後遺症，糖尿病，感染性疾病的中、晚期。

5. 沉滑脈：

腦血管疾病，癲癇持續狀態，精神性疾病，妊娠性水腫等。

6. 沉澀脈：

肺膿腫，大葉性肺炎，肺吸蟲，肝、脾腫大，肝癌，膽囊炎、膽結石，月經不調，生殖器炎症，囊腫，腫瘤，內膜移位等。

7. 沉細脈：

慢性消耗性疾病，神經官能症，精神病的恢復期，慢性胃腸疾病等。

8. 沉微脈：

胃潰瘍，膽道，食道靜脈出血，脾腎功能減退，感染性疾病的中毒症狀，慢性腸道疾病等。

9. 沉緊脈：

支氣管哮喘，胸膜炎，胃腸功能障礙，婦科病等。

10. 沉代脈：心臟疾病。

11. 沉結脈：心臟疾病。

12. 沉短脈：

心、腦的供血不佳，慢性胃腸疾病，不孕等。

13. 沉促脈：心臟疾病。

14. 沉漾脈：心臟疾病。

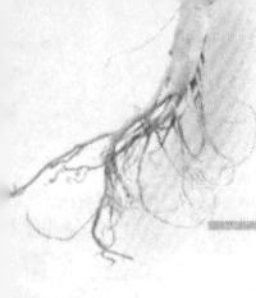

九、傳統醫學對沉脈的認識

中醫認爲：沉脈是實邪內鬱，困遏氣機，脈氣鼓動於內，故脈沉而有力。陽虛氣陷，脈氣無力鼓動於外，故脈沉而無力。

十、沉脈的鑒別

沉脈應同牢脈、伏脈、弱脈相鑒別。

它們的共同點是：同屬沉類脈，但就脈位來說，脈沉順序依次爲：沉、弱、牢、伏脈。

1. **沉脈**：舉之不足，按之有餘。

2. **弱脈**：沉而柔細。

3. **牢脈**：

沉、弦、實、大、長五脈的複合，如按女子中指掌肌腱。

4. **伏脈**：沉極而伏。

十一、沉脈模式圖

如圖5–7。

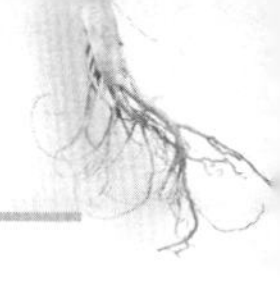

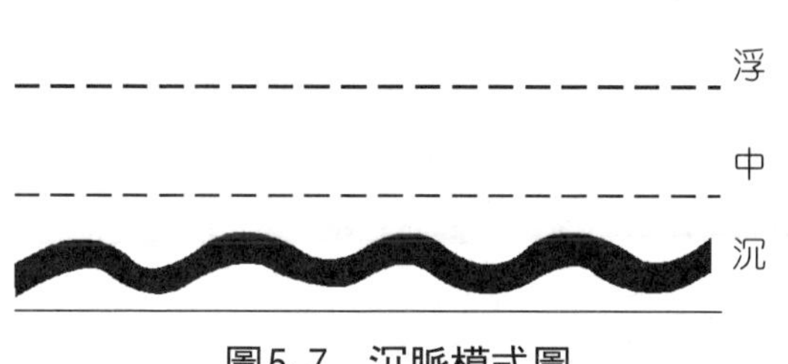

圖5-7 沉脈模式圖

十二、沉脈脈訣歌

沉脈歌

按之有餘舉不足，虛衰實邪脈力估（1）。
左尺脈沉可見平，感染極盛病可驚（2）。

伏脈推筋著骨尋，弦長實大見牢型（3）。
沉而無力氣血虛，沉而有力寒和積（4）。
沉候肝脾腎脊椎，數熱遲寒滑痰推（5）。
沉澀血淤沉細虧，沉數炎染內熱推（6）。
沉弦細脈腎虛多，產娠感染沉實數（7）。
脈微胃腸多虛寒，慢性胃病脈沉短（8）。
脾虛宿食四肢懶，沉緩肢腫與寒酸。
沉兼促結代漾邊，心臟病變檢心電（9）。
寸沉胸悶記憶差，關沉中滯納欠佳（10）。
尺沉天寒腳似冰，經少推後性低能。
寸關沉澀休克象，關尺沉澀脈無根（11）。
左寸脈沉心悶煩，右寸沉多悶咳喘（12）。
左關脈沉寒宿食，右關濁沉脂肪肝（13）。

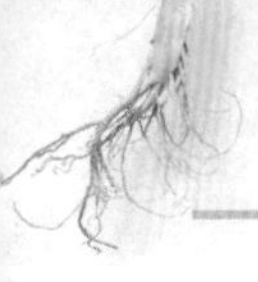

左尺脈沉腸不佳，右尺沉細難孕娃（14）。
炎在三焦脈細沉，陽虛火衰爲裡症（15）。
血淤氣滯脈沉弦，肝氣上逆損腦管。
胰腺肝膽盆腔內，不是腫塊即是炎。
沉緊氣管炎哮喘，腹痛經多因血寒（16）。
脈沉遲滑左尺顯，結腸癌變皮搔煩（17）。
沉滑沉風腦見恙，沉弦肝膽病臉黃（18）。

【沉脈歌注釋】

（1）沉脈爲按之有餘，舉之不足，根據沉脈的脈力我們基本可以判斷病人的虛、衰、實、邪等。

（2）一般人的左尺脈多見沉，感染極盛期，若脈沉多見病情危重。

（3）伏脈是更沉的脈需推筋著骨來感覺，弦長實大的脈見沉則是牢脈。

（4）脈沉無力爲氣虛血虛，沉而有力的脈象多見寒、聚等。

（5）肝、脾、腎、脊椎的脈位多需要沉候，沉數爲熱，沉遲爲寒，沉滑多痰。

（6）沉澀脈多見血淤，沉細脈多見氣血虧損。沉數脈多見炎症感染，爲內熱。

（7）沉弦細脈多見腎虛，部分產婦及妊娠感染的脈爲沉而實數。

（8）脈間微弱多見腸胃虛寒，胃病的人脈多沉短。還見消化不良，乏力，脈的沉緩見於下肢水腫、酸寒。

（9）脈沉兼促、結、代、漾、邊脈多見心臟重病，應該檢查心電圖。

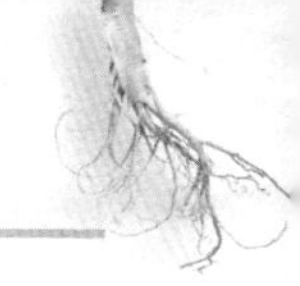

（10）寸脈沉見胸悶、記憶力下降，關脈沉消化不良、食慾不振，尺脈沉冬天下肢寒涼，月經量少、推後，性功能減退。

（11）寸關沉澀多見休克時，關尺脈的沉澀多爲脈的無根。

（12）左寸脈沉，心臟缺血，右寸沉多見喘息。

（13）左關脈沉，胃腸消化不好，右關脈沉也見於脂肪肝。

（14）左尺脈沉，腸功能不好，右尺沉細多見不孕症。

（15）脈沉細多見重病，脈沉弦爲氣滯血淤，若肝火上炎，易出現腦血管病。一般脈沉弦時內臟疾病多見炎症或腫塊。

（16）脈的沉緊多見氣管炎、哮喘，女子痛經。

（17）部分結腸癌可以出現左尺脈的沉、遲、滑，皮膚癢等。

（18）脈的沉、滑、風多見腦中風，脈的沉弦可見慢性肝炎。

第三節　遲　脈

一、概　述

遲脈特指每次呼吸脈動（心跳）三次，僅是指心跳頻

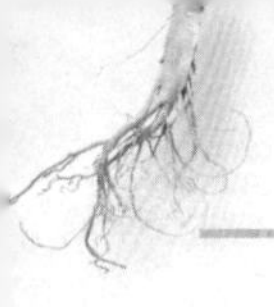

率的緩慢，不加其他因素。古人關於遲脈的附加條件僅是遲脈的兼脈。

二、遲脈的研究

遲脈雖早見於《內經》：「獨小者病，獨大者病，獨疾者病，獨遲者病。」但歷代脈學著作中唯《脈經》載「呼吸三至」最為規範，以至於被歷代脈學著作所收錄。如果以每分鐘18次呼吸記，則每息三至相當於心跳54次／分，這相當於現代醫學的心動過緩。

緩脈每息四至，遲脈每息三至，正常脈每息五至，數脈每息六至，疾脈每息七至，這僅是指脈動的頻率快慢問題，它僅涉及的是心跳頻率的快慢，不涉及其他問題。《中醫善本・古籍叢書》記載有：「一二至敗，兩息一至死非怪……八脫九死十歸墓。」可見就脈象的頻率問題尚有空間可供探討，就臨床意義來說：每息二至或八、九、十至都是危重病人。

每息2、3、4、5、6、7至……的脈動，尚有一個尺度問題。每息2～3、3～4、4～5、5～6、6～7至尚有一個界限和過渡問題。每息2～3至是敗脈，還是遲脈，每息3～4至是遲脈，還是緩脈；每息4～5至是緩脈還是正常脈；每息5～6至是正常脈，還是數脈；每息6～7至是數脈，還是疾脈等，均有一個量化工作需要完成。

不要小看一至的差別，以每分鐘計算就是18次心跳的差別，以心跳每增加十跳，人體體溫將升高1度計算，體溫就近於2度之差。心率正常與否的界定是比較嚴肅的，

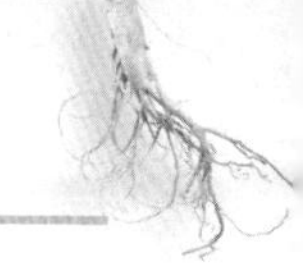

心跳每分鐘100次以上爲心動過速，相當於每息5.5至，如每息5.6至則就是心動過速。因此，我們有必要研究每息至數間小數點問題。

每息2～3至，以2.5爲界，2至爲敗脈，他相當於脈動36次／分。

2～2.5至爲敗遲脈，他相當於脈動36～45次／分之間。

每息2.5～3至稱遲敗脈，他相當於脈動45～54次／分。

每息3至稱遲脈，遲脈的定義域應是每息2.5～3.5至之間。每息3～4至以3.5爲界，每息3～3.5至稱遲緩脈，他相當於脈動54～63次／分，這是緩脈的病脈範疇。

每息3.5～4至稱緩脈，他相當於脈動63～72次／分，是正常的脈至範圍。

每息3.5至4～5至範圍爲正常脈象，他相當於脈動63～90次。

每息5～6至爲數脈的範圍。

每息6至以上爲數脈的外延等。每息脈動的次數超過6次，或心動超100次以上可以直接記心動。

將脈動小數點化將給臨床醫生帶來麻煩，在記脈動的同時，又要記呼吸次數，那是不現實的。還是以息計數爲方便。如計每分鐘的脈動次數比18則更規範。

這是因爲生理情況下，脈動的小數點可以忽略，病理情況下脈動的小數點不能忽略，如緩脈與遲緩脈就是疾病與否的區別，緩脈多見正常人，遲緩脈則多見病態，部分運動員脈遲緩。正常人安靜時每息脈動不能超過5至，否

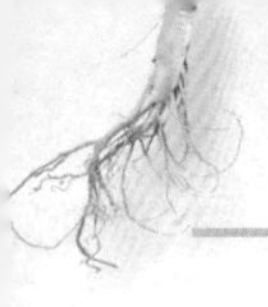

則將是心動過速。

三、遲脈的特徵

1. 性質：遲脈僅是指脈動頻率較慢的單因素。

2. 指感：

每分鐘脈動45～63次，每息3至。甚至有脈率少於3至的外延。

3. 兼脈：不能同每息脈動大於4至以上的脈象兼象。

四、遲脈的現代臨床意義

(一) 心源性遲脈

指因心臟疾病而導致的脈遲，如竇性心動過緩、心肌梗塞、冠心病、心肌病、心肌炎，完全性或不完全性束支傳導阻滯，病態竇房結綜合徵，室性心率及心肌占位等。

(二) 神經性遲脈

迷走神經的興奮性增高，交感神經的興奮性過低，神經官能症，頸動脈竇壓迫性病變，眼球壓迫性刺激，膈肌的刺激症，如頻繁性嘔吐、噁心等。

(三) 內分泌及代謝性疾病爲病因

甲狀腺機能減退，腎上腺皮質功能減退，高鉀血症，尿毒癥，中毒性心肌病，病毒性心肌炎等。

(四) 藥物性遲脈

心得安、安定、苯巴比妥、希力舒等，洋地黃、夾竹桃、巴豆等中毒，麻醉藥過量，高鉀血症等。

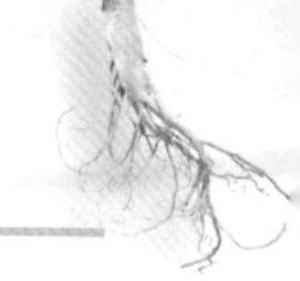

五、遲脈的寸口脈分部

脈遲是心動頻率的緩慢，對寸口脈來說不可能出現寸、關、尺的獨遲、獨不遲。

但遲脈中有心功能的不足、血管的充盈、微循環的灌注程度的改變，寸口脈分屬器官的獨病變化，在遲脈脈體上會出現一系列獨異的脈暈點。研究遲脈上脈暈點的變化及其相互間的關係，對機體在低代謝情況下臟器的功能有特殊意義，見脈暈點章。

六、遲暈的兼象脈

遲脈不能同心動頻率大於4至以上的脈象兼脈。因此，它不能同數脈、疾脈、促脈、動脈等脈象兼脈。一般常見遲脈的兼脈有：浮遲脈、沉遲脈、滑遲脈、澀遲脈、實遲脈、緩遲脈、緊遲脈、細遲脈、邊遲脈等。

七、遲脈兼脈的現代臨床意義

1. 滑遲脈：

見於各種腸炎、細菌性痢疾、低鉀血症等。

2. 澀遲脈：

見於各種貧血，如缺鐵性貧血、巨細胞性貧血、溶血性貧血、再生障礙性貧血等。

3. 實遲脈：見於各種疼痛等。

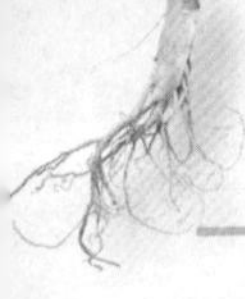

4. **緩遲脈**：

見於膈肌痙攣、食道及胃部腫瘤，風濕、類風濕類關節炎，慢性腸炎、腸結核等。

5. **緊遲脈**：見於各種寒症及痛症。

6. **細遲脈**：

見於部分植物神經功能紊亂、腦皮質功能失調、腸胃功能及子宮宮縮乏力等。

7. **邊遲脈**：

見於各種肌肉、肌腱、肌膜無菌性炎症等。

8. **弦細遲脈**：多見神經系統病變，如精神病等。

八、傳統醫學對遲脈脈理的認識

傳統醫學認為：遲脈是寒邪凝滯氣機，陽失健運，則脈遲而有力，陽氣虛衰，無力鼓動血行，故脈遲而無力。若邪熱結聚，壅滯氣機，脈亦遲無力。

九、遲脈類的鑒別

遲脈應同緩、澀、結脈鑒別。

1. **遲脈**：每息三至，甚至是每息少於3至的外延。
2. **緩脈**：每息四至，是正常脈動範圍。
3. **澀脈**：血行不流利，脈感如「輕刀刮竹」。
4. **結脈**：脈緩或遲，時有一止，止無常數。

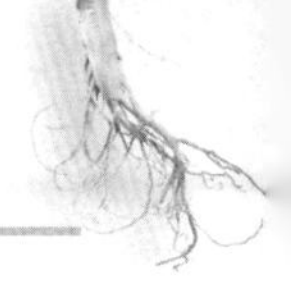

十、遲脈模式圖

如圖5-8。

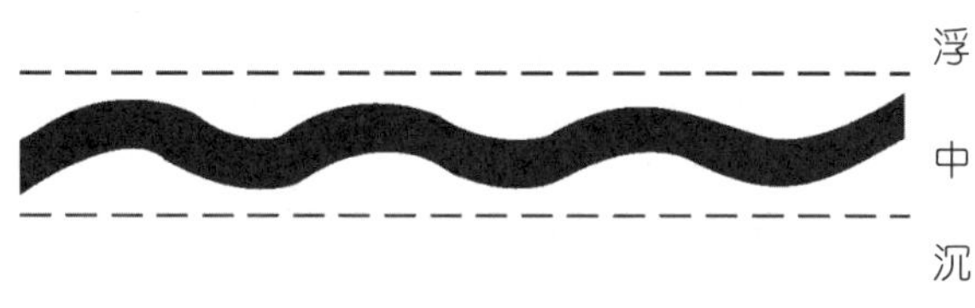

圖5-8　遲脈模式圖

十一、遲脈歌訣

遲脈歌

一息三至脈爲遲，陰寒濕困氣血滯（1）。
虛如靜脈浮大軟，一息四至脈爲緩（2）。
輕刀刮竹脈見澀，緩而一止復來結（3）。
浮遲虛寒卡它炎，蕁痳皮疹流行感（4）。
遲弦細虛心膽戰，遲細諸虛四肢寒（5）。
遲弦肝膽胃胰炎，寒濕閉塞肢脈管（6）。
關節脈管曲張炎，生殖炎症陰吹煩（7）。

多種貧血脈遲澀，下痢腸炎遲滑觀（8）。
三焦寒邪脈遲緩，腰背疼痛脈橈邊（9）。
遲因機體代謝慢，傳導阻滯或竇緩（10）。

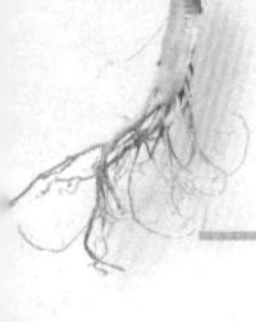

【遲脈歌注釋】

（1）一次呼吸脈動三次爲遲脈，多見寒證、陰證、氣滯血淤等證。

（2）～（3）遲脈應與浮、緩、澀、結脈鑒別。

（4）脈的浮遲多見虛寒等症，上呼吸道感染，皮膚過敏，流感等。

（5）一般脈遲兼弦、細、弱脈的人多見心的氣量小，膽小怕事，四肢怕冷。

（6）遲弦脈多見肝、膽、胃、胰的慢性疾病，部分見下肢脈管炎。

（7）還見靜脈曲張脈管炎，生殖系統炎症，婦女可見陰吹症。

（8）遲澀脈可見各種貧血，而腸道炎症多見尺脈的滑。

（9）脈的遲緩多見寒證，若伴體表組織的炎症會出現邊脈。

（10）生理情況下脈的遲是人體代謝緩慢的緣故，但注意排除心動阻滯等。

第四節　緩　脈

一、概　述

每息脈動4至。特指每息脈動4至的單因素。

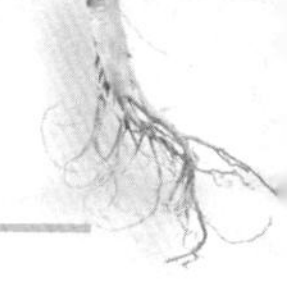

二、緩脈的研究

事實上緩脈不必另立章節。歷代醫家所論緩脈主病與遲脈主病並沒有太大的區別，病緩也只是遲緩脈或緩脈的兼脈而已。知道每息4～5至爲正常脈動範圍即可。

從脈理來說，把正常脈稱緩脈更合適。古脈學緩脈多指正常脈。把每息的脈動明確爲18次／分，每分心動72次是無可非議的正常脈率。麻煩的是，歷代脈學著作中的緩脈多不只是單一的脈動頻率問題，常附加許多條件。例如：《脈經》載：「緩脈，來去亦遲，小駛於遲。」而在緩脈的初說中，《傷寒論》說緩脈爲：「陽脈浮大而濡，陰脈浮大而濡，陰脈與陽脈等同者，名曰緩也。」在論述病理時說：「太陽病，寸緩，關浮，尺弱。」「寸口衛氣和名曰緩。」

《診家樞要》載：「緩不緊也。往來迂緩，呼吸徐徐。」

《外科精義》載：「緩脈之診，舉按似遲而稍駛於遲。」

《瀕湖脈學》載：「緩脈，去來小駛於遲。一息四至。如絲在經，不捲其軸，應指和緩，往來甚勻。如初春楊柳舞風之象，如微風輕颭柳梢。」

《景岳全書》載：「緩脈，緩和不緊也，緩脈有陰有陽，其意義有三：凡從容和緩浮沉得中者，此自平人之正脈，若緩而滑大者多實熱，如《內經》所言是也。緩而遲細者多虛寒，即諸家所言者是也。」

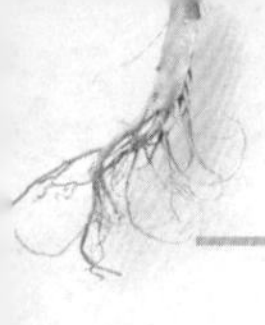

《診家正眼》載：「體象：緩脈四至，來往和勻，微風輕颭，初春楊柳。」

《診宗三昧》載：「緩脈者，從容和緩，不疾不徐，似遲而實未爲遲。不似濡脈之指下綿軟；虛脈之瞥瞥虛大；微脈之微細而濡；弱脈之細軟無力也。」

《脈理求真》載：「緩來去和緩。」

剖析緩脈歷代論述，緩脈每息四至是諸多種脈學著作的主要認識，餘多見緩脈的兼象脈。至於四至之外的附加因素，皆是因脈緩而產生。從容和緩、不疾不徐、初春楊柳、微風輕颭等均是對緩脈在每息四至情況下的形象描述。將每息四至定爲緩脈的筋骨，附加因素則多見緩脈的兼象。

脈緩是正常脈象的脈率標準。在這一問題上統一認識將是歷史的主流。其病緩的主病，多是緩脈的兼脈。脈學大家李中梓曰：「緩爲胃脈，不主於病，取其兼見，方可斷證。」

三、緩脈特徵

1. 性質：每息四至。

2. 指感：

中候，從容和緩，來往和勻。形象於運動時的水蛭或運動時的蚯蚓。

3. 兼脈：

緩脈的兼脈頗多。緩脈在與陽性脈兼脈時多提示胃氣的存在，疾病的向癒。與陰性脈的兼脈多提示機能的不足，在緩的基礎上向遲的方面發展，則多預示病情的加重。

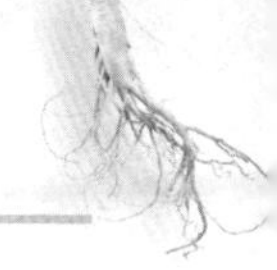

四、緩脈的分部

緩脈是心率慢的脈象表現。在脈緩的前提下，諸部皆緩。歷代脈學著作多有緩脈的分部提法，事實上也還是緩脈分部的兼脈。如寸脈的浮緩、沉緩、虛緩、實緩等等。不可能出現寸脈緩而關脈數，或尺脈正常而寸脈獨緩等現象。

五、歷代對緩脈主病的認識

《內經》對緩脈主病的認識尚不明確。以《脈經》曰：「寸口脈緩，皮膚不仁，風寒在肌肉，關脈緩，其人不欲食，此胃氣不調，脾氣不足。尺脈緩，腳弱下腫，小便難，有餘瀝。」爲緩脈主病的早期認識。

《脈訣》曰：「緩主四肢煩滿，氣促不安。緩脈關前搐項筋，當關氣結腹難伸，尺上若逢癥結冷，夜間常夢鬼隨人。」

《活人書》曰：「緩則爲虛，太陽病其脈緩者爲傷風。惟脾得之即是本形。」

《三因方》曰：「緩爲在下，爲風、爲寒、爲弱、爲痹、爲疼痛、爲不仁、爲氣不足、爲眩暈。」

《瀕湖脈學》曰：緩脈榮衰衛有餘，或風，或濕，或脾虛，上爲項強下痿痹，分別浮沉大社區、寸緩風邪項背拘，關爲風眩胃家虛。神門濡泄或風秘，或是蹣跚足力迂。

《診家樞要》曰：「緩以氣血向衰，故脈體爲徐緩爾。爲風、爲虛、爲痹、爲弱、爲痛，在上爲項強，在下爲腳弱。在寸緩，心氣不足，怔忡多忘，亦主項背急痛，關緩風虛，眩暈腹脇氣結，尺緩腎虛冷，小便數，女人月事多；右寸緩，肺氣浮，言語氣短；關緩，胃弱氣虛；尺緩下寒，腳弱，風氣秘滯。」

《診家正眼》曰：「緩爲胃弱，不主於病，取其兼見方可斷證。」

《醫學入門》曰：「緩爲正緩脈之本，非時得之氣血虛，在上項強下腳弱，右尺單見命將殂。」

《古今醫統》曰：「緩爲風熱膚頑痿痹，小兒風熱，緩生急死。」

《脈確》曰：「肌肉不仁緩在寸，關知脾胃食難磨，吃爲腳弱下身腫，小便難而餘瀝多。」

《醫宗金鑒》曰：「緩濕脾胃。」

《脈學闡微》曰：「瘡瘍及瘧疾之後，餘熱未清，其證多煩熱，口臭，腹滿者，多緩脈。若病後外邪肅清，而氣血疲憊，亦可見緩脈。」

六、緩脈模式圖

見圖5–9。

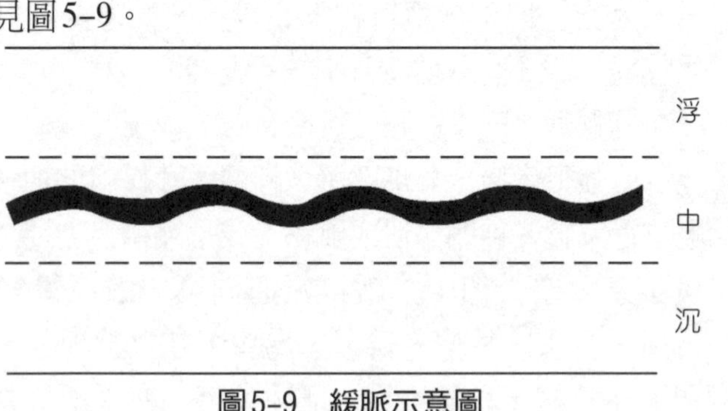

圖5–9　緩脈示意圖

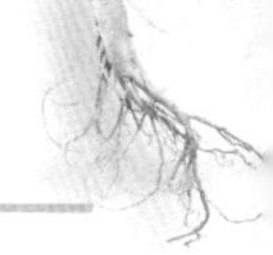

七、緩脈歌訣

緩息四至病在兼，陽緩見胃陰病觀（1）。
夏秋緩常冬春寒，部兼求病遲為先（2）。

【緩脈歌訣注釋】

（1）緩脈為每息四至，緩脈見病多見其兼脈，一般大於四至為正常脈（胃氣之脈），而小於每息四至為病緩。

（2）天熱時脈緩為正常而天寒則見寒症，病緩脈多是遲脈。

第五節　數　脈

一、概　述

數脈單指脈搏（即：心跳）的頻率加快，一般每次呼吸6次脈動為標準，不附加其他條件。

二、數脈的研究

數脈是綱領性脈象，它標誌著人體代謝的加快。現代醫學以時間計脈動，這是最標準的方法。以呼吸計脈動，最大的弊端是人體在疾病狀態下呼吸的頻率同時也會改

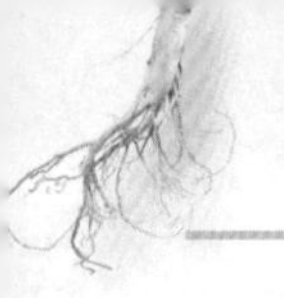

變。因此，以呼吸計脈動並不能真實地反映心臟的頻率。

如果正常人每分鐘呼吸以18次爲準，則數脈的脈跳頻率應當是108次／分，再加上呼吸加快的因素，則數脈就是現代醫學的心動過速。

當然記脈動的每息是以醫生的呼吸爲準，它可以減少疾病條件下呼吸加快的弊端，這也要求醫生必須瞭解自身各種環境下的呼吸與心跳的比例。

《脈經》在其「去來促疾」的注解中載有：「一曰一息六七至，一曰數者進之名。」明確了數脈的每息至數，但病處多見。崔真人《脈訣》則明確載有：「六至爲數。」至此後世諸家脈著中均以每息六至作爲數脈的定義域。

數脈僅是指脈動頻率的單因素，無須附加其他條件，如加了其他條件則爲多餘。如《外科精義》載有「其狀似滑」等，把數脈說成是數脈與滑脈的兼象脈了，這是概念上的錯誤。

《景岳全書》載：「五至六至以上。」《脈理求真》載：「數則呼吸定息，每見五至六至，應指甚速。」《醫學實在易》載：「一息脈來五六至或一息七八至。」等都含糊其辭，或沒有清楚地道明每息六至的標準。

《景岳全書》言：「五至六至以上。」此語是贅語。《脈理求真》的「應指甚速」附加有滑脈的性質。《醫學實在易》的「一息七八至」是疾脈的範疇。《醫學心語》云：「數，一息五至也。」把數脈正常化了。

莊氏《中醫診斷學》云：「一息六至，脈來急促。」促在此用欠妥。

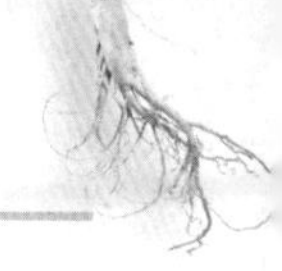

《中華脈診的奧秘》曰：「脈來急速，一息六七至。」「急速」有脈流利度的變化，七至當是數脈的外延或疾脈的範疇。

脈動的動力是心臟，心動則脈動，心不動則脈亦不動。數脈是心跳頻率的加快。寸口脈上絕不會出現寸脈數，關尺脈不數。關、尺脈數而寸脈不數。關數，寸、尺脈不數，或尺脈數而寸、關脈不數的怪現象。

歷代脈學著作中皆言寸口脈的獨數是不合適的，這是流弊。在大量的臨床實踐中我們發現：數脈脈體上常常會出現獨異的脈暈點，數脈上脈暈點是疾病臟器的資訊符號，數脈是人體疾病的脈象結局。詳見脈暈點章。

三、數脈的現代醫學、病理解剖學原理

1. 各種感染性因素的致熱源導致機體的代謝異常，變態反應性疾病，結締組織病，血液病，惡性腫瘤及其代謝產物，代謝性疾病作用於下丘腦體溫調節中樞，使體溫升高。

2. 神經及生理性脈數 ：心臟竇房結病變或心肌病，導致交感神經的興奮性增加，心動加速，副交感神經興奮性下降脈數。

四、數脈的特徵

1. 性質：

數脈特指脈象頻率的加快，每息六至，不附加其他條

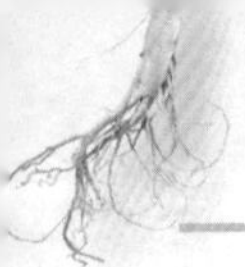

件。

2. 外延：

傳統脈學尚有脈象加快的泛指，我們把數脈規範在每息5.5～6.5至的範圍。

3. 兼脈：

數脈僅是脈象頻率加快的單因素脈象。因而它能同許多脈象相兼脈。但數脈不應同遲脈、緩脈、結脈兼脈，不應再同動脈、代脈、促脈兼脈。這是因爲動、代、促脈中有數脈的成分。在動、促、代脈的脈性中並沒有把數脈的脈素限制在特定的六至範圍，它可以是心動大於正常，也可以是數脈的外延。

數脈可以同虛脈兼脈，這是因爲虛脈中並沒有遲脈的成分。《脈經》將虛脈中加有遲脈的成分是欠妥的。

五、數脈的現代臨床意義

數脈常見多系統、多種疾病引起的臨床體徵。常見疾病有：各種感染性發熱性疾病，各種貧血，甲狀腺機能亢進，急慢性肺部疾病的機體缺氧，急性心肌梗塞、心包炎、心肌炎、風濕熱、心力衰竭、休克等。

總之，各種發熱疾病均可以出現數脈。諸如急性發熱，長期發熱，週期性發熱，慢性發熱等。

另外，傳統脈中有「疾脈」，它表達的脈理是脈率超六至以上，筆者認爲不必另立章節，僅以數脈的延伸表達足矣。

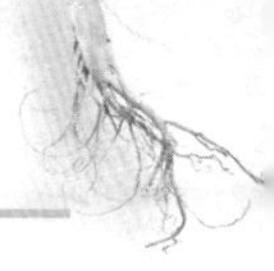

六、數脈的分部

數脈是心臟頻率的增快。因此寸口脈上不可能出現某部的獨數、某部的獨不數。常見數脈上出現浮、沉、強、弱、大、小不等的脈暈點，研究數脈上脈暈點的變化及其點與點之間、點與脈之間的相互關係有重要臨床意義。詳見脈暈點章。

七、數脈兼脈的現代臨床意義

數脈常見兼脈有：浮數脈、沉數脈、弦數脈、滑數脈、緊數脈、洪數脈、細數脈、長數脈、澀數脈、短數脈、虛數脈、實數脈、風數脈、濡數脈、芤數脈、散數脈、弦細數脈、弱數脈、弦滑數脈、濡滑數脈、細滑數脈等兼脈。

1. **浮數脈**（見本章第一節）。

2. **沉數脈**（見本章第二節）。

3. **弦數脈：**

傳染性腦炎，見於高血壓及其眩暈，耳源性眩暈，肺、支氣管、氣管各種感染，食道、胃部占位性病變，急性胃腸炎，細菌性痢疾，胰腺炎，泌尿、生殖系炎症，妊娠反應，功能性子宮出血，先兆流產等。

4. **滑數脈：**

氣管支氣管炎，支氣管哮喘，肺膿腫，風濕性心臟病，肺源性心臟病，各種關節炎，消化道腫瘤，泌尿、生

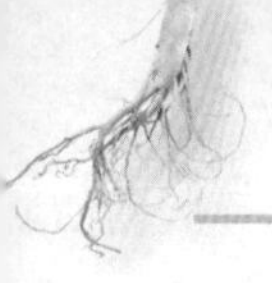

殖系炎症等。

5. 緊數脈：

見於各種感染性疾病的早期及其緊急物理降溫或受寒者，如感冒、流感、支氣管肺炎等。

6. 洪數脈：

見於高血壓，血管硬化，鼻出血，維生素C缺乏，急性血液病，牙周病，牙齦炎，肺、氣管支氣管感染，糖尿病，闌尾炎，內分泌失調，代償性月經等。

7. 細數脈：

各種貧血，結核，神經功能紊亂，神經衰弱，精神分裂症，膈肌痙攣，心臟疾病，胃部疾病，血液病，腳氣病等。

8. 弱數脈：多見於陰虛血少病人。

9. 風數脈：多見於腦出血病人。

10. 長數脈：

見於感染性疾病的早期且病人體質尚好的情況下。

11. 澀數脈：見於嚴重的心臟病等。

12. 短數脈：見於心肌缺血、心絞痛等患者。

13. 虛數脈：

肺部特異性感染，細菌性感染，神經衰弱，慢性焦慮症，更年期憂鬱症，精神病，泌尿系炎症、結石等。

14. 實數脈：見於重症感染。

15. 芤數脈：見於高熱、失血、脫水病人。

16. 散數脈：

見於嚴重的心臟病，如各種心律失常、室性自主心率等。

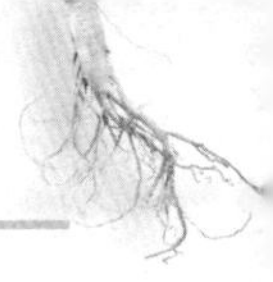

17. **濡數脈：**

多見於上呼吸道感染，氣管支氣管感染，神經衰弱，泌尿生殖系炎症等。

18. **弱數脈：**見於心臟病，貧血，神經功能紊亂等。

19. **弦細數脈：**

高血壓，神經衰弱，肝癌，腹水，低蛋白血症，感染後期等。

20. **弦滑數脈：**

腦出血、腦栓塞、血栓形成，肝炎、肝昏迷、肝壞死等。

21. **濡滑數脈：**見於各種腸道炎症性病變。

22. **細滑數脈：**見於泌尿系結石、炎症等。

八、傳統醫學對數脈的認識

血得熱而行。如熱邪熾盛，迫血運行加速，故脈數而有力；如陰虛火旺，虛火迫血加快，則脈細數無力；氣血虛少，形體失養，機體由自身的調節，使氣血運行加快，或陰氣虛衰，亡陰亡陽，虛陽外越，脈亦數，但多數而無力。

九、數脈的鑒別

數脈應同促、疾、動脈相鑒別，它們的共同特點是脈率快，一息五至以上。

1. **疾脈：**

一息七至，相當於每分鐘脈動120～140次之間。

2. 動脈：脈滑而數、動處脈高、餘部下伏。

3. 促脈：脈數時而一止，止無定數。

十、數脈模式圖

見圖5-10。

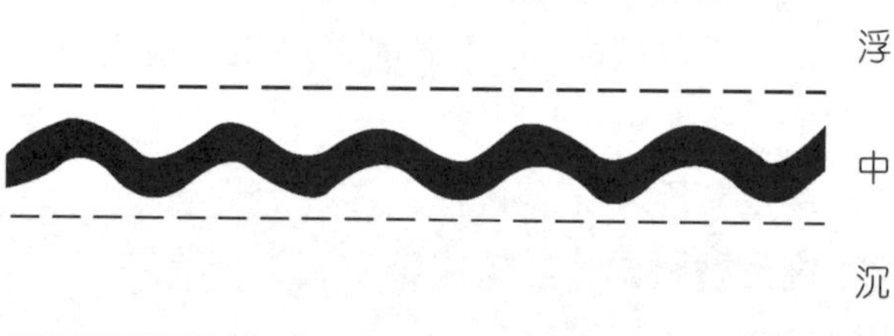

圖5-10　數脈示意圖

十一、數脈歌訣

數脈歌

一息六至脈稱數，氣血加速邪熱多（1）。
六淫七情爲病因，虛實有另脈勢明（2）。
熱者寒治虛清補，實火治當施寒若（3）。
肺病秋深數可驚，平見小兒數脈神（4）。
脈數應別促動疾，促時一歇無定期（5）。
動脈滑數伴豆圓，一息七至脈爲疾（6）。
滑數脈見三焦炎，上炎咳喘痰心患（7），

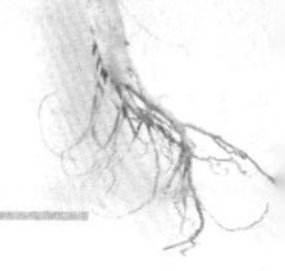

中焦胃腸肝膽炎，下元炎症或孕產。
弦數肝火耳鳴眩，上元鼻衄血病纏（8），
橫逆胃腸胰乳炎，子癇婦炎月經亂（9）。
細數陽虛氣血貧，洪數瘍毒兒可驚（10）。
弦細數見神經衰，弦滑數防栓腦脈（11）。
洪數癰疽力淋赤，石暈滑數炎尿石（12）。
風數見擊人九死，散數心病人一生（13）。
弱數於尺生育難，濡滑數脈多腸患（14）。
二敗九死八爲脫，過多過少皆命薄（15）。

【數脈歌訣注釋】

（1）數脈爲一息六至，多見病邪導致機體的高代謝現象。

（2）內外因素是病因，根據脈的勢可以鑒別人體的虛實。

（3）按照中醫的治則，熱寒之、虛熱清補，體壯脈實則瀉之。

（4）肺的病在深秋發熱則病重。小兒脈數當屬正常，但要有神。

（5）數、促、動、疾脈中都有數的脈素，要注意鑒別。

促脈是在脈數的基礎上出現偶發的歇止。

動脈是豆樣滑數，餘部伏下。

脈的疾是每息七至。

（7）脈的滑數多見早期或恢復期的炎症。

（8）脈的弦數可見肝火旺、耳鳴、頭暈目眩，伴鼻

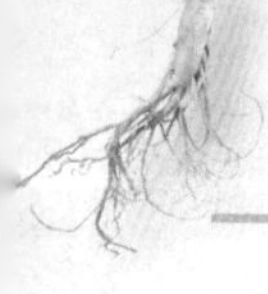

衄見於血液病。

(9) 尚可見肝氣橫逆的胃腸不適，乳腺、胰腺等發炎，婦科炎症，妊娠子癇，月經紊亂等。

(10) 脈的細數可見貧血，脈洪數見於瘍毒，若是兒童須謹慎。

(11) 脈的弦細數可見神經衰弱，弦滑而數應當預防腦血栓。

(12) 脈數洪多見瘡瘍，脈的洪數有力可見於淋病，有石暈見於泌尿系結石。

(13) 風數脈伴擊脈多見腦栓塞合併出血，脈見散數則心臟病危重。

(14) 脈弱而數可以見於不孕症，腸道疾病脈多濡滑而數。

(15) 心跳的過度數與緩均是病脈。

第六節　虛　脈

一、概　述

虛脈是浮、大、無力脈的複合脈。

二、虛脈的研究

歷代脈學著作中都有虛脈的記載，《中醫脈診學》載的「虛脈具有浮、大、軟（無力）的複合條件」最符合虛

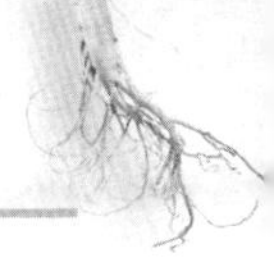

脈的標準。在虛脈的描述上，《脈經》出現了不應有的遺憾，其載有：「遲大而軟，按之不足，隱指豁豁然空。」《脈經》把虛脈的成分附加了遲的脈素及芤樣的脈感，乃至後世千餘年來大有筆錄《脈經》的著作。致使虛脈出現與遲脈的兼脈化，並與芤脈難以在脈力上區別。這也是脈學偉人王叔和的悲哀。按叔和之語，虛脈至少有遲、浮、大、軟、芤的五種成分。

《張仲景•醫學全集》在論虛脈時曰：「脈來細弱，舉之無力，按之空虛。」脈的虛而細弱與濡脈、弱脈界限不明。按之空與芤脈不易區別。

《脈訣》記錄的虛脈有其不足，其曰：「尋之不足，舉之有餘。」把虛脈與浮脈混爲一談，這顯然是錯誤的。但《脈訣》是反對把虛脈遲脈化的，這在脈學史上也是有貢獻的。其曰：「虛者陰也，指下尋之不足，舉之亦然，曰虛。」《脈學心語》載：「虛不實也。」此是廢語。

《醫宗金鑒》載：「浮、中、沉三部具無力謂之虛脈。」此語是病語；既然浮位上已經無力，中、沉位上哪還需要提到力？這是因爲脈氣已經被指阻斷。

朱氏《中醫診斷學》曰：「舉之無力，按之空豁，應指鬆軟。」「舉之無力」爲浮，「按之空豁」爲大，「應指鬆軟」雖有軟，但鬆有散意。

莊氏《中醫診斷學》言：「寸、關、尺三部脈舉之浮大遲軟，按之空虛。」把虛脈附加有遲脈的脈素不妥。

《中華脈診的奧秘》曰：「浮大遲軟，按之無力爲虛；脈形軟弱細小，中取無力，重按脈形若失，三部皆然亦爲虛。」「浮大遲軟」亦附加遲脈脈素，「脈形軟弱細

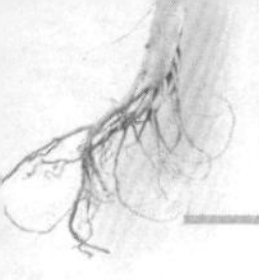

小，中取無力，重按脈形若失，三部皆然亦爲虛」。應是廣義的脈虛（泛指脈的無力）而非虛脈。否則虛脈將與細、弱脈不分。

三、虛脈的現代醫學、病理解剖學原理

機體在嚴重營養不良、貧血、低蛋白血症或慢性消耗性疾病時，人體各個器官的功能都處於低下狀態。表現爲：心臟的收縮力下降、血行速度降低、血液黏稠度降低、血流對血管壁的側壓力也降低，這是虛脈「無力」的基礎。

由於組織的缺氧，組織的血液需求量增加，反射性引起血管的擴張，這是「大」的基礎。又由於長期的營養不良，致使人體皮下脂肪被消耗，因而動脈脈管外顯，這是脈浮的基礎。綜上原因，脈象出現了浮、大、無力的脈感。

四、虛脈的特徵

1. **虛脈的性質**：虛脈是浮、大、無力脈的複合脈。

2. **虛脈的指感**：

如同勞動人平心臟水準時的手背靜脈（參考圖5–11）。

3. **虛脈的兼脈**：

歷代脈學著作中虛脈的兼象脈比較混亂，應該進行規範，如浮虛脈、沉虛脈、虛洪脈、虛芤脈、虛細脈、虛小

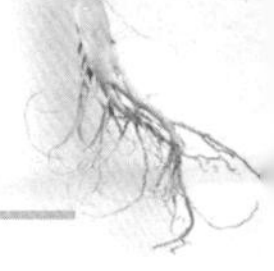

脈、虛弱脈、虛弦脈等。

（1）浮虛脈：虛脈脈位本身在浮位，無需再兼浮脈。

（2）沉虛脈：虛脈脈位定在浮位，已無沉脈與虛脈兼脈的可能。此脈應稱之爲沉無力脈，但沉無力脈不應有大的成分，因爲脈沉必收。

（3）虛洪脈：虛脈是無力脈的代表，洪脈是脈來勢強的代表，虛、洪脈不得兼脈。從人體病理來說，人體既虛，脈只能數而不能洪。

（4）虛芤脈：兩脈脈素中都有浮脈和大的成分。浮脈是脈管的柔軟無力，芤脈是脈管腔內空，但不是沒有。虛、芤脈不應兼脈。

（5）虛細脈、虛小脈：虛脈是浮位脈，又含大軟的成分。細脈、小脈是中位脈，其脈管細如髮絲。此兩脈的兼脈可能是濡脈或微脈。

（6）虛弱脈：弱脈是沉細無力之脈再與虛脈兼脈是沒有道理的，它們脈位不同。此兼脈可能是弱脈。

（7）虛弦脈：虛脈是柔軟無力之脈，弦脈是脈管壁收縮、脈力增強的脈，兩脈兼脈是無先例的。此脈可能是革脈，是弦脈與芤脈的兼脈。

五、虛脈的現代臨床意義

人體營養的過度消耗、丟失，質與量攝入不足，各種心臟疾病導致的心臟收縮力下降，每搏輸出量減少。體液喪失過多，血液有型成分的減少，腦垂體功能減退，腎上腺皮質功能減退，甲狀腺機能的減退及亢進，糖尿病、大

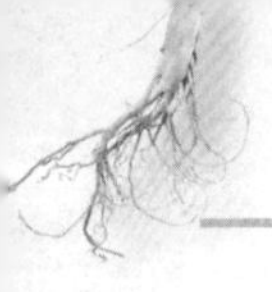

出血、慢性失血、長期發熱、惡性腫瘤的慢性消耗等均見脈虛。

六、虛脈的三部及其現代臨床意義

虛脈是浮大而軟之脈，脈虛則人虛，人虛則全虛。寸口脈上可出現三部脈中某部的獨虛。但臨床上常見虛脈上出現脈暈點的獨沉、獨浮、獨強、獨弱、獨大、獨小等。但稱之爲：沉虛、浮虛、虛有力、虛無力、虛大、虛小等不合情理。

以脈暈點的形式出現最符合現代臨床。

七、虛脈的兼象脈的現代臨床意義

虛脈的常見兼象脈有：虛遲脈、虛緩脈、虛澀脈、虛滑脈、虛數脈、虛長脈、虛短脈、虛促脈、虛結脈、虛代脈等。浮虛細爲濡，沉虛細爲弱。

一般虛脈與遲脈、緩脈、短脈、結脈兼脈多見於各種貧血、營養不良、血虛等症候。與數脈、長脈、促脈兼脈多見於急性失血、骨蒸、勞熱及慢性消耗性疾病的晚期等。與滑脈、代脈兼脈多見危重病人。與澀脈兼脈多見於重度脫水、循環衰竭等。

虛脈兼脈的臨床意義：

1. 虛數脈：

多見結核等病變，體虛骨蒸，陰虛勞熱等症。

2. 虛長脈：陰虛、早洩、體溫高於常人等。

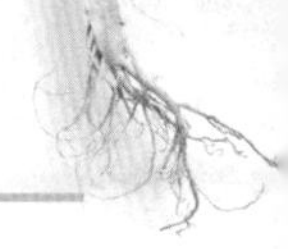

3. 虛短脈：

氣短，腦、心血供不佳，四肢關節不良，性功能及生育能力下降等。

4. 虛促脈：見於甲亢性心臟病等。

5. 虛結脈：見於甲減性心臟病等。

6. 虛代脈：多見於嚴重心臟病患者。

八、虛脈的鑒別

虛脈應當同浮脈、芤脈、濡脈等鑒別，見浮脈的鑒別。

九、傳統醫學對虛脈的認識

血虛，脈失充盈，按之則空虛，陽氣失斂而外浮，脈道鬆弛，故脈浮大。脈見浮大而軟虛也。

十、虛脈模式圖

見圖5-11。

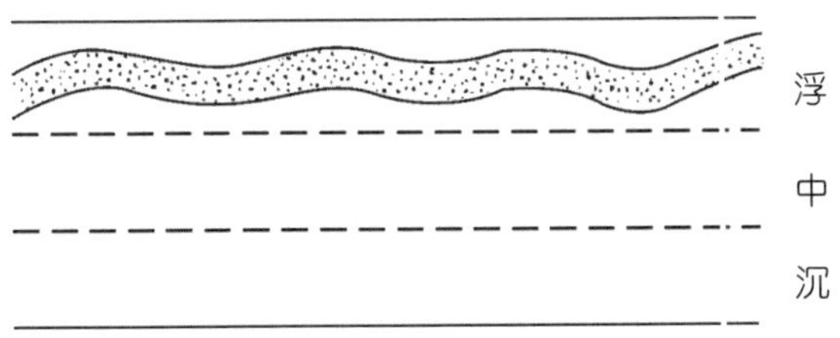

圖5-11　虛脈示意圖

十一、虛脈歌訣

虛脈歌

浮大而軟脈爲虛，觸手靜脈平心齊（1）。
七情勞倦多傷氣，飲食不節傷胃脾（2）。
寸沉氣血不榮心，關沉縮食肝脾捫（3）。
腎虛骨蒸經不調，便溏尿殖炎尺尋（4）。
虛數前期經紅多，虛緩乳少炎婦科（5）。
怔忡驚悸寸虛邊，氣虛血虧心痛攣（6）。
右寸脈虛咳喘炎，左寸耳鳴紅舌尖（7）。
左關脾虛氣息短，右關肋痛耳鳴眩（8）。
左尺沉虛便清溏，右尺肢麻月紅長（9）。
正氣不足脈見虛，慢病炎瘤虛在氣（10）。
陰虛而數陽虛遲，血虛而浮氣虛沉（11）。
此與虛脈不相宜，稱之爲虛是廣義。

【虛脈歌訣注釋】

（1）虛脈浮大而軟，如觸勞動人平心臟水平時粗大的臂靜脈。

（2）見於氣、血的虧損，飲食不節，脾胃不好等。

（3）寸沉心腦供血欠佳，關沉消化不良、肝脾淤阻。

（4）尺脈沉腎虛但骨內虛熱，月經前期，見於腸炎、泌尿系炎症等。

（5）虛數脈則月經前期、量多色紅，脈虛而緩，乳

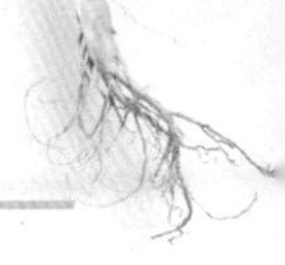

汁減少，或伴婦科炎症。

(6) 怔忡驚悸的症狀伴寸虛、左寸邊脈可見於心絞痛。

(7) 右寸脈虛見於咳喘及炎症，左寸虛見於耳鳴及心的虛火。

(8) 左關虛見於脾胃功能減退而氣短，右關虛見於肋痛、頭暈、目眩、耳鳴等。

(9) 左尺沉虛見於小便頻，腸功能不佳，右尺虛可見下肢麻木、月經延長。

(10) 脈虛見於正氣不足，慢性病，晚期腫瘤等。

(11) 陰虛脈數陽虛脈遲，血虛脈浮，氣虛脈沉，這是廣義之虛。

第七節 實 脈

一、概 述

實脈是長、大、弦三部都盈指的複合脈。

二、實脈的研究

《脈經》記載實脈爲：「大而長微強，按之隱指愊愊然。」後世基本接受了王叔和的意見，唯獨「微強」一句被李時珍以「微弦」替代。後人以李時珍《瀕湖脈學》

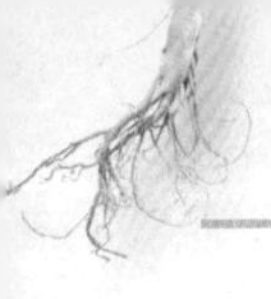

「實脈，浮沉皆得，脈大而長微弦，應指愊愊然」爲藍本。

崔真人《脈經》言：「沉而有力，其脈爲實。」顯然以牢代實，忽略了脈位。

《診脈三十二辨》曰：「實統革、牢。」此語不妥。革內空而上弦，牢爲沉屬，風馬牛各不相及。

《中華脈診的奧秘》言：「脈形長大而堅，應指愊愊，浮、中、沉三候皆然。」此堅在《脈經》後提及不多，實脈不應該硬如堅石而以微弦更妥。

三、實脈的現代醫學、病理解剖學基礎

1. 實脈的產生可見於：心搏出量的增加，有效循環血量的增多。

2. 外周阻力的增加。

3. 中樞神經和神經幹的早期壓迫。

四、實脈的特徵

1. 實脈的脈素：

爲長、大、弦有力脈的複合脈，非單一脈素。

2. 實脈的指感：

浮、中、沉三部充盈有力。如觸收縮時的蚯蚓，見圖5-12。蚯蚓在收縮時有實脈的脈感。

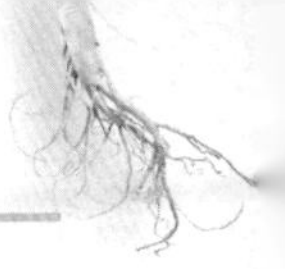

3. 實脈的兼脈：

實脈可同浮脈、沉脈、洪脈、數脈、澀脈、緊脈、遲脈、緩脈、滑脈兼脈。實脈多在機體抵抗力強，疾病致病力也強的情況下產生。如各種病毒、細菌的嚴重感染，急性傳染病等導致的機體高熱、亢奮狀態。也常見消化不良，腹滿飽脹，口舌生瘡，大便乾燥，小便赤短，泌尿、生殖系統感染等。還常見於椎間盤症，神經根的壓迫症，腦中風等病人。

五、實脈脈體上可見脈暈點，多提示相應臟器出現疾病

實脈脈體上出現獨實、獨不實，也是臨床常見脈象，但以脈暈點論之更具規範性。

六、實脈兼脈的臨床意義

1. 實洪脈：

正邪同實的情況下，機體的亢奮狀態，如中毒性腦病、中毒性精神病。

2. 實數脈：

感染性精神病等。感染性疾病的發熱期，如各種傳染性疾病、流行性疾病、猩紅熱、斑疹傷害、流行性出血熱等。

3. 實澀脈：

感染性疾病導致的微血管障礙，多見危重病人。

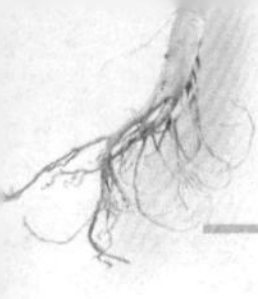

4. **實緊脈**：見於消化不良、腰腿酸痛等症。

5. **實遲脈**：腸傷寒、腸阿米巴痢疾等寒實證。

6. **實緩脈**：多見各種腫痛、腫瘤、梗阻性病變。

7. **實弦脈**：

見於腦炎、腦膜炎、敗血症、破傷風、狂犬病、腦性瘧疾、肺炎、小兒肺炎。

總之，實脈的不同兼象脈多見於感染性疾病的不同時期與性質，或早期、中期，或寒或熱，或實或虛。

七、實脈的鑒別

凡脈來應指有力皆具有實脈的性質，但實脈必須是三位都有力。另外，實脈還應同滑脈、緊脈、弦脈、長脈、濁脈進行鑒別。

1. **滑脈**：往來流利，應指圓滑，如盤中走珠。

2. **緊脈**：脈數而繃急，如觸壁虎尾。

3. **弦脈**：指下端直挺然，如按琴弦。

4. **長脈**：端直如肌腱，超寸尺。

八、傳統醫學對實脈脈理的認識

邪氣亢盛而人體正氣不虛，正邪交爭，氣血壅盛，脈道堅滿，故舉按脈皆長大而有力。

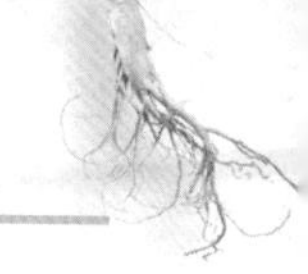

九、實脈模式圖

見圖5–12。

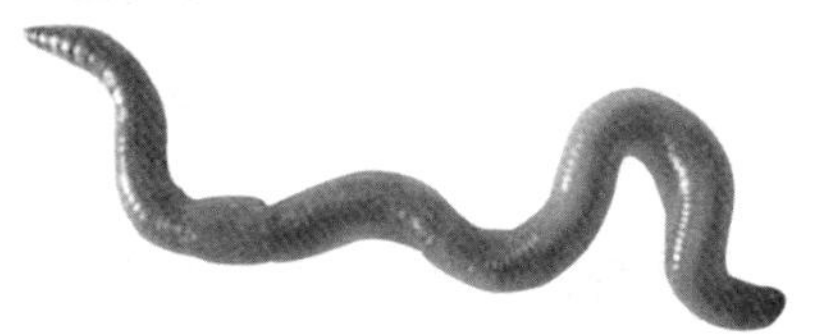

圖5–12　實脈示意圖

十、實脈歌訣

實脈歌

脈實浮沉長大強，譫語吐頻壯火旺（1）。
實見寸浮咽頭痛，鼻塞舌瘡咽腫紅（2）。
關力肝脾重症患，尺力腰腸痛不甚（3）。
實洪脈主陽明狂，精神病患脾氣剛（4）。
弦實脈主熱與痙，重症感染牽神經（5）。
實力氣滯血淤聚，內臟腫瘤肝脾巨（6）。
六脈俱實見疫毒，血分有熱面斑突（7）。
左寸實力心火旺，心煩咽痛口舌瘡（8）。
左關力實腫肝脾，脘腹脹滿淋巴巨（9）。
腹脹便秘左力尺，下焦濕熱尿頻赤（10）。
右寸實力咳喘痰，右關實力腫肝膽（11）。
關尺力實突椎盤，神經損傷關尺弦（12）。

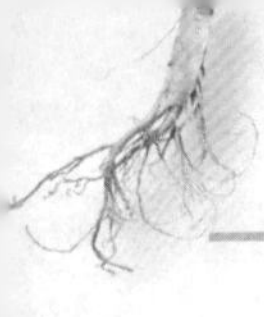

寸弱交叉關尺實，高壓中風人多癡（13）。

【實脈歌訣注釋】

（1）實脈力達三位，見於實證。

（2）實脈見寸浮則咽與頭痛、鼻塞、舌瘡、咽喉紅腫。

（3）關脈有力見於肝脾重症疾患，尺脈有力則腰、腸、疼痛不甚。

（4）實洪脈見於陽明發狂病人，如：精神病、脾氣剛等。

（5）弦實脈見於風熱與痙風，一般多見重症感染。

（6）脈實而力多見氣滯血淤，常見內臟腫瘤或肝脾腫大等。

（7）脈實多見傳染病，並出現發熱、淤斑等。

（8）左寸脈實多見心火大，並出現心情煩惱、咽喉腫痛、口舌生瘡等。

（9）左關脈實也見肝脾腫大，常見淋巴結腫大。

（10）尺脈的實常見下腹脹、便秘、泌尿系感染。

（11）右寸實多見久咳、喘、痰，右關脈實多見肝脾腫大。

（12）關尺脈同時實，見腰椎間盤突出。當腰椎間盤長期壓迫神經幹時，可以出現關尺脈的沉、細、弦等。

（13）交叉性的寸沉細，對側關尺實、沉、細，可見腦梗塞。

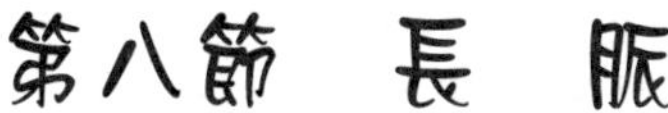

第八節 長脈

一、概述

長脈特指脈體長或脈勢長的單因素，常見寸、尺脈的外延。

二、長脈的研究

臨床上我們見到過的長脈：寸長入魚際，尺長入肘彎，當然這只是個例，沒有臨床統計學意義。

長脈也絕不是長到如此地步才算長，臨床上只要三指所布有餘即爲脈長。長脈以尺脈長爲多，寸脈長次之，關脈無長。

事實上，古今所指脈的長短多是指脈體物理性質的長短，並非指脈勢的長短。高鼓峰的《四明心法》提出：「有往來之長，謂來有餘韻也，此脈最善。」其意在脈長短的基礎上而求脈韻的長短，這是有創意的。寸口脈脈體雖有長短之分，而脈勢可另當別論。有許多人脈體長而脈勢短，又有許多人脈體短而脈勢長。寸口脈不論其長短，求其脈勢的長短而辨別疾病，其臨床意義大於脈體物理意義的長短。

脈的來去勢能稱脈勢，脈勢就是脈氣。在寸口脈上觸

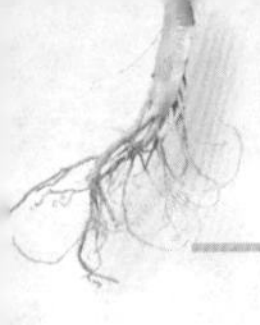

及三分脈勢，在人體足背動脈、顳動脈、唇動脈等都能觸及這種三分的脈勢，而其動脈的長短顯然是不一樣的。

歷史上的脈學著作和近代脈學著作常常以長竿比喻長脈，多不妥，也多餘。脈長僅以三部有餘爲定論即可。長杆、長棍與脈象同嗎？不同。

脈體物理性質的長短，事實上僅只是脈體解剖意義的長短。脈的長短而非橈動脈的長、短問題。脈象的三分脈勢是由人體心臟的輸出量、血管的彈力、血容量的量、微循環和神經的功能狀態決定的。只有上述各因素相互匹配與平衡，脈象才能正常，否則是病脈。

在三分的脈勢中，脈勢的前端應對人體的頭、頸、胸（主動脈弓分支血供的範圍），以寸脈感應之。

脈勢的中間應對人體的膈下及臍水平以上器官（腹腔動脈幹、腸系膜上、下動脈及腎動脈及其分屬），以關脈感應之。脈勢的後端對人體臍水平的器官（髂動脈及其分屬），以尺脈感應之。當脈勢的前、中、後（寸、關、尺）發生了不平衡，或不均等現象時，獨處就是病變的臟器。

脈長的實質是心搏力有餘、微循環阻力不夠、循環血量有過、人體代謝的增強等因素。

另一方面，脈勢的強弱和長短對脈道又有直接的鼓動作用。只要人體脈勢的長短與強弱發生改變，人體的脈道也發生相應的改變，脈勢長與強則脈道也長，脈力也強。

臨床上寸脈的長與強多見於心腦血管的陽性病變，寸脈的短與弱則見心腦血管的功能減弱及不足。

同樣尺脈的脈力強及長在生理狀態下，人體的四肢有力，腸道及生殖功能良好，精力也充沛。

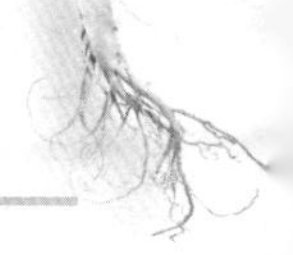

在病理情況下，多見腸道，四肢，泌尿、生殖系統的病變。

三、長脈的現代醫學病理解剖學原理

1. 生理情況下

（1）軀體高大，脈體相對長，軀體矮小，脈體相對短。

（2）體格強壯，脈勢相對強，體格弱，則脈勢相對弱。

（3）特殊解剖學意義的脈長臨床意義不大。

（4）人體消瘦情況下脈道外顯，脈體也長。所謂陰虛、骨蒸、相火之脈長，多是人體消瘦情況下的脈道外顯。

2. 病理情況下

脈體的長多見高血壓、腦、心血管疾病，高代謝疾病，感染性疾病，精神病或傳染性疾病，以及下肢神經的壓迫性病變。

四、長脈的特徵

1. 長脈的性質：

特指脈體或脈勢長，寸、尺脈外延的單因素。

2. 長脈的指感：寸脈或尺脈外延。

3. 長脈的兼脈：

長脈的脈位居中，因此長脈能同許多脈象進行兼脈，或構成複合脈，如牢脈、實脈、伏脈等。長脈甚至能同短

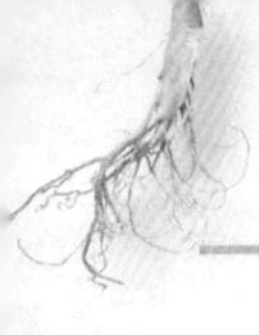

脈同時出現在同一位病人的左、右寸口脈上。但長脈不應同短脈、動脈等兼脈。長脈的兼脈主要有：浮長脈、沉長脈、長洪脈、長弦脈、長緊脈、長緩脈、長數脈、長滑脈、長澀脈、長濡脈、長邊脈等。

五、長脈的寸、尺脈長的現代臨床意義

總之，長脈以柔和有神、沒有脈暈點爲正常。若出現長脈的兼脈和脈暈點，或繃緊若牽繩的脈感，則必有疾病。

六、長脈及分部的現代臨床意義

見表5–1。

表5–1　寸、尺脈長在臨床上的意義

<table>
<tr><td>寸脈長</td><td colspan="2">常見心腦血管性疾病、高血壓、中樞神經系統感染、精神性疾病、肺部疾病、氣管支氣管疾病、頭昏、腦腫瘤、心臟肥大等。</td></tr>
<tr><td rowspan="2">關脈上出現強弱大小不等的脈暈點</td><td>陽性脈暈點</td><td>膈下及臍水平以上臟器（肝、膽、脾、胃、胰、胰頭、十二指腸、腎、腎上腺等）的增大、腫瘤、急性炎症、功能亢進等。</td></tr>
<tr><td>陰性脈暈點</td><td>膈下及臍水平臟器的功能減退、慢性炎症、囊腫、神經的長期阻滯等。</td></tr>
<tr><td>尺脈長</td><td colspan="2">多見泌尿生殖系統炎症、腫瘤、腹部脹滿、大便乾燥、輸尿管積水，性功能亢進，腰椎間盤突出症等。</td></tr>
</table>

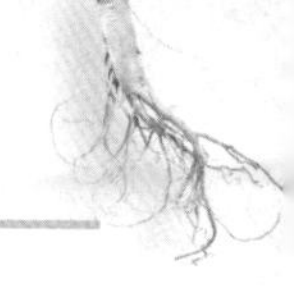

七、長脈兼象脈的現代臨床意義

1. 浮長脈：

常見感染性疾病的中後期，也見高血壓、肝炎、膽道疾患、感染性精神病等。

2. 沉長脈：

常見慢性肝炎、慢性膽囊炎、慢性胃腸疾病等。

3. 長洪脈：

多見感染性精神病、感染性疾病或老年性高血壓、心室肥大等。

4. 弦長脈：

高血壓、血管硬化、急性白血病、周圍神經炎、心腦血管疾病、精神分裂症。

5. 長緊脈：急腹症、腹痛、疝牽痛、肝病等。

6. 長緩脈：慢性胃腸疾病、下肢骨關節疾病等。

7. 長數脈：多見感染性疾病的內熱症狀。

8. 長滑脈：長期嗜酒或慢性消耗性疾病等。

9. 長澀脈：

常見感染性疾病的中後期，也見高血壓、肝炎、膽道疾患、感染性精神病等。

10. 長濡脈：見於腸道疾病。

11. 長邊脈：多見脊髓、背部無菌性炎症等。

總之，長脈兼浮、洪、數、弦、緊，多見感染性疾病，兼滑、濡、澀、緩、緊多見腸道和下肢疾病等。

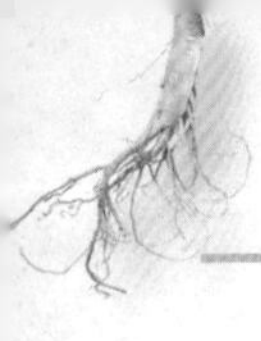

八、傳統醫學對長脈脈理的認識

陽熱內盛，實邪壅滯，正氣未衰，正邪相搏，脈則堅滿故脈長。

九、長脈模式圖

見圖5-13。

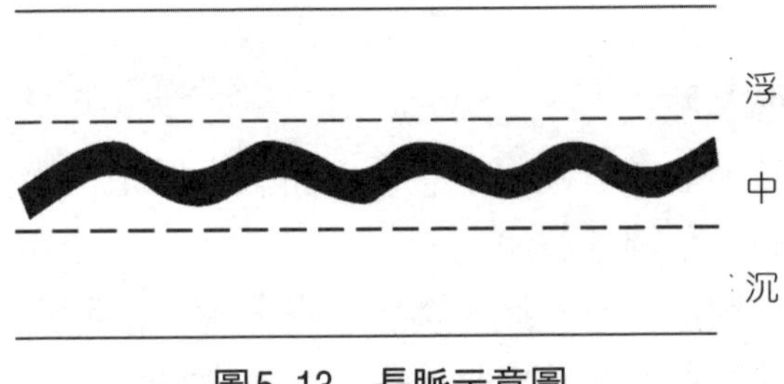

圖5-13　長脈示意圖

十、長脈脈訣歌

長脈歌

過於寸尺脈名長，陽明肝膽實火旺（1）。
滑濡澀緩緊腸疾，浮洪數促內熱傷（2）。
寸長心火口咽乾，尺長神衰性功亢（3）。
個大脈長平脈稱，瘦身長滑多骨蒸（4）。
四季準隨四時象，百脈沖和長柔常（5）。

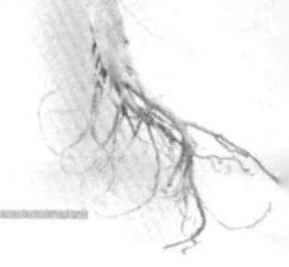

【長脈歌訣注釋】

（1）寸尺的延長爲長脈，見於各種實證。

（2）長脈兼滑、濡、澀、緩、緊多見腸道疾病，若浮、洪、數、促，以熱爲先。

（3）寸脈長多見心火，常見口、咽、舌的不適。尺脈長見神經衰弱，常見性功能亢進。

（4）個大脈長多是平脈，人瘦脈長滑多見骨蒸。

（5）一年四季的季節變換，脈象有對應的變化，但百脈衝長柔和均爲常脈。

第九節 短 脈

一、概 述

短脈特指脈勢短縮，不滿本位的單因素。

二、短脈的研究

歷代脈學著作中以《脈訣》對短脈的記載最爲醫家認可：「短者陰也，指下尋之不及本位曰短。」《脈訣》雖然被後人認爲是僞著，但我們追求的是對脈學的正確認識。《脈訣》將《脈經》的數脈去除，錯誤是原則性的。

關於短脈，古代醫學著作中也有不盡如人意的記載，如《脈理求真》記載有：「凡微、澀、動、結皆屬短類。」

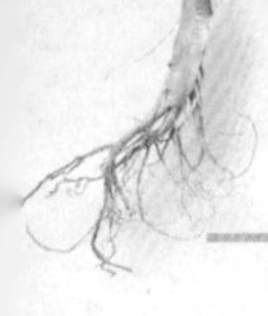

其錯誤是明顯的。從脈的陰陽屬性上它們可屬一類，但把微脈、澀脈、動脈、結脈都說成是短類實是不合適。

《中國醫學大詞典》論短脈時說：「沉而不及也。」將短脈附加有沉的脈素，不及不能沒有分部，否則有無脈的誤解。而李經緯主編的《中醫大辭典》對短脈的認識較經典。

短脈的短並不是脈體的短，只是脈勢的短，也就是脈氣的短。脈體的短是指橈動脈的短。橈動脈短有幾種情況：

1. 橈動脈的寸部短

（1）橈動脈在腕部被覆韌帶之前分支。

（2）橈動脈在腕部韌帶前下行入肌腱間。

（3）橈動脈腕前中斷。

（4）腕部韌帶過寬將橈動脈覆蓋。

（5）身高過矮、生理性橈動脈短。除身高矮這一生理因素外，上述四種情況都是罕見的個例，而寸脈短在臨床上則是多見的脈象，顯然寸脈短不是上述情況。

2. 橈動脈的尺部短

（1）橈動脈的肌間穿出點向腕部前移。

（2）尺脈部皮下脂肪覆蓋形成尺脈短。

（3）身高過矮，生理性尺脈短。顯然除生理性尺脈短以外，上述理由經不住推敲。

事實上，脈動是心臟的收縮力，脈管的彈力，血容量的多少，微循環的功能狀態決定的。

1）寸脈的產生及其脈力主要來源於心臟的收縮期及微循環的匹配狀態；心臟的收縮力弱、微循環阻力小，則

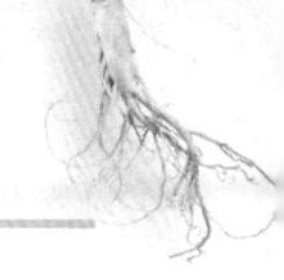

寸脈的脈氣短或脈力弱。心臟的收縮力強、微循環阻力大則寸脈的脈氣長或脈力強。收縮壓高的原因主要是心臟的高收縮力與微循環高阻力的組合。收縮壓高則寸脈多長或寸脈的脈力強。

舒張壓的維持主要是主動脈弓及大血管的收縮力與微循環的阻力匹配狀態。尺脈在一定程度上反映出這種匹配情況。

尺脈的脈氣短，或脈氣弱則動脈的彈力將降低而人體的血壓也下降。臨床上但凡尺脈脈短或脈力的下降，則人體的四肢、腸道、泌尿、生殖功能多會減退。中醫的腎氣虛就是這一道理。但凡尺脈的長或脈力的增強，則人體除生理情況下，其四肢、腰椎、腸道、泌尿、生殖必見病變。

2）寸口脈上各分部的減弱，人體相應臟器的機能也會發生相應的減弱。這是因為寸口脈氣是人體臟器脈氣的堆磊，這種脈氣堆磊的順序是按人體胚胎發育的先後為順序。而堆磊的層次（即脈位），則按人體平臥時自上而下的態勢。

如果某人的寸脈長或脈力強，這說明此人的微循環阻力大。一旦條件適合，如低頭持重，微循環就有破裂的可能，這是長脈及寸長脈，或寸脈脈力強多出現心腦血管疾病的脈理基礎。

如果寸脈的短或脈力的減弱，則提示心、腦的血供不足、血行緩慢或淤滯，臨床上以腦供血不足、腦梗塞為多見，詳見風脈。

就脈的長短讓我們來做一個實驗：把一段彈性乳膠管

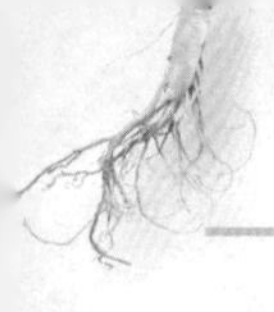

接上水龍頭，此時水龍頭會意心臟，乳膠管會意橈動脈，乳膠管的尾端會意末梢循環，並由小漸大的開放。現象和結論如下：

① 水壓大時水噴得遠，水壓小時水噴得近。它會意心臟搏動力的強弱對微循環充盈度的作用。若是管末端的張力低部分是微血管的阻力小。

② 在乳膠管末端將管尾捏住（把管內氣體排出），漸開水龍頭。這時會出現水小時乳管的末端癟，水大時管尾的張力最大。它會意出脈的短，一是因爲心臟的搏動力弱；二是血容量的減少。實驗還告訴人們：脈管的長度與脈勢不全是一回事，特別是寸脈短更有此道理。

歷代脈學著作中，還有關於關脈短的記載。如《診家正眼》、《脈訣匯辨》、朱氏《中醫診斷學》、《脈訣啓悟注釋》等諸多脈學著作均載有關脈短一語。寸口脈分成寸、關、尺脈三份，關脈在中，寸口脈無論怎樣的短也短不到關脈，關脈如短，則必是關、寸脈的同短，或關、尺脈的同短。

身矮與身高，其寸口脈都要分出寸、關、尺三部，矮與高只是布指的舒密問題，矮有多矮是矮，高有多高是高，古今尙沒有具體的資料可供參考。

筆者臨床統計認爲：凡中國人身高在 154 公分以下爲矮，其寸口脈道不足三指，也應三等份，該脈短應是生理性短。凡身高在 176 公分以上爲高。身高在 177 公分以下脈超三指爲長。身高在 176 公分以上脈長多是生理性脈長，應三分寸口即舒布指。

機械地把高矮與脈的長短相提並論是不科學的，因爲

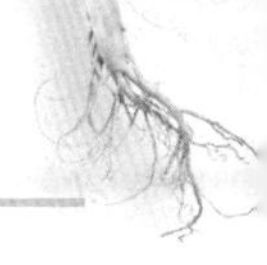

其遺忘了脈氣的長短。有一點必須指出的是：不論身高與矮，只要脈體上有脈暈點都是病脈。

三、短脈的現代醫學病理解剖學原理

(一) 寸脈短

1. 心臟疾病導致的心排血量的減少。

2. 血容量的不足。

3. 微血管阻力的減小。

4. 腦神經的損傷，如腦缺血、腦梗塞等。

(二) 尺脈短

1. 主動脈弓及動脈的彈性降低，舒張壓降低。

2. 血容量的不足。

3. 腰神經的壓迫，下肢、腸道、泌尿、生殖功能不足。

4. 腦中風時，支配肢體的中樞神經損傷。

四、短脈的特徵

1. 短脈的性質：

短脈特指寸、尺脈的脈氣短，非脈體短，或寸、尺脈同短。

2. 短脈的指感：

寸、尺脈氣的各不及，或寸、尺脈的同不及。

3. 短脈的兼脈：

短脈按脈理不應同實脈類、長脈類、兼脈，但也見實

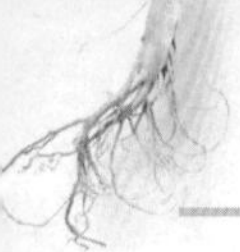

脈類濁脈與短脈的兼脈，如濁短脈或濁風短脈等。

常見短脈的兼脈有：浮短脈、沉短脈、短遲脈、短數脈、短滑脈、短澀脈、短促脈、短代脈、短結脈、濁短脈、風短脈等。

五、短脈的現代臨床意義

1. 寸短的現代臨床意義：

見於各種心臟病、心肌病、心瓣膜性疾病、室間隔缺損，也見感染性心肌病，脫水及電解質紊亂、失血。見心臟的血供不足、心衰、腦梗塞。還見耳鳴、耳聾、甲狀腺機能減退、肺萎縮、氣胸等。

2. 尺脈短的現代臨床意義：

見於腰神經的慢性壓迫，泌尿、生殖、腸道的慢性病變和功能不足。如慢性腸胃炎，大便不規律，小便淋漓，月經不規則，不孕症，閉經，下肢骨關節的病變或脫鈣，腦中風後遺症等。下肢的缺如二年內脈不短反而強（其原因是心臟功能的相對爲強）。

3. 寸、尺脈的同短：

多見人體的氣血不足、機能不足等，常見於危重病人。

六、短脈兼脈的現代臨床意義

1. 浮短脈：

見於外耳、心肌、腦、肺部、腸道的病毒性、感染性

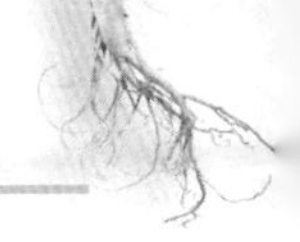

疾病等。

2. 沉短脈：

見於心腦血管、肺、氣管支氣管、消化、腎上腺皮質、慢性疾病。

3. 短遲脈：多見於消化系統疾病。

4. 短數脈：心肺功能的不足。

5. 短滑脈：多見於酒精性神經性病變。

6. 短澀脈：貧血、血淤性疾病。

7. 濁短脈：冠心病。

8. 短結脈：缺血性心臟病等。

9. 短促脈：缺血性、心肌性疾病及各種心臟病。

10. 短代脈：見於缺血性心律失常，常常見病情危惡。

11. 風短脈：多見於腦中風。

總之，短脈以寸脈、尺脈分屬臟器的血供不足、功能低下爲主。

七、傳統醫學對短脈脈理的認識

中醫認爲：痰食積滯，或氣鬱血淤，阻滯脈道，脈氣鬱鬱不伸，故見脈體短縮，也見氣虛不足，血行鼓動無力也見脈體短縮。

八、短脈的鑒別

短脈屬虛脈類，因而短脈應同虛脈類鑒別。虛脈類的共同特點是，脈氣應指無力。此外，短脈還應同動脈進行

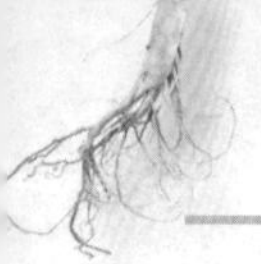

鑒別。

1. **短脈**：寸、尺脈氣的不及本位。
2. **動脈**：脈動如豆，厥厥動搖，餘部伏下。
3. **虛脈**：浮、大、柔，按之無力。
4. **微脈**：脈細無力，似有似無，模糊不清。
5. **細脈**：脈細如髮絲，應指清晰。
6. **代脈**：

脈來時一止，止有定數，間歇稍長，節律不整。

九、短脈模式圖

如圖5-14所示。

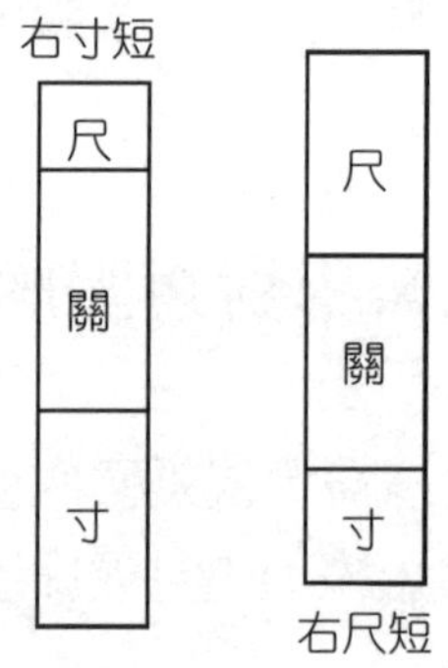

圖5-14

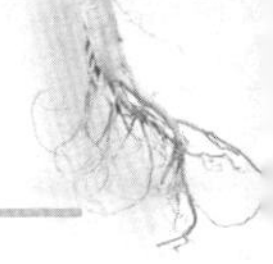

十、短脈脈訣歌

短脈歌

短見寸尺縮向關，氣不統血以虛觀（1）。
浮短脈見氣血貧，沉短正虛慢病生（2）。
遲短胃腸病因寒，短數心肺功不全（3）。
短澀淤滯微循環，短滑數脈酒毒歡（4）。
濁短冠心腦血少，結促代短心病敲（5）。
寸短肺津心血耗，胸悶氣短心悸多（6）。
雙尺脈短陰陽虛，慢性貧血後無繼（7）。
尺短之脈需細辨，力按寸關尺顯短（8）。
個小脈縮非脈短，力按寸關關勢顯（9）。
二指脈長三分開，因人布指舒密裁。

【短脈歌訣注釋】

(1) 短脈見寸尺偏短，爲虛脈範疇。

(2) 脈浮短多見氣血不足，脈沉短多見機體抵抗力不足，易生慢性病。

(3) 脈遲而短多見腸胃虛寒，短數多見心肺功能性疾病。

(4) 短澀氣血淤滯，短滑而數多見酒肉無度。

(5) 濁短多見冠心病，結、促、代、短脈均見心臟疾病。

(6) 寸短多見心肺功能不佳，多會發生胸悶、氣短、心悸。

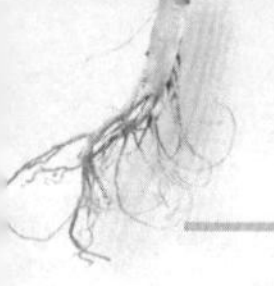

（7）雙尺脈短多見陰陽雙虛，貧血，不孕症。

（8）辨別尺脈短的方法是用力下壓同側關、寸脈，尺脈脈氣增加爲尺脈短。

（9）小個脈短多見正常，也應三分部。

第十節　弦　脈

一、概　述

弦脈應指如按琴弦，是指脈管張力增高的單因素。

二、弦脈的研究

弦脈在《內經》最早以季節脈形式提出：「春脈如弦。」在《難經》中確立爲弦脈。張仲景《傷寒論·平脈法》載有：「弦者狀如弓弦，按之不移也。」此是弦脈的最佳提法，至此弦脈具體運用於臨床。《內經》、《難經》及張仲景均認爲純弦脈是肝的真臟脈，以應指的力度及其獨特的形象「刀刃」、「新張弓弦」來形容脈弦的程度，並認爲：「純弦脈者死。」

古人對弦脈的正確認識，來源於臨床實踐的反覆驗證。幾千年來，弦脈爲肝病的脈象表現形式，其集中了中醫古醫學的人文和智慧，直至今日「新張弓弦」、如尋「刀刃」仍然是晚期肝病的脈象表現形式，其脈弦的力

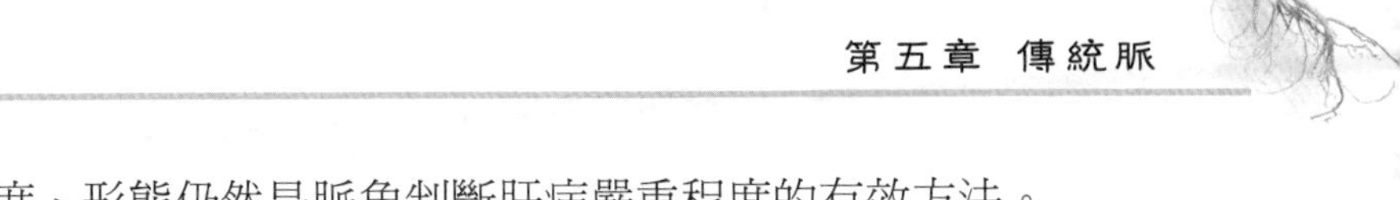

度、形態仍然是脈象判斷肝病嚴重程度的有效方法。

弦脈作爲一種脈象形式，歷代醫學家對其描述基本趨於一致，她是一種脈力增高的脈象表現形式。

不少的脈學著作把弦脈複合有緊的脈素，這是不妥的。例如，張仲景、王叔和、孫思邈、《脈訣》、《外科精義》等。近代研究認爲，絕大部分遺傳性高血壓患者脈弦而有力。

弦脈的端直以長，典型的弦脈是端直以長。在弦脈上尋找脈暈點與臨床診斷相吻合，詳見脈暈點章。

三、弦脈的現代醫學、病理解剖學原理

1. 外周阻力的增加。
2. 橈動脈彈性模量的增加。
3. 心臟收縮力的增加。
4. 有效循環血量的增加。
5. 神經及體液的影響：

交感神經興奮時脈象出現生理性脈弦，費兆馥在觀察陰虛火旺患者時，發現弦脈與體內兒茶酚胺的升高有關。

陳可翼用注射腎上腺素的方法觀察弦脈的產生及血壓的升高，並認爲：外周阻力的增高，弦脈才能產生，並認爲弦脈是脈象診斷高血壓的重要依據。

張家慶及熊鑒然、殷文治透過脈波傳導速度的加快，並認爲弦脈的產生原理與血管壁的緊張度有關。

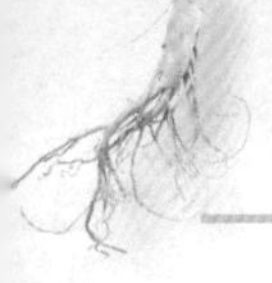

四、弦脈的特徵

1. 弦脈的性質：弦脈特指脈有力的單因素。

2. 弦脈的脈感：

如按琴弦，端直以長。特點：按脈管壁時脈體稍下沉，脈氣消失，圖5–15。

3. 弦脈的兼象脈：

弦脈能同許多脈象組成各種脈力增高的兼象脈。

五、弦脈的現代臨床意義

1. 常見高血壓、血管硬化、動脈粥樣硬化。

2. 肝膽疾病、肝硬化、肝癌。

3. 嚴重的疼痛，如急腹症、軟組織的有菌及無菌性炎症。

4. 慢性氣管炎、慢性腎炎、慢性胃腸炎、惡性腫瘤的晚期、急慢性發作性胰腺炎、慢性神經性病變，如坐骨神經炎，腦神經病變，癲癇等。

5. 植物神經功能的紊亂：交感神經的興奮，腎上腺素及醛固酮的增加等。

六、弦脈的分部及其臨床意義

弦脈的寸口分部及其臨床意義見弦脈的臨床意義及弦脈的脈暈點章。

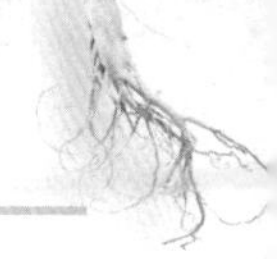

七、弦脈的兼脈及其現代臨床意義

臨床常見弦脈的兼象脈有：浮弦脈、沉弦脈、弦遲脈、弦數脈、洪弦脈、弦細脈、弦緩脈、弦滑脈、弦澀脈、弦長脈、濁弦脈等。

弦脈一般不同散脈、濡脈、弱脈等無力之脈兼脈，動脈一般不與弦脈兼脈，實脈中有弦脈脈素因而不與弦脈兼脈。

弦脈兼脈的臨床意義：

1. 弦細脈：

神經官能症、精神病、高血壓、甲亢、交感神經異常興奮、腎上腺素分泌增多、肝脾腫大、血吸蟲病、瘧疾、黑熱病、白血病、傷寒、慢性肝炎、膽囊炎、胃炎、胃十二指腸炎、胃潰瘍、胃癌、食道痙攣等。

2. 弦緩脈：

見於春季爲正常脈，夏、秋多見胃、腸及下肢骨關節疾病。

3. 洪弦脈：見於部分高血壓、感染性疾病患者。

4. 弦數脈：見於小腹痛、疝氣、先兆流產等。

5. 弦濁脈：見於高血壓及高血脂患者。

6. 弦澀脈：見於神經系統疾病、瘧疾等。

總之，弦脈及其兼脈臨床上以高血壓、神經衰弱、肝病爲多見。

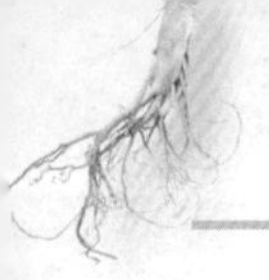

八、傳統醫學對弦脈脈理的認識

中醫認爲：弦脈是脈氣緊張表現，邪滯肝膽，肝失疏泄，氣機鬱滯，痰飲內阻，氣機不暢。疼痛係陰陽失和，氣爲血阻，瘧疾寒熱交作，脈氣失和，均可導致脈氣的緊張而出現弦脈，若脈弦而細有力，如尋刀刃，則是胃氣竭絕之象，病多不治。

九、弦脈的鑒別

弦脈應同長脈、緊脈、牢脈、革脈及血管硬化症進行鑒別。

1. 弦脈：

弦脈脈氣的緊張度較大，指下挺然，端直以長。有直起直落，如按琴弦之感。

2. 緊脈：

緊脈亦感緊張度較大，但脈氣繃急有按捺不住的感覺，如觸壁虎尾巴在離體時刻。

3. 牢脈：

是沉、長、實、大、弦脈五脈的兼脈。與弦脈比較牢脈有沉、實、大三方面的不同。

4. 革脈：

革脈是芤脈與弦脈的兼脈，革脈是表面的弦而按之內部空虛。

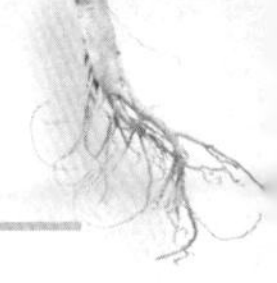

5. 血管硬化症：

脈弦如彈石，用力按血管壁，餘部下沉，脈氣不消。脈弦按則餘部下沉不明顯，脈氣消失。這二種弦的性質不同，在高血壓動脈硬化及肝病的脈弦之鑒別有臨床意義。

十、弦脈模式圖

如圖5–15。

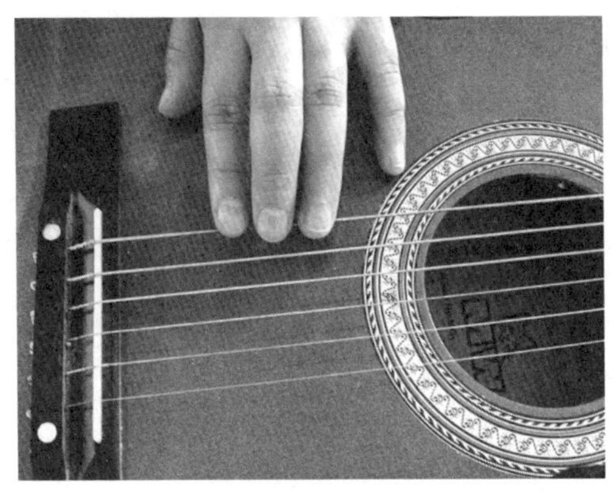

圖5–15

十一、弦脈脈訣歌

弦脈歌

弓弦挺指脈為弦，瘧疾官能患肝膽（1）。

緊如繩索左右彈，脈牢弦長沉伏間（2）。

過於尺寸脈為長，革按鼓皮芤疊弦（3）。

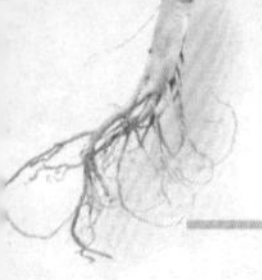

芤觸尺橈兩道邊，空似蔥管血少緣（4）。
邊脈尺橈弦一邊，多主疼痛筋肉炎（5）。
寸弦頭痛或咳痰，中焦炎腫尋於關（6）。
尺弦臍下腿酸攣，脈平春暖弦而緩（7）。
腫瘤炎症與肝膽，勁急如刃危重觀（8）。
肝陽頭痛脈力弦，低頭出力防偏癱（9）。
諸弦皆因脈痙攣，恰當補氣與擴管（10）。
餘部皆下非脈弦，脈氣不消管硬堅（11）。

【弦脈歌訣注釋】

（1）弦脈如挺指的弓，多見肝膽疾病、惡性瘧疾、重度神經衰弱等。

（2）緊脈是左右繃急的感覺，牢脈是沉位的長弦脈。

（3）~（4）長脈是寸、尺脈的延長，革脈如按鼓皮、芤脈爲兩邊輕弦而中空。

（5）邊脈多爲脈管壁局部的弦，多見體表軟組織疼痛與內臟疾病的放射痛。

（6）寸脈弦多見頭、頸、胸的病變，中腹的病變在關脈感應。

（7）尺脈的弦多見臍以下臟器與組織的疾病，正常脈可以隨四季的變化而改變。

（8）力弦的脈多爲重症。

（9）脈弦而力多爲嚴重高血壓，防止其低頭出重力，否則易出現腦血管破裂。

（10）脈弦多因脈管壁的痙攣，補氣與擴管是有效的

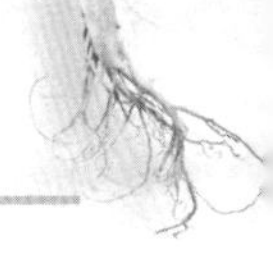

治療。

(11)動脈硬化按二部餘部隨下，應同弦脈鑒別。

第十一節 緊 脈

一、概 述

緊脈是脈管緊張度增加及脈氣繃急的複合脈。

二、緊脈的研究

歷代脈學著作中以張仲景《傷寒論・辨脈法》：「緊脈者，如轉繩無常也。」對緊脈的認識最爲經典。張仲景在緊脈的認識上始終貫穿著與弦類似的思想，這就構成了緊脈的定義：脈弦有力，如轉繩無常之勢。

李時珍在《瀕湖脈學》中記載有：「與緊脈來往有力，左右彈人手，如轉索無常，數如切繩，如紉箄線。」李時珍總結了《內經》「左右彈人手」，《脈經》的「數如切繩狀」，以及朱丹谿的「如紉箄線」諸說。可以說就緊脈李時珍是頗有心得了。

應該一提的是：唐朝孫思邈在《千金翼方》中記載有：「按之短實而數，有似切繩狀，名曰緊。」孫思邈就緊脈的短、實、數的複合性認識，對後世有一定影響，直至明朝李中梓在《醫宗必讀》中加以糾正。其曰：「數與緊皆

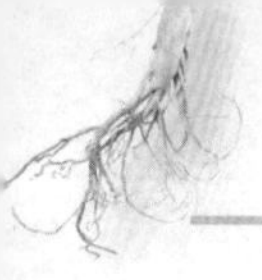

急也，脈數以六至得名，而緊則不必六至，唯弦急而左右彈狀如切緊繩也。」至此緊脈才如其脈韻一樣抖去了短、實、數等假說。

筆者認爲：用「切緊繩」來形容緊脈的脈勢有一定的韻味，但與切緊脈的真實脈感有很多的差異。筆者的體會是，如觸剛離體的壁虎尾巴，緊而繃急，極不穩定。見圖5-16（當觸及壁虎尾巴時，壁虎的尾巴立即與身體斷離，離體的壁虎尾巴將劇烈的擺動。）脈感有張力大而不穩定之感。

在短脈章中的實驗，當把水龍頭開大時，乳膠管尾的擺動也有緊脈的韻味。

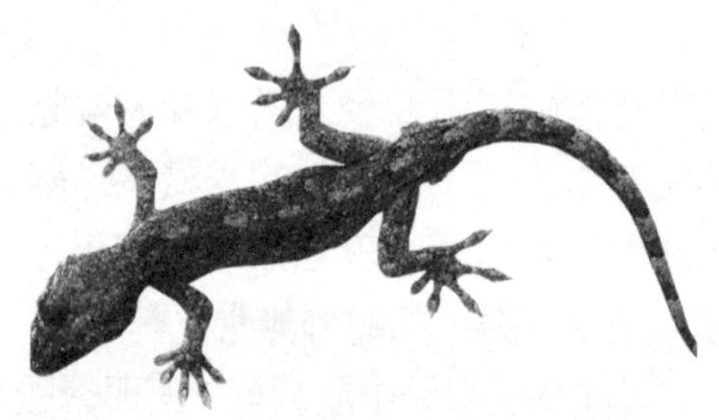

圖5-16

三、緊脈的現代醫學、病理解剖學原理

緊脈與弦脈的區別主要是弦脈端直以長，緊脈脈勢的不穩定。而它們形成的原理都有相似之處，但又有其不

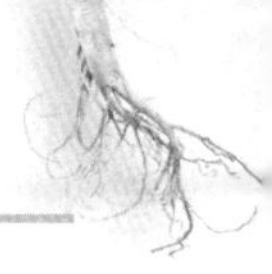

同，弦脈的產生因素主要是：

1. 血液對血管壁的壓力增加。

2. 脈管壁的張力增加。

3. 末梢循環阻力的增加。

緊脈的產生因素主要是：

（1）體液在沒有明顯丟失的情況下心臟的收縮力加強（心臟收縮加強有力原因是因爲感染因素的作用下，丘腦對心臟的調節）。

（2）血管張力的增加。

（3）末梢循環阻力的增加。緊脈在由神經體液的調節和前三種力的作用，產生了脈勢不穩定，如切則離體壁虎尾巴的態勢。

四、緊脈的特徵

1. 緊脈的性質：

緊脈特指脈象的張力增加及脈勢的不穩定。

2. 緊脈的指感：

如觸壁虎尾巴，緊而綳急。如切轉動的繩梢（繩體在轉動，繩梢切指下），如勒奔馬的韁繩。

3. 緊脈的兼脈：

常見與浮脈、沉脈、遲脈、數脈、實脈、滑脈、澀脈兼脈。緊脈不應同弦脈兼脈，也不應同動脈兼脈，如兼脈容易混淆脈感。緊脈同微脈的兼脈也是不合脈理的。微脈是似有似無的脈，不能和脈管張力增加的緊脈兼脈。緊微兼脈見於《脈經》。

五、緊脈的現代臨床意義

緊脈見於各種感染性疾病的早期發熱病人，例如，傳染性疾病、腸道傳染病、破傷風、流行性感冒、支氣管炎或哮喘、肺氣腫、腦膜炎、胃腸神經官能症、癲癇、風濕性關節炎等。

六、緊脈三部的現代臨床意義

1. 寸緊：

左寸緊，見於胸膜炎、心包炎、心源性哮喘、心肌病、心絞痛、左項痛等。右寸緊，見於肺炎、肺心病、氣管炎、支氣管哮喘、胸膜炎等。

2. 關緊：

左關緊，見於胃腸官能症，肋神經痛、胰腺炎、脾周圍炎、左帶狀疱疹等。右關緊，見於膽囊及膽道感染、胰腺及胰頭炎症、肝炎等。

3. 尺緊：

左尺緊，見於乙狀結腸炎，左附件炎、左下肢疼痛等。右尺緊，見於泌尿、生殖系感染、輸卵管妊娠破裂等。

七、緊脈的兼象脈的現代臨床意義

浮緊脈、沉緊脈、緊遲脈、緊數脈、實緊脈等見有關

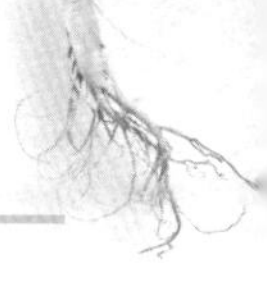

章節。

緊滑脈——多見低熱、嘔吐等急慢性胃腸炎、蛔蟲感染，如膽道蛔蟲症。

緊澀脈——女性不孕症、疝氣、睪丸炎、附睪炎、氣血鬱滯等。

總之，緊脈及其兼脈以感染性疾病的微循環阻力及心搏力的增加爲多見。

八、傳統醫學對緊脈的認識

中醫認爲：寒性收引，寒邪內侵，脈道拘急，故脈形繃急，正氣欲迅速驅邪外出，則氣血運行加快，可形成數而繃急的脈象。

九、緊脈模式圖

見圖5-17。

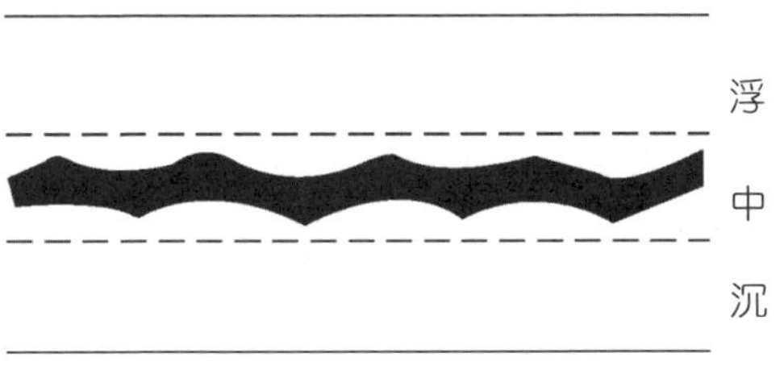

圖5-17　緊脈示意圖

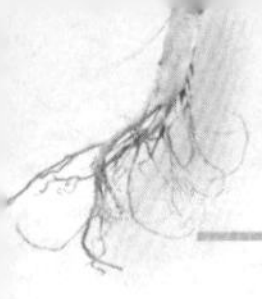

十、緊脈脈訣歌

緊脈歌

緊切繩梢繃急掀，壁虎斷尾左右彈（1）。
浮緊表寒沉緊裡，內外諸痛主於寒（2）。
寸緊頭胸氣血攣，脘腹攣痛尋於關（3）。
尺緊陽虛肢痛冷，臍下寒濕後繼難。
緊滑脈主胃腸寒，上吐下瀉與睾堅（4）。
表寒內熱脈緊數，清裡解表青龍煎（5）。
左寸脈緊多氣短，風寒束表頭目眩（6）。
右寸脈緊心肺患，氣結血淤通在先（7）。
左關脈緊胃脘痛，右關脈緊痛肋間（8）。
左尺脈緊寒腰腿，右尺緊脈頻尿煩（9）。
六部脈緊風癎症，角弓反張口流涎（10）。

【緊脈歌訣注釋】

（1）緊脈如切壁虎的斷尾。

（2）浮緊見表寒、沉緊爲裡寒，多見於疼痛症。

（3）寸脈緊多見頭、胸病變，中腹部疾病臟器的信息在關脈尋感。尺緊見陽虛下寒或寒濕，或不孕症等。

（4）胃腸寒脈見緊滑，可以出現上吐下瀉，睾丸炎等。

（5）外熱內寒時脈見緊數，青龍湯可以清裡解表。

（6）左寸脈緊見於胸悶，頭昏目眩等。

（7）右寸脈緊多肺患，多見氣結血淤。

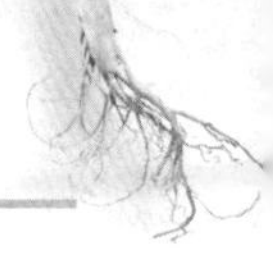

(8) 左關脈緊多見胃脘寒痛，右關脈緊常見肋間神經痛。

(9) 左尺脈緊以寒下肢爲多見，右尺脈緊多見泌尿、生殖系統炎症。

(10) 脈整體緊多見中風、重度感染等。

第十二節　滑　脈

一、概　述

滑脈特指脈流利度增加的單因素。

二、滑脈的研究

滑脈的指感標準，《脈經》說：「往來前卻，流利輾轉，替替然與數相似。」歷代醫家對《脈經》就滑脈的「流利」一說，遵爲權威。翻開歷代脈學著作，滑脈皆同《脈經》的流利。李時珍在《瀕湖脈學》中言滑脈時說：「滑脈往來前卻，流利輾轉，替替然，如珠之應指，漉漉如欲脫。」李時珍贊同王叔和對滑脈流利的認識，反對滑脈中有數脈的看法，提出滑脈有「珠之應指，漉漉如欲脫」，則是後人「盤中走珠」的初說。

事實上滑脈僅是血行的流利，決不是脈象頻率的改變，滑脈中沒有數脈的成分，如有則是滑脈與數脈的兼脈。

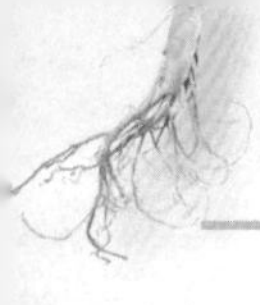

三、滑脈的現代醫學、病理解剖學原理

滑脈的產生與外周阻力的銳減、心收縮力的加強，血管的彈性回縮力的增加有直接的關係；心臟大力收縮，血流流速加快，外周阻力降低，導致血行前方無阻礙，血管的彈性回縮（包括微循環血管的收縮），則形成血流共振的態勢。

血管內的血流前行是心臟的動力作用，只有在血行阻力小、血流的加速，才會出現血流的前卻和回暈，這又是血管彈性回縮的作用。諸力作用的結果則形成脈感的滑動，如盤中走珠、荷露、鐘擺的韻味。

1. 健康人生理性滑脈：

血管的彈性好，心輸出量正常，外周阻力小的情況下出現。

2. 病理性滑脈：

末梢血管的擴張，動脈彈性模量減少，血管內膜壁的光滑，血液黏稠度降低的情況下產生。

3. 妊娠性滑脈：

體內激素（孕激素）水平的增加，末梢血管的擴張，心輸出正常或稍增加。妊娠性滑脈的特點是左寸脈、右尺脈、右關脈或右關尺脈脈浮滑，形成三點共振態勢。妊娠性滑脈與月經、排卵時滑脈在脈感上不易鑒別，她們的原理是：

（1）心輸出量有增加，左寸脈浮滑。

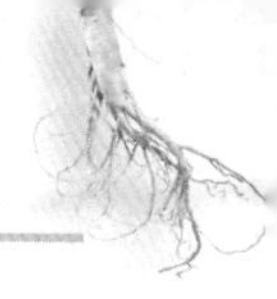

（2）子宮及盆腔的血供增加，右尺脈浮滑。

（3）肝解毒工作加強或門靜脈回流增加的右關尺浮滑脈。傅聰遠透過觀察捐血人或正常人飲酒後心血管功能改變，並引出滑脈，這種滑脈則有心輸出量減少的特點，與病理性滑脈相似。並用靜脈輸入右旋糖酐溶液或靜脈點滴擴血管藥物桑寄生提取液等，其製作出的實驗性滑脈與生理性滑脈所具備的心血管特徵相同。

另外，李浩然對滑脈進行觀察與研究，發現病人在發熱將汗之際的滑脈出現率占95.8%，支氣管咯血、肺結核、腎結核、潰瘍病等患者出血之前均是滑脈，並發現高熱病人在退熱後2～3天內有滑脈者均再發熱。在菌痢、肺結核、尿路感染及慢性腎炎等患者，即使臨床治癒而脈滑者均非痊癒。

四、滑脈的特徵

1. **滑脈的性質**：特指脈形流利的單因素，見圖5-18。

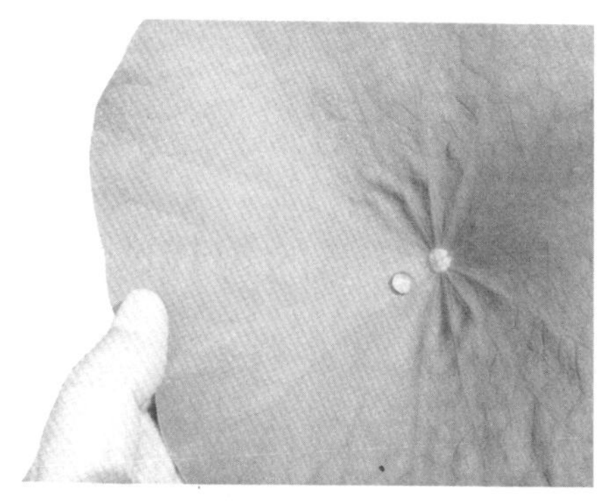

圖5-18

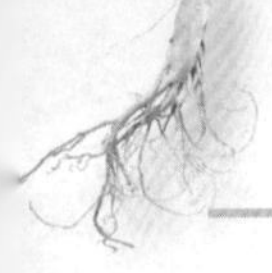

2. 滑脈的指感：

應指流利，有盤中走珠、荷露、鐘擺之韻。

3. 滑脈的兼脈：

作爲脈滑的因素能同許多脈象兼脈。常見有：浮滑脈、沉滑脈、散滑脈、細滑脈、滑數脈、實滑脈、弦滑脈、滑緩脈、滑遲脈、弱滑脈、虛滑脈、長滑脈、短滑脈、風滑脈、洪滑脈、濡滑脈等。滑、澀脈之間不應兼脈，因爲他們脈性相反。滑、動脈不應兼脈，因爲動脈有滑脈的脈素。

五、滑脈的現代臨床意義

滑脈臨床上常見各種原因導致的貧血，肝臟疾病（如肝硬化、肝癌、重症肝炎），風濕性疾病，系統性紅斑狼瘡的活動期，白血病，惡性腫瘤，妊娠高血壓，急性感染性疾病，食物中毒，急性胃腸炎，急慢性腎炎的浮腫期，各種發熱病人或發熱病人的汗前，休克病人的微血管擴張期，排卵或妊娠、女子午休後，男子射精前及遺精後均可出現滑脈。

臨床實踐證明，脈滑是有部位之分的。

六、滑脈分部的現代臨床意義

1. 寸脈滑：

見於心、腦、肺、氣管、支氣管、胸部、咽部感染性疾病，過敏性疾病的發熱期和疾病的恢復期，也見腦出血

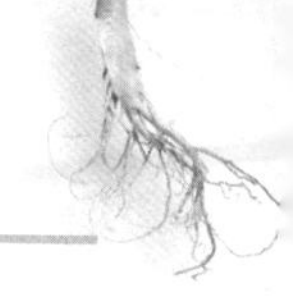

前後，甲狀腺機能亢進，甲狀腺腫，頸淋巴結腫大等。

2. 關脈滑：

見於肝、膽、胰、胃、腎、十二指腸炎症的早期及恢復期，也見嘔吐，腫瘤，脾機能亢進，頸淋巴結腫大，妊娠，排卵，午休後等。

3. 尺脈滑：

見於腸道、泌尿、生殖、下肢的炎症，出血、淋巴結腫大等。

4. 左寸脈滑：

見於左腦出血，左耳鳴，左鼻竇炎，心肌炎，心內膜炎，心包炎，左肺氣管支氣管炎，左胸膜炎，月經期，妊娠，排卵，午休後等。

5. 右寸脈滑：

見於右腦出血，右耳鳴，右鼻竇炎，右肺氣管支氣管炎，右胸膜炎，咽炎等。

6. 左關脈滑：

見於脾、胃、膽、胰、左腎、左腎上腺炎症，腫瘤及腫瘤的全身轉移，長期低熱等。

7. 右關脈滑：

見於肝膽、膽道、胰腺、胰頭、十二指腸、右腎、右腎上腺炎症、腫瘤、結石等。

8. 左尺脈滑：

見於乙狀結腸炎，左輸尿管結石，左附件腫塊等泌尿生殖系及左下肢炎症、結石、出血、疼痛等。

9. 右尺脈滑：

見於右輸尿管結石、右附件炎症腫塊及泌尿生殖系、

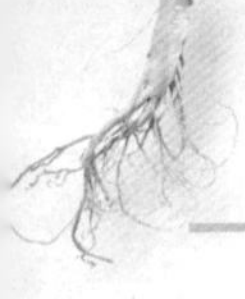

左下肢病變等。

10. 左尺、右關尺脈滑：

見於女子月經、排卵期及午休後等。

七、滑脈兼象脈及其現代臨床意義

1. 細滑脈：

見於神經衰弱，癲癇，腦部感染，腦外傷及中毒，腸胃不佳等。

2. 散滑脈：見於腦中風患肢側脈象。

3. 滑緩脈：若榮衛充實則爲健康脈象，病則多見內熱。

4. 弱滑脈：多見於泌尿生殖系統感染性疾病。

5. 風滑脈：見於出血性腦中風。

6. 濡滑脈：見於耳聾、迷路炎及暈車暈船等。

7. 浮滑脈：

沉滑脈、滑遲脈、滑數脈、虛滑脈、實滑脈、長滑脈、短滑脈等兼脈見各章。

八、傳統醫學對滑脈脈理的認識

中醫認爲：實邪壅盛而正氣未虛，正邪交爭，氣實血湧，故脈往來流利。

九、滑脈模式圖

見圖5–19。

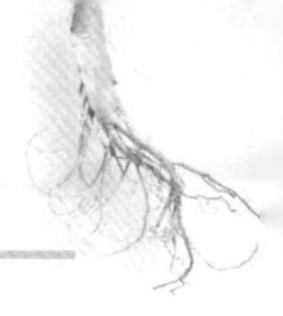

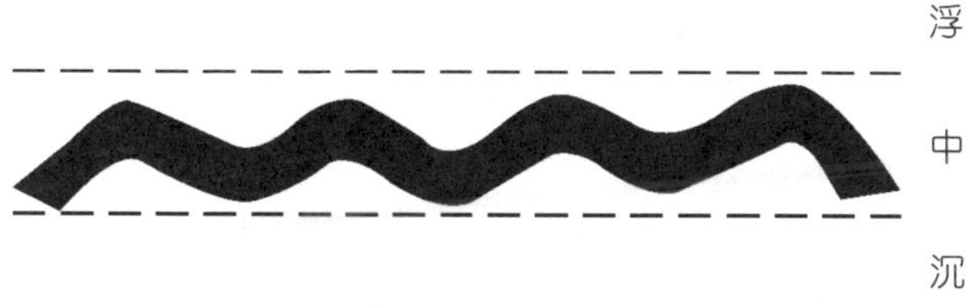

圖5-19 滑脈示意圖

十、滑脈脈訣歌

滑脈歌

盤中走珠似脈滑，血行流利代謝加（1）。
上見咳吐下炎症，古把滑脈定有娃（2）。
左寸脈滑心悸煩，右寸脈滑胸肺炎。
關滑宿食肝脾熱，尺炎生殖泌尿前（3）。
弦滑痰火耳鳴聾，氣滯血淤肝脾腫（4）。
痰厥頭痛肢節冷，婦科炎症難妊娠。
脈細滑數肝虧陰，癔症精神或官能（5）。
糖尿結核白血病，口乾舌燥心慌神。
食厥中焦脈滑實，腹腔腫塊秘便赤（6）。
濡滑脈主暈車船，支擴肺瘍支肺炎（7）。
顱內疾患脈細滑，精神萎靡面失雅（8）。
脈滑無力濁便頻，妊娠子癇頻發痙（9）。
左寸脈滑心經痰，狂躁中風或錯亂（10）。
左關脈滑肝炎脾，肋脹體倦心煩急（11）。

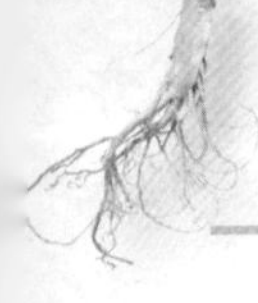

右關脈滑肝膽熱，舒清肝火後痰滌(12)。
左尺脈滑下元炎，泌尿生殖炎下寒(13)。
女子脈滑需細辨，瞼紅排卵及經前(14)。
瞼白行經與經後，休把滑脈與胎連。
左寸右尺滑閉經，理化檢查定妊娠。
男左脈大滑數強，反見右弱女襁褓。

【滑脈歌訣注釋】

(1)滑脈指感盤中走珠，是血行加速，代謝增強的原因。

(2)關以上滑多見咳、吐，關以下滑多見炎症，傳統脈常認爲：脈滑多見妊娠。

(3)左寸脈滑多見心煩、心悸，右寸多見呼吸系統炎症。

關脈滑脾、胃、肝有熱，尺滑多見泌尿、生殖系統炎症等。

(4)弦滑見呼吸系統炎症，尚可見耳聾、耳鳴，還可以因氣滯血淤之肝脾腫大，也見四肢寒，頭痛，頭暈，女性可見婦科炎症、不孕症等。

(5)脈細滑數見於血熱陰虧，易患癔症、精神病、神經官能症、糖尿病、結核病、白血病，出現口乾、舌燥、心煩等症。

(6)脈滑而實多見腹腔腫塊。

(7)脈濡而滑多見於暈車船，支氣管炎、氣管炎、肺炎。

(8)脈細滑可見顱內感染。

(9) 脈滑無力，小便頻濁，可見妊娠子癇。

(10) 左寸脈滑見於痰迷心竅，病人可以出現躁狂、中風、錯亂等。

(11) 左關滑可以見於肝脾炎症，出現腹、肋脹痛，心煩，體倦等。

(12) 右關脈滑多見肝膽濕熱。

(13) 左尺脈滑多見腸、泌尿、生殖及下肢炎症。

(14) 女子脈滑不能以妊娠脈定論，一般月經前眼瞼充血，月經期與月經後有貧血貌。一般左寸右尺脈滑過關，理化檢查有支援方可定論。男嬰左寸脈大、滑、數、強，反之爲女嬰。

女子脈滑需細辨，瞼紅排卵及經前。

第十三節 澀 脈

一、概 述

澀脈特指脈形的不流利，是血行澀滯的單因素。

二、澀脈的研究

考歷代脈學著作，唯《察病指南》對澀脈的記載最符合澀脈的形象標準：「如輕刀刮竹。」她最爲簡明並形象地道出了澀脈的指感形象性韻味和標準。餘書皆因《脈

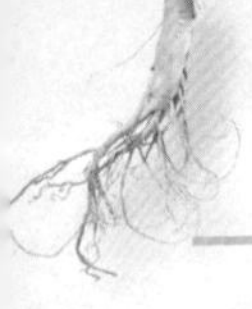

經》對澀脈的解釋不夠精確而被誤導。《脈經》載：「細而遲，往來難且散，或一止復來，一曰浮而短，一曰短而止。」顯然《脈經》中澀脈的細、遲、散、結、浮、短僅是澀脈的兼脈，而不是澀脈的必備脈素。

近代吳鴻洲主編《一百天學中醫診斷》認爲，澀脈脈素爲「細、遲、短」。考其原因：可能是澀脈的脈形特殊，指下實難體會與掌握，因而諸子百家難以言狀，不得不借許多輔助條件加以說明。

《脈經》作爲「寸口脈」的範文，後世脈學有所摘錄，這是中國文化人引經據典的習俗。

三、澀脈的現代醫學、病理解剖學原理

澀脈是脈行澀滯爲主要特徵的脈象。臨床上絕大多數病人，其心電圖的表現爲心房纖維顫動，也見部分室性及房性早搏及II房室傳導阻滯。

此類病人的心排血量明顯下降，外周阻力增加，血管的順應性也降低，同時心血管的功能也有明顯的損害，其表現爲：

1. 心律不整；

2. 脈動強弱不等，血行澀滯將是一種綜合因素：

（1）心功能不足和心排血量的減少或心率的減慢；

（2）血容量的嚴重不足；

（3）微循環的障礙；

（4）血液黏滯度增高等。

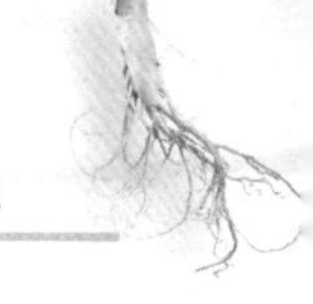

四、澀脈的特徵

1. 澀脈的性質：是脈形不流利的單因素。

2. 澀脈的指感標準：

血行澀滯，其韻如「輕刀刮竹」，如圖5-20，或血行前卻，突然停頓，出現僞足。

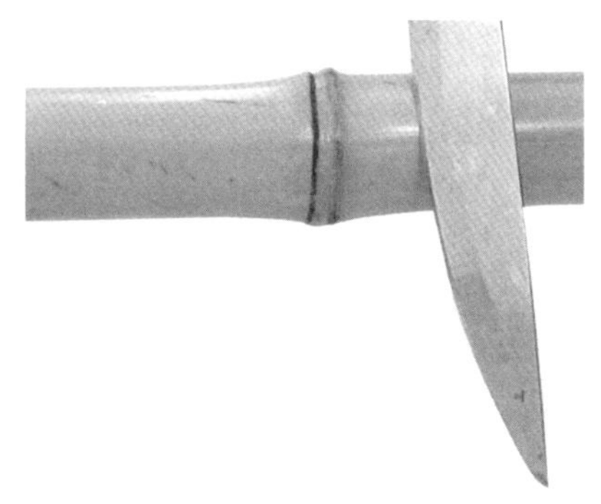

圖5-20

3. 澀脈的兼脈：

澀脈爲綱領性單因素脈象，她能同許多脈象進行兼脈。常見兼脈有：浮澀脈、沉澀脈、緊澀脈、澀數脈、澀遲脈、弦澀脈、細澀脈、弱澀脈、長澀脈、短澀脈、濁澀脈、結澀脈等。

五、澀脈的現代臨床意義

主要見有效血容量的不足、微循環的障礙及心血管的

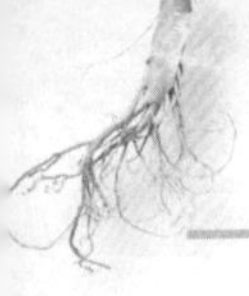

功能不足，或嚴重的心臟疾病。

常見的有：各種嚴重的心臟病，重病導致的水電解質紊亂，重度脫水，慢性消耗病人的晚期，休克病人的微血管淤血期等。尚可見臟器的缺血或內臟腫瘤的血供不足。

六、澀脈分部的現代臨床意義

1. 寸脈澀：

腦、心、肺的功能不足及其供血不佳，記憶力下降，胸悶，聽力下降，心臟的器質性病變等，腦中風、腦腫瘤病人的腦損害，也見上焦腫瘤。

2. 關脈澀：

胃腸功能的低下，慢性胃及十二指腸疾病，肝膽功能的不足，中醫的肝氣淤滯，慢性胰腺炎，免疫力低下，中焦腫瘤等。

3. 尺脈澀：

慢性腸道疾病，月經淋漓、量少或延期，更年期、小便不盡、下肢骨關節病變、酸寒、不孕症、老年性便秘或下焦腫瘤。

4. 左寸右關尺脈澀：左腦中風、右半身偏癱。

5. 右寸左關尺脈澀：右腦中風、左半身偏癱。

七、澀脈兼脈的臨床意義

1. 浮澀脈：

多見水、電解質紊亂，輕度缺水，心臟傳導功能失常

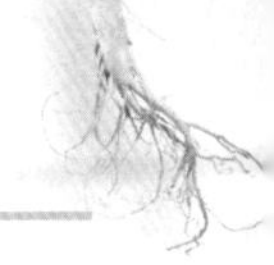

性心臟病，病毒性心臟病等病人脈象。

2. 沉澀脈：

肺膿腫，大葉性肺炎，肺吸蟲，肝脾腫大，肝癌，膽囊炎，膽結石，月經不調，生殖器炎症，囊腫，腫瘤，內膜移位等。

3. 澀遲脈：

見於各種貧血：如缺鐵性貧血，巨細胞性貧血，溶血性貧血，再生障礙性貧血等。

4. 澀數脈：

見於嚴重的心臟病，嚴重感染性疾病的微血管障礙，如感染性休克等。

5. 長澀脈：見於腸道疾病、婦科病等。

6. 短澀脈：貧血，血淤性疾病，臟器的缺血等。

7. 緊澀脈：氣血鬱滯，寒冷等。

8. 澀脈：神經系統疾病，肝病，瘧疾等。

9. 澀緩脈：

見於各種腸道疾病，食道疾病，關節病變等。

10. 細澀脈：陰虛血虧及血滯等。

11. 弱澀脈：見於嚴重的貧血、血滯等危症等。

12. 濁澀脈：見於心、腦血管疾病。

13. 結澀脈：見於心臟疾病。

八、傳統醫學對澀脈脈理的認識

中醫認爲：精虧血少，脈道失於濡養，血行不暢，脈澀滯無力，痰食膠固，氣滯血淤，阻滯氣機，血行艱澀不

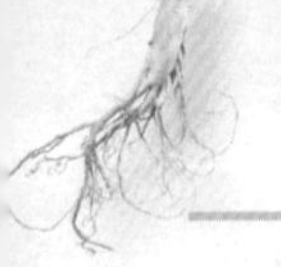

暢，脈澀而有力。

九、澀脈模式圖

見圖5-21。

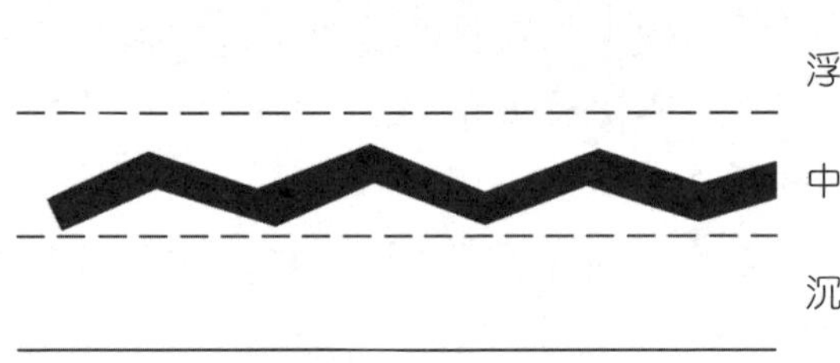

圖5-21　澀脈示意圖

十、澀脈脈訣歌

澀脈歌

輕刀刮竹澀來難，浮沉不別有無間（1）。
澀緣血少或傷津，休克血淤病頭心（2）。
寸澀心痛腦血淤，肝膽胰胃澀關區（3）。
尺傷津血盆腔內，多見淤痛與寒虛。
肝膽炎腫脈細澀，腹滿絡脹面灰色（4）。
產後感染脈澀弦，惡露難盡眼昏倦（5）。
虛澀脈見症官能，全身不適睡不沉（6）。
營虛血少脈澀緩，人無精神四肢寒（7）。
胸悶心痛脈澀亂，朝發夕死生命短（8）。

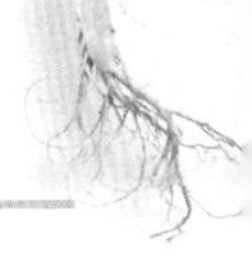

三焦腫瘤脈暈澀，暈見前卻偽足轍（9）。

【澀脈脈訣注釋】

（1）澀脈脈氣往來艱難，如「輕刀刮竹」，無脈位要求。

（2）澀脈的主因是臟器的缺血。

（3）寸、關、尺的脈澀會出現對應臟器的疾病。

（4）肝膽炎症時脈的細澀，病人會出現腹脹、面色灰暗的現象。

（5）產後感染時脈出現弦澀，病人會出現惡露不盡，精神差，這是病情危重的表現。

（6）脈虛而澀見於神經衰弱。

（7）脈澀而緩，多見人納差、無力、四肢寒涼等。

（8）出現胸悶、心前區疼痛並脈見澀亂，多見心肌梗塞。

（9）全身各部出現腫瘤時，脈的對應部位會出現澀暈。

第十四節 洪 脈

一、概 述

洪脈特指脈象的來勢大。

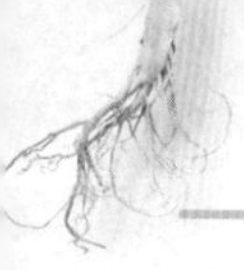

二、洪脈的研究

作爲一種獨立脈形，洪脈在歷代脈學著作中的稱謂是不盡相同的。早有《內經》中謂之爲「鉤脈」，也有「大脈、洪大脈」的稱法。《脈經》後則以洪脈或洪大脈稱之。真正將「鉤脈、大脈」稱之爲洪脈的仍然是《脈經》。

在洪脈的指感標準上，洪脈也有一部發展史，《內經》謂：「累累如連珠，如循琅玕。」如「鉤」。

《外科精義》言：「如洪水之波濤湧起，浮沉取之有力，其中微曲如環如鉤，故夏脈曰鉤，鉤即洪脈也。」李時珍《瀕湖脈學》言：「洪脈來時拍拍然，去衰來盛似波瀾。」《脈訣匯辨》言：「狀如洪水，滔滔滿指。」《脈語》言：「如江河之大，若無波濤洶湧不得謂之洪。」《三指禪》言「水面上波翻浪湧」等等。

縱觀古代脈學著作，各家就洪脈的來勢和去勢加以解說，並多以波濤洶湧的態勢來形容洪脈的脈勢，其中也常常概括有脈的脈勢、脈位、節律、脈的頻率、脈力、脈的大小，甚至脈的遲數。

事實上洪脈論脈勢，其僅是來勢的大，並無需附加條件。論脈位，洪脈浮沉皆有脈。論節律，洪脈可心律不整。論頻率，洪脈可數可不數。論脈力，洪脈的脈力其大不如革、弦脈，可有力也可無力。論脈的大小，洪脈之大，其管徑並不能超過實、濁等脈。諸上都沒有抓住洪脈的特點。

近代有脈學家提出：「洪脈即是大脈。」此語並非完

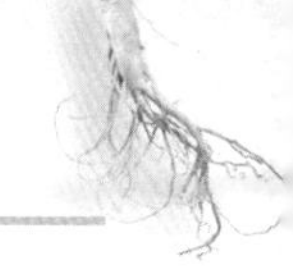

全正確。筆者認為：洪脈僅是大脈的一種，而不單是大脈。單以大脈稱洪脈則失去了波濤洶湧之勢，來盛去衰之韻。另外歷代脈學專家也決不會棄「大」而獨遵「洪」。「脈大」給筆者的印象是：

1. 脈力必強；
2. 管徑必粗；
3. 脈體長；
4. 脈的振幅大；
5. 脈的來勢強。

顯然洪脈脈力其大，不如革、弦脈。管徑其大不超實、濁脈。脈長超不過長脈。振幅之大難超於緊脈。洪脈的大唯獨在於脈的來勢強，這是洪脈獨特於它脈的地方。

生活中我們發現：當高速的水流快速流過軟管時，水管的尾端可快速的擺動，而拋出的水流恰如洪脈的韻味。朱氏《中醫脈診學》在言正常人夏季大脈時說：「脈體寬大，但無脈來洶湧之勢。」他指的是特定環境和正常人的生理脈象而非病脈。臨床上也見部分瘦高個或虛熱的病人有大脈。

近代脈學著作《中華脈診的奧秘》言：「脈形滿大而鼓，狀如洪水，來盛去揚，三部皆然。」「來盛去揚」的「揚」有向上的力感，有《內經》的「鉤」意。

三、洪脈的現代醫學、病理解剖學原理

1. 在機體抵抗力尚高的前提下，各種致病因數導致的心

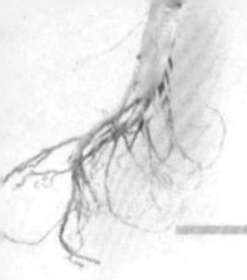

功能亢盛狀態下的心臟每搏輸出量的增大，脈壓差的增大。

2. 外周血管的阻力降低，血流速度的加快。

3. 脈管的管徑增大。

四、洪脈的特徵

1. 洪脈的性質：洪脈單指脈來勢大的單因素。

2. 洪脈的指感：

勢如波濤洶湧之水沖，圖 5–22，韻有來盛去衰之悠長。若初醉酒壯漢的脈。

3. 洪脈的兼脈：

洪脈能同許多脈象進行兼脈，但不能同澀脈、細脈、濡脈、微脈、散脈、牢脈、伏脈、動脈等兼脈，這是洪脈的脈理所決定的。又因爲洪脈中有浮脈、沉脈的脈素，因而洪脈也不應再同浮脈、沉脈兼脈。

常見洪脈的兼脈有洪長脈、實洪脈、洪滑脈、洪弦脈、洪緊脈、洪數脈、洪代脈、濁洪脈等。

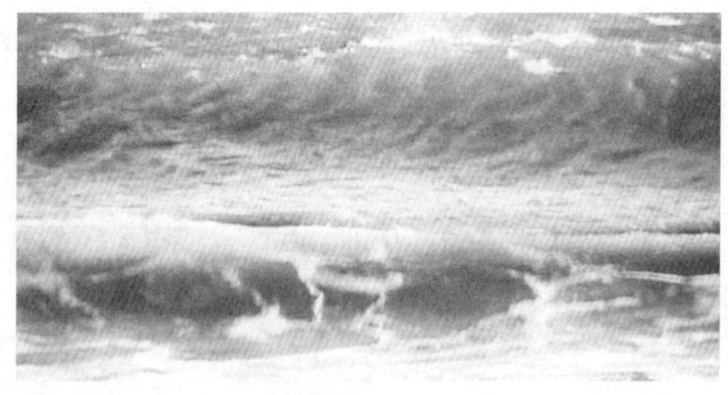

圖5–22

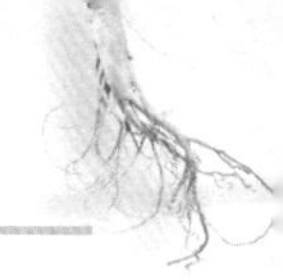

五、洪脈的現代臨床意義

洪脈必須是在機體的抵抗力尚好的前提下方可產生，她是機體的一種亢奮狀態。常見各種傳染性疾病，嚴重的感染性疾病，如發熱等。

也可見風濕甲狀腺性心臟病的二尖瓣或主動脈瓣關閉不全，先天性心臟病，如動脈導管未閉等，甲狀腺機能亢進，脫水及電解質紊亂，飲酒或夏天炎熱等。

六、洪脈的寸口分部及其臨床意義

1. 寸脈洪：

多見腦組織感染性疾病，頭面部感染性疾病，上呼吸道感染，咽炎，口腔炎，牙齦炎，鼻炎，鼻竇炎，扁桃體炎，腮腺炎，淋巴結感染，甲狀腺機能亢進，先天性心臟病，肺部、胸腔感染等。

2. 關脈洪：

常見肝膽系統感染，膽道感染，急性胰腺炎，脾周圍膿腫，多見眼部不適，口腔炎症，口臭等。

3. 尺脈洪：

常見小腸、泌尿、生殖系統及下肢炎症，健康老人高壽等。

4. 左寸脈洪：

多見口舌生瘡，急性結膜炎，心包炎，先天性心臟病，左腦組織感染，咽炎，扁桃體炎，左肺部感染等。

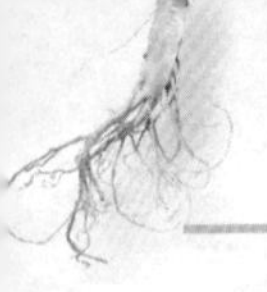

5. 右寸脈洪：

多見肺、支氣管感染，右腦組織感染，右鼻竇炎，右中耳炎等。

6. 左關脈洪：多見各種嘔吐，腹脹，脾周圍炎等。

7. 右關脈洪：

多見膽囊炎，膽道感染，胰頭炎，肝膿腫，右膈下膿腫，肝硬化腹水等。

8. 左尺脈洪：

多見小腸急性炎症，附件炎，乙狀結腸炎，泌尿、生殖系統感染，臀部及左下肢感染等。

9. 右尺脈洪：

多見性欲亢進，遺精，早瀉，右附件炎等。

七、洪脈兼脈的現代臨床意義

1.洪長脈：高熱，傳染性疾病，感染性疾病等。

2. 洪滑脈：

見於上呼吸道感染，氣管、支氣管炎，心腦血管疾病，感染性疾病等。

3. 洪弦脈：見於部分感染性疾病及心腦血管疾病。

4. 洪數脈：見於早期感染性疾病。

5. 實洪脈：多見於早期傳染性疾病及精神病病人等。

6. 濁洪脈：

見於心血管疾病及其合併感染性疾病患者，也見高血脂病人的酒後。

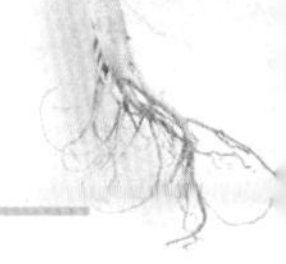

7. 洪緊脈：

見於化膿性感染病人及肺、支氣管感染病人。

8. 洪代脈：見於感染合併心臟病患者。

八、傳統醫學對洪脈脈理的認識

中醫認爲：內熱充斥，氣盛血湧，脈道擴張，脈勢洶湧，故脈洪。但久病正虛，虛陽浮越則見危象。

九、洪脈模式圖

見圖5–23。

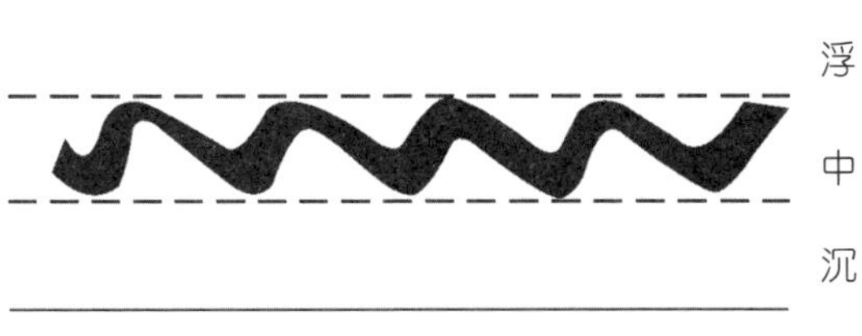

圖5–23　洪脈示意圖

十、洪脈脈訣歌

洪脈歌

脈洪盛來似波濤，來盛去衰指下飆（1）。

脈實浮沉大弦長，濁血渾厚似泥漿（2）。

虛浮大軟革鼓皮，弦似弓弦緊勒韁（3）。

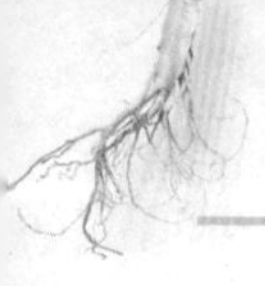

寸洪心火上焦炎，胸痛咳痰與哮喘（4）。
肝火胃虛關內洪，腎虛陰火尋尺中（5）。
洪大脈見胃火沖，耳鳴齒腫牽頭痛（6）。
洪滑脈見腦中風，右肢癱灶左寸中。
腦幹全癱雙寸裡，活也阿斗與死同（7）。
脈洪無力陰津傷，邪盛不虛洪大強（8）。
左寸脈洪上焦炎，咽紅齦糜紅舌尖（9）。
胸痛痰稠右寸洪，攝片診排肺胸膿（10）。
左關脈洪虛熱胃，頸部淋巴網織內（11）。
右關脈洪移濁音，嘔血蛙腹怒青筋（12）。
左尺脈洪肛周瘍，右尺關洪性慾強（13）。
雙尺皆洪正氣旺，八十老人不扶杖（14）。
或見高壓服藥後，脈見洪擊中流強。
也見腎性高血壓，藥遜減鹽減水量。

【洪脈脈訣歌注釋】

（1）洪脈指脈勢的波濤洶湧、來盛去衰。

（2）實脈爲浮、沉、大、弦、長五脈組成，濁脈是指脈流的濃厚。

（3）虛脈爲浮大而軟，革脈如觸鼓皮，弦脈如琴弦，緊脈如勒緊的馬轠繩。

（4）寸脈洪多見上焦炎症並出現對應症狀。

（5）關脈洪見中焦炎症。尺脈洪見於臍以下臟器與組織的疾病。

（6）脈洪大可見胃火，並出現耳鳴、牙齒腫痛、頭痛等。

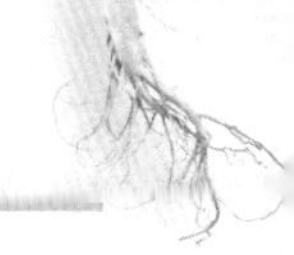

(7) 腦中風時脈見洪滑，多出現交叉性偏癱，若雙寸洪滑多見腦出血，預後不良。

(8) 脈洪無力多見體液的減少，脈洪盛不虛也見邪盛。

(9) 左寸洪心火大，多出現咽部腫痛、牙齦糜爛、舌尖紅等症。

(10) 肺部感染多見右寸的洪大。

(11) 左關脈洪可見脾胃的虛熱，也見頸淋巴結腫大，或網織內皮系統病變。

(12) 右關脈洪可見肝腫大，可以出現腹水。

(13) 左尺脈洪可見肛旁膿瘍，右尺脈洪多見性慾強。

(14) 雙尺脈洪的老人，多見心功能強大。部分見高血壓服藥後，血流的中流脈擊。還見部分腎性高血壓，諸藥療效不好，應減少鹽與水的供量。

第十五節　革　脈

一、概　述

革脈特指芤脈與弦脈的兼脈。革脈既有芤脈的中空，又有弦脈的上實，形象描述「如按鼓皮」。

二、革脈的研究

歷代脈學著作中，首先描述革脈的是張仲景。

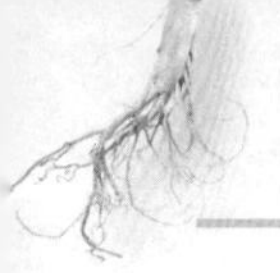

《傷寒論・平脈法》載有「脈弦而大，弦則爲減，大則爲芤，減則爲寒，芤則爲虛，虛寒相搏，此名爲革」。脈學大家王叔和在論述革脈時，將牢脈誤認爲是革脈，在歷史上產生了一定的負面影響。其曰：「革脈有似沉伏，實大而長微弦。」歷史上的革、牢不分，究竟是王叔和的錯誤，還是歷史的滄海桑田，一時我們難以推論。但王叔和的脈學成就是名冠於歷代脈家的，他不可能出現那樣的是非錯誤，何況《脈經》是著重參考於仲景脈法的。

後世脈學著作圍繞著革脈的兩種不同說法，產生了兩種並行相悖的脈派。當然仲景的正確定論仍然是歷史的主流。李時珍的《瀕湖脈學》傳播最廣，其在論述革脈時就簡化了張仲景的革脈，其曰：「革脈弦而芤，如按鼓皮。」這也是張氏革脈成爲歷史主流的另一原因。

三、革脈的現代醫學、病理解剖學原理

1. 血容量的嚴重不足。
2. 血管的彈性降低。
3. 外周阻力的增加。

四、革脈的特徵

1. 革脈的性質：

特指芤弦脈的兼脈，是浮大中空而上邊實的複合脈。是一種邊脈與芤脈的兼脈形式。

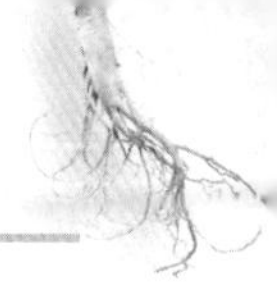

2. 革脈的指感：

管壁弦而中空浮大，「如按山東大蔥蔥管白，圖5–24」。古人言：「如按鼓皮。」

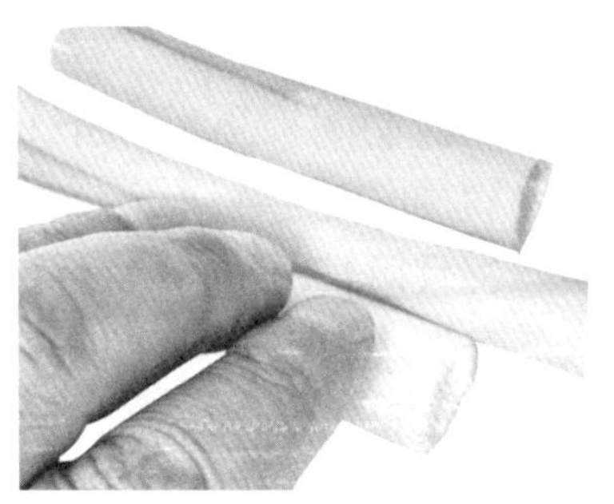

圖5–24

3. 革脈的兼脈：

革脈的兼脈僅見於與脈的脈律或脈率的兼脈。如革數脈、革遲脈、革代脈等。

五、革脈的現代臨床意義

革脈多見於感染性疾病，神經性疼痛，失血，抽搐，痙攣，婦女月經不調，流產等疾病。臨床上也見心肌梗塞，內臟腫瘤，肝膽疾病等。

六、革脈的分部及其現代臨床意義

大量的臨床實踐告訴我們：革脈有三關分部的異同，我們必須近一步加以總結。它的原因可能是：病變由神經的傳導，受刺激的神經與寸口脈分屬臟器的神經脊髓節段相鄰而產生這種特異的脈感。是一種芤脈與上邊弦脈的兼脈形式。

1. 寸脈革：

多見頭、心、心肌、心包膜、胸腔、胸壁、胸膜、肌肉與神經的無菌性炎症，痙攣，缺血性病變。

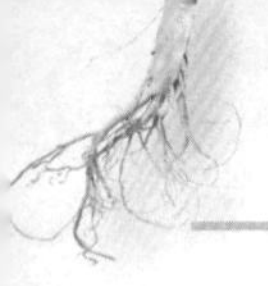

2. 關脈革：

見於肋間神經炎、肝、膽、胰、胰頭病變，脾周圍炎、腎周圍炎症性病變。

3. 尺脈革：

見於小腹痛，月經淋漓不盡、流產、產後出血、下肢抽搐、痙攣等。

七、革脈的鑒別

革脈應同芤脈、邊脈進行鑒別。革脈與芤脈的共同特點：同是中空脈。

革脈與邊脈的共同特點：同屬邊實脈，但芤脈與邊脈無需鑒別，這是因爲它們的脈感有明顯的差別。

1. 革脈：

中空、邊實，但革脈的邊實多是指由上而下的方向，而不能指左、右的方向，這種邊必須是弦邊。

2. 芤脈：中空，在左右方向有兩道不弦的邊。

3. 邊脈：

無中空，它在左右方向有一側是線狀的邊。同時另一寸口也常有相應的邊脈出現。

八、傳統醫學對革脈脈理的認識

中醫認爲：人體的亡血失精，脈道失去充盈則按之空虛，陽氣無所依附而外越，則輕取弦力而中空。

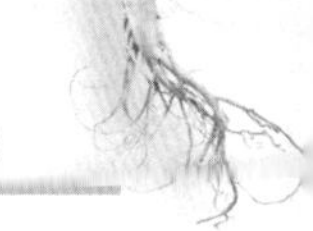

九、革脈模式圖

見圖5-25。

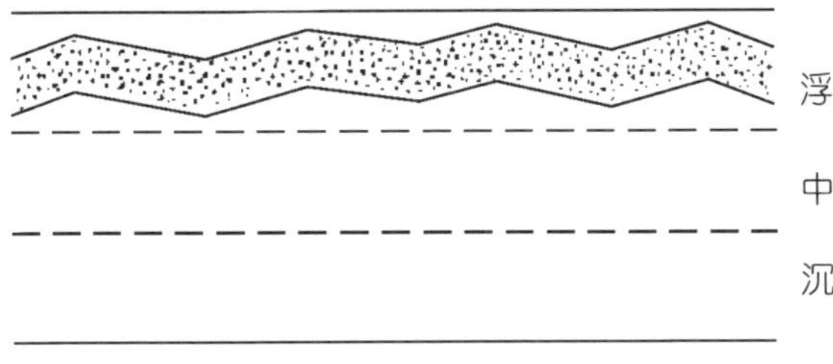

圖5-25 革脈示意圖

十、革脈脈訣歌

革脈歌

脈革形如按鼓皮，中空上弦主寒虛（1）。
邊無中空尺橈線，芤見中空二軟邊（2）。
革主疼痛無菌炎，寒虛陽斂精血減。
女人崩漏或流產，男子營虛或夢歡。
左寸脈革心悶悸，胸前牽痛病心肌（3）。
右寸脈革胸肺炎，症見肋痛與咳喘（4）。
左關脈革脾胃虛，脘腹脹滿身怠疲（5）。
右關脈革病肝膽，心煩肋脹逆胃脾（6）。
左尺脈革陽不固，腎虛腰酸小便逼（7）。
右尺脈革婦科病，流產出血諸病急（8）。

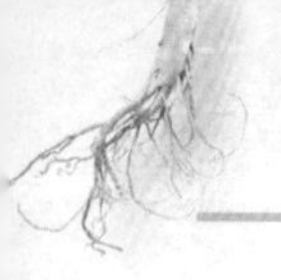

【革脈脈訣注釋】

(1)革脈如按鼓皮，中空上弦多主寒與虛。

(2)邊脈是尺、橈緣上的細線狀脈氣。芤脈中空，兩側爲柔軟管壁形成的邊。革脈多見疼痛與無菌炎症、寒虛陽斂等，也見女子經量多、流產，男人營虛、夢交等。

(3)左寸脈革多見胸悶或心臟疾病。

(4)右寸脈革多見肺部疾病。

(5)左關脈革多見脾胃虛寒。

(6)右關脈革多見肝膽炎症。

(7)~(8)尺脈革見下元炎症、出血、腰膝酸軟等症。

第十六節　牢　脈

一、概　述

牢脈特指沉、弦、實、大、長五脈的兼脈。

二、牢脈的研究

唐朝孫思邈在《千金翼方》中將革脈改爲牢脈，至此革脈、牢脈涇渭分明。歷史上革脈、牢脈的糾纏在偉人的筆下按說已經解決，但是不然，後世脈法仍然就革脈、牢脈有紛紜的看法。

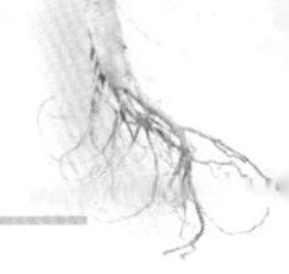

歷史上對牢脈脈素認識較全面的是李中梓，其在《醫宗必讀》中言：「兼弦、長、實、大之四象合爲一脈也，但於沉候取之。」至此，牢脈的五大脈素：弦、長、實、大、沉已被認識清楚。

中醫認爲：革脈浮大中空而邊實，它的病理是：內虛表實。牢脈弦長、實、大內沉，脈理是：內實表寒。兩脈有表裡虛實的原則區別。《脈學輯要》言：「革者浮緊無根之極，牢者沉堅有根之極，當以此辨之。」

總之，牢脈是有牢固而堅，而革脈的脈理則爲虛寒相搏、內虛上弦，故有「如按鼓皮」的比喻。

三、牢脈的現代醫學、病理解剖學原理

1. 血管壁的彈性降低、硬化、血容量充足。

2. 血管外周阻力的增加，如高血壓、血管緊張度的增加、痙攣等。

3. 心搏出血量的增加。

四、牢脈的指標

1. 牢脈的性質：

牢脈是沉、弦、實、大、長五種脈素的複合脈，其中沉脈素占大的成分。

2. 牢脈的指感：

如按瘦女子手背中指掌肌腱，圖5–26。

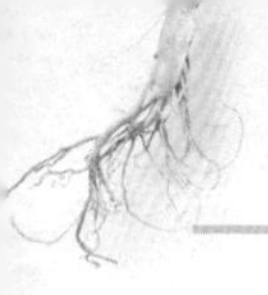

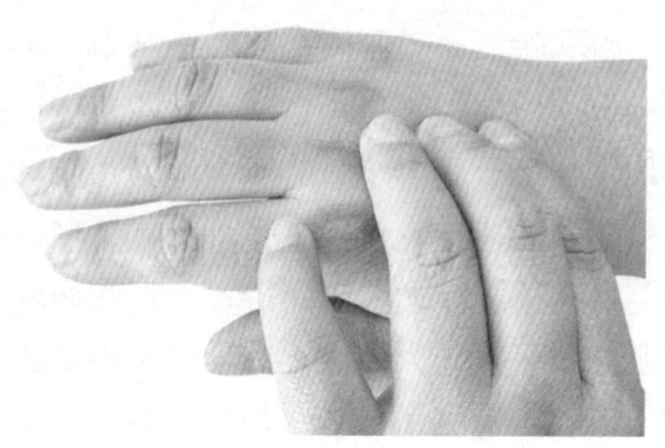

圖5-26

3. 牢脈的兼脈：

牢脈常見有脈的至數及節律方面的改變。

五、牢脈的現代臨床意義

牢脈多見動脈硬化，高血壓，組織器官的嚴重淤血，腫瘤及部分代謝性疾病等。常見有高血壓、冠心病、腦血管意外，也見部分感染性疾病的抽搐，靜脈曲張，周圍神經炎，化膿性感染，肝內腫瘤，腎病綜合徵，尿毒症，慢性空洞型肺結核等。

六、牢脈寸口分部現代臨床意義

牢脈脈沉，分部之牢臨床有之，但不易掌握，臨診時應注意病部與健部脈氣的異同。事實上牢脈脈形的確診主要是寸口脈的整體脈牢，一般牢脈的寸口分部多是脈暈點的異同，也就是說，在牢脈脈體上尋找脈位的、脈暈的、脈獨的獨異變化，是掌握牢脈三部分部的有效方法。

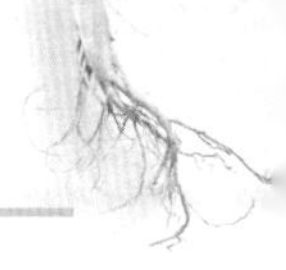

值得一提的是：牢脈雖然是沉屬，但其三部（脈暈點）可以獨浮牢、獨牢伏。

至於牢脈的三部主病：主要應參考人體寸口脈分屬表，一般浮而大的脈暈點多見臟器的體積增大、功能亢進，如腫瘤等。體積小的脈暈點多見臟器的體積縮小、功能的減退、慢性疾病等，如脈牢雙關下尺脈沉無力可見腎病等。詳見脈暈點章。

七、牢脈的兼脈及其現代臨床意義

牢脈常見兼脈有牢緩脈、牢遲脈、牢數脈、牢結脈、牢代脈等。在三部分屬上可見浮牢脈、牢無力脈、牢伏脈等。歷史脈學著作中，常見牢脈的浮脈，沉脈，大脈，實脈，弦脈，長脈的兼脈等。

筆者認為：牢脈本身就是沉、弦、實、大、長脈五脈的複合脈，再分別同此五脈兼脈是不符合脈理的，古人無非是表示牢脈的某一成分的比例大些，事實上那還是牢脈。至於浮脈與牢脈的兼脈是不合脈理的。但牢脈體上三部的獨浮，這又是臨床所常見的。

1. 牢緩脈：

見於下肢的慢性壓迫性病變，如慢性椎間盤突出症同側脈象。

2. 牢遲脈：

見於慢心率心臟病，如竇性過緩的冠心病、慢性風濕病、四肢潰瘍病、脈管炎、凍瘡等。

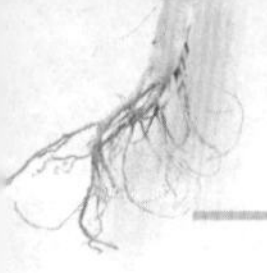

3. 牢數脈：

少見於臨床慢性感染性疾病，也見失血性疾病的危象。

4. 牢結脈：

見於血管硬化及其心臟病，如冠心病的心律不齊等。

5. 牢代脈：見於重症心臟病等。

八、中醫對牢脈脈理的認識

傳統醫學認為：牢脈見於陰寒內積，陽氣沉潛，脈氣內困。

九、牢脈模式圖

見圖5–27。

浮
中
沉

圖5–27　牢脈示意圖

十、牢脈脈訣歌

牢脈歌

沉弦實大長脈牢，浮取輕切無信號（1）。

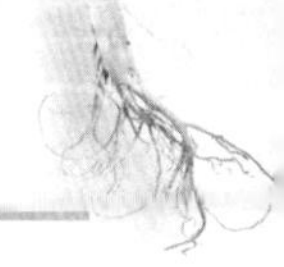

革脈芤弦疊位上，革虛牢實脈位殊（2）。
淤血硬化患癌腫，腎病風痙與瘍毒（3）。
左牢尋病心腦管，右查關屬胰膽肝。
關尺脈牢胰腸腎，泌尿生殖尺牢堅。

【牢脈脈訣注釋】

（1）牢脈以沉脈爲基礎的實、大、弦、長脈。

（2）革、芤脈的弦感在上，革主虛，牢主實，脈位也不同。

（3）脈牢多見各種重症，辨別可根據寸、關、尺分屬臟器尋感。

第十七節 細 脈

一、概 述

細脈特指脈道細的單因素。

二、細脈的研究

歷代脈學著作中以《脈經》最早把小脈、微脈規範爲細脈，其載有：「小大於微，常有，但細耳。」在《脈經》以前許多脈學著作多是小、微、細脈不分，或沒有把細脈單元化。

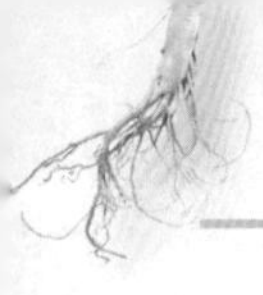

脈象的大小，多與脈力的強弱、脈管徑的粗細、脈位的浮沉、脈的長短互聯。而脈細僅只是脈管徑細的單因素。《脈經》以前以小代細只是對細脈的形象描述方式問題，細小的結合，或棄小而獨謂細，或小微而綜合爲細，這將是細脈發展的必然趨勢。

縱觀古代脈學著作，將細脈加入許多附加條件的有之，但細脈最終還是揚棄了脈力、脈的流速、脈的彈性、脈的長短等附加條件而獨成一脈。這些附加的條件則另成濡（浮柔細軟）、弱（沉細無力）、微（細而無力、似有似無、在中位）等，這也證明中醫脈學是一部不斷發展與完善的學科。

另外，脈細也有泛言脈道不粗的意識，與細脈是兩回事。

三、細脈的現代醫學、病理解剖學原理

1. 血液及體液的不足，導致脈管不被充盈。

2. 心臟每搏輸出量的減少（以上多見脈力的減弱）。

3. 脈管的收縮（多見脈力的增加）。

4. 神經支配血管的功能失調，或神經系統病變而導致的血管神經性功能失調，也見長期精神緊張而導致的脈管痙攣。

5. 縮血管藥物的作用。

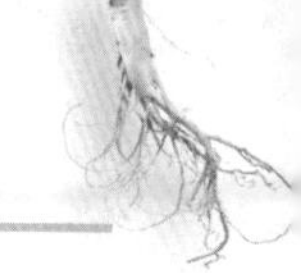

四、細脈的指標

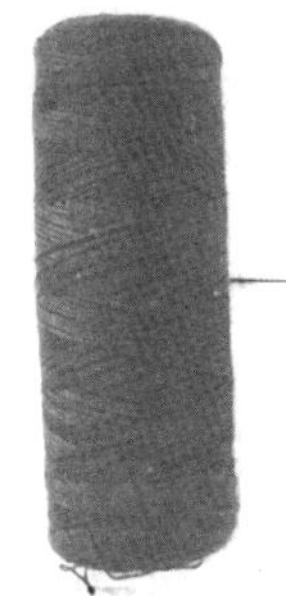

圖5-28

1. 細脈的性質：

特指脈道細的單因素。

2. 細脈的指感：

如觸細線，如觸頭髮，見圖5-28。

3. 細脈的兼脈：

可組成細脈類和兼象於其他脈素。細脈可同浮脈、沉脈、滑脈、緊脈、澀脈、緩脈、短脈、遲脈、數脈、弦脈等兼脈。但不應再同濡脈、弱脈、微脈兼脈，因爲這些脈象都是以細脈爲主要脈素。細脈原則上不應同實脈、洪脈、濁脈等大脈類兼脈，也不應再同虛脈兼脈，事實上虛細脈也還是濡脈而已。

五、細脈的現代臨床意義

細脈在臨床上常見的有：

1. 血容量的不足，常見大出血，機體在嚴重失血的應急狀態下，由血管的收縮而達到血壓的維持，一般出血量占總量的 1/4 時多可出現細脈。如消化道大出血，大咯血，鼻出血，宮外孕出血，外傷性大出血等。

2. 心臟低排血量性疾病，如心肌梗塞，心瓣膜的高度狹窄，心包積液，狹窄性心包炎，嚴重的心肌病變及心力

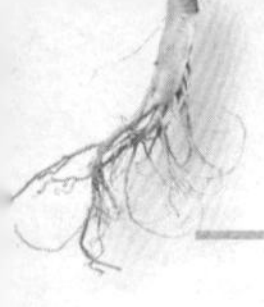

衰竭等病變。

3. 早期的休克病變，如低血容量休克，心源性休克，中毒性休克的微血管障礙。

4. 慢性病變，如慢性營養不良，長期的神經衰弱，肝臟的慢性病變，高腎素性高血壓，劇烈的疼痛，精神緊張等。

5. 神經系統的病變，營養血管的神經功能減弱而導致的血管變細。

六、細脈分部的現代臨床意義

細脈的「細」是橈動脈管徑的細，在這種意義上來說，橈動脈一般不會發生一段管徑細、一段管徑粗的怪現象。但臨床上細脈脈道上會出現寸、關、尺三部脈氣不等同的現象，這種脈氣的不等同變化，實際上僅是細脈的脈暈點脈象的變化，詳見脈暈點章。

七、細脈的鑒別

細脈應當與微脈、濡脈、弱脈進行鑒別，因爲它們同屬細脈類。鑒別點在於它們的脈位不同和脈力不盡相同。

1. **細脈**：脈位居中，脈細如頭髮，觸感明顯。

2. **濡脈**：

脈位居浮，脈細柔軟，輕觸可得，按之則無。

3. **弱脈**：

脈位居沉，脈細柔弱，沉取始得，舉之則無。

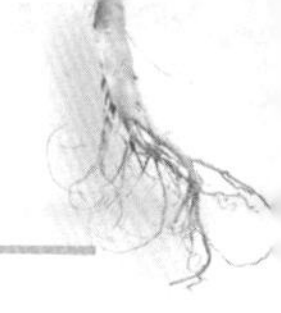

4. 微脈：

脈位居中，脈細無力，模糊不清，似有似無的脈感。

八、細脈兼脈的臨床意義

1. 浮細脈：

見於機體臟器血供不佳，體能低下，外寒內熱的病人，神經功能紊亂等。

2. 沉細脈：

慢性消耗性疾病，神經官能症，精神病的恢復期，慢性胃腸疾病等。

3. 細滑脈：

見於神經衰弱、癲癇、腦部感染、腦外傷及中毒、腸胃不佳等。

4. 細澀脈：

見於各種陰虛血虧和血滯，如各種貧血等。

5. 緊細脈：見於各種寒痛、痙攣、風濕等。

6. 細緩脈：

見於慢性腸道疾病，風濕病，下肢酸寒，婦科炎症等。

7. 細短脈：

見於氣血雙虧，如慢性貧血、消耗疾病、糖尿病等。

8. 細遲脈：

見於部分植物神經功能紊亂，腦皮質功能失調，腸胃功能及子宮宮縮乏力等。

9. 弦細脈：

神經官能症，精神症，高血壓，甲狀腺機能亢進，交

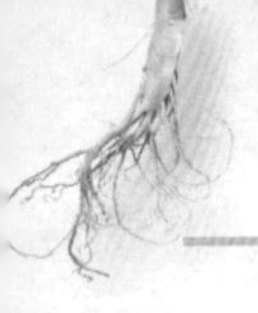

感神經異常興奮，腎上腺素分泌增多，肝脾腫大；如血吸蟲病，瘧疾，黑熱病，白血病，傷寒，慢性肝炎，膽囊炎，胃炎，十二指腸炎，胃潰瘍，胃癌，食道痙攣等。

10. 細數脈：

各種貧血，結核，神經功能紊亂，神經衰弱，精神分裂症，膈肌痙攣，心臟疾病，胃部疾病，血液病，腳氣病等。

九、傳統醫學對細脈脈理的認識

中醫認為：

1. 血虛導致脈管不能充盈；
2. 氣虛無力鼓動於脈；
3. 濕邪困阻脈道。

故脈細如線，軟弱無力。

十、細脈模式圖

見圖5-29。

圖5-29　細脈示意圖

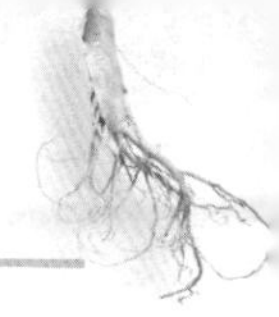

十一、細脈脈訣歌

細脈歌

脈細如線沉浮顯，陰陽氣血虛衰觀（1）。
少壯春夏此脈病，老弱秋冬可見平（2）。
寸細沉見胸悶痰，中焦虛炎細沉關（3）。
寸關皆細尺脈短，氣血虧損四肢寒（4）。
久痢下寒左尺細，右尺脈細寒腎元（5）。
緩細胃腸關節痛，短細血虧氣不充（6）。
滑細中樞多有痰，緊細疼痛關節攣（7）。
弦細失神遲細疼，數細正虛多感染（8）。
神經官能脈細線，尋醫求藥無功返（9）。

【細脈脈訣注釋】

（1）細脈如線應指明顯，主諸虛。

（2）年輕人在熱天有此脈多爲病脈，而老年人在秋冬出現該脈，多見正常脈。

（3）寸細沉可見胸悶、久痰，關細沉多見中焦炎症、脾胃虛寒等。

（4）寸關脈細尺脈短，多見氣血雙虛，四肢怕冷。

（5）左尺脈細見於慢性腸炎，右尺脈細多見腎元寒。

（6）脈緩而細多見胃腸不佳，四肢關節不好。

（7）脈滑而細多見神經系統病變，脈細而緊多見疼痛諸症與關節不好。

（8）脈弦細多見神經系統病變，脈遲而細見諸疼

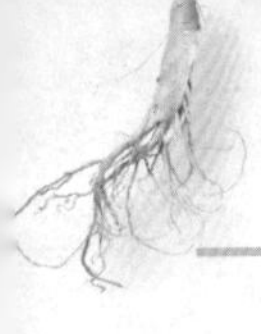

痛，脈細而數見正氣不足。

(9) 神經官能症常常脈細如線，不易治療。

第十八節　濡　脈

一、概　述

濡脈特指浮、細而軟三種脈素的兼脈。

二、濡脈的研究

歷代脈學著作中，濡脈的藍本主要是《脈經》。其曰：「軟脈極軟而柔細。」這裡的軟即濡脈。

濡脈的指感問題，歷代脈學專家皆以「水中漂帛」的形象描述來形容濡脈的脈感，手觸水中之帛，觸之一定是浮、軟無力的那種感覺，便無細，此乃這種形容的缺點。在大量的臨床實踐中我們發現：濡脈與觸女孩手背靜脈的浮、軟、細感覺相似。

三、濡脈的現代醫學、病理解剖學原理

1. 心臟搏動無力，每搏輸出量減少。
2. 血管彈性阻力的降低。

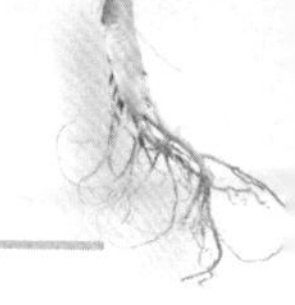

3. 血容量的不足。

這是構成濡脈的三要素。

四、濡脈的特徵

1. 濡脈的性質：

濡脈是浮、細無力脈的複合脈，脈象必含浮、細、軟三要素。

2. 濡脈的指感：如觸女童手背靜脈。

3. 濡脈的兼脈：

濡脈可出現至數、節律的變化。不應同浮脈、沉脈、細脈、弱脈兼脈。不應同沉脈、弱脈兼脈的原因是脈位的不同，但臨床上可見寸口分部的獨沉、獨浮等。與浮脈、細脈的再兼脈是贅兼。常見濡脈的兼脈有濡緩脈、濡遲脈、濡數脈、濡滑脈、濡滑數脈。

五、濡脈的現代臨床意義

濡脈多見體質虛弱，慢性貧血、慢性消耗、體能低下、臟器功能低下、免疫低下性疾病。中醫認為是陰陽雙虛，氣血雙虧或主濕等。

六、濡脈的寸口分部及其臨床意義

濡脈由於脈體柔小，要在寸口分部上尋獨濡、獨不濡，很難與濡脈上的脈暈點進行區分，但濡脈脈體上的三

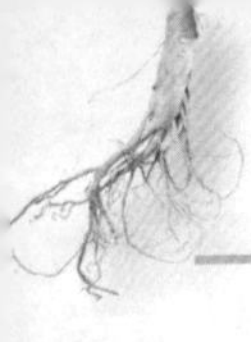

部獨浮、獨沉，脈暈的獨大、獨小、獨堅，如沙粒的脈感易尋。古脈書中的三部主病，事實上也只是分部之獨或脈暈之獨（脈暈點）。濡脈的獨浮與獨沉只是濡脈脈暈點浮、沉脈素的比例之獨，無須聯繫於弱脈。見脈的兼脈原則。

1. 寸浮濡：

多見自汗，神經衰弱，甲狀腺機能亢進，貧血性頭痛等。

2. 寸沉濡：

多見胸悶、氣短、頭暈、心腦供血不足、機能不良等。

3. 關浮濡：

見於急性胃腸炎症，肝膽疾病，糖尿病等。

4. 關沉濡：

見於慢性胃腸功能不良，長期情緒憂慮，免疫力低下，慢性消瘦等。

5. 尺浮濡：

見於腸道、下肢、泌尿、生殖系統炎症、疼痛、腫塊等。

6. 尺沉濡：

見於腸道、下肢、泌尿、生殖系統的功能不足、寒冷、酸痛等。

七、濡脈及其兼脈的現代臨床意義

1. 濡遲脈：

見於四肢寒冷、腸胃功能不良、末梢神經炎等疾病。

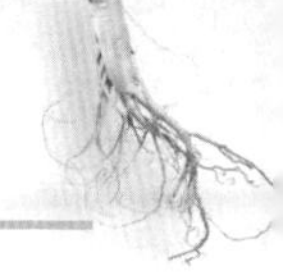

2. **濡緩脈：**

見於慢性氣管炎、支氣管炎、慢性胃病、胃腸消化不良、肝膽慢性疾病、婦科疾病、下肢骨關節病變等。

3. **濡數脈：**

多見氣管、支氣管、上呼吸道感染、腸道疾病、婦科疾病、泌尿系疾病等。

4. **濡滑脈：**

多見氣管支氣管炎、上呼吸道疾病、耳源性眩暈等。

5. **濡結脈：**見於心臟病的心悸、氣短等。

6. **濡滑數脈：**見於各種腸道疾病。

八、傳統醫學對濡脈脈理的認識

中醫認爲：陰血不足，脈道不充，陽氣失斂則外浮，濕邪困滯則脈動無力，故脈浮細而無力。

九、濡脈模式圖

見圖5-30。

浮

中

沉

圖5-30　濡脈示意圖

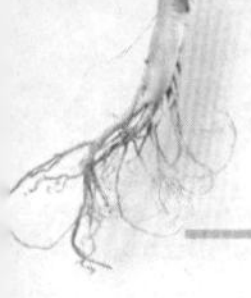

十、濡脈脈訣歌

濡脈歌

濡浮柔細脈失充，觸手靜脈十歲童（1）。
極細欲絕中稱微，沉細柔弱線細中（2）。
輕刀刮竹血澀行，廣義之細各不同（3）。
濡見寸浮自汗多，寸沉心腦弱負荷（4）。
脾胃虛寒濡關沉，關浮脈濡必虛陰（5）。
脈濡尺沉虛寒腎，尺浮臍下諸炎生（6）。
濡遲濡緩關節寒，濡結心悸胸悶煩（7）。
濡數體虛多上感，百損諸虛皆因關（8）。

【濡脈脈訣注釋】

（1）濡脈爲浮柔細脈，如觸小女孩的手靜脈。

（2）在中脈位的極細脈爲微脈，沉位的柔細脈爲弱脈，而細脈如線在中位。

（3）脈不粗大常可以稱脈細，這是廣義之細。

（4）脈濡寸浮多自汗，寸沉常見心腦供血不佳。

（5）關沉而脈濡多見脾胃虛寒，關脈浮而脈濡多見陰虛。

（6）脈濡尺脈沉多見腎氣虛寒，脈濡尺浮以炎症爲多見。

（7）脈濡而遲緩常見關節疾病，脈濡而結常見心臟病。

（8）脈濡而數多病常見脾胃功能欠佳。

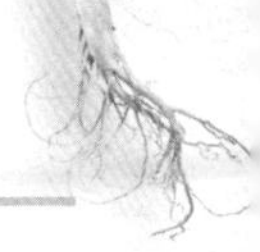

第十九節 弱 脈

一、概 述

弱脈特指沉、細、無力脈的複合脈，與濡脈在脈位上對舉。

三、弱脈的研究

在《脈經》以前，濡脈與弱脈是界線不清的。是王叔和把濡脈界定爲浮細無力，弱脈界定爲沉細無力。自《脈經》後，濡、弱二脈才各立門戶。

關於弱脈的客觀形象描述，以李言聞《四言舉要》「柔小如綿」和齊德之《外科精義》「綿綿如瀉漆之絕」最爲形象。如油漆在倒完時那樣的纖細柔軟，如棉花纖維那樣的細軟。根據臨床實踐，結合自身體會，弱脈的脈感，如觸人鼻旁動脈。

三、弱脈的現代醫學、病理解剖學原理

1. 心功能不全，心臟每搏輸出量的減少。
2. 有效循環血量的不足。

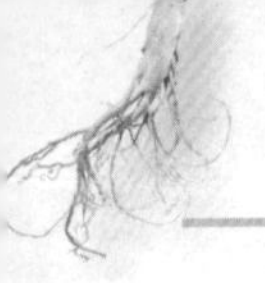

3. 血管內壓減弱（血管彈性回縮，脈管細柔）。

四、弱脈的特徵

1. 弱脈的性質：

弱脈是沉、細、無力脈的複合脈，脈含沉、細、柔三要素。

2. 弱脈的指感：如觸小指第三指節動脈，見圖5–31。

3. 弱脈的兼脈：

弱脈可有脈的至數、節律等性質的兼脈。如弱滑脈、弱澀脈、弱緩脈、弱數脈、結弱脈、弱代脈等。

歷代脈學著作中關於弱脈的兼脈，有些不太嚴謹。弱脈不應同微脈兼脈；這是因爲弱、微的兼脈很難同弱、微二脈加以區別。

另外微脈脈位在中，弱脈脈位在沉，微脈已經微乎其微，哪還能透過微觸及沉位的弱。弱脈也不應再同沉脈兼脈，因爲弱脈本身就有沉脈脈素。弱脈更不應同虛脈、浮脈、濡脈兼脈，這是因爲它們的脈位對舉。

當然弱脈應有狹義廣義之分，狹義的弱脈，即弱脈。廣義的弱脈，泛指各種無力之脈，例如浮無力脈、濡脈、虛脈等。否則昔賢不會將對立並不能相互兼脈的脈相提並論，這有害於後學。

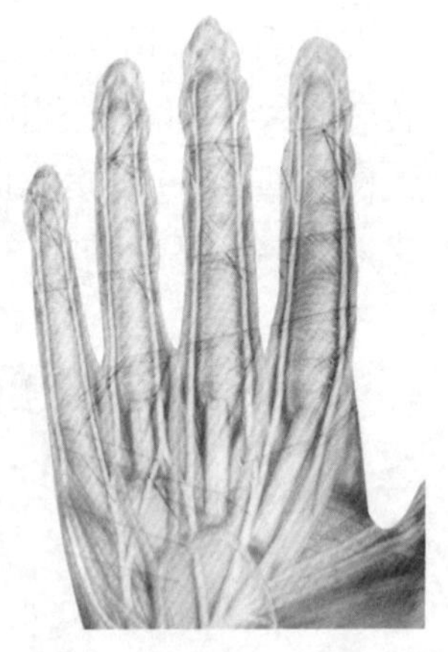
圖5–31

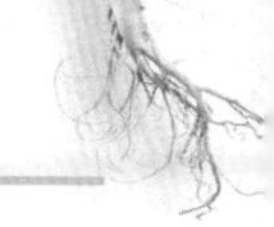

今天我們學習脈學，第一，不能追隨大流；
第二，不能約定俗成；
第三，不可膠柱鼓瑟。

五、弱脈的現代臨床意義

弱脈見於各種慢性疾病或營養不良及過度消耗性疾病。還可見嚴重的心功能不足，休克病人等。常見慢性消化系統疾病、惡性腫瘤、長期神經衰弱、風濕性心臟病、貧血、腦血管疾病的患肢脈象、慢性炎症等。

六、弱脈寸口分部的現代臨床意義

1. 寸脈弱：

多見於腦心的供血不足，心、腦、肺、甲狀腺功能不足、五官的機能不足等。

2. 關脈弱：

多見於消化力減弱，慢性胃腸疾病、免疫力低下、慢性營養不良，肝、膽、胰腺、腎臟的機能減退、慢性炎症、消化系統的惡性腫瘤等。

3. 尺脈弱：

見於脈道、泌尿、生殖、下肢的機能減退、良性炎症等。常見症狀有：大、小便的不定時，小便不盡、月經不調、不孕、性功能低下、下肢酸寒、骨關節功能不足等。

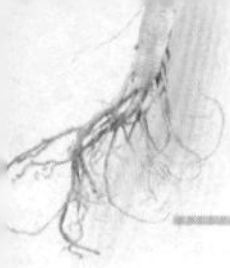

七、弱脈的兼脈及其現代臨床意義

1. 弱滑脈：

見於女子月經期後，若妊娠婦女可見流產，也見急性腸道疾病等。

2. 弱數脈：見於極度的虛脫，休克前期等。

3. 弱澀脈：見於休克的微血管衰竭期（DIC）脈象。

4. 弱緩脈：見於各種關節疾病及其功能障礙。

5. 弱結脈：見於心臟病。

6. 弱代脈：見於心臟病。

八、傳統醫學對弱脈脈理的認識

中醫認為：血不足，脈道失去充盈則脈細，陽氣虛則脈沉無力，故脈弱。

九、弱脈模式圖

見圖5-32。

浮

中

沉

圖5-32　弱脈示意圖

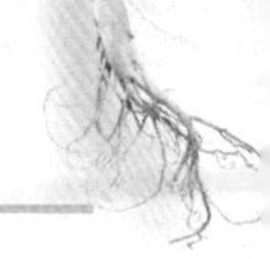

十、弱脈脈訣歌

弱脈歌

脈弱柔細得於沉，氣血雙虛寒煞人（1）。
弱沉柔細濡位浮，陰陽之虛脈位估（2）。
寸弱上虛在肺心，關弱脾胃減機能（3）。
耳鳴經滯不孕子，肢寒腸患覓神門（4）。
左寸脈弱胸悶歎，右寸自汗氣亦短。
脾失健運弱左關，氣鬱心煩右關參（5）。
臍下諸虛弱左尺，右尺肢腫與形寒（6）。
經後小產脈弱滑，弱數休克眼眩花（7）。
弱澀脈衰微循環，弱結弱代心病觀（8）。
也見血虛經滯孕，食道癌腫吐津涎。
廣弱泛指脈力減，脈弱柔細沉三兼（9）。

【弱脈脈訣注釋】

（1）弱脈是沉位前提下的柔細脈，多見氣血雙虛。

（2）濡脈與弱脈的脈位不同，主病不同，濡主陽虛，弱主陰虛。

（3）寸弱見上虛，關弱爲中虛，尺弱見下虛。

（4）左寸弱多見胸悶，右寸弱多見氣短。

（5）左關弱多見脾失健運，右關弱可見氣鬱心煩。

（6）左尺脈虛多見下元虛寒。

（7）右尺虛多見下肢水腫與肢體酸寒。

（8）脈的弱澀多見微循環衰竭，弱結、代均見心臟

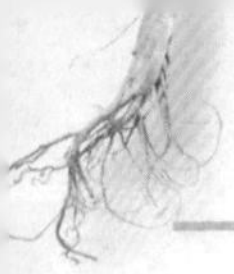

病。還見血虛、滯經、不孕症、食道腫瘤等。

(9) 脈無力常常稱脈弱，但不是脈學意義上的弱脈，弱脈是沉、柔、細脈的組合脈。

第二十節　微　脈

一、概　述

脈細無力，若有若無，模糊不清。

二、微脈的研究

微脈的成文應當歸於王叔和，其《脈經》載有：「極細而軟，或欲絕，若有若無。」而《脈經》前張仲景的著作中亦有對脈微的提及，但沒有上升到以微脈來命名的高度。張仲景曰：「少陰清穀，裡寒外熱，手足厥逆，脈微欲絕。」

後世脈法多宗叔和之說。

三、微脈的現代醫學、病理解剖學原理

微脈是各種原因如急性心臟泵功能衰竭，嚴重失血、失液等引起的血壓下降，有效循環血量不足而出現的脈搏

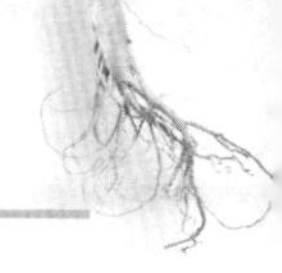

細軟無力，似有似無，欲絕非絕，模糊不清，甚至不顯其象的脈搏現象。

四、微脈的特徵

1. **微脈的性質**：脈極細軟，是多種脈素的複合脈。

2. **微脈的指感**：

脈極細軟，似有似無，模糊不清，如微風擺小蛛絲之韻，如微風吹鵝絨。

3. **微脈的兼脈**：

微脈可見與浮脈、沉脈、數脈、緩脈、短脈、結脈、代脈等的兼脈，不應兼於細、弱脈。

五、微脈的現代臨床意義

臨床上凡致使心排血量降低，血容量減少，毛細血管床淤血，超越了人體的代償能力皆可出現微脈。疾病有大面積的心肌梗塞、嚴重的心律失常、急性心包填塞、心排血量明顯減少、血管和組織灌流性休克，此時可出現微脈。也見嚴重感染性疾病，例如休克型肺炎、中毒性細菌性痢疾、急性梗阻性膽管、嚴重的過敏性休克、嚴重的創傷，均可由一定機制導致有效循環血量的減少，出現休克而脈微。

另外，慢性消耗性疾病，例如惡性腫瘤，也可導致極度的衰竭，尤其是循環衰竭時也會出現微脈。

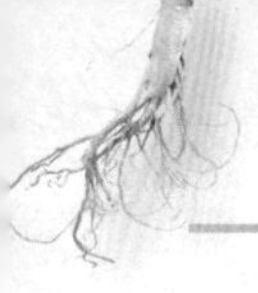

六、微脈分部的臨床意義

臨床實踐證明，微脈是存在分部的，微脈的分部極具臨床意義。

1. 寸脈微：

多見腦心血供不足，多見心功能不足及有效血容量不足性病變。

2. 關脈微：

多見中焦氣弱，胃納不足，免疫低下，肝膽功能不足。有效循環血量不足，或微循環淤血病變。胰腺功能不足，但因食量和體能的減少而不會發生胰島素的不足。

3. 尺微：

一般情況下，見腰酸以及下肢病變、生殖能力不足、腸道功能不佳、小便淋漓不盡等。危重情況見心功能不足、有效循環血量的減少及微血管的淤血等重症。

4. 三關微：氣將絕。

七、微脈的鑒別

微脈應當同細脈、弱脈、濡脈相鑒別。它們共同的特點是脈道細弱，應指無力，它們有脈位、脈張力之別，但無脈管徑的明顯不同。必須強調的是脈氣與脈管徑不是一個概念，脈管徑粗不代表脈氣就大。

1. 微脈：

脈位在中的極細微脈。它似有似無，應指模糊不清，

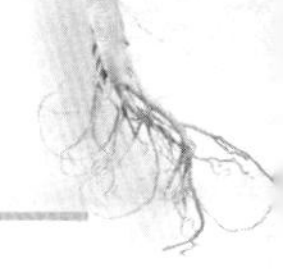

似觸無名指第二指動脈，又如微風擺小蛛絲之韻。

2. 細脈：

脈位在中的細無力，但應指明顯的脈，它清晰可辨，其細如線，如髮絲。

3. 弱脈：脈位在沉，沉細無力，如觸鼻旁動脈。

4. 濡脈：脈位在浮，浮細無力，如觸女童手背靜脈。

5. 脈位：它們的浮沉順序爲：濡—細、微—弱。

6. 脈張力：

它們由高——低的順序爲：細—濡—弱—微。

7. 觸感的明顯程度：

由高——低的順序爲：細—濡—弱—微。

八、微脈兼脈的臨床意義

1. 浮微脈：長期低熱、慢性消耗，多見上焦病。
2. 沉微脈：多見於感染性疾病的後期。
3. 微緩脈：見於因寒冷凍僵的危重病人。
4. 微數脈：見於有效循環血量銳減的休克病人。
5. 微短脈：因受驚嚇。
6. 微結脈：心臟疾病的晚期表現。
7. 微代脈：微代必立死。

九、傳統醫學對微脈脈理的認識

中醫認爲：微脈是陰陽氣血極虛或陽氣欲竭。

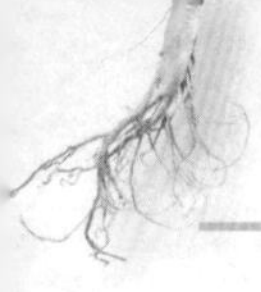

十、微脈模式圖

見圖5-33。

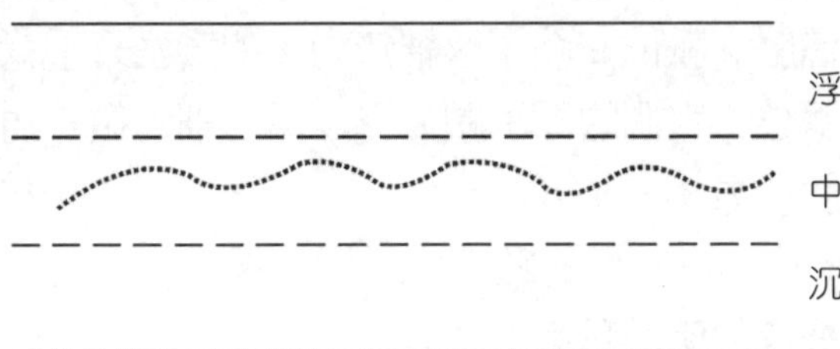

圖5-33　微脈示意圖

十一、微脈脈訣歌

微脈歌

微脈蛛絲有若無，氣血諸虛陽不足（1）。
寸微氣促或衰心，關微中焦慢耗病（2）。
尺微臍下諸寒弱，男爲勞極女滯經。
微而欲絕血虛崩，功能出血產後風（3）。
左寸脈微心力衰，溫陽定悸強心甙（4）。
左關脈微胃氣寒，肋痛肢寒餐後滿（5）。
右寸脈微氣虛喘，右關脈微淤肝膽（6）。
右尺脈微腎陽衰，沉微陰虛慢耗裁（7）。
浮微低熱癒微緩，頻驚氣虛見微短（8）。
微數血少心跳頻，微見結代心必停（9）。

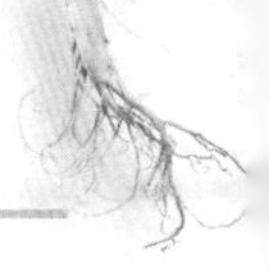

【微脈脈訣注釋】

（1）微脈指感如觸蜘蛛絲，見氣虛血虧。

（2）微脈的氣血虧損見三部分屬，對應臟器爲疾病臟器。

（3）脈微欲絕見於大出血或慢性失血病人。

（4）左寸脈微多見心臟功能不佳，可以進行溫陽、強心治療。

（5）左關脈微脾胃寒，可以出現肢冷、胃脹等症。

（6）右寸脈微見於肺部疾病，右關脈微肝膽氣鬱。

（7）右尺脈微多見腎陽不足，沉微見陰虛慢性病消耗。

（8）脈浮微多見低熱，緩解爲微緩。微短脈見氣虛，多見精神緊張。

（9）微數可以導致心動加快，微脈見結、代，多見病情危重。

第二十一節 芤脈

一、概 述

芤脈特指浮、大、柔、中空四大要素的複合脈。

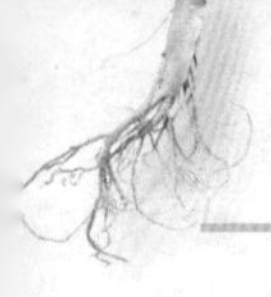

二、芤脈的研究

芤脈最早見於張仲景的著作，但以《脈經》對芤脈的記載最爲標準。其曰：「芤脈脈浮大而軟，按之中央空，兩邊實。」至此歷代脈學著作基本遵此說。

芤是蔥管之意，芤脈的脈感如同手觸蔥管，中空而邊實，甚至可觸到兩道邊，這種邊實是相對中空而言，也只能是軟的力度，否則是錯誤的。中空並不是一點脈力也沒有，是一種介於軟與無之間的脈力，說到底就是與舉過心臟水平的前臂靜脈的脈力相近。

《脈訣》、《察病指南》等把芤脈的中空記載成「全無」是錯誤的。寸口脈道是橈動脈，橈動脈內全沒有了血流，手一定會壞死的，手在沒有血流以前，腦和心早就沒了血供，人也沒有生命了。

事實上用手觸蔥管的描述來形容芤脈僅是一種形象的說法，與真正手觸芤脈的感覺尚有一定差距。根據臨床經驗，結合個人候脈體會，觸芤脈好似觸體力勞動人前臂靜脈在超過心臟水平時的脈感，中空而兩道邊。邊有兩種原因形成：

1. 靜脈管壁；
2. 靜脈的肌間切跡。

【注】靜脈的邊沒有動脈的邊厚，靜脈管壁加肌間溝邊恰似芤脈邊。

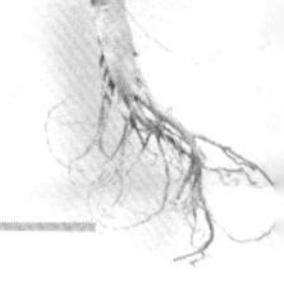

三、芤脈的現代醫學、病理解剖學原理

芤脈在嚴重失血或嚴重缺水的情況下出現，也見高血壓過量服用降壓藥時出現。由於血容量的驟減，腦神經的功能紊亂、血管尚沒有立即收縮，脈象出現脈體大、中空甚至可觸及脈管兩道邊的脈象。

四、芤脈的特徵

1. 芤脈的性質：

芤脈是浮、大、中空，甚至能觸及兩道脈邊的複合脈。

2. 芤脈的指感：

如觸體力勞動人超心臟水平時前臂靜脈脈感。古喻：如觸蔥管，見圖5-34。

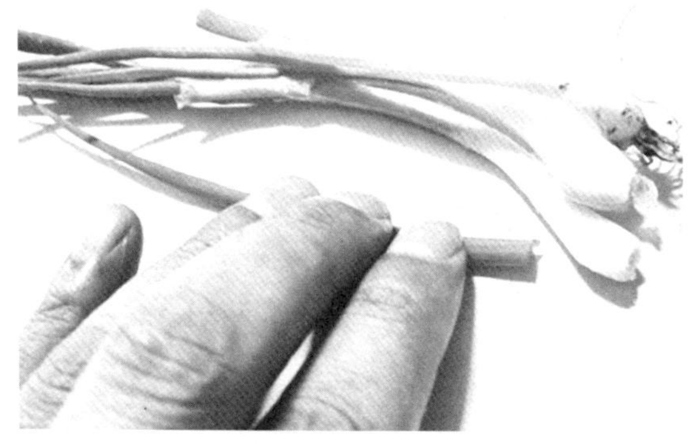

圖5-34

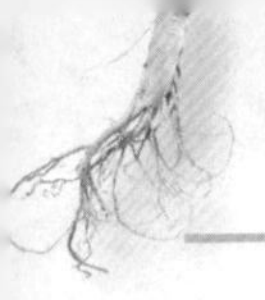

3. 芤脈的兼脈：

芤脈可同弦脈兼脈成革脈。芤脈可同數脈、緩脈、遲脈、澀脈、濁脈兼脈。不應同浮脈、微脈、虛脈兼脈。芤脈與浮脈不應再兼脈，芤脈中有浮脈脈素。微脈與芤脈不能兼脈的原因是因爲微脈是細脈脈屬，而芤脈是浮、大之脈。芤脈不應與虛脈兼脈的原因是兩種脈的差別很小，僅是脈柔與中空的區別，脈柔與中空的兼脈是矛盾的，也是不可能的；即中空就不能柔軟，既柔軟就不可能中空。虛芤脈的兼脈見於《醫學入門》、《脈學闡微》。微脈與芤脈的兼脈見於《脈經》、《三因方》。

五、芤脈的現代臨床意義

芤脈見於各種急性大出血，例如，上消化道出血、腸出血、大咯血、功能性子宮出血和外傷性大出血等。也見急性胃腸炎、食物中毒等導致的嚴重吐瀉、脫水而出現的急性血容量驟減。

還見慢性腸道疾病造成吸收不良、慢性腹瀉、高溫出汗、長期減肥攝入不足等。臨床上還少見於脈形寬大的高血壓病人過量使用降壓藥後。

六、芤脈的寸口脈分部及其現代臨床意義

1. 寸脈芤：多見大咯血、鼻出血等。

2. 關脈芤：多見肝膽疾病出現的嘔血、黑便等。

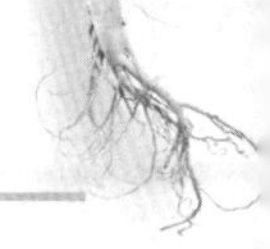

3. 尺脈芤：

多見女子功能出血、流產、血尿、血便等。

4. 寸口脈芤：

大出血量占血容量的1/5時可出現芤脈，也見脫水、高血壓過量口服降壓藥等。

5. 右寸脈芤：多見肺出血。

6. 左關脈芤：多見脾、胃出血。

7. 左尺脈芤：多見胃腸道疾病及肛門出血。

8. 右尺脈芤：多見泌尿、生殖、婦科出血。

七、芤脈兼脈及其現代臨床意義

1. 芤數脈：

見於急性虛脫、急性腸道疾病、胃腸出血、酒後出血、男子遺精、貧血、血液病等。

2. 芤緩脈：見於泌尿、生殖、婦科、肛門出血等。

3. 芤澀脈：見於肝、脾腫大之失血。

4. 芤遲脈：見於寒性嘔血，如上消化道出血等。

5. 芤濁脈：

常見高血壓合併有三高症患者過量服用降血壓藥物後。

八、傳統醫學對芤脈脈理的認識

中醫認爲：急性失血脫水、脈道失於充盈、津血亡失、陽氣外浮，故脈浮、大而中空。

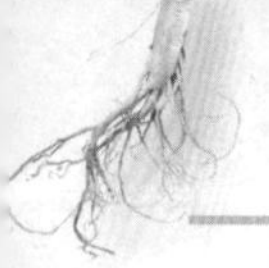

九、芤脈模式圖

見圖5-35。

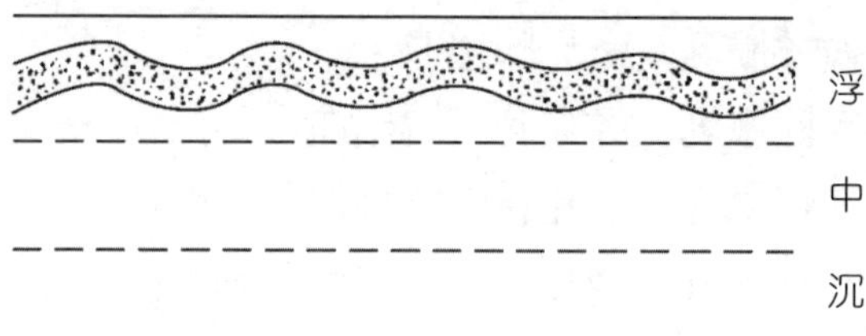

圖5-35　芤脈示意圖

十、芤脈脈訣歌

脈芤浮大空若蔥，過頭靜脈癟大空（1）。
暑熱大汗津液傷，血虧氣虛脈失充。
虛浮大軟管尚圓，芤浮中空管癟扁（2）。
革疊芤弦位在上，邊爲脈邊尺橈緣（3）。
寸芤失血病在胸，關芤出血胃腸痛（4）。
臍下失血尺部芤，赤淋溏痢崩漏紅。
脈芤而數產後風，頭暈目眩陰血崩（5）。
芤遲嘔血溫補中，芤數嘔血清補同（6）。
左寸脈芤產後崩，貧血心悸神失聰（7）。
傷內淤血肋間痛，胸膜炎症與腫膿。
右寸脈芤咳衄血，慢病耗血左關芤（8）。

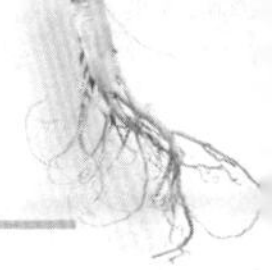

右關脈芤胃腸痛，抗炎爲首刀見重（9）。
芤而見澀肝脾腫，腹滿黑便兩肋痛。
左尺脈芤肛便紅，慢腸潰瘍或瘤腫（10）。
血液諸病右尺芤，紫癜再障貧血容（11）。
濁芤多見三高症，過於降壓脈芤同（12）。

【芤脈脈訣注釋】

（1）浮大空爲芤脈，形如觸蔥管。如人手舉過頭時靜脈的乾癟。

芤脈見於失液、失血。

（2）虛脈與芤脈的鑒別是：虛脈管圓無力，芤脈管扁。

（3）革脈是芤脈的上緣見弦邊，邊脈是脈的兩邊出現弦邊。

（4）按寸、關、尺的分屬尋找對應臟器的出血、脫水等症。

（5）芤數脈可見產後的血崩。

（6）脈芤遲應溫中，脈芤數應清補。

（7）左寸脈芤也見於產後大出血。還可見內傷淤血、胸膜炎、化膿性感染等。

（8）右寸脈芤多見咳、衄血，慢病的耗血多見左關芤。

（9）右關脈芤可見腸胃痛，早期可以抗炎治療，必要時手術探查。

芤澀脈可見肝占位、肝硬化等。

（10）肛門疾病特別是大出血常常出現左尺脈芤。

（11）血液病有時可見右尺芤。

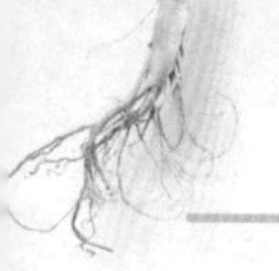

(12) 有高血壓而服過量降壓藥時脈可芤。

第二十二節 散 脈

一、概 述

散脈特指脈管壁的張力極低、脈氣不斂的單因素。

二、散脈的研究

歷代脈學著作中對散脈描述最爲合法的見有《脈訣》及《診家樞要》等。《脈訣》載：「渙漫不收，其脈爲散。」《診家樞要》言：「散，不聚也。有陽無陰，按之滿指，散而不聚，來去不明，漫無根底。」《脈訣》突出的是「渙漫不收」，《診家樞要》突出的是「散而不聚」，均道出了散脈脈管壁的張力極低，脈氣不斂的指感標準。

真正把散脈確立爲獨立脈形的是《脈經》，其曰：「大而散，散者氣實血虛，有表無裡。」在《脈經》以前散脈以季節脈或非病脈稱之，詳考《難經》等古脈著。

事實上散脈是指脈管壁的鬆弛、張力明顯降低、脈管壁與周圍組織無明顯邊界的脈覺。它是浮大而極無力之脈，此大只是管壁鬆弛之大，是散漫之大，並不是脈勢之大或脈寬有力之大。清代醫學家周學海說的好：「只是形

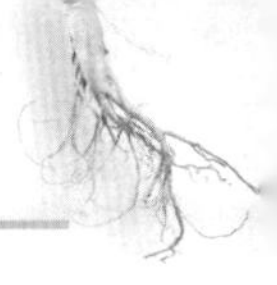

體寬泛而兩邊不斂，渾渾不清耳。」

散脈其脈管壁張力的低下，一是其分屬臟器的神經失於調理；二是心肌收縮力乃至心臟每搏輸出量的減少或心臟節律的改變；三是有效循環血量的減少；四是微循環的阻力銳減等，這些綜合因素的作用下產生。

血管壁張力極低的脈象表現形式則是脈浮極軟，軟到脈管壁與周圍組織的指感渾沌不清，渙漫不收，散而不聚的程度。

這裡必須指出的是：散脈的浮、大是血管壁張力極低的一種脈象結果，浮、大並不是散脈的脈象要素，否則就會產生錯誤。大脈具有脈力、脈管徑、脈來勢大的綜合因素。而散脈之大只是脈的渙散不收而已。

根據臨床觀察及體會，散脈的脈感如同手觸牙膏的那種感覺，輕觸有體且浮、大，按之混沌無邊、無根、無力。

三、散脈的現代醫學、病理解剖學原理

見散脈的研究。

四、散脈的特徵

1. 散脈的性質：

散脈特指血管壁的張力極低的單因素。

2. 散脈的指感：

如觸牙膏之柱狀膏體，脈浮而大，邊界混沌，脈極無

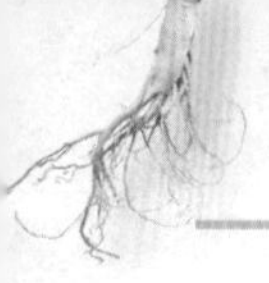

力無根，見圖5–36。

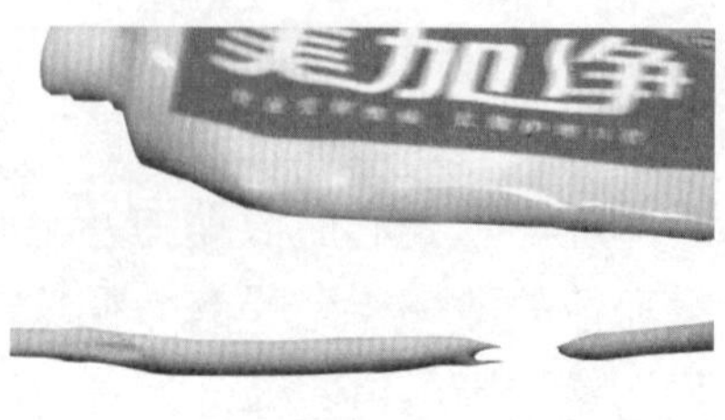

圖5–36

3. 散脈的兼脈：

散脈可兼脈於節律、至數、流利度等變化，如散結脈、散促脈、散代脈、散滑脈、散澀脈、散數脈等兼脈。散脈不應同浮脈、沉脈兼脈。散脈有浮的脈素，不應再與浮脈兼脈。散脈同浮脈的兼脈見於《四言舉要》；散脈不應同沉脈兼脈。一是因爲散脈有氣實血虛，有表無裡的脈理；二是沉脈需沉按，散脈在浮，能沉按的脈必不是散脈。沉、散脈的兼脈見於《脈經》、《脈簡補義》等。

五、散脈的現代臨床意義

1. 散脈見於嚴重的心臟疾病，如心房、心室的纖維顫動，早搏或心室異位心律，如果出現散結、散代、散促均是凶兆，例如，心衰，肺心病的臨終表現多是散代、促等。

2. 散脈還見於中毒性腸道傳染病，中毒性腦病，中毒性休克等。

六、散脈的寸口脈分部及其現代臨床意義

1. 寸脈散：

見於心、腦、胸部的供血不足及功能障礙，伴有節

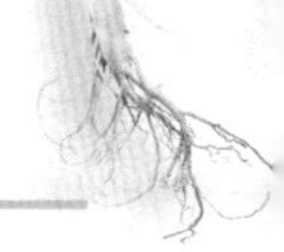

律，至數的改變多見嚴重的心臟疾病。

2. 關脈散：

見於晚期肝病，癌症，脾胃功能嚴重不足者。

3. 尺脈散：

見於各種休克，昏厥，心臟驟停，中風的病人脈象等。

4. 關尺脈散：危重病人的臨終前脈象。

七、散脈兼脈的臨床意義

1. 散滑脈：見於休克病人的酸中毒微血管擴張期。

2. 散澀脈：

見於休克病人的微血管痙攣及淤血，也見晚期肝病病人。

3. 散數脈：

見於感染性疾病、傳染性疾病的危重期病人。

4. 散結脈：見於心臟疾病。

5. 散促脈：見於心臟疾病。

6. 散代脈：見於心臟疾病的臨終表現。

八、傳統醫學對散脈脈理的認識

中醫認爲：臟腑氣竭，正氣衰絕，陽氣浮散，故脈浮大無力，渙散不收，漫無根蒂。

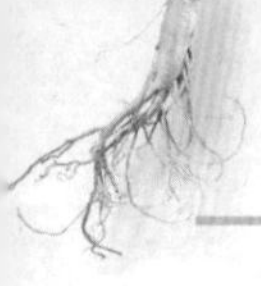

九、散脈模式圖

見圖5-37。

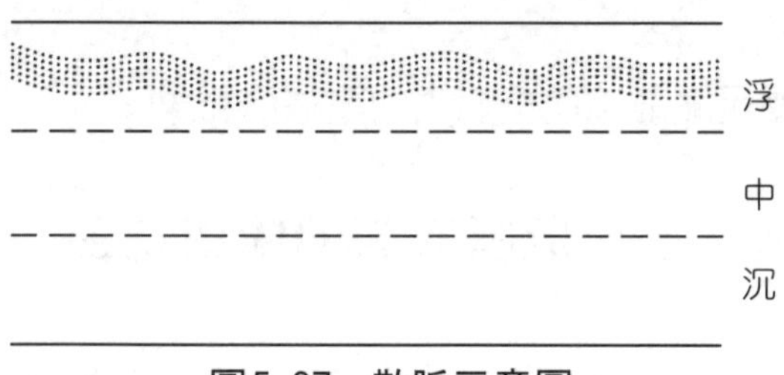

圖5-37　散脈示意圖

十、散脈脈訣歌

散脈歌

輕觸牙膏脈似散，按無脈氣混沌邊（1）。
散浮無根不定來，重症感染心肺衰（2）。
暑溫休克兆早產，元氣耗散近九泉。
三部脈散病分屬，氣血消耗正衰滅（3）。
散滑休克酸中毒，散澀淤血肝腫瘤（4）。
散數感染敗血症，散結促代心危現（5）。

【散脈脈訣注釋】

（1）散脈如觸牙膏，輕觸有形，按之脈氣混沌無邊際。

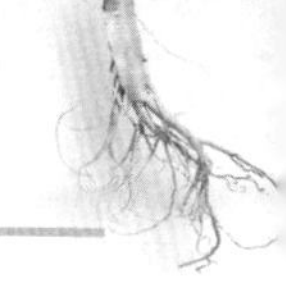

(2) 散脈中浮的成分加大，且有心律的異常，多見重症感染，也見中暑、休克、早產出血等危重情況。

(3) 根據三部分屬尋找疾病臟器，主病多見氣血不足，正氣衰減。

(4) 脈散滑可見休克、酸中毒，散澀可見肝腫瘤。

(5) 散數可見重度感染，脈散結、代、促多見心臟病的危重。

第二十三節 動 脈

一、概 述

動脈脈動如豆，滑數動搖，餘部俯下。三部均見，關部尤多。

關豆滑數，寸尺俯下。

1. 寸關豆滑數，尺部俯下。

2. 關尺豆滑數，寸部俯下。

3. 寸尺豆滑數，關部俯下。

少見：

(1) 寸豆滑數，關尺俯下。

(2) 尺豆滑數，寸關俯下。

(3) 三部滑數，六豆共振。

動脈事實上是脈暈點兼滑數脈的典型脈象。

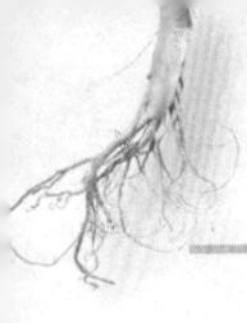

二、動脈的研究

張仲景在《傷寒論·辨脈法》一書中就動脈有一經典的論述，其曰：「陰陽相搏名曰動，陽動則汗出，陰動則發熱，形冷惡寒者，此三焦傷也。若數脈見於關上，上下無頭尾，如豆大，厥厥動搖者，名曰動也。」這裡張仲景把動脈的脈形、脈性、動脈的臨床主病和關脈動的具體指感都一一交代清楚，這是因爲關脈動是臨床常見動脈。但是《脈經》、《瀕湖脈學》等最有影響的脈學著作卻斷章取義地把張仲景的關脈動說成是動脈，並把張仲景有關動脈的「上下無頭尾」延續下來。

歷史上有關動脈脈形有不少的爭議，這裡我們暫且不說。但就「上下無頭尾」頗多異議：關脈的上下即寸尺脈部，關脈動不等於沒有了寸尺部脈，而只是寸尺部脈勢被關脈動的厥厥動搖之脈勢所掩蓋，呈俯下狀態。我們知道，寸口脈脈體事實上只是橈動脈，它的血流方向是尺脈——關脈——寸脈——手。如果是關脈動則無寸尺脈，就等於尺脈部和寸脈部無血流通過。既然尺脈部無血流通過，那麼關脈血流從何而來，又何來厥厥動搖？關脈即有血流通過而寸脈無血流通過，那麼血流到哪兒去了？沒有了寸、尺脈的血流，手部的血液供應又怎麼辦？手沒有壞死，則必定有血液供應。

我們堅持認爲，不管寸口脈是何種脈象，也只是脈管的粗細變化，脈管位置的不同，脈管的張力如何，血流的流速如何，血管的充盈度如何等九個方面的變化而已，血

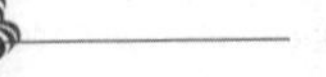

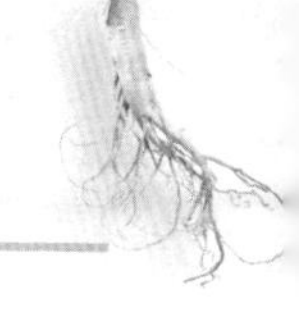

液有來必有去，有去必先來，這是定則。

因此，張仲景、王叔和、李時珍等先人有關動脈的「上下無頭尾」是不妥的。也許張仲景的「關脈動、上下無頭尾」不是指尺脈、寸脈的無，而是指關脈的豆滑數的範圍不及寸尺而已。後人將張仲景的關脈動理解成動脈，將餘部的俯下說成是頭尾的無等等都是錯誤的。

歷史上關於「上下無頭尾」李延罡已有糾正，關於動脈的「關動」問題在《中醫脈學研究》已有糾正。

三、動脈的現代醫學、病理解剖學原理

動脈產生的原理主要與體內植物神經，即交感神經的異常興奮有關。

1. 寸脈動：

多見植物神經的頸段，交感神經的異常興奮，臨床表現爲心悸，面部冷汗等。頸段交感神經異常興奮的結果可能是心臟的收縮與擴張，與頭、頸、胸部的中小血管的收縮與擴張發生了不協調，即心臟收縮期時周圍血管沒有及時擴張，心臟擴張期時周圍血管沒有及時收縮，而導致脈管內血流厥厥動搖的脈勢。

2. 關脈動：

這與植物神經的胸段交感神經的異常興奮有關，臨床表現爲乳房脹痛，肝脾的淤血，食慾的異常，中腹部疼痛等。胸段交感神經的異常興奮的結果也可見心臟的收縮與擴張，與中腹部中小血管的收縮與擴張發生不協調所致。

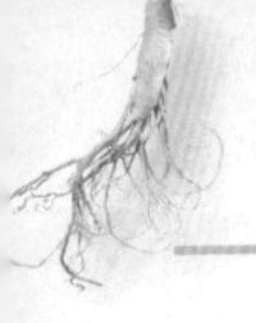

3. 尺脈動：

多見於支配肚臍水平以下腹內器官的交感神經受異常的刺激而發生異常的興奮，並由此產生的脈象結果，也是心臟的收縮與擴張同尺脈分屬器官的血管收縮與擴張發生不協調，臨床常見症狀有：小腹部牽涉痛，腹瀉或痢疾，四肢功能不良、失血、亡精與腸功能不正常等。

四、動脈的特徵

1. 動脈的性質：

動脈是脈暈點與滑數脈的兼脈，是一複合性質的脈象。

2. 動脈的指感：

脈動如豆，滑數動搖、餘部俯下。圖 5–38 以槐樹豆夾示意：

（1）寸動關尺俯下。
（2）關動寸尺俯下。
（3）尺動寸關俯下。
（4）寸關動尺俯下。
（5）關尺動寸俯下。
（6）寸尺動關俯下。

寸 關 尺
（1）
（2）
（3）
（4）
（5）
（6）

圖5–38

3. 動脈的兼脈：動脈的脈形獨特，兼脈所見較少。但常見心臟疾病的結、促、代的兼脈，主要見於各種心臟疾病等。

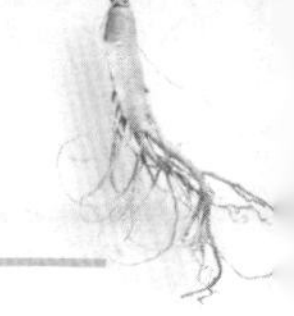

五、動脈的現代臨床意義

動脈多見於機體的應急狀態或心臟疾病、中風危重病人，也常見於驚恐、各種疼痛、發熱前、失血亡精、腸道傳染病、肝脾腫大等。動脈的危重脈象多見於各種嚴重的心臟病。

六、動脈的寸口脈分部及其現代臨床意義

1. 寸脈動：

見於腦血管疾病，腦瘤，神經衰弱，心臟病，頭痛，五官、甲狀腺疾病，胃腸功能不佳等。

2. 關脈動：

多見血液病、結締組織病、肝脾腫大、中腹部疼痛、腰痛、噁心嘔吐、腦心血供不足、下肢功能不足等。

3. 尺脈動：

多見腸道疾病，泌尿、生殖系統疾病，下肢疼痛等症狀，腦心血供及機能不良。

4. 左寸脈動：

見於心臟病、腦血管疾病、左鼻竇、口腔炎等。

5. 右寸脈動：見於肺結核、自汗、便秘等。

6. 左關脈動：

見於脾腫大、代謝性疾病、血液疾病、腰肌勞損、噁心嘔吐等。

7. 右關脈動：

常見肝膽、胰頭疾病，眼睛不適，大便乾燥等。

8. 左尺脈動：結腸病變、婦科疾病、左臀疼痛等。

9. 右尺脈動：

婦科病變、生殖系統疾病、右下肢疼痛等。

10. 左尺左關脈動：

泌尿系結石疼痛、急性腰損傷，也見腦血管疾病等。

11. 左寸右關尺脈動：

常見便秘、情緒波動、膽心綜合徵等。

七、動脈的鑒別

動脈應同短脈、滑脈鑒別。

1. 動脈與短脈：

動脈脈動如豆，滑數動搖；而短脈只是脈體的短縮，沒有滑數動搖的脈感。動脈與短脈的區別還在於：動脈的餘部俯下，但還有一定的脈氣，而短脈的短部則非力按而沒有脈氣。

2. 動脈與滑脈的鑒別：

相同的地方：動脈與滑脈同有滑脈脈素，動脈的脈動如豆而滑脈的脈動亦如豆。不同的地方：

（1）動脈有餘部的俯下，而滑脈沒有餘部的俯下。

（2）動脈有動搖不定感而滑脈則是盤中走珠感。

（3）動脈脈素中有數的脈素而滑脈則是單因素脈象。

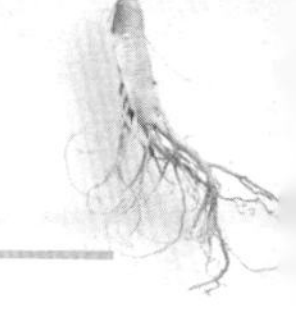

八、傳統醫學對動脈脈理的認識

中醫認為：動脈由陰陽相搏，氣血衝動所致。又因驚則氣亂，痛則陰陽失和可使脈行躁動不安，滑數如豆。

九、動脈模式圖

見圖5-39。

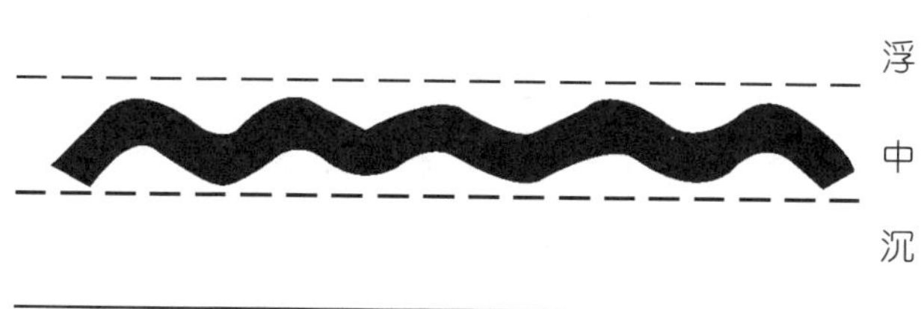

圖5-39　動脈示意圖

十、動脈脈訣歌

動脈歌

脈動如豆滑數搖，餘部俯下動處高（1）。
陰陽相搏氣血逆，氣血衝動痛與驚。
寸尺不足脈名短，脈滑盤珠蕩秋千（2）。
寸動腦心脈痙攣，非瘤即痛脈管栓（3）。
肝脾腫大動雙關，雙乳脹痛於經前（4）。

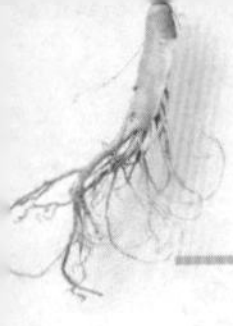

也見腰痛腎部病，平見多食肌肉圓。
泌尿生殖炎痛瘤，左右尺部動處求（5）。
左寸驚悸病在心，右寸自汗低熱頻（6）。
右關脈動膽心連，遇事動怒夢頻驚（7）。
左關脾大頸淋巴，嘔血黑便脾胃察（8）。
雙關左尺三豆圓，痛風糖尿不惑年（9）。
寸口跳出數豆圓，知病必讀脈暈點。
動脈求動知病半，俯下分屬功能減（10）。

【動脈脈訣注釋】

（1）動脈高處如豆、滑數動搖、餘部俯下。見痛驚等症。

（2）寸尺的不夠長爲短脈，滑脈脈氣如盤中走珠，應注意與動脈鑒別。

（3）寸動多見上焦血管的痙攣，腫瘤等。

（4）關動多見肝脾腫大，乳房疾病。尚見腎病，常人多見肚大腰圓之肥胖。

（5）尺動見泌尿、生殖疾病。

（6）左寸動多見心驚悸，右寸動多見低熱、自汗。

（7）右關脈動易夢幻、頻發驚嚇、易怒等。

（8）左關脈動多見脾淋巴結腫大，若有嘔血黑便尚要考慮胃患。

（9）糖尿病、痛風多見雙關、左尺脈動如豆。

（10）動脈的高處見病，伏下部也見病，可以根據三部分屬感尋。

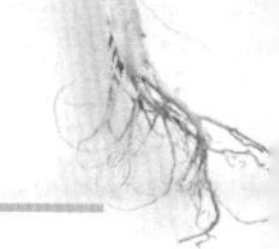

第二十四節 伏 脈

一、概 述

伏脈即極沉脈。

二、伏脈的研究

縱觀歷代脈學著作，《脈經》對伏脈的記載最被歷代醫家推崇。其曰：「極重指按之，著骨乃得。」《脈經》前《難經》對伏脈也有一定的認識，但伏、沉二脈此時期尚沒有明顯的區別。古人有關伏脈的種種描述，都只是爲了把沉脈與伏脈加以區別，在當時的歷代條件下，用「藏於筋下，著骨乃得」是表示伏脈是比沉脈更沉的脈。《難經》云：「伏脈，重按筋骨，指下裁動。」李瀕湖云：「伏脈推筋著骨尋，指下裁動隱然深。」歷代諸家均以「藏於筋下，著骨乃得」爲藍本，其意均表示脈位的深在。

伏脈是極沉脈，但這種沉不可能藏於筋骨下，著骨乃得，而只是人體組織水、電解質的極度丟失，脈管及其周圍組織失於充盈而導致的脈搏不明顯，或皮下組織由於長期的慢性消耗而減少，並失去其對橈動脈的支持與固定，只有深觸方能感之。否則那只是解剖學意義上的變異而已。

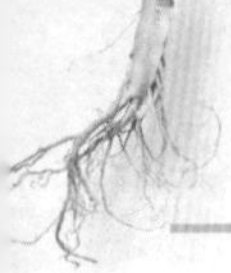

三、伏脈的現代醫學、病理解剖學原理

1. 人體的極度脫水、慢性消耗性疾病所導致的組織失於充盈。

2. 血容量的減少。

3. 微循環的淤滯。

4. 心臟功能的減弱而導致的心輸出量的減少。

四、伏脈與正常脈、沉脈的脈位比較

以左右深淺爲順序：浮——正常——沉——伏。

五、伏脈的特徵

1. 伏脈的性質：

特指比沉脈更沉的脈，是脈沉的單因素。

2. 伏脈的指感：

重手深觸乃得，脈來隱然，如觸腕尺動脈，圖5-40。

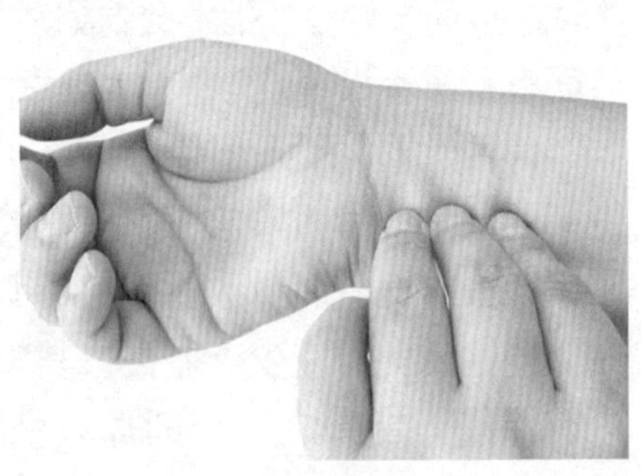

圖5-40

3. 伏脈的兼脈：

伏脈的兼脈臨床上較少見，但也見伏脈有節律的不整，常見於心

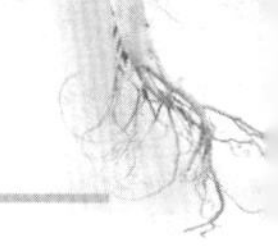

臟疾病。臨床上偶見伏脈與澀脈相兼，見於重症感染及血淤病變等。《醫宗金鑒》記載有「沉伏脈」，筆者認為不妥。

六、伏脈的現代臨床意義

伏脈多見於各種休克、昏厥、虛脫、低血糖、癔病昏迷，也見於各種嚴重感染性疾病，例如敗血症、毒血症，各種貧血、神經衰弱、神經官能症及重度脫水，各種心臟疾病，心腦血管疾病等。部分婦科疾病、肺部感染、肋神經痛、肝膽疾病、各種腸道疾病等。

七、伏脈的寸口脈分部及其現代臨床意義

1. 寸脈伏：

見於心臟血管疾病，肺及氣管感染，胸膜炎，肋神經痛等。

2. 關脈伏：

見於肝膽疾病、消化不良、胰腺炎症、胰頭腫瘤、腎臟疾病等。

3. 尺脈伏：

見於生殖系統疾病，胃腸神經官能症，感染性腸道疾病等。

4. 左寸伏：

見於各種心腦血管疾病，如腦中風、各種心臟病、神經衰弱、神經官能症等。

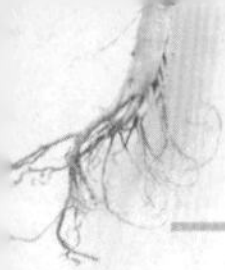

5. 右寸伏：

見於胸膜炎，肺氣腫，慢性咽炎，肋神經炎，右胸部帶狀疱疹等。

6. 左關伏：

各種消化不良，胃腸炎，慢性胃炎，長期情緒不良，左腰慢性神經壓迫性病變等。

7. 右關伏：

肝膽疾病，脂肪肝，肝囊腫，肝腫瘤，右腰神經壓迫性病變等。

8. 左尺伏：

見於胃腸官能症，生殖系統疾病，左下肢神經性病變等。

9. 右尺伏：

見於各種休克、虛脫、昏厥、腸道結核、慢性腸炎、性功能減退、腎上腺皮質功能減退或功能不足等。

10. 六脈俱伏：常見中毒性肺炎，腦病，心源性腦缺血綜合徵，腦血管疾病，感染性精神病，長期抑鬱，慢性腎炎等。

八、伏脈的鑒別

伏脈應當同沉脈、牢脈、弱脈進行鑒別，它們同屬沉脈類。

1. 沉脈：舉之不足，按之有餘。
2. 伏脈：重手乃得，脈氣隱然。
3. 牢脈：沉取實、大、弦、長，脈體堅牢不移。
4. 弱脈：沉而柔細。

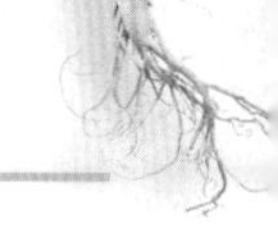

九、傳統醫學對伏脈脈理的認識

中醫認爲：實邪內伏，阻閉氣機，脈氣不得宣通，故脈伏。

十、伏脈模式圖

見圖5-41。

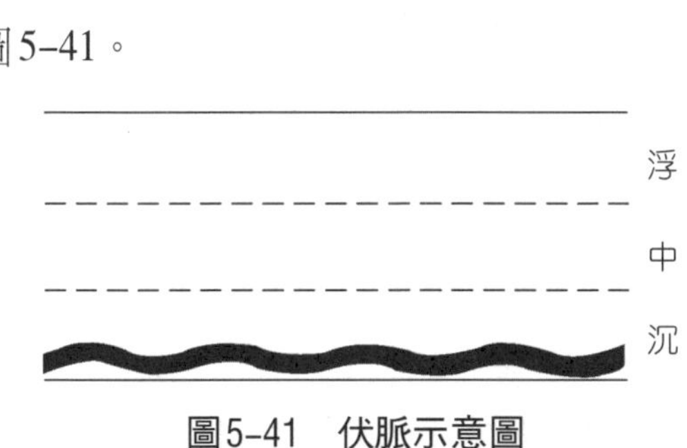

圖5-41　伏脈示意圖

十一、伏脈脈訣歌

伏脈歌

脈伏隱深沉於沉，卒中劇痛休克捫（1）。
寸伏心病胸肋滿，關伏諸病多源肝（2）。
尺伏陰寒婦病染，六脈俱伏腦病攣。

【伏脈脈訣注釋】

（1）伏脈是極沉脈，多見劇痛、腦中風、休克、神經的壓迫等。

（2）根據三關分屬感尋疾病臟器。

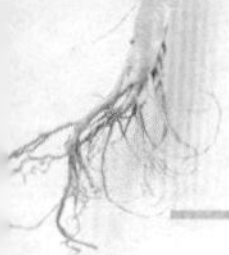

第二十五節　促　脈

一、概　述

促脈以節律失常爲要素，脈數而時一止。

二、促脈的研究

促脈以脈象節律的失常爲要素，見脈數並有不規則的間歇，這是促脈的主要認識方式。

翻開歷代脈學著作的長頁，我們發現「脈數而時一止」這一經典性論述是歷代脈學家宗於張仲景、王叔和促脈的內涵及主流。在仲景、叔和前促脈尚有《內經》的影響，這種影響甚至一直延續後世脈學兩千年。

《素問·平人氣象論》云：「寸口脈中手促上擊者，曰肩背痛。」這裡的促可以解釋爲數，但無止歇。其意是：促脈數，無間歇，脈勢上擊者可見肩背痛。《脈訣》在宗其說時云：「促者陽也，指下尋之極數，並居寸口，曰促。促脈漸加即死，漸退即生。」《脈訣》的促脈亦是無止歇的。

在大量的臨床實踐中我們發現：促脈是各種心律失常，傳導阻滯的脈象，因而張仲景、王叔和對促脈的認識最正確。張仲景《傷寒論·平脈法》云：「脈來去數，時一止復來者名曰促。」王叔和《脈經》云：「來去數，時一止復來。」李時珍云：「促脈數而時一止。」李延罡曰：

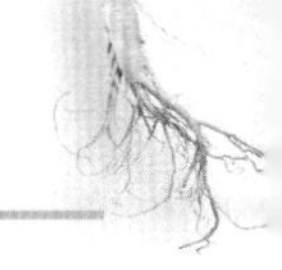

「促之爲義，於急促之中，時見一歇止，爲陽盛之象也。」

三、促脈的現代醫學、病理解剖學原理

1. 嚴重的心臟疾病：

如快速心房纖顫，心動過速伴有過早搏動，多種心律失常，心房撲動伴房室傳導比例不規則等。

2. 嚴重的感染導致的各種中毒症狀：

例如心肌中毒等。

3. 神經功能的紊亂：

如迷走神經的功能減弱，交感神經的功能亢進等。

四、促脈的特徵

1. 促脈的性質：

促脈是數脈與心臟節律變化的複合脈，常見快速心律失常及傳導阻滯等複合因素。

2. 促脈的指感：脈數，時有止歇，止無定數。

3. 促脈的兼脈：

促脈的兼脈常見洪促脈、促滑脈、促澀脈、虛促脈、牢促脈、濡促脈等。

五、促脈的現代臨床意義

1. 促脈見於嚴重感染性疾病而導致的心肌損害：

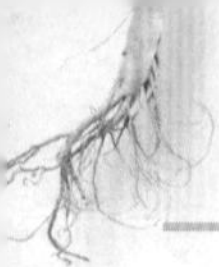

常見有流行性腦脊髓膜炎、流行性日本腦炎、猩紅熱、血小板減少性紫癜、毒血症、敗血症、肺部及氣管支氣管化膿性炎症、肺壞疽、腸道傳染病、風濕病、泌尿系統嚴重感染等。

2. 心臟疾病：

常見心律失常及傳導阻滯的病變或複合性病變。如快速心房纖顫、心動過速伴過早搏動、多種心律失常、心房撲動伴房室傳導比例不規則等。

3. 癌症晚期及多種維生素缺乏等。

4. 精神疾病及感染性精神病等。

六、促脈的寸口脈分部及其現代臨床意義

心臟是脈搏的原動力，因此當心臟的搏動頻率及節律發生改變時，將帶動人體脈搏的整體變化，在寸口脈上不會出現心臟搏動頻率和節律分部的不同。促脈的寸口分部事實上只是促脈上分部的浮、沉脈暈的變化，也就是促脈脈暈點的變化，詳見脈暈點章。

七、促脈兼脈的現代臨床意義

1. 洪促脈：

見於各種感染性疾病的早期和伴有心肌的損害或併發心臟病。

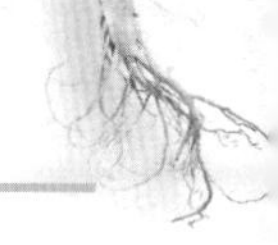

2. 促滑脈：

常見肺部化膿性感染併發心臟疾病，或其他化膿性感染併發的損害等。

3. 浮促脈：常見促脈的寸口部位之獨。

4. 沉促脈：

慢性疾病及機體的消耗性疾病併發心臟的損害。

5. 牢促脈：

見於晚期腸道癌症性病變及其臨危時症狀。如胰頭癌或膽囊穿孔伴腹水或感染性腹水合併心臟疾病等。

6. 促澀脈：見於毒血症、敗血症的心肌損害。

7. 虛促脈：見於危重病人。

8. 細柔促脈：見於虛脫病人。

八、促脈的鑒別

促脈應同結脈、代脈進行鑒別，這是因爲它們同屬心律失常的脈象，只是心律失常的類型有所不同。促脈、結脈、代脈它們共同的特點是脈跳中出現止歇。

1. 結脈：

脈率不數，時有止歇，止無常數。脈率不數是結脈與促脈、代脈的主要區別。

2. 促脈：脈數，時有止歇，止無常數。

3. 代脈：

脈來時有止歇，止歇常有規則。但脈勢忽大忽小、數疏不定。可以認爲：代脈是除結脈、促脈以外的心律失常的脈象。

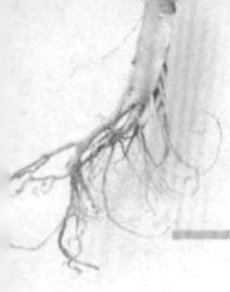

九、中醫對促脈脈理的認識

傳統醫學認為：陽熱亢盛，則陰陽失調，可見脈數時而一止。氣血痰滯，鬱而化熱，則血行加速，同時實邪又可阻滯氣血運行，故脈數時而一止。

十、促脈模式圖

見圖5-42。

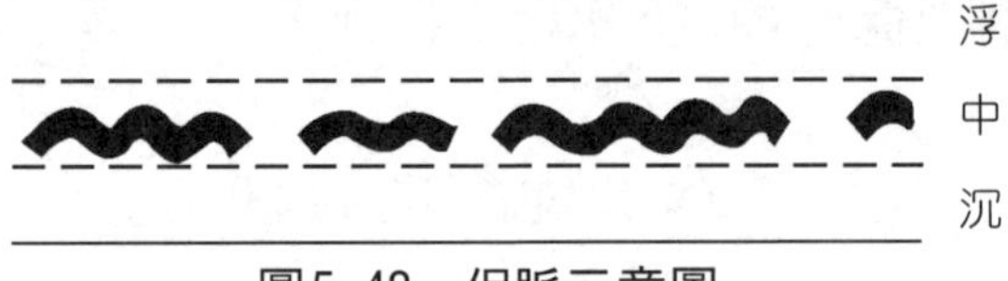

圖5-42　促脈示意圖

十一、促脈脈訣歌

促脈歌

促脈數而一止歇，止無定數自還來（1）。
炎盛傷心律不整，促頻難醫退可醫（2）。
緩而一止復來結，止有常數不還代（3）。
滑促咳痰與食厥，浮促腸炎與肺疽（4）。
促沉慢耗氣血鬱，風濕關節痛難息（5）。
脈促細小腦缺氧，熱毒傷津命難長（6）。

脈促而洪毒血症，紫癜淤斑或癲狂（7）。
脈促左寸浮重染，陰虛血寒心病纏（8）。
脈促浮寸痰咳喘，肺氣腫或氣管炎（9）。
脈促關力中焦患，肝腫脾大膽胰腺（10）。
尺浮脈促下焦炎，尿灼下痛衰循環（11）。

【促脈脈訣注釋】

（1）促脈是脈數前提下的心律不整。

（2）促脈多見炎症的極盛期時心臟的對應表現。

（3）結脈是在緩脈的基礎上心臟發生的心律不整。

（4）滑、浮促脈多見肺部及腸道炎症。

（5）促沉脈多見氣血淤滯，可以出現關節不適。

（6）脈促細伴重症感染多見病情危重。

（7）脈促洪多見重症化膿感染。

（8）左寸促浮多心患。

（9）脈促可以根據三部分屬感尋對應臟器的炎症狀態。

第二十六節 結 脈

一、概 述

結脈是指緩慢性心律失常的複合脈。

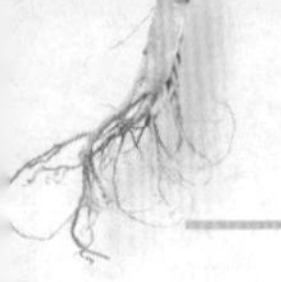

二、結脈的研究

結脈是在脈緩的前提下時一止復來。結脈早見於《難經・第十八難》，其曰：「結者，脈來去時一止，無常數，名曰結也。」至此後人均遵該說。《靈樞・終始》：「所謂平人者不病，不病者，脈口人迎應四時也，上下相應而俱往來也，六經之脈不結動也。」這是結脈的初說。

《傷寒論・辨太陽病脈證併治》曰：「傷寒，脈結代，心動悸，炙甘草主之。」

《傷寒論・辨太陽病脈證併治》曰：「脈按之來緩，時一止復來者，名曰結。又脈來動而中止，更來小數，中有還者反動，名曰結，陰也。」（這裡的「更來小數，中有還者反動」多是指心肌或部分心肌的期前收縮而產生的小波，也應是還）臨床常可見及。

《脈經・脈形狀指下秘訣第一》曰：「結脈，往來緩，時一止復來。」又在小註中提到：「更來小數。」

《診家樞要・脈陰陽類成》曰：「結，陰脈之極也，脈來緩，時一止復來者，曰結。」

《外科精義》曰：「脈結之診，按之則往來遲緩，時一止復來。」

《瀕湖脈學・言訣・結》曰：「結脈，往來緩，時一止復來。」

《景岳全書・脈神章》曰：「結脈，脈來忽止，止而復起，總爲之結。」

《診家正眼》曰：「體象：結爲凝結，緩時一止徐行

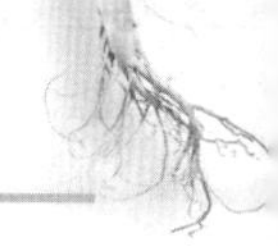

而怠。」頗得其旨。

《診宗三昧・師傳三十二則》曰：「結脈者，指下遲緩中頻見歇止而少頃復來。」

《脈理求真・新增脈要簡易便知》曰：「結遲時一止。」

在臨床意義及脈理方面，遲結的意義大於緩結。因而結脈的發展史必然是緩結向遲結過渡，打開歷代脈學著作，這種演變已經發生。

三、結脈的現代醫學、病理解剖學原理

1. 心臟傳導阻滯、心律不整。
2. 心臟竇房結病變。
3. 嚴重的心肌病變。
4. 藥物性控制。

四、結脈的特徵

1. 結脈的性質：

是一種脈率、律複合因素不正常性質的脈象。

2. 結脈的指感：

（1）強調在遲、緩脈的基礎上的脈率、律改變。時一止歇，沒有常數等，也可描述爲：徐中見蹶，蹶無常數。

（2）止歇時也可見小脈後復搏。

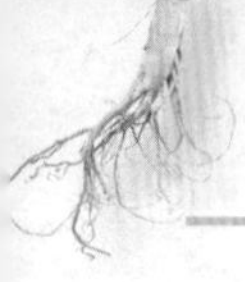

3. 結脈的兼脈：

結脈可以兼脈於多種脈象，如構成代脈等。與浮脈、沉脈、細脈、微脈、弱脈等兼脈。《景岳全書》、《脈理求真》等脈學著作認爲，結脈可以兼脈於數脈，這易混淆於促脈。

五、結脈的臨床意義

見上。

六、結脈的三部意義

結脈是心臟的心率、律的疾病之脈象表現，心統百脈，因而不應當出現分部的獨結、獨不結。所謂分部之結事實上也只是脈位、脈力、脈的長短等綜合變化而已。詳見脈暈點章。

七、結脈的模式圖

見圖5-43。

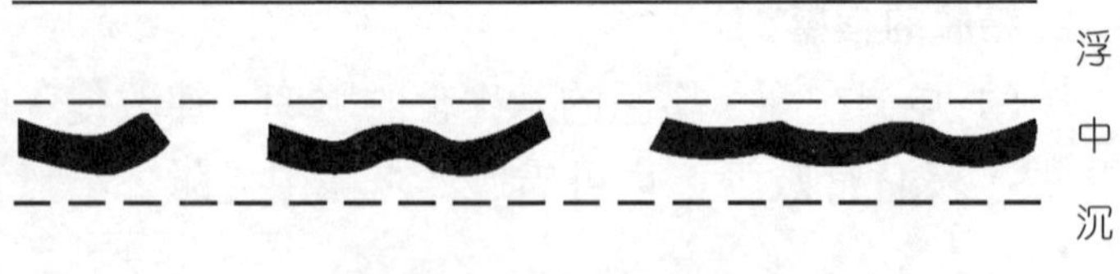

圖5-43　結脈示意圖

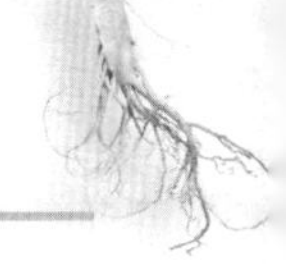

八、結脈脈訣歌

結脈歌

結尋遲緩時一歇，陰寒氣衰心脈蹶（1）。
結遲促數餘統代，求病在心率律裁（2）。

【結脈脈訣注釋】

（1）結脈是在緩脈的前提下出現的心律不整。
（2）結、促、代均表示心臟的律、率異常。

第二十七節　代　脈

一、概　述

代脈特指脈象的節律失常，它可以包括除結脈、促脈以外的所有心律失常。

二、代脈的研究

歷代脈學著作中，張仲景的「更變不常則均謂之代」是對代脈的高度概括，餘篇多見玉瑕。近代研究認爲：代脈是心跳節律失常的脈象表現形式。心臟的節律失常有各種形式，甚至包括十怪脈，如雀啄脈、蝦遊脈等都屬代脈一類。

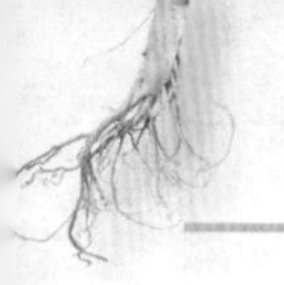

代脈的脈感可出現成比例的歇止或微小搏動，可出現二聯律、三聯律、四聯律、五聯律等，是一種聯律性脈象。有時還可出現連續多發的結脈或結代互動等。

三、代脈的現代醫學、病理解剖學原理

心臟在心臟本身或機體疾病因素的作用下（如炎症、缺氧、缺血、水電解質紊亂、藥物中毒、機械及精神因素、苦役等），心搏出現期前收縮，二度傳導阻滯或竇性節律呈固定比例出現的聯律性改變，如1：1、3：1、4：1、5：1等形式。

由於心臟出現固定性節律的不整，脈搏也出現規律性變化，即脈來時一止，止有定數。

四、代脈的特徵

1. 代脈的性質：

代脈是節律不整的脈象，即：「更代不常。」

2. 代脈的指感：

脈動規律性止歇，不自還，脈氣大小疏數不定。

3. 代脈的兼脈：

代脈可見與結脈、促脈等混合存在。歷代脈學著作中曾見代脈與散脈的兼脈，見於危重病例。作者認爲：代脈不能同結脈、促脈兼脈，但可以先後出現於寸口。

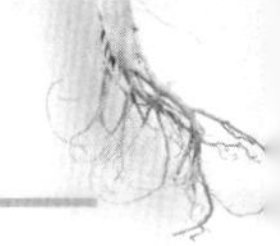

五、代脈的三部主病

代脈是心臟疾病的脈象表現形式，因此代脈不應當有分部。所見代脈之部獨也僅是脈浮、脈沉、脈暈點的獨大獨小而已。在代脈中，尋找脈暈點是代脈求病的良法，詳見脈暈點章。

六、代脈的現代臨床意義

代脈是各種心臟疾病和機體疾病危重時的脈象，因此臨床候得代脈，其意義不僅在於診斷疾病，而且在於積極地拯救生命，結生代死是古訓，而現代醫學的進步及先進的醫療設備則是打破古訓的有力手段，但問題不僅在於打破，而更在於古今的匯通。

七、傳統醫學對代脈脈理的認識

中醫認爲：臟器衰微，元氣虛衰，無力鼓動於脈，脈氣時有不繼，故脈來出現有規律的止歇。若風症、痛症等實邪阻滯脈道，可出現脈來有力而出現規律性止歇。

八、代脈模式圖

見圖5-44。

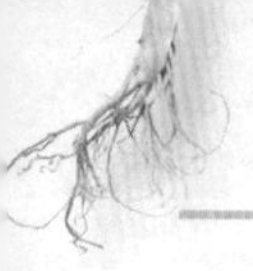

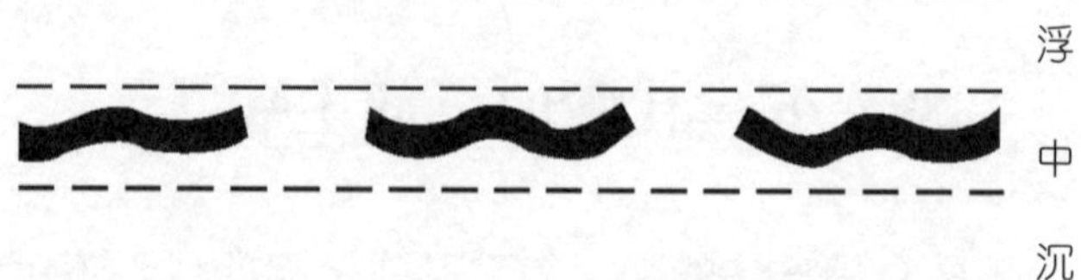

圖5-44　代脈示意圖

九、代脈脈訣歌

代脈歌

規律止歇不還代，更代不常疏數來。
結遲止歇無定數，促數止歇無定裁。
諸代皆因元氣衰，平見婦人百日胎。
結代相間心臟病，多聯心律人短命。

【代脈脈訣注釋】

心臟的心律不整在排除快、慢因素下及其它因素的心律不整，均可稱代脈。十怪脈也屬代脈範疇。

附：十怪脈

但凡無胃、神、根的脈象均爲危重脈象，即死脈。所謂真臟脈，怪脈、敗脈、絕脈等均提示危重脈象。如散、澀、代、風脈、弦如刃等脈。十怪脈是危重脈象，由於臨床所見不多，許多中醫書上多不提及。爲防範臨床風險，

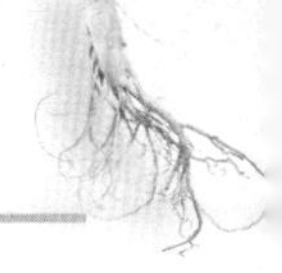

瞭解此種脈類很有必要。從十怪脈的發生原理來分析，十怪脈應屬代脈範疇。

十怪脈是指：釜沸脈、解索脈、雀啄脈、魚翔脈、蝦游脈、麻促脈、屋漏脈、彈石脈、轉豆脈、偃刀脈。多為嚴重的心律失常，心功能不全，嚴重的心臟器質性病變，心率的過快過慢等脈象，有的是臨床死亡前先兆。一旦診得此類脈，應注意結合於臨床症狀，時採取有效搶救措施，但有時十怪脈也出現於生理狀態下。

一、十怪脈的現代研究

十怪脈雖複雜，但總體是反映心血管疾病的危重脈象為多。不外乎是心率的過快過慢，或快慢交替出現，有時是快慢不均，長短不一，脈搏間歇，或脈力大小有異的脈象。

(一) 脈率的異常

十怪脈中絕大多數為快速心律失常，如釜沸脈、魚翔脈、蝦游脈、麻促脈，其脈率常在160次／分以上。而解索脈、轉豆脈、彈石脈、雀啄脈脈率多在90～150次／分之間。少部分十怪脈為緩慢型心律失常。如屋漏脈，脈率在20～40次／分，平均35次／分左右。

(二) 脈律的異常

屋漏脈、彈石脈、轉豆脈、偃刀脈多數脈律規則，解索脈、麻促脈、魚翔脈、雀啄脈、蝦游脈脈律多不規則。而解索脈、麻促脈、雀啄脈更有其不規律性，解索脈來散亂無序，麻促脈來零亂如麻，雀啄脈來亂如雀啄穀粒，為

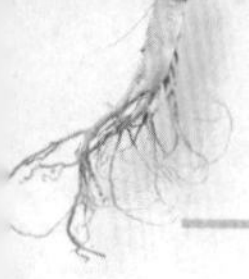

頻發的一個正常脈搏之後，接連出現三次以上快速而稍弱的搏動，有時是5～6次快速搏動，甚至可出現較長時限的歇止，而釜沸脈脈律基本規則。

（三）出現的特徵

釜沸、雀啄二脈均具有突發、突停的特點。解索脈可陣發，也可持續性發作，短則數秒，長者持續數月、數年。蝦游脈持續時間較短，常僅數秒、數分，但極易出現心室顫動，心搏停止。魚翔脈發作後可很快轉化爲麻促脈，蝦游脈。而麻促脈、蝦游脈往往是心搏停止的前兆，也是臨終前脈象。

（四）十怪脈的指感

1. **釜沸脈**：脈位浮無力，如水開之沸騰。
2. **解索脈**：如解亂繩，脈力不等、快慢無常。
3. **魚翔脈**：浮而無力，似有似無，如魚之翔水。
4. **雀啄脈**：三五不調，陣發如鳥雀啄食。
5. **蝦游脈**：浮弱無力，時隱時現，如蝦之游水。
6. **麻促脈**：極細如麻，微弱如風捲殘竹。
7. **彈石脈**：脈管堅硬，甚者迂迴曲長，指若彈石。
8. **屋漏脈**：充盈有力，脈緩如雨後屋漏滴水。
9. **偃刀脈**：脈堅管細、弦緊如刀刃。
10. **轉豆脈**：應指圓滑流利，旋轉如豆粒。

就脈診的指感來說，古人對十怪脈的描述比較混亂，如果一時難以掌握，筆者建議認真掌握結、代、促、奇、疾脈的指感標準。十怪脈雖複雜，也不外乎是結、代、促、奇、疾脈的不同組合形式而已。

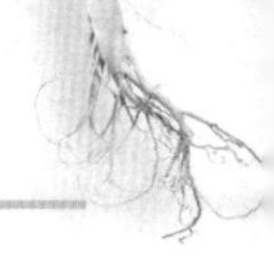

(五) 十怪脈產生原理

1. 釜沸脈：

產生於陣發性室上性（含部分室性）心動過速。

2. 雀啄脈：

產生於短暫的陣發性、房性、心動過速和室性心動過速。

3. 魚翔脈：產生於室性心動過速。

4. 蝦游脈：產生於扭轉型室性心動過速。

5. 麻促脈：產生於多源性室性心動過速。

6. 解索脈：產生於心房纖維顫動。

7. 彈石脈：

產生於橈動脈硬化及重要臟器的動脈粥樣硬化。

8. 偃刀脈：產生於重症高血壓合併動脈硬化。

9. 屋漏脈：

產生於完全性或高度房室傳導阻滯，極度緩慢的結性逸搏、心房靜止、病態竇房結綜合徵。

10. 轉豆脈：

產生於嚴重貧血、惡性腫瘤或變態反應性疾病等。

(六) 十怪脈的臨床意義

十怪脈多見於心臟的嚴重器質性病變，如高血壓性心臟病、冠心病、肺心病、風濕性心臟病、先天性心臟病、病毒性心肌炎、甲亢性心臟病、心肌病、心肌梗塞、縮窄性心包炎、克山病等。

十怪脈也見於嚴重的水、電解質紊亂，如低血鉀或高鉀血症，臨床上出現於某些藥物中毒或過量，如去甲腎上腺素，異丙腎上腺素過量，奎尼丁過量，洋地黃中毒、銻

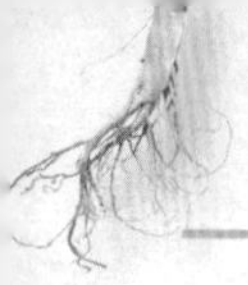

劑中毒、氯奎中毒、中藥附子中毒，夾竹桃中毒、洋金花中毒等。有時由於人的情緒過分激動、過度緊張、驚恐、激怒、噩夢、過度疲勞、過度刺激，偶有釜沸脈、雀啄脈、解索脈的發生，但多爲一過性，待致病因素解除，脈象即可轉爲正常。

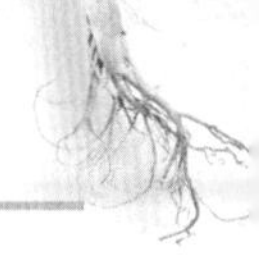

寫在篇後

脈象學是一種無彼岸的學問，掌握好這種準確的脈診方法，在臨床上可以做到候脈知病。相信每一位臨床醫生都能達到這一層次，事實上這並不是難事。

我真心告訴每一位讀者：在老師的指導下不要一個月的時間，你的脈診水準足以應對臨床需要，而一週時間的帶教將等於你3年的盲人摸象，誠然這就是每一位學員的感受。因爲在你學習本套脈法前，老師已經經歷了數十年的發憤。

選擇一位有成就的老師，是你取得成功的關鍵。

如有指正，請聯繫：

xu yue yuan2010@sina.com

電話：0551-2825379

國家圖書館出版品預行編目資料

大醫脈神／許躍遠　著
——初版，——臺北市，大展，2012〔民101.12〕
面；21公分 ——（中醫保健站；43）
ISBN　978-957-468-915-6（平裝）
1.脈診
413.23　　　　　101020424

大醫脈神

著　　者／許躍遠
責任編輯／周光榮
發 行 人／蔡森明
出 版 者／大展出版社有限公司
社　　址／台北市北投區（石牌）致遠一路2段12巷1號
電　　話／（02）28236031・28236033・28233123
傳　　眞／（02）28272069
郵政劃撥／01669551
網　　址／www.dah-jaan.com.tw
E-mail／service@dah-jaan.com.tw
登 記 證／局版臺業字第2171號
承 印 者／傳興印刷有限公司
裝　　訂／建鑫裝訂有限公司
排 版 者／弘益電腦排版有限公司
授 權 者／山西科學技術出版社
初版1刷／2012年（民101年）12月

定價／450元

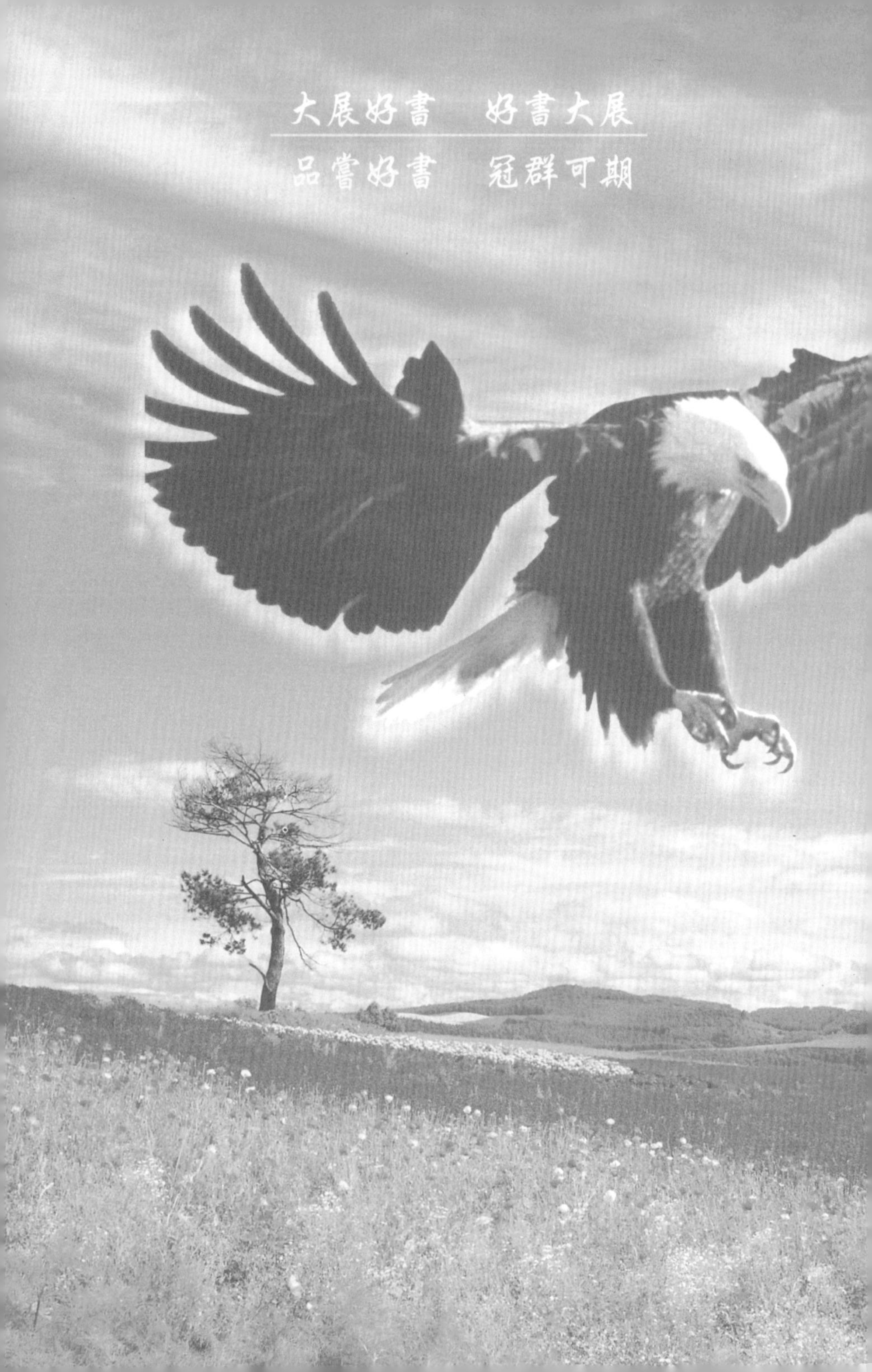

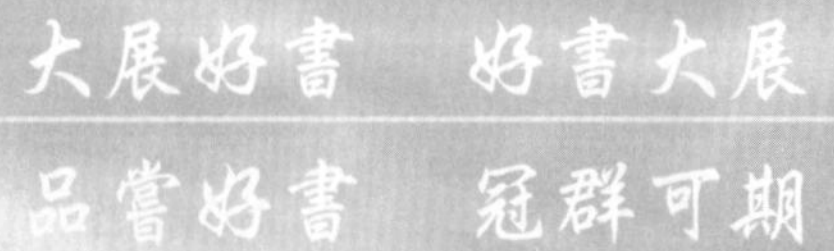
大展好書　好書大展
品嘗好書　冠群可期